KB131119

저탄고지 바이블

저탄고지 바이블

탄수화물 1 : 단백질 2 : 지방 7

아이버 커민스, 제프리 거버 지음 이문영 옮김
이영훈, 김해영(다이어트 닥터) 감수

사람의집

EAT RICH, LIVE LONG
by IVOR CUMMINS AND JEFFRY GERBER, MD

사람의집은 열린책들의 브랜드입니다.
시대의 가치는 변해도 사람의 가치는 변하지 않습니다.
사람의집은 우리가 집중해야 할 사람의 가치를 담습니다.

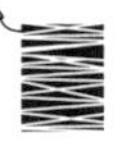

이 책은 실로 꿰매어 제본하는 정통적인 사철 방식으로 만들어졌습니다.
사철 방식으로 제본된 책은 오랫동안 보관해도 손상되지 않습니다.

차례

2부 〈기름지게 먹고 오래 살기〉 처방전

3부 〈기름지게 먹고 오래 살기〉 더 깊이 파기

진단받지 못한 수많은 숨은 당뇨병 환자 중 한 사람이었던 나의 아버지 니컬러스 J. 커민스를 추모하며. 이 책의 내용을 알았더라면 목숨을 구할 수 있었겠지만, 아버지는 훨씬 전에 오랫동안 앓다가 72세에 돌아가셨다. 또한 반세기 전에 아버지가 알아야 할 모든 것을 말할 수 있었던 조지프 R. 크래프트 박사를 추모하며.

— 아이버 커민스

다른 사람들을 돕는 데 일생을 바친 가정의이자 소중한 친구 알렉산더 C. 스자보 주니어 박사를 기리며. 많은 사람처럼 그는 자신이 건강하다고 생각했지만, 심각한 심장 마비로 62세에 갑자기 우리 곁을 떠났다.

— 제프리 거버

서문

우리 중 3분의 1이 명백하게 비만이고, 절반은 과체중이며, 당뇨병은 유행병 수준이고, 많은 사람이 스타틴*을 복용하고 있는 현실이 어떻게 일어났는지 궁금할 것이다. 이상하게도, 우리가 처한 이 유감스러운 상황은 콜레스테롤이라는 단일 분자에 초점을 맞춘 결과였다.

모두가 콜레스테롤에 관해 들어 봤겠지만, 그것은 정말로 무엇일까? 콜레스테롤은 생명에 필수적인 밀랍 같은 분자다. 실제로 이는 매우 중요한 분자인 까닭에 모든 세포가 만들 수 있다. 콜레스테롤은 인체의 모든 세포와 조직의 주요 구성 성분이기에, 이것이 없다면 몸은 셰익스피어의 표현대로 〈남김없이 무르녹아 이슬이 될〉 것이다. 콜레스테롤은 뼈 조성에 중요한 역할을 하고, 부신과 생식 호르몬의 주요 구성 요소이며, 적절한 소화에 필요한

* 대표적인 고지방 혈증 약품. 이하 모든 주는 옮긴이의 주이다.

담즙염*을 합성하는 데 필요하다. 그리고 뇌와 신경계는 최적으로 기능하는 데 콜레스테롤에 크게 의존한다. 콜레스테롤의 덕목은 계속 이어진다. 콜레스테롤은 생명에 필요하므로, 필요한 콜레스테롤의 약 80~85퍼센트가 몸에서 만들어지고 나머지 15~20퍼센트는 먹는 음식에서 얻는다.

이 단일 분자의 엄청난 중요성을 생각하면, 콜레스테롤이 심장병과 뇌졸중, 기타 여러 가지 문제의 원인으로 지탄받는 가장 해로운 체내 분자라는 점이 믿기지 않는다. 몸이 스스로 만들어 낸 필수 분자가 어떻게 그런 끔찍한 평판을 얻었을까? 더 중요하게, 콜레스테롤에 대한 두려움이 어떻게 오늘날 우리가 맞닥뜨린 비만과 당뇨 유행병으로 이어졌을까?

대체로 한 사람의 노력 때문이다.

반세기 전에 앤셀 키스라는 연구 과학자는 심장병이 발생하는 이유가 혈중 콜레스테롤이 증가했기 때문이라고 결론지었다. 병든 관상 동맥의 플라크**에 상당량의 콜레스테롤이 들어 있으니, 음식의 콜레스테롤이 결국 혈액으로 흘러들어 동맥 내벽으로 들어갈 수 있다는 것은 합리적인 가설이었다. 그러나 세심한 연구 끝에 키스는 콜레스테롤이 아닌 식단의 지방이 진짜 원인이라고 결론 내렸다. 키스는 특히 식이 지방과 콜레스테롤, 그리고 심장병과 관련한 영양 연구 분야를 꽉 잡고 있었

* 간에서 콜레스테롤을 전구체로 하여 생성되며 담낭에서 저장, 분비되는 물질.

** 혈관에 쌓이는 퇴적물이나 작은 지방 덩어리.

다. 오늘날에도 그의 이론이 우리에게 미치는 영향은 과대평가할 수밖에 없을 정도로 여전하다. 키스의 영향력은 그의 얼굴이 1961년 『타임』 잡지의 표지에 등장할 정도로 대단했다. 이 시기에 포화 지방과의 전쟁이 한창이었고, 〈심장 건강을 보호하는〉 다불포화 지방은 영양학계의 새로운 총아가 되었다. 15년 후, 맥거번 위원회*는 대부분 앤셀 키스가 제시한 아이디어를 따라 미국의 첫 번째 식단 목표를 공식화했다. 즉, 지방 섭취를 낮게 유지하고 다불포화 지방을 먹으라는 것이었다. 〈포화 지방〉은 더러운 단어가 되었다. 사실, 더러운 단어가 아니라 더러운 문구가 되었다. 사람들은 대개 〈포화 지방〉이라고 쓰지 않고 〈동맥을 막는 포화 지방〉이라고 썼다.

그렇다면 어떻게 이런 일로 비만과 당뇨 유행병이 창궐하게 되었을까?

사람들이 대대로 따르던 식습관을 완전히 바꾸었기 때문이다. 첫 번째 영양 지침이 나왔을 때, 미국인들은 수십 년 동안 같은 식단을 먹으면서 꽤 안정된 수준의 비만과 당뇨병 유병률을 보이고 있었다. 새로운 기준은 사람들에게 지방 섭취를 칼로리의 30퍼센트로 낮추고 탄수화물을 50~60퍼센트로 늘리라고 권고했다. 지방, 특히 포화 지방을 줄이면 심장병 발생률

* 조지 맥거번 상원 의원을 공동 위원장으로 한 〈국민 영양 및 의료 문제 특별 위원회〉는 미국인의 식생활과 건강에 관한 2년간의 연구를 5,000여쪽에 이르는 보고서로 만들어 1977년 1월 의회에서 발표하였다.

이 감소한다고 가정했기 때문이다.

하지만 심장병은 실제로 줄어들지 않았다. 오히려 체중이 증가했고 비만과 당뇨병이 전염병처럼 번졌다.

눈앞에서 이런 전염병이 급증하는데도, 의사와 영양학자 대부분은 여전히 콜레스테롤 수치에 초점을 맞추고 있다. 그리고 잘못된 방법(앤셀 키스의 유산 탓에)으로 그들은 환자들에게 지방, 특히 포화 지방을 줄이고 탄수화물을 증가시켜 콜레스테롤 수치를 더욱 낮추도록 권고한다. 슬프지만, 예측할 수 있는 결과는 가차 없는 체중 증가와 아마도 당뇨병의 발병일 것이다.

그러나 의료 및 영양 실무자 대부분은 비효과적이고 역효과를 낳는 이 관행을 고수하지만, 대다수 무리에서 벗어나 실제로 환자의 삶을 바꾸는 사람들이 늘고 있다

아마추어 운동선수인 이 책의 두 저자 모두 처음에는 반지방 광풍의 희생양이 되었지만, 결국 편견을 깨고, 오류를 간파해, 건강을 회복할 수 있었다. 체중 감량에 어려움을 겪은 콜로라도주 덴버의 개원의인 제프리 거버 의학 박사는 마침내 체중 증가와 감량의 과학적 원리를 파고들었고, 이제 그는 병원을 운영하며 자신이 얻은 성공을 다른 사람들이 성취할 수 있도록 돕고 있다. 아일랜드 더블린 출신의 의료 공학 엔지니어 아이버 커민스는 의사가 콜레스테롤 문제를 설명하지 못하자 자신의 콜레스테롤 문제를 알아내기 위해 시스템에 기반한 접근법을 취하기로 했다.

제프리는 이제 다른 의사들과 함께 수천 명의 환자를 치료하고, 저탄수화물 식단으로 지방과 다른 대사 질환을 치유하면서 얻은 지식을 공유한다. 지방 가설의 모든 측면에 대한 아이버의 심층 분석은 그의 〈지방 황제Fat Emperor〉* 유튜브 연작 강의에서 온라인 전설이 되었다. 두 사람 모두 이제 저탄수화물 영양학과 이것이 지방에 미치는 영향, 인슐린 저항성 및 염증과 관련한 수많은 장애를 주제로 전 세계에서 강의한다.

지금 당신이 손에 든 이 책은 그들의 다양한 경험의 결과물이다. 여기에는 진정으로 삶을 변화시키는 귀중한 정보가 엄청나게 많이 담겨 있다. 당신은 간단한 당뇨병 검사에서부터 관상 동맥에 있을 수 있는 플라크의 정도를 실제로 볼 수 있는 저렴한 방법에 이르기까지 모든 것을 배울 것이다. 그리고 그들의 영양 조언 덕에 과도한 체중을 줄이고, 당뇨병을 되돌리며 관상 동맥을 청소하는 로드 맵도 얻으리라. 다시는 먹지 못할 거로 생각했던 모든 음식이 가득한 식단을 따르면서 말이다. 당신은 더 똑똑하고, 더 날씬해질 것이며, 건강이 크게 개선되어 능력을 최대한 발휘하며 오래오래 살 수 있을 것이다.

마이클 R. 이즈 의학 박사

* 아이버 커민스는 〈지방 황제〉 이름으로 팟캐스트와 블로그를 운영하고 있다 (https://thefatemperor.com).

머리말

누구도 뚱뚱한 몸매를 원하지 않는다. 모두가 날씬해지고 싶어 한다. 우리 대부분은 게으르지 않고 무작정 먹어 대지도 않는다. 사람들이 최선을 다해 노력했는데도 과체중인 이유는 단순히 비만의 원인을 잘못 알았기 때문이다. 이 책에서 우리는 비만의 실제 원인과 극복하는 방법을 알아볼 것이다.

나와 제프는 둘 다 수십 년 동안 체중 조절에 어려움을 겪었다. 우리는 더 잘 알았어야 했다. 나는 생화학 공학 학위가 있고, 25여 년간 대기업에서 복잡한 문제를 해결하는 팀을 이끌며 〈기술 마스터〉라는 드문 역할을 담당했다. 따라서 복잡한 시스템(체중과 관련한 것처럼)의 기능과 그것을 최적화하는 방법을 파악하는 일은 나에게 간단하고 자연스럽다. 제프 역시 가정의학과 의원을 20년 넘게 운영하면서 엄청난 경험을 쌓았기에 체중 문제를 더 일찍 해결했어야 했다. 그는 환자들 사이에서 폭증하는 비만을 관리하고 근본 원인을 알아내 해결하기 위해 열심히 노력했다. 그러나 기술과 의료 경험에도 불구하고 우리는 가짜 해결책에 빠졌다. 우리는 운동했고, 많은 경우에 체계적으로 굶었다. 우리는 충실히 식이 지방 섭취를 낮췄다. 우리는 착한 소년들처럼 복합 탄수화물을 섭취했다. 우리는 과일과 채소를 더 많이 먹었다. 우리는 무엇이든 시도했고, 대다수 사람이 그랬듯 실패했다.

나는 올림픽과 같은 거리를 완주하는 3종 경기에 여러 번 출전했다. 경기에 참여하려면 격렬한 훈련과 엄격한 식단을 실행해야 했기 때문에 살을 빼는 데 도움이 되었다. 하지만 몇 달 후에 항상 체중이 돌아왔다. 친구들에게도 같은 일이 일어났다. 급기야 인체 대사의 생화학과 체중 조절을 연구하면서 나는 무슨 일이 벌어지는지 명확히 알 수 있었고, 공식적인 조언의 치명적인 결함을 알아챘다. 다행히도, 실제 해결책은 꽤 간단해서, 그 이후에 나는 성인이 된 후 처음으로 운동을 아주 적게 하면서 체중을 조절할 수 있었다.

제프 역시 자신이 선택한 경쟁적인 테니스 운동을 하면서 체중이 빠졌다가 다시 찌는 일을 똑같이 경험했다. 체중 조절을 생화학적으로 연구하게 되면서 그는 식습관과 환자들을 치료하는 방식을 바꾸었다. 책 곳곳에서 제프의 지도를 받아 엄청난 성공을 거둔 환자들의 이야기를 발견할 수 있다.

50년 동안 우리는 저지방 식단을 먹고 칼로리를 더 많이 태우는 것이 살을 빼고 건강해지는 열쇠라고 배웠다. 이 도그마는 실패했다. 그 이유를 알려 주는 자료는 잘못 해석되거나 무시되었다. 저지방이라는 황제가 창피하지 않도록 말이다. 이런 일이 벌어진 이유 중 하나는 인간의 본성 자체와 직접 관련된다. 보건 당국과 연구자들은 자신이 엄청난 실수를 저질렀다는 것을 받아들일 수 없었다. 하물며 그 실수가 수백만 명에게 부정적인 영향을 미쳤으니 말이다. 그 결과, 사람들 대부분은 여전히 과학에 기반을 둔 건강과 체중 감량 전략을 명확하게 알지 못한다.

이 책에서 우리는 과학 연구에서 실제로 밝혀진 내용을 설명할 것이다. 우리는 모두 기계, 즉 복합 생화학 기계다. 엔지니어들은 모든 복잡한 기계가 많은 피드백(되먹임) 회로에 의존한다는 것을 알고 있는데, 그중 일부는 적절한 기능에 중요하다. 식욕과 체중을 조절하는 중요한 피드백 회로가 몇 개 있으며, 몸을 고치기 위해서는 이러한 회로를 식별하고 이해해야 한다. 우리는 이 책에서 그 내용을 모두 설명할 것이다.

우리는 당신이 염증성 탄수화물 섭취를 줄여 인체라는 기계가 염증을 가장 적게 유발하는 연료를 섭취할 수 있도록 안내하고, 당신은 천연 공급원으로부터 건강한 지방의 섭취를 안전하게 늘리는 방법을 배울 것이다. 이런 방법은 모두 건강하게 체중을 감량하는 데 도움이 될 뿐 아니라 필요하다. 하지만 살을 빼려는 의도가 없더라도, 우리가 권장하는 지침으로 건강과 생산성을 향상하고 장수를 도와 새로운 활력을 누릴 것이다.

1장에서 살펴보겠지만, 인간의 어리석음 때문에 우리는 건강한 지방을 받아들일 기회를 빼앗겼다. 이 책은 수십 년 동안 지배한 나쁜 영양학을 뒤집고, 과학 연구에서 밝혀진 체중 감량과 장수를 위한 최적의 음식을 알려 주며 오해를 바로잡을 것이다.

책을 구성하면서 우리는 건강과 영양에 관한 개요에서 건강을 증진하기 위해 취할 수 있는 구체적인 조치, 그리고 마지막으로 인슐린과 사망률, 콜레스테롤과 심장병, 중요한 비타민과 미네랄 등에 관한 과학적 진실에 이르기까지 점차 설명을 넓혀 가겠다는 목표를 세웠다.

1부에서는 전 세계가 어떤 연유로 질병을 예방하는 식단 전략을 잘못 이해하게 되었는가를 명확하게 설명하는 데 초점을 맞춘다. 우리는 과거의 주된 오류를 설명해 잘못된 저지방(과고탄수화물) 도그마가 어디에서 시작되었는지 이해할 수 있도록 할 것이다. 그런 다음 진짜 원인, 즉 어떤 음식이 실제로 질병을 부추기고 비만을 유발하는지(체중 감량 문제는 말할 것도 없이) 밝혀낸다. 또한, 체중 감량, 심장 질환, 당뇨병 등 만성 질환의 예방이나 해결책, 그리고 수명 연장을 위해 음식을 약으로 사용할 수 있는 식단 접근법을 간략히 설명한다.

음식이 실제로 어떻게 작용하는지 확실히 이해하면, 2부에서 소개한 10단계 행동 지침을 실행할 준비가 된 것이다. 우리는 이 부분을 각 장별로 전체 계획, 첫 주, 둘째 주, 셋째 주 계획으로 나누어 설명한다. 특히 첫 주에 집중하면 기초를 튼튼히 하는 데 큰 도움이 되기 때문에, 첫 주에 식사 간격 및 운동과 같은 다른 요인(물론 중요하지만)을 크게 걱정하지 않고 가장 중요한 변화(식단)에 곧바로 집중하도록 유도한다. 첫 주 이후에는 둘째, 셋째 주의 추가 지침에 더욱 집중해 핵심적인 식단 변화를 보완하고 성공에 박차를 가할 것이다.

3부에서는 2부에서 설명한 모든 전략을 뒷받침하는 원리를 상세히 설명한다. 1부와 2부만 이용해도 건강과 체중을 변화시킬 수 있다. 그러나 이러한 전략이 매우 중요한 이유를 이해한다면 장기적으로 크게 성공할 것이다. 3부에서는 식이 탄수화물, 지방, 단백질에 관한 흥미로운 과학 이야기를 들려준다. 우리는 지난 50년 동안의 모든 혼란을 해명하고 이러한 영양성분을 특정 방식으로 결합하면 수명이 왜 연장되는지에 관한 진짜 정보를 제공할 것이다. 3부에는 매우 중요한 정보로 계획이 제대로 작동하는지 확인하는 방법도 설명한다. 예를 들어, 다양한 콜레스테롤 측정 기준이 무엇을 의미하며 심장 질환의 위험을 성공적으로 낮추었는지 확인하는 CAC 스캔의 힘을 설명한다. 또한 중요한 비타민과 보충제를 포괄적으로 요약하며, 성공을 위한 팁과 발생할 수 있는 몇 가지 함정을 해결하는 방법과 함께 장기적인 건강 전략도 간략하게 설명하면서 마무리할 것이다.

우리는 부록에도 특별히 공을 들였다. 책, 웹 사이트, 기타 건강과 영양에 관한 자료를 소개하는 중요한 부분과 건강한 식단의 감미료를 선택하는 방법을 알려 주는 부분이 있다. 그리고 우리만큼 영양학에 숨겨진 과학에 매료된다면, 반드시 부록 C, D, E를 살펴보기를 바란다. 이 부분에서 콜레스테롤과 지질(지방) 단백질, 포도당, 다불포화 지방에 관한 흥미로운 과학을 설명한다. 〈기름지게 먹고 오래 살기Eat Rich, Live Long〉 계획을 훌륭히 성공시키기 위해 이런 정보를 모두 알 필요는 없지만, 더 깊이 알고자 하는 많은 사람은 큰 흥미를 느낄 것이다.

1부
지긋지긋한 병치레와 저질 체력

「한 가지 물어볼게요.
당신이 따랐던 규칙 때문에 당신이 이렇게 되었다면……
그 규칙이 무슨 소용이죠?」
—『노인을 위한 나라는 없다』, 코맥 매카시

1
우리는 점점 살찌고 있다

20만 년 동안 우리 몸의 식욕과 체중 조절 체계는 잘 작동했다. 이 체계는 미국의 호황기 시절, 즉 지금처럼 음식이 풍부했던 1940~1970년대까지도 제 할 일을 했다. 당시에는 오늘날처럼 거의 모든 사람에게 자동차가 있어서 어디든 걸어 다니지 않았고, 조깅을 하거나 체육관에 다니는 일이 비교적 드물었다. 이 조절 체계는 여전히 작동했다. 그러다가 어떤 이유에서인지, 그것이 작동을 멈췄다. 우리의 몸이 점점 불기 시작했다.

사람들 대부분은 현재 과체중이다. 미국 성인의 3분의 1만이 비만 유행병을 피해 갔다.[1] 놀랍게도, 엄청난 수의 어린이들도 이 유행병에 걸렸다. 그러나 비만은 우리에게 닥친 일의 일부일 뿐이다. 우리는 만성 질환이라는 유행병도 앓고 있다. 의료 기술이 엄청나게 발전했는데도 당뇨병, 심장병, 암, 알츠하이머병이 증가하고 있다. 그렇다면, 21세기 이후 길지 않은 두 세대 동안 우리 종은 어떻게 변화했을까? 20년 동안 조사한 끝에 현대 과학은 어떤 해답을 내놓았을까? 우리는 모두 가공식품이나 텔레비전이든 뭐든 〈비만의 주요 원인〉을 놓고 〈전문가〉들이 입씨름하는 소리를 들었다.

결국, 이른바 전문가들 대부분은 만족스러운 합의에 도달했다. 편리하게도 그들은 희생자를 비난한다. 〈칼로리 인 vs 칼로리 아웃〉만 운운하면서 말이다. 그저 〈더 많이 움직이고 덜 먹으면〉 된다는 것이다. 그들은 수십 년 동안 〈식이 지방 줄이기〉에 초점을 맞추고 있다. 앞으로 이야기하겠지만, 이는 실제로 우리가 들을 수 있는 최악의 조언이었다. 수년 동안 언론이 이 메시지를 변함없이 되뇌자 우리는 무감각해졌다. 우리 주변에 보이는 불어난 몸들이 이 조언의 실패를 증명한다.

마지막으로, 과거의 실패한 도그마는 오늘날 엄격한 과학 연구의 대상이 되고 있다. 이 책에서 우리는 그 진실을 밝힐 것이다.

황제에게 옷을 입히다

솔직해지자. 의료 기술이 엄청나게 발전했는데도 우리의 건강은 나빠지고 있다.[2] 과체중이 아닌 수백만 명이 현재 숨겨진 내장 지방을 지니고 있어, 놀랍게도 매일 수많은 심장 마비가 발생하고 알츠하이머병과 당뇨병, 많은 암, 현대인이 앓는 대부분 질병에 이바지한다. 오늘날의 젊은이들은 인류 역사 최초로 부모보다 수명이 짧을 수 있는 세대다.[3] 의학 기술이 지속해서 발전했는데도 말이다. 심장병 발병률은 걷잡을 수 없이 치솟고 있다.[4] 당뇨병으로 인한 기능 장애는 아주 흔하다.[5] 게다가 날씬하건 뚱뚱하건 대다수 당뇨병 환자가 진단받지 못한다. 그리고 이렇게 된 데는 저지방 식단 권장이 직접적인 원인으로 작용했다.

다음 장에서 1960년대까지 거슬러 올라가 저지방 식단을 권고하는 잘못된 연구를 살펴볼 것이다. 지금은 정부와 다른 보건 당국이 저지방 식단을 홍보하는 데 어떤 역할을 했는지 간략히 알아보자.

심장병 조사가 이루어졌던 1960년대, 지방이 콜레스테롤을 증가시켜 심장병 위험을 높인다는 추정에 기초해 지방 식품이 심장병의 원인이라는 이론이 확립했다. 그 당시에는 인체가 건강한 천연 지방을 어떻게 물질대사 하는지 아무도 몰랐지만, 사람들은 마치 아는 것처럼 앞서 나갔다. 연구자들이 이 질문과 씨름하는 동안, 1970년대에 저지방 식단은 강력한 지지자들을 얻었다.

1977년 조지 맥거번이 이끄는 상원 위원회는 「미국의 식단 목표」를 발표했다. 이는 오늘날 우리가 알고 있는 미국의 식단 권장안이 된다. 미국 심장 협회AHA와 존경받는 다른 많은 단체가 이 보고서를 추진하고 지지했다. 몇몇 주목할 만한 전문가들이 의문을 제기했지만, 상원 위원회는 먼저 저지방 권장안을 공표해 버렸다. 예를 들어, 국립 과학 아카데미 회장인 필립

핸들러는 〈증거가 매우 적은 상황에서 미국 국민을 대상으로 방대한 영양 실험을 제안할 권리가 연방 정부에게 있는가?〉라는 중요한 질문을 던졌다. 아무런 답변이 없었다. 당시에 정치가와 홍보 담당자들은 저지방 이론이 정확하다는 증거를 수집할 시간이 없다고 판단했다. 그래서 핸들러는 그의 보고를 받은 상원 위원회로부터 무시당했고, 위원회의 보고서는 공식적으로 모든 미국인에게 저지방 식단을 권장했다. 그 이후 길고 느린 웃지 못할 불상사가 시작되었다. 다른 나라들도 미국의 영양 권장안을 채택했기 때문에 전 세계가 같은 길을 걸었다. 프랑스에서는 잠시 퀴진 맹쇠르*가 인기를 끌기도 했다.

1980년대 초, 지방이 콜레스테롤을 증가시켜 나쁘다는 이론을 증명하기 위해 수억 달러가 실험에 투입되었다. 이런 실험들은 보기 좋게 실패했다. 식이 지방은 대다수 사람에게 콜레스테롤을 의미 있게 증가시키지 않는다.[6] 하지만 당국은 이런 결과를 무시하기로 했다.[7] 저지방은 이미 세상을 홀렸고, 당국은 자신이 틀렸다는 사실을 인정하려 들지 않았다. 황제를 벌거벗은 채로 놔둘 수는 없었으니까.

저지방이 좋다는 오류를 정책으로 만든 이후 비만율이 급증했다. 그리고 제2형 당뇨병**은 치명적인 결함을 지닌 지방 이론에서 기인한 대표적인 질병이다. 1960년대에는 제2형 당뇨

* 설탕, 버터, 크림 등의 사용을 억제한 저칼로리 프랑스 요리법.

** 인슐린 분비량 저하와 인슐린 저항으로 인해 생기는 당뇨병.

병을 앓고 있는 사람의 수가 미국 인구의 1퍼센트 미만이었지만 오늘날에는 약 12퍼센트로 증가했다. 그리고 당뇨병을 진단받은 사람 한 명당 진단되지 않은 사람들이 몇 명쯤 더 있다. 제2형 당뇨병이 폭발적으로 증가하면서 앞으로 수십 년 안에 우리의 의료 시스템은 붕괴할 것이다. 나쁜 과학적 방법과 집단 사고, 자만심이 현대의 괴물을 만들어 냈다.

1980년대의 연구자들은 식이 지방이 질병 발병률에 유의미한 영향을 미치지 않는다고 밝힌 실험에 뭔가 문제가 있다고 확신했다. 하지만 이는 사실이 아니었다. 식이 지방이 만성 질환을 일으킨다면, 이러한 실험에서 그 점이 밝혀졌을 것이다. 하지만 모든 영양 〈전문가〉들은 10년 넘게 잘못된 저지방 메시지를 앵무새처럼 읊었고, 가공식품 업계의 수장들은 이를 열렬히 채택했다. 저지방 식사로 얻을 수 있는 기업의 이익은 엄청났고, 그래서 호르몬이 주도하는 인체의 체중-조절 체계는 바야흐로 심각한 타격을 입게 되었다. 놀랄 것도 없이, 사람들에게 저지방 권장안을 억지로 주입한 직후에 비만과 당뇨 유행병이 정말로 시작되었다.

수십 년 동안 AHA는 저지방 메시지를 극구 강요했다. 하지만 오늘날 AHA는 상당히 다른 말을 하고 있다. 2015년의 대규모 보고서인 「심장병과 뇌졸중 통계」 본문에서 그들은 폭탄 선언을 했다.[8] 이 보고서에 따르면, 5건의 대규모 무작위 대조군 연구에서 총 지방 섭취량이 관상 동맥 심장병이나 뇌졸중의 비율에 영향을 미치지 않는다고 밝혀졌다. 세상에나! AHA는 지금 저지방 조언을 뒷받침할 증거가 없다고 인정하는 중이다. 결국 그들이 공정해지고 있다.

하지만 AHA의 보고서에는 또 다른 폭탄선언이 들어 있다. 협회는 식단 포화 지방의 5퍼센트를 탄수화물로 대체할 때마다 관상 동맥 심장 질환의 위험이 7퍼센트 더 커진다고 말한다.

그러니까 우리가 당신을 설득할 필요조차 없다는 얘기다. AHA가 스스로 입장을 바꿨다! 그리고 후진 기어로 바꾼 것은 AHA뿐만이 아니다. 다른 주요 당국들도 큰 실수를 했다는 것을 조용히 인정하고 있다. 2015년 5월, 미국인을 위한 새로운 식단 권장안이 공개되었는데, 식이 콜레스테롤과 천연 지방이 금지 목록에서 빠져 있었다. 영양학회도 수십 년 동안 저지방 유행을 맹렬히 밀어붙였지만, 지금은 그들 역시 다음과 같이 진실을 깨닫고 있다. 〈포화 지방은 심혈관 질환을 일으킨다는 증거가 부족하므로 우려할 영양소로 강조되어서는 안 된다.〉 콜레스테롤은 그들이 만든 〈우려할 영양소〉 목록에서도 제외되었다.

50년 동안의 망상 어린 식단 도그마 이후, 우리는 마침내 과학적 분별력이 회복되는 모습을 보고 있다. 때가 되었다. 그리고 우리가 건강을 개선하기에 아직 늦지 않았다.

사례 다이애나의 이야기

다이애나는 제프의 환자로 저지방 식단이 좋다는 조언으로 인해 심한 고통을 겪었다. 오랫동안 과체중이었던 그녀는 이 상황을 개선하기 위해 수많은 식단을 시도했었다. 많은 식단이 한 번 지나가는 유행으로 일시적으로 작은 손상을 입혔다. 이런 식단은 모두 몇 가지 저지방 방식을 포함했다. 물론 다이애나는 다른 사람과 마찬가지로 곧바로 요요가 왔다. 한번은 의욕적으로 저지방, 저칼로리 식단을 실천해 체중을 많이 감량했다. 그녀는 평생 저지방 식단을 먹으면서 쫄쫄 굶어야 한다는 것을 깨달았다. 마음속 깊은 곳에서 그녀는 그런 일은 절대 일어나지 않으리라는 것을 알고 있었다. 그녀는 다이어트를 계속하겠다는 의지를 잃었고, 빠진 체중이 그대로 돌아왔으며, 이후에는 몸이 더 불었다.

체중 95킬로그램에 허리와 관절 통증으로 고생하던 그녀는 너무 피곤해서 건강한 운동을 즐길 수 없었다. 그래서 그녀는 제프를 찾아와 조언을 구했다. 제프는 곧바로 당뇨 전 단계를 진단했다. 그녀의 혈당이 상당히 높았다. 다이애나는 당뇨병 가족력이 있어서 뭔가 해야 한다는 것을 알고 있었다. 즉시 그녀는 완전히 새로운 방법을 시도해 보기로 했다. 제프의 충고에 따라 고지방 식단을 섭취하는 것이었다. 제프는 이 식단으로 당뇨 전 단계 문제를 해결할 수 있고, 맛있는 음식을 먹을 수 있어서 장기적으로 실천할 수 있다고 설명했다.

결과는 놀라웠고 확실한 동기를 제공했다. 다이애나는 그 후 12개월 동안 23킬로그램 이상을 감량했고, 식욕을 쉽게 조절할 수 있었다. 그녀는 이제 끊임없이 배고픔을 느끼지 않으며, 당뇨 전 단계에서도 벗어났다. 그녀를 괴롭혔던 관절 통증도 사라졌다. 그녀는 잠자기 위해 필요했던 멜라토닌을 줄일 수 있었고, 이제는 매일 밤 8시간 꿀잠을 잔다. 변비도 없어졌다. 생리를 규칙적으로 하고 고통스러운 생리통이 사라졌다. 그녀가 느꼈던 다른 이점들로는 기민한 정신, 에너지 수준 향상, 안정된 위 상태, 운동할 때 숨이 차지 않는 것 등이 있다.

제프의 수많은 환자가 저지방 식단을 먹어야 한다는 강박 관념을 버리고 건강과 체중, 생산성을 향상했다. 다이애나의 경험은 이런 혜택의 전형적인 예다. 제프가 중점을 두는 의료 방식은 사람들을 공식적인 영양 조언에서 벗어나게 하는 것이다. 그는 과학에 기반을 둔 이 전략으로 엄청난 성공을 거둬, 만성적인 건강 문제와 조기 사망으로부터 수백 명을 구하고 있다.

2
진실을 왜곡하는 일곱 가지 방법

1장에서 강조한 저지방 식단으로 발생한 혼란은 우연이 아니었다. 이 혼란을 맹렬히 몰고 간 건 세상에서 가장 위험한 것, 즉 생각이었다. 이 생각은 이론이 되었고, 시간이 흐르면서 도그마가 되었다. 오늘날까지 우리는 이 이론에 오도되고 있으므로 어떻게 이런 일이 일어났는지 아는 것이 중요하다. 이 이론은 기만적이고 불합리한 과학적 방법을 사용하여 〈입증되었다〉. 집단 사고가 영양의 세계를 점령하면서 진실이 난도질당했다. 그리고 이 이론은 식품군과 인체가 상호 작용하는 방식을 지나치게 단순하게 해석한 내용에 기초했다. 그래서 우리는 먼저 음식의 성분과 그 특성에 관한 몇 가지 기본적인 정의부터 설명할 것이다.

모든 음식은 3대 다량 영양소인 지방, 탄수화물, 단백질로 구성된다. 이 영양소들은 칼로리와 영양소의 형태로 우리에게 에너지를 제공한다.

지방

- 지방은 그램당 9칼로리로 에너지 밀도가 높다.
- 지방은 기름기 많은 육류, 달걀, 치즈, 견과류, 아보카도, 올리브, 코코넛을 포함하여 영양가가 높은 많은 음식에 풍부하다.
- 지방은 화학 가공을 거쳐 대량 생산된 재료에서도 발견된다. 이런 지방은 우리 몸에 아주 좋지 않다. 식물성 기름, 공장의 다단계 정제 가공 과정 중에 씨앗에서 추출되어 저렴하고 건강하다고 여겨지는 다불포화 지방, 경화 유지(수소 첨가 지방), 상온에서 더 굳도록 화학적으로 변형된 식물성 기름(종종 과자류에 사용된다).
- 몸에 필요하지만 인체가 만들 수 없는 필수 지방이 많이 있다. 우리는 건강을 위해 이 지방을 섭취해야 한다. 인체가 지방을 흡수하는 데 필요한 지용성 비타민의 종류도 많다. 지방은 건강에 매우 중요하다!
- 미국 의학 연구소IOM에 따르면, 인체에 필요한 식이 지방의 최소량은 음식 섭취의 약 20퍼센트다. 이는 일일 칼로리의 적어도 20퍼센트를 지방에서 얻어야 한다는 의미다. 지방 섭취량이 0에 가까워지면 곧 병이 날 것이다.

단백질

- 단백질은 그램당 4칼로리로 에너지 밀도가 낮다.

- 단백질은 육류와 생선, 달걀, 치즈, 견과류, 일부 채소와 식물 음식을 포함해 많은 건강한 자연식품에 풍부하다.
- 단백질은 우리 몸이 근육과 기타 조직을 만드는 데 사용하는 분자 구성 성분을 공급한다.
- 인체의 단백질 최소 요구량은 음식 섭취량의 약 15퍼센트 또는 체중 453그램당 0.4그램이다. 이는 약 77킬로그램이 나가는 성인의 경우 하루에 약 55그램에 해당한다. 만약 단백질을 거의 섭취하지 않는다면, 곧 큰 병이 날 것이다. 단백질은 식욕에도 영향을 미친다. 우리가 단백질을 충분히 섭취하지 못한다면, 충분할 때까지 계속 먹어야 하는 경향이 있다.

탄수화물

- 단백질과 같이 탄수화물은 그램당 4칼로리로 에너지 밀도가 낮다.
- 모든 탄수화물은 포도당으로 분해되며, 인체는 이를 연료로 사용하거나 주로 체지방으로 저장한다.
- 탄수화물은 채소, 견과류, 과일, 뿌리, 감자와 같은 덩이줄기를 포함해 많은 건강한 자연식품에 풍부하다.
- 탄수화물은 밀에도 풍부하다. 밀은 약 8,000년 전에 인간이 대량으로 사용하기 시작해서, 위에 나열한 음식보다 더 최근에 식단에 추가되었다.
- 고도로 가공된 탄수화물이 등장한 건 더 최근이다. 정제 설

탕과 정제 밀가루, 청량음료, 사탕, 칩, 빵, 파스타, 각종 과자류, 시리얼 등 탄수화물이 들어간 모든 식품이다.

- 탄수화물 음식을 설명한 앞의 세 항목은 더 천천히 소화되어 유익한 영양 효과를 줄 수 있는 탄수화물부터 시작한다. 이런 탄수화물은 장 기능을 돕는다. 바로 위 마지막 목록은 장 기능을 파괴할 수 있는 설탕이 든 식품들이다. 건강에 관한 이러한 구별은 매우 중요하다.
- 인체에 필요한 탄수화물 최소량은 사실상 음식 섭취량의 0퍼센트다. 그러니까 탄수화물을 전혀 먹지 않아도 된다는 얘기다. 인체는 필요한 모든 포도당을 쉽게 합성할 수 있다. 따라서 지방이나 단백질과 달리, 탄수화물 섭취량이 0에 가까워져도 병에 걸린다는 과학적 근거는 알려진바 없다. 예외가 있다면, 먹는 음식들에 핵심 영양소가 빠져 있는 경우다. 예를 들어 비타민 C는 으레 과일에 들었다고 여겨진다.* 하지만 내장육과 저탄수화물 채소에서 비타민 C를 얻을 수도 있다. 간단히 말해서, 지방이나 단백질과 달리 탄수화물은 인간 식단에서 필수적인 부분이 아니다.

이 모든 정보가 놀라울 수 있다. 이는 확실히 우리가 수십 년 동안 들어온 건강법이나 영양 상식과 일치하지 않는다. 그럼, 식이 지방은 필수 영양소이고 탄수화물은 그렇지 않다면, 당국

* 과일은 탄수화물 식품에 속한다.

은 왜 천연 지방이 심장병과 다른 식이 관련 건강 문제의 주요 원인일 수 있다고 판단했을까?

불행하게도, 그들은 모두 1950년대를 강타했던 저지방 이론에 속아 넘어갔다. 당시 과학계에서 크게 논쟁이 벌어졌는데도 말이다. 그러나 저지방 시대의 씨앗을 심은 것은 결정적인 사건이었다. 이 이론은 진정한 챔피언, 즉 역사의 흐름을 바꾸려 했던 매우 영향력 있는 챔피언의 마음을 끌었다. 그는 복잡한 문제를 가져다가 단순화하다 못해 거짓말까지 만들어 냈다.

방 안의 코끼리

4명의 눈먼 사람과 코끼리에 관한 오래된 우화가 있다. 코끼리를 본 적이 없는 네 사람은 코끼리의 서로 다른 부분을 더듬으며 어떻게 생겼는지 알아내려고 했다. 코를 더듬은 사람은 코끼리가 뱀 같다고 생각하고, 코끼리의 허리를 더듬은 사람은 벽이라고 생각하고, 다리를 더듬은 세 번째 사람은 기둥이라고 생각하고, 꼬리를 더듬은 마지막 사람은 밧줄이라고 생각했다. 네 사람은 제각기 꽤 설득력 있는 정보를 얻었기에, 모두 충분한 자료를 바탕으로 판단했다고 생각했다. 하지만 눈먼 네 사람 모두 자기가 무엇을 모르는지 몰랐다. 그들 중 누구도 코끼리 전체를 설명할 만큼 충분한 정보가 없으므로, 모두 다 코끼리를 완전히 오해했다.

1960년대에 영향력 있는 눈먼 사람이 코끼리 코를 움켜쥐고

놓지 않았다. 그는 손에 뱀을 들고 있다고 굳게 믿었다. 그는 자신이 찾은 못돼 먹은 영양소가 세계인의 심장병 문제를 일으키고 있다고 열렬히 믿었고, 시간이 흐르면서 많은 사람에게 그 악당이 심장병의 주요 원인이라고 확신시켰다.

이 사람의 이름은 앤셀 키스였다. 그가 붙잡고 있던 악당은 식이 지방, 특히 포화 지방이었다. 그는 자연식품에 든 이 식이 지방을 모두가 두려워해야 한다고 세상에 확신시켜 영양학 역사에서 가장 큰 실수를 촉발했다. 세상은 인제야 그의 실수를 깨닫기 시작해, 매우 천천히 바로잡는 중이다.

앤셀 키스와 그의 허접한 연구

무엇이 특정한 결과와 단순히 연관되지 않고 실제로 그 결과를 초래한다고 확인하려면, 반드시 세 가지의 증거 기둥이 입증되어야 한다.

첫 번째 기둥은 연관 증거다. 이는 기본적으로 두 가지가 연관성을 지닌다는 일종의 징후다. 이는 너무 약해서 기둥이라고 하기도 힘들다. 연관 증거는 단지 둘 사이에 관계가 있을 수도 있다는 암시일 뿐, 인과 관계를 증명하지 못한다. 〈상관 관계가 인과 관계를 의미하지는 않는다〉는 말을 들어 보았을 것이다. 즉, 두 가지가 서로 관련 있다고 해서 하나가 다른 하나를 일으킨다는 의미는 아니다. 예를 들어 메인주의 이혼율은 1인당 마가린 소비량과 상관 있지만, 인과 관계를 제안한다면 터무니없는 일이 될 것이다(40쪽 그래프).[1] 연관 증거 하나만을 사용하여 X가 Y를 일으킨다고 말해서는 안 되지만, 우리가 언론에서 보는 영양 연구 대부분은 이 약한 증거 기둥 하나에 기대고 있다.

두 번째 기둥은 기술적인 증거다. 여기서는 원인이 기술적으로 이치에 맞는다는 것, 즉 하나가 다른 하나를 일으킬 가능성이 실제로 크다는 것을 입증해야 한다. 그러나 이 증거만으로는 증거의 유의미함을 증명하지 못한다. 특히 지배적인 이론에 대한 편향이 존재한다면 더욱 그렇다. 기술적인 증거는 도그마를 방지하기 위해 과장되는 일이 흔하다.

세 번째 기둥은 실험적인 증거다. 의학 분야에서, 이는 무작위 대조군 연구, 즉 편향 없이 원인과 결과를 판단하는 최적 표준을 통해 얻은 증거를 의미한다. 무작위 대조군 연구는 단일 요인을 변경하면 결과가 분명히 바뀐다는 것을 입증해 그 요인이 인과의 원인임을 밝힌다. 세 번째 기둥은 사실상 이 하나만으로 입증이 가능한 유일한 기둥이지만, 이 기둥만 사용한다면 실험이 제대로 설계되지 않을 수 있고, 일부 상호 작용 요인을 놓칠 수 있으며, 따라서 통제되지 않을 수 있고, 또는 실험자가 한 번에 여러 요인을 부적절하게 변경할 위험이 있다.

가장 강력한 인과 관계의 사례는 세 가지 증거 기둥이 모두 확고한 동의를 얻을 때 만들어진다.

필요한 세 가지 기둥 중 가장 위험한 것은 연관 기둥이다. 가

1인당 마가린 소비량과 메인주 이혼율의 상관 관계

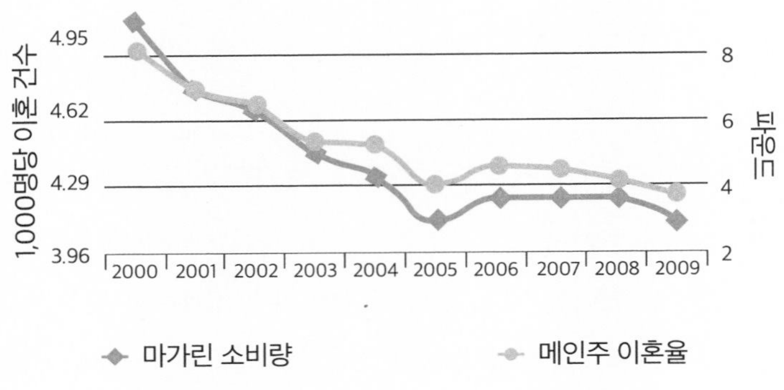

마가린 소비의 변화는 메인주의 이혼율과 상관관계가 있지만, 분명히 하나의 변화가 다른 하나의 변화를 일으키지 않는다. 출처: 타일러 비건, 『가짜 상관관계*Spurious Correlations*』, *www.tylervigen.com/spurious -correlations.*

능한 증거 중에 질이 가장 낮기 때문이다. 이제 앤셀 키스의 문제가 무엇인지 알아보자. 그가 심혈관 질환의 원인으로 식이 지방을 지목할 때 사용한 증거는 연관 증거가 거의 전부였다.

기둥 1: 연관성이라는 재앙

앤셀은 식이 지방(포화 지방)이 관상 동맥 심장 질환CHD의 주요 원인이라고 굳게 믿었다. 그는 식이 지방과 CHD의 연관성을 강조함으로써 이 믿음을 뒷받침했다(당시 1950년대에 CHD는 설탕과 위도/태양광 노출과 같은 다른 많은 요인과 상관관계가 있거나 더 밀접하게 연관되었는데도 말이다).[2] 어떤 과학자도 주로 연관 증거에 근거하여 결론을 내려서는 안 되지만, 앤셀 키스는 그렇게 했다. 그리고 전 세계가 그를 따라 쓸모 없는 일을 벌였다.

식이-심장 가설로 알려진 앤셀의 잘못된 이론은, 기본적으로 식이 포화 지방이 혈중 콜레스테롤 수치를 높이고, 높은 혈중 콜레스테롤이 CHD의 위험을 증가시킨다고 설명한다.

우리는 이 이론의 콜레스테롤 부분을 3부에서 다룰 것이다. 하지만 50년 동안 세상을 속인 포화 지방에 관한 주장은 어떻게 만들어졌을까?

앤셀은 자신의 6개국 연구를 종합해 연관성 축제의 막을 열었다. 이 통계들을 합성하면서 그는 멋대로 고른 6개국(미국, 일본, 이탈리아, 영국/웨일스, 캐나다, 호주)의 식단에서 식이 지방의 비율과 CHD 사망률의 연관성을 관찰했다.

물론 이는 단순히 상관관계로, 식단의 지방 함량과 CHD로 인한 사망이 서로 관련 있어 보인다고 밝히는 것일 뿐이다. 이는 아무것도 아닌 거의 무의미한 기둥이다. 게다가 그는 연구에 사용할 국가를 임의로 선정했다. 이는 연구 결과에 영향을 미치지 않도록 참가자를 제비뽑기로 선택하는 무작위 연구와 정반대의 방식이다.

그리고 우리가 뒤로 물러서서 연구 당시 사용한 자료를 모두 살펴본다면? 다음 그래프에서 앤셀이 세상을 오도하기 시작했을 때 사용한 전체 자료를 볼 수 있다.

식이 지방과 심장병 사망률

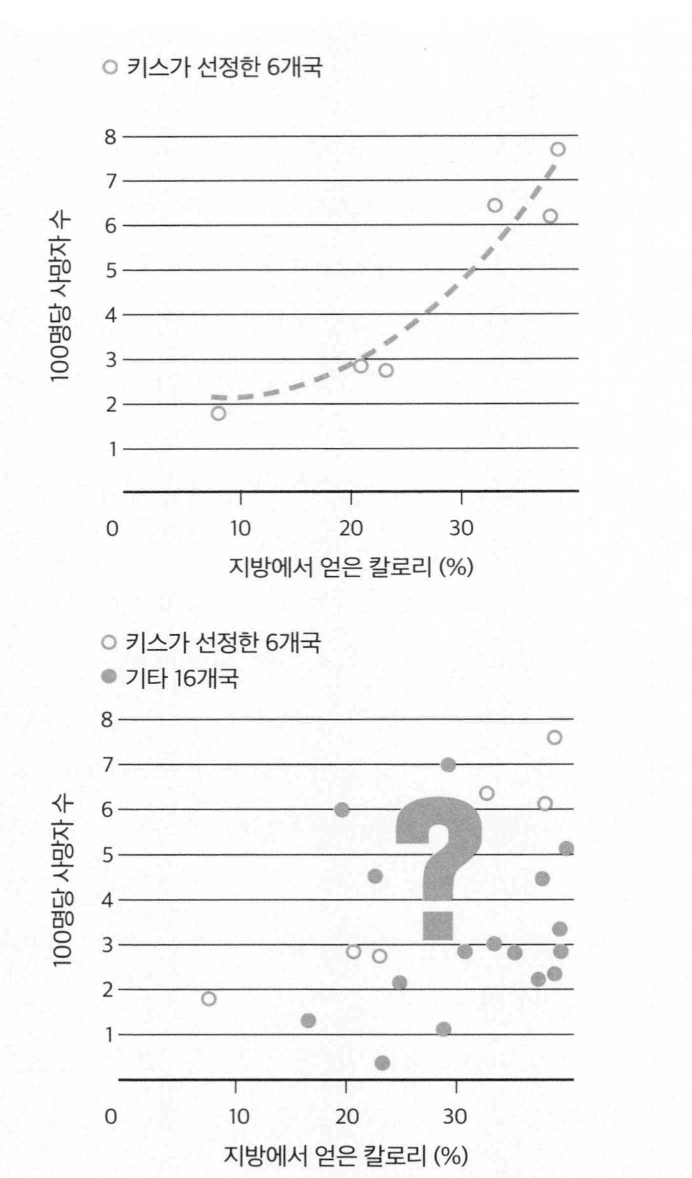

출처: J. 예루살미, H. E. 힐레보어, 「식이 지방과 심장병 사망률: 방법론적 노트」, 『뉴욕주 의학 저널 57』 14호(1957): 2343~2354.

특정 국가의 식이 지방과 CHD의 연관성은 거의 의미가 없지만, 애초에 일관된 연관성이 없었다. 그러나 앤셀은 이 부자연스러운 연관성의 기둥에 홀린 것 같았다. 그가 열정적으로 보고서를 발표했지만, 앤셀의 6개국 분석은 과학계에서 그다지 인정받지 못했다. 실제로, 그는 세계 보건 기구WHO의 과학자 모임에서 굴욕을 당했고, 그가 주장한 상관관계가 사기임을 파헤친 훌륭한 논문이 『뉴욕주 의학 저널』에 실렸다.[3]

앤셀은 분개했다. 그래서 어떻게 했을까? 그는 미국, 일본, 이탈리아, 핀란드, 네덜란드, 유고슬라비아, 그리스의 식단과 발병률을 조사하는 7개국 연구를 설계하고 실행했다. 이 연구는 범죄 현장에 식이 지방을 교묘하게 배치하고 수십 년 동안 그것의 운명을 밀봉해 버렸다.

과학 연구와 실험은 자료를 좀 끼워 맞춰 사람들이 듣고 싶은 이야기를 들려줄 수 있다. 초기 결과가 원하는 결과를 뒷받침하지 못하면, 그 자료의 통계를 좀 매만져서 사람들이 원하는 결과를 만들어 낼 수 있다.

앤셀은 나중에 심하게 매만질 필요가 없도록 실험을 설계했지만, 자료를 의자에 묶어 살짝 때렸다. 그는 7개국의 지역을 직접 선택했기 때문에 연구의 결과를 대강 예측할 수 있었다. 따라서 이 실험은 적절한 실험이 그러하듯 진정한 해답을 제공하는 것처럼 보였다. 하지만 이 실험은 진실과는 너무나 거리가 멀었다.

우리는 여기서 7개국 연구를 요약하지 않을 것이다. 결국, 이 연구는 마음대로 고른 국가들이 떠받친 또 하나의 연관성 연구일 뿐이었다. 이 연구는 남성 1만 2,700명(여성은 한 명도 없다)만 조사했고, 이 남성들의 일부 식단 정보만을 표본으로 삼았다.[4] 그렇다면 훨씬 더 많은 수의 남녀를 분석하는 비슷한 현대 연구가 있을까? 오해의 소지가 있는 결과를 피하고자 훨씬 더 광범위한 국가들을 조사한 연구가 있을까? 연관성은 있지만 적어도 우리가 검토할 수 있도록 연관성을 〈제대로〉 분석한 연구가 있을까? 다행히도, 있다.

2017년 8월, 〈전향적 도시 농촌 역학PURE〉 연구 결과가 발표되었다.[5] 7년간 진행한 이 연구는 현대적인 방법과 기술을 사용해 키스가 살펴본 식이 지방과 질병에 관한 바로 그 질문들을 조사했다. 그러나 7개국 연구와는 다르게, PURE 연구는 18개국에 사는 13만 5,335명의 남녀를 추적했다. 따라서 이 연구는 본질상 훨씬 더 신뢰할 수 있는 지방 이론 실험이었다. 말하자면, 엉성하고 오래된 연구를 현대적으로 업그레이드한 것이었다. 그렇다면 이 PURE 분석에서 어떤 결론이 나왔을까?

PURE 분석의 결론은 〈앤셀 키스의 7개국 연구와는 정반대였다〉.

PURE에서는 관상 동맥 심장병이나 사망률이 전체 지방이나 포화 지방의 섭취와 관련이 없다는 점이 밝혀졌다. 오히려, 포화 지방 섭취가 높을수록 뇌졸중 발생률이 낮아지는 등의 이

점이 있었다. 그러나 탄수화물은 신통치 않았다. 추적한 결과, 탄수화물 섭취량이 많을수록 사망률이 증가했다. 이는 미국 심장 학회가 남녀 34만 4,696명의 통계를 바탕으로 한 2015년 보고서 「심장병과 뇌졸중 통계」에서 조용히 인정한 사실이다.

하지만 애석하게도, 50년 동안 계속된 지방 공포증은 식단과 질병에 대한 우리의 인식에 막대한 해를 끼쳤다. 7개국 연구의 책임이 너무나 크다(앤셀의 7개국 연구 사기에 관해 자세히 알고 싶다면 사회 고발 언론인 니나 타이숄스의 『지방의 역설』을 강력히 추천한다. 『뉴욕 타임스』 베스트셀러답게 이 책은 어떻게 전 세계 사람들이 교묘하게 지방을 두려워하게 되었는가를 역사적 사실에 근거해 흥미롭게 설명하며, 포화 지방이 부당하고 악의적으로 공격당했다고 포괄적으로 주장한 최초의 주류 출판물 중 하나다).

나중에 설명하겠지만, 다수의 최근 연구들이 식단에 포화 지방이 많으면 심장병 발병률이 낮다는 점을 밝혀냈다. 포화 지방이 실제로 심장병을 줄일 수 있다는 뜻일까? 아마도, 아닐 것이다. 우리는 연관 자료로는 알 수 없다. 연관 자료는 이론을 반증하거나 다른 불충분한 연관성 연구를 수정하는 데 사용하면 가장 좋다. PURE 연구가 잘 증명했듯이 말이다.

기둥 3: 실험 결과를 무시하다

우리는 두 번째 기둥 요소들을 이 책의 3부에서 다룰 것이다.

지금은, 저지방 이론의 기술적 증거는 콜레스테롤의 중요성에 대한 잘못된 믿음과 식이 지방이 이에 큰 영향을 미쳤다는 생각에 근거했다고만 말해 두자. 그래서 세 번째 기둥, 즉 실험적 증거로 곧장 가보자. 명심하건대, 이것이 가장 강력한 증거다. 실험적 증거는 연관 증거나 기술적 증거 없이 단독으로 증거를 제공할 수 있다. 전 세계 사람들에게 탄수화물 섭취를 늘리라고 권하기 전에 저지방 식단을 뒷받침하는 실험적 증거가 반드시 있어야 했다.

실제로 1960년대와 1970년대에 식이 지방과 심장병에 관한 타당한 실험, 즉 적절한 무작위 대조군 실험들이 있었다. 이 실험들은 모두 사람이 피험자여서 그 결과가 특히 중요하다. 애석하게도, 이 실험들은 무시당했다.

문제는 이 실험들이 식이 지방은 심장병과 크게 관련이 없다는 점을 밝혔다는 것이다. 이 최적 표준 실험들은 식이-심장 가설이 틀렸음을 입증했다! 이 실험들이 무시당한 이유는 저지방 이론을 추진하던 지도자들이 이러한 결과를 좋아하지 않았기 때문이다(영국 연구자 조 하컴은 명망 있는 『영국 의학 저널』에 〈무작위 대조군 실험의 증거는 1977년과 1983년의 식이 지방 지침을 뒷받침하지 않았다〉는 논문을 발표했다).

1973년에 주목할 만한 한 재판은 이 연구의 출판을 보류시켰다.[6] 결국 이 연구는 분석이 끝난 지 16년 만인 1989년에 대단치 않은 저널에 조용히 발표되었다. 이 결과가 아주 오랫동안 발표되지 않은 이유는, 이 실험의 주임 연구자인 이반 D. 프란츠 주니어가 이야기했듯이, 〈밝혀진 결과에 우리가 너무 실망했기〉 때문이다.[7]

1980년대와 1990년대에는 식이-심장 가설의 무작위 대조군 실험이 더 많이 진행되었다. 아무리 미미하더라도 식이 지방이 지닌 문제를 밝혀내겠다는 절박한 목표가 연구자들에게 있었다. 필요한 결과를 얻기 위해 수억 달러가 투입되었다. 일부 실험은 이 가설을 〈도울 만큼〉 편향적이었지만, 이 실험들은 모두 사망률 결과를 바꾸지 못했다.

가장 주목할 만한 실험은 엄청난 비용, 즉 몇 억 달러를 소비했고 거의 10년 동안 진행되었다.[8] 이 실험은 총 지방 섭취를 약 20퍼센트로 크게 낮추면서 포화 지방을 7퍼센트로 줄였다. 이 실험이 대단한 이유는 이런 저지방 식단은 대부분 사람의 입맛에 맞지 않기 때문이다. 그렇다면 이 거대한 영양소 조정의 결과는 어땠을까? 심장병 발병률이나 이에 관련한 건강 수치는 전혀 개선되지 않았다(이 식단으로 저밀도 지단백LDL 콜레스테롤이 현저히 감소했지만 — 11장에서 설명하겠지만 — LDL 수치는 심장병의 예측 변수가 아니다).

마지막 보고서에는 지방을 줄여도 이점이 전혀 없다는 흥미로운 사실도 있었다. 〈고밀도 지단백HDL 콜레스테롤, 중성 지방, 포도당, 인슐린의 수치는 조정 그룹과 비교 그룹 간에 별 차이가 없었다.〉 이 결과는 가장 주목했어야 할 매우 중요한 생체 정보였다. 하지만 주목을 받은 건 총콜레스테롤과 LDL이었다. 11장에서 설명하듯이, 이 수치들은 불충분하고 종종 오해를 불러일으키는데도 말이다. 중요한 사항보다 이러한 지표를 개선하는 데 초점을 맞춘 연구자들은 심각한 실수를 저질렀다. 이 과학적 오류는 그들의 실험이 실패한 큰 이유였다.

다른 많은 대규모 실험들 역시 쓸모 없는 결과를 얻었다. 연구자들은 결국 저지방 식단의 가치를 증명하려고 애쓰는 일을 포기했지만, 이 식단이 가치 있다고 〈말하는〉 일은 포기하지 않았다.

식이 지방이 심장병의 원인이라고 확신할 근거는 어디에도 없었다. 어떤 사실도 확인되지 않았고, 아무것도 밝혀지지 않았다. 당국은 가치 있는 증거가 없는데도 광적인 저지방 유행을 계속 부채질했다. 이제 천연 식이 지방을 대체하는 데 사용된 물질을 만나 보자. 이제야 사람에게 전면 금지된 독성 물질 말이다.[9]

프랑켄팻: 있지도 않은 문제를 독으로 해결하다

동물 식품, 견과류, 올리브, 다른 건강한 자연식품에서 발견되는 천연 포화 지방은 수천 년 동안 사람이 먹어 왔다. 이 지방은 아주 다양하고 맛있는 음식의 훌륭한 재료다. 그러나 천연 지방이 저지방 지지자들에게 비난받기 시작하자, 식품 공업 단지에서는 대신 어떤 물질을 선택했을까?

지방 공포증 탓에 조상들이 먹던 포화 지방이 백안시당하자 업계는 판로를 찾아야 했다. 그들은 기꺼이 값싼 정제 다불포화 기름, 즉 콩기름과 옥수수기름을 사용했다. 하지만 다불포화 기름은 불안정해서 유통 기한이 길지 않고, 포화 지방 사촌들처럼 음식에 넣어도 굳지 않는다. 다행히, 꼭 들어맞는 해결책이 있었다.

1900년대 초 식품 업계는 수소화라는 과정을 통해 면실유를 안정된 반고체 제품으로 바꾸는 방법을 알아냈다. 이는 거대한 화학 공장에서 이루어졌다. 고온, 압력, 용제를 사용해 만든 이 〈식물성 쇼트닝〉은 사람에게 유독했지만, 당시에는 아무도 이를 깨닫지 못했다. 고문을 당한 분자들로 인해 단단함과 유통 기한이 생겨났다. 그리고 생산 비용이 무척 저렴했다. 이 점이 무엇보다 중요했다.

그래서 1911년 이후 우리는 공장에서 합성된 부분 경화(수소화된)유라는 포화 지방을 먹고 있다. 수소화 과정에서 우리가 아는 트랜스 지방이라는 분자가 만들어지는데, 이는 관상동맥 심장 질환을 일으킨다. 아이러니하게도, 이 제품들은 앤셀 키스와 그의 수습생들이 천연 포화 지방 탓으로 돌렸던 심장병이 급증하는 데 이바지했다. 그런데도 1980년대에는 천연 포화 지방 대신 사용하려는 이 기름의 생산량이 급증했다. 우리의 식품 공급은 이런 〈프랑켄팻frankenfats〉*으로 넘쳐 났다.

* 메리 셸리가 지은 괴기 소설 『프랑켄슈타인』에서 따온 표현으로 기괴한 지방을 의미한다.

우리는 진화를 거스른 대가를 치러야 했다. 이러한 대량 생산 물질이 심장병과 전반적인 건강에 미치는 영향은 정량화하기 어렵다. 그러나 이 물질이 대체로 금지되기 전 수십 년 동안 우리는 마가린과 스프레드, 저지방 음식, 당분이 많은 각종 정크 푸드를 통해 이 물질을 많이 먹었다.

트랜스 지방은 결국 사람이 먹기에 부적합한 물질로 밝혀졌다. 2000년대 초반부터 덴마크를 시작으로 전 세계에서 트랜스 지방을 줄줄이 제한했다.[10] 하지만 트랜스 지방이 식품 공급에서 빠지면서 천연 지방이 누명을 벗고 그 자리를 대신하지 않았다. 그래서 현재 업계는 부분 경화유를 다음의 혼합물로 대체하려고 한다.

- 완화된 경화 종자유
- 유전자 변형 종자유
- 에스테르화 종자유

다른 말로 하면, 이는 새로운 프랑켄팻이다. 위의 지방은 모두 공장에서 새로운 화학 가공을 통해 만들어진다. 이런 물질이 인체에 얼마나 해로운지 살펴보겠지만, 우리는 인내심이 필요하다. 과거의 경험에 미루어, 이것이 우리에게 얼마나 많은 해를 끼치는지 정확히 알기까지 수십 년이 걸릴지도 모르기 때문이다.

그러나 단단함을 부여하고 유통 기한을 늘리는 수소화가 아니더라도 식물성 기름의 건강에 관해서 엄청난 의문들이 남아 있다. 우리는 진짜real 음식 대신에 어떤 형태로든 그런 식품을 먹어야 할까? 4장(과 부록 E에 자세히 설명하지만 더욱 불안한 내용)에서 살펴보겠지만, 그렇지 않다.

마지막 모욕: 달콤한 독이 퍼지다

천연 지방의 다른 주요 대체 물질은 진정으로 재앙의 씨앗을 심었다. 1977년 「미국의 식단 목표」는 공식적으로 식단의 탄수화물 권장 비율을 칼로리 섭취량의 55~60퍼센트로 높였다. 이로 인해 식품 산업은 가공된 탄수화물이라는 새로운 주요 공급원을 제공할 기회를 얻었다. 대량 생산된 이 탄수화물은 어떤 형태였을까?

식품 업계는 특히 끔찍한 고과당 옥수수 시럽을 포함하여 정제 밀가루와 설탕을 마치 폭탄을 투하하듯 엄청나게 출시했다. 고과당 옥수수 시럽은 무서운 속도로 가공식품 대부분에 첨가되었다. 천연 지방의 맛있는 풍미와 식감이 사라진 탓에, 단맛과 질감을 향상하기 위해 거의 모든 식품에 정제된 곡물이나 설탕을 넣었다. 그리고 지방이 제공하는 자연스러운 포만감 효과가 사라지자 정제된 탄수화물이 배고픔의 시대를 새롭게 열었고, 식품 회사들은 큰 이익을 누렸다. 허리둘레만 늘어나기 시작한 게 아니었다. 이 제품들이 만들어 낸 배고픔 또한 식품 매출을 늘렸다.

또 다른 산업 역시 수익이 엄청나게 성장했다. 새로운 식품 공급으로 만성 질환이 폭증하자 제약 업계는 이를 대대적으로 이용했다. 세계에서 가장 커다란 이 두 산업은 저지방 식단 유행에 편승해 날강도나 다름없는 짓을 했다. 우리는 자신도 모르게 가상의 독, 즉 천연 지방을 진짜 독인 트랜스 지방, 정제된 곡물, 설탕으로 바꾸었다. 강력한 과학적 근거가 아무리 부족해도 저지방 시대는 본격적으로 시작되었다. 완전히 새로운 시대가 온 것이다.

헛수고

이리하여 50년 동안의 헛수고가 시작되었고, 결국에 진짜 천연 지방이 문제의 근원이 결코 아니라는 것을 깨달았다. 이제 우리는 진짜 문제들을 살펴볼 수 있다. 그러나 우리 앞에 놓인 이 과제가 굉장히 어려운 이유는, 많은 가짜 음식과 지저분하게 널려 있는 탄수화물 쓰레기가 우리의 어깨를 짓누르고 있기 때문이다.

식품 산업 마케팅과 더불어 붉은 고기와 달걀이 치명적이라고 한결같이 주장하는 미디어의 공세에 미국인들은 이 메시지를 그냥 믿어 버렸다. 듣기로, 미국인의 약 36퍼센트가 UFO를 진짜라고 믿지만, 천연 지방과 심장병 사이에 연관성이 없다고 믿는 사람은 25퍼센트에 불과하다. 우리는 건강한 천연 지방으로 가득 찬 음식들이 해롭지 않다고 믿기보다 우주에서 온 생명체들의 방문을 더 기꺼이 믿는다. 이 음식은 우리가 인간이 된 이래 내내 먹어 온 먹거리, 즉 우리를 인간으로 만든 음식들이다.

사례 데니스의 이야기

제프의 환자 데니스는 항상 과체중과 싸웠다. 어렸을 때 그의 숙모는 매주 수요일 오후마다 엔텐만스 상표의 빵과 과자가 가득 든 식료품 가방을 들고 방문하곤 했다. 데니스가 집에 있을 때는 빵이 다음 주 수요일까지 남아 있지 않았다.

데니스는 활동적이고 운동을 좋아하는 아이였지만, 항상 비만 언저리에 있었다. 그는 18세에 177센티미터, 84킬로그램의 몸으로 해병대에 입대했다. 신병 훈련소에서 데니스는 곧바로 23킬로그램을 감량했고, 13주간 달리기와 등산, 다른 〈재미있는〉 활동을 하고 난 후 61킬로그램으로 퇴소했다. 문제가 발생한 건 스스로 식단과 운동을 관리할 때가 왔기 때문이다.

4년간의 여행을 마치고 난 후 데니스는 곧바로 거의 91킬로그램으로 돌아갔다. 그는 몸무게를 91킬로그램 정도로 유지하다가 결혼을 했고 아들을 얻었다. 개인 사업을 하면서 새로운 가족을 돌봐야 하는 스트레스에 피자나 샌드위치, 감자칩 같이 흔한 점심을 먹다 보니 몸이 급속히 불어났다. 2년 만에 그는 118킬로그램이 되었고, 혈압과 중성 지방, 콜레스테롤 수치가 엄청나게 높아졌다. 그는 고작 서른 살이었지만 훨씬 더 늙어 보였고 마음마저 늙어 가는 것 같았다. 그는 우울해졌고 절망감을 느꼈다. 간호사로 일하는 친구 아내가 펜펜fen-phen이라는 실험용 약을 추천했다. 이 약으로 그는 91킬로그램으로 돌아갈 수 있었지만, 부작용과 위험이 알려지기 시작하자 약이 곧 금지되었다. 이 약을 먹지 않으면 배고픔이 슬금슬금 고개를 들었다. 데니스는 1년도 안 되어 18킬로그램이 다시 쪘다. 그는 당시 〈음식 피라미드〉 식단을 따랐지만, 여전히 뚱보였고 배고팠다. 그는 타고난 체질이라고 여기며 자신의 운명을 체념했다.

그러던 중 제프에 관한 이야기를 듣고 한 번 더 시도해 보기로 했다. 데니스는 체중 감량에 남다르게 접근하는 제프의 방식에 깜짝 놀랐다. 제프는 빵, 시리얼, 파스타, 설탕을 제거해야 한다고 말했다. 데니스에게는 기이하고 상상하기 힘든 일 같았다. 하지만 제프는 베이컨, 진짜 버터, 달걀, 그리고 다른 많은 〈금지된〉 음식을 먹기 시작하라고 말했다. 데니스가 식단을 바꾸자마자 아무런 노력 없이 체중이 줄기 시작했다. 몇 달 동안 그는 78킬로그램으로 줄었다. 30킬로그램이 사라진 것이다. 게다가 20년 만에 처음으로 혈압약을 끊었다.

데니스는 여전히 뉴욕식 피자와 크리스피크림 도넛, 명절 음식인 파이와 케이크, 사탕을 먹고 싶은 오래된 욕망과 씨름한다. 그는 한때 금지된 음식을 먹어 4.5킬로그램 정도 다시 찌기도 했다. 하지만 중요한 건 그가 이제 고지방 진짜 음식으로 다시 정상 궤도로 돌아갈 방법을 알고 있다는 점이다. 그는 또한 지난 몇 년 동안 인기를 끌었던 저탄수화물 책과 웹 사이트들이 저탄수화물 생활 방식을 훨씬 더 쉽고 즐겁게 만든다는 것을 발견했다. 고탄수화물 음식 피라미드를 버리고 나서 그는 온종일 아들들과 함께 스키를 탈 수 있다. 아들들이 그보다 먼저 지쳐버린다. 데니스는 새롭고 멋진 저탄수화물 요리법을 개발해서 그가 헤매지 않도록 도와준 아내에게도 감사한다. 그는 혹여 일을 그르칠까 봐 건강과 삶의 즐거움을 모두 망쳤던 고탄수화물 음식을 입에 대지 않는다.

3
인슐린에 주목하라: 체중 감량 계획이 대부분 실패하는 이유

왜 체중 감량 계획 대부분이 실패하는지 살펴보자. 중요하게, 우리는 그런 계획들의 장기적인 영향에도 주목할 것이다. 장수와 활력을 위한 식단은 체중 감량에만 중요한 것이 아니다. 조기 사망을 예방하는 수정된 식단이 절실히 필요한 〈정상 체중〉의 사람들이 무수히 많다. 놀랄 것도 없겠지만, 체중 감량에 이상적인 식단은 건강과 장수를 최적화하는 식단과 같다.

체중 감량 식단은 중요한 두 요소를 갖춰야 한다. 첫째, 기존의 식욕과 체중 조절 체계를 개선해야 한다. 널리 알려진 식단이 대부분 실패하는 이유도 바로 이 때문이다. 이런 식이 요법에서는 음식을 적게 먹어 칼로리를 제한하고, 더 많이 움직여서 먹은 칼로리를 소모하라고 하며, 종종 지방과 단백질이 풍부하고 영양 밀도가 높은(식욕을 건강한 수준으로 되돌리는 데 도움이 되는) 음식을 먹지 말라고 한다.

성공적인 식단의 또 다른 근본적인 열쇠는 몸이 연료로 지방을 우선 사용하는 능력이다. 식이 요법이 체지방을 효율적으로 태우는 능력을 향상하지 못한다면, 그것은 실패할 것이다. 핵심은 몸이 탄수화물 연소 모드에서 지방 연소 모드로 바뀌어야 한다는 것이다. 고탄수화물 저지방 식단으로는 이러한 전환이 일어나지 않는다. 탄수화물이 이른바 복합 탄수화물이라도 말이다. 이 장의 뒷부분에서 설명하겠지만, 전환은 그런 방식으로 일어나지 않는다.

먼저, 체중을 줄이려는 사람들이 가장 많이 듣는 두 가지 조언, 즉 저지방 식단을 먹고 〈적게 먹고, 더 많이 움직여라〉와 이 조언이 왜 효과가 없는지 살펴보자.

한 번 속지 두 번 속냐?

많은 문제를 일으킨 최초의 영양 신화, 즉 저지방 식단이 건강과 체중 감량에 유익하다는 조언부터 시작해 보자. 1950년대에 저지방 식단이 처음 제안되었을 때, 이 식단이 심장 마비를 줄일 것이라는 잘못된 믿음이 있었다. 1970년대 이후, 저지방 식단은 체중 감량과 건강을 위해 따라야 하는 첫 번째 조언이었다. 하지만 앞서 언급했듯이 이 조언은 확실한 증거에 근거하지 않았고, 따라서 매우 심각한 결과를 낳았다. 저지방 이데올로기는 현재 유행하는 비만, 당뇨병, 심장병 등에 크게 이바지했다. 아이러니하게도, 애초에 비만 유행병에 일조한 저지방 식단은 이 병의 해결책으로 제시되었다.

저지방 식단이 체중 감량에 도움이 될 것이라는 근거는 다음과 같다.

- 지방의 그램당 칼로리는 9인 반면 탄수화물은 그램당 4칼로리다. 그러므로, 지방을 덜 먹고 탄수화물을 더 먹으면 칼로리 섭취를 줄일 수 있을 것이다.
- 지방은 심장병을 일으키고, 심장병은 비만과 관련이 있으니 지방도 비만을 유발할 것이다.
- 게다가 〈지방fat〉에는 뚱뚱하다는 뜻도 있지 않은가? 그래서 지방을 먹으면 뚱뚱해지는 것이 타당하다.

계속 나열할 수 있지만, 그 논리가 더 나아지지 않을 것이다. 그렇다면 지나치게 단순한 이 생각에서 간과된 것은 무엇일까? 우선, 인체 대사의 과학적 원리다. 체중은 내장의 음식 센서에서부터 뇌와 다른 장기의 신호에 이르기까지 모든 것을 포함하는 정교한 호르몬 신호 체계에 의해 통제된다. 지방의 칼로리는 탄수화물과 함께 너무 많이 섭취하지 않는 한 체중과 관련이 없다(그 이유는 나중에 설명한다). 건강한 인체는 포만감 신호를 증가시켜 칼로리 섭취량이 느는 것을 능숙하게 막을 것이다. 다시 말해 지방은 탄수화물보다 그램당 칼로리가 더 많고, 게다가 더 빨리 배가 부르기 때문에 결국 덜 먹게 된다. 칼로리가 더 많다는 사실은 거의 중요하지 않다.

고지방 저탄수화물 식단은 이점이 많다. 이 식단은 저지방 식단보다 체중 감량에 압도적으로 유익하다고 밝혀졌다. 이는 이론이 아니라 50여 차례의 실험에서 직접 밝혀진 증거에 근거한다.[1] 그 이유는 많지만, 중요한 이유 하나는 우두머리 신호 호르몬인 인슐린과 관련한다. 탄수화물과 달리 식이 지방은 인슐린 분비를 그다지 유발하지 않기 때문에, 인슐린을 조절하는 것이 체중을 조절하는 가장 좋은 방법의 하나다. 이는 양호한 건강과 장수를 성취하는 가장 좋은 방법이기도 하다.

날씬한 사람조차도 에너지 저장고의 대부분을 체지방 형태로 지닌다. 그래서 우리는 음식을 먹지 않고도 몇 주 또는 심지어 몇 달 동안 생존할 수 있다. 체지방은 우리 종이 진화시킨 최상의 연료다. 이와는 대조적으로 우리 몸의 탄수화물 저장고는 하루 정도가 지나면 바닥난다.

우리는 태울 연료로 지방을 선호하도록 진화했다. 탄수화물은 끊임없이 계속 채워 넣어야 하는 반짝 연료다. 하지만 탄수화물을 거의 먹지 않아도 우리는 잘 지낼 수 있다. 별 탈 없이 식이 지방이나 체지방을 태울 수 있으니 말이다. 인류가 발생해서 진화한 시간 대부분 동안 늘 그래왔다. 천연 지방 공급원이 인간에게 유독할 수 있다는 생각은 진화학(進化學)이나 생리학에서 근거를 찾을 수 없는 거짓되고 조작된 개념이었다. 지방을 피하고 대신 탄수화물을 먹는다면 체중을 줄이려고 노력해도 헛수고로 끝날 것이다.

지방은 천연 식품 공급원 중에서도 영양이 풍부하다. 하지만 사람이 만든 지방과 식물성 기름은 영양이 풍부하지 않다. 지방은 포만감을 촉진하고 염증 요인을 최소화한다. 진화를 겪으며 인간이 먹게 된 자연식품을 먹는다면 말이다.

또 속을쏘냐?

지난 수십 년 동안 체중 감량에 관한 두 번째 주요 개념은 〈더 많이 움직이고 덜 먹어라〉 도그마였다. 이는 〈지방을 덜 먹어라〉 패러다임처럼 그럴듯하고 이치에 맞는 듯하다. 하지만 이 역시 인체가 실제로 어떻게 대사 하는지 고려하지 않았다.

이 주장을 조목조목 살펴보자.

더 움직여라: 운동은 건강상 이점이 많지만, 체중 조절은 그중 하나가 아니다.[2] 물론 더 많이 움직이면 칼로리가 더 많이 소모되지만, 식욕도 늘 것이다. 이 사실을 피할 수 없다. 체중 감량을 위해 달리기를 하고 여러 달 고통스러울 정도로 혹독하게 운동해도 많은 사람이 여전히 뚱뚱하다. 그 이유는 많이 먹기 때문이다. 1960년대를 돌이켜보건대 달리기하는 사람들이 뚱뚱하지 않았다. 책상에 앉아 시간을 보내는 사무직원들조차 대체로 뚱뚱하지 않았다. 〈더 많이 움직여라〉 슬로건은 오랜 기간 적게 먹으면서 실행해야만 장기적으로 체중을 줄이는 데 도움이 된다. 물론, 이렇게 지속할 수도 없다.

덜 먹어라: 가벼운 굶주림과 자제는 이점이 있지만, 〈지속 가능한〉 날씬함은 그 이점에 해당하지 않는다. 물론 조금 먹으면

살이 빠질 것이다. 일주일 동안 굶어 보면 이 명백한 사실이 입증될 테다. 하지만 배고픔을 참지 못한다. 배고픔은 비만 유행병을 일으키는 핵심 요인이다. 1960년대를 돌아보면, 배고픔은 그렇게 끔찍한 위협이 아니었다. 우리가 먹었던 음식 종류는 배고픔을 문제가 있는 수준까지 몰아가지 않았다. 체내 배고픔 조절 체계의 연결 망을 끊지 않았기 때문이다. 지금 우리가 먹는 음식들은 그 망을 끊고 있다.

〈덜 먹고, 더 많이 움직여라〉 이론은 인체가 복잡한 호르몬 조절기가 아니라 단순한 증기 기관과 같다고 가정한다. 단순한 증기 기관에서 〈에너지 투입〉은 〈작동〉을 의미한다. 이는 비교적 간단한 계산이다. 이와는 대조적으로, 인체라는 기계는 모든 것을 바꾸는 무수한 제어 피드백 회로가 있어 훨씬 더 복잡하다. 〈덜 먹고, 더 많이 움직여라〉는 가장 중요한 이 인체 메커니즘(식욕과 체중 감량과 체중 증가를 조절하는 호르몬의 중요한 피드백 회로)과 우리가 먹는 음식 〈종류〉가 중대한 영향을 미친다는 점을 무시한다. 이것이 바로 칼로리를 계산하는 식단 대다수가 장기적으로 실패하는 이유다.[3] 이런 식단은 지속할 수 없는 것을 요구하며 문제의 가장 중요한 요인을 완전히 무시한다.

이처럼 결함이 있고 단순한 생각 때문에 빵과 파스타 같은 〈복합 탄수화물〉을 음식 피라미드의 맨 아래에 배치한 식단 권

『애틀랜틱』에 실린 음식 피라미드

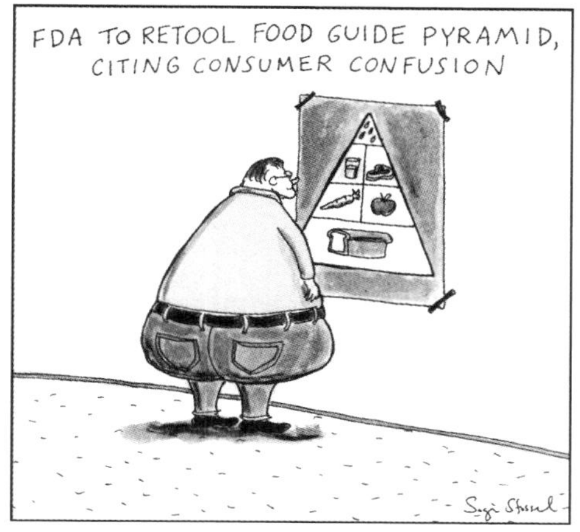

〈미국 식품 의약국FDA은 국민이 혼동한다는 이유로 음식 피라미드를 수정했다.〉 세이지 스토셀의 카툰.

장안이 탄생했다. 호르몬 체계를 무시하자 비만에서 당뇨병에 이르는 의도하지 않은 심각한 결과가 나타났다.

용수철 이기기

그렇다면 체중 감량과 건강에 매우 중요한 피드백 회로란 무엇일까? 이는 결국 호르몬으로 요약된다. 호르몬은 신체의 많은 기능을 조절하는 강력한 신호 분자다. 많은 호르몬 조절 회로가 식욕과 체중을 지배한다. 장기적으로 보면, 이 호르몬들의 강력한 효과는 매번 의지력을 이긴다.

당신이 벽에 붙어 있는 튼튼한 용수철을 잡아당기고 있다고 상상해 보라. 꽤 오랫동안 버틸 수는 있겠지만, 결국은 팔이 지쳐서 용수철이 이긴다. 이 사실을 알기에 당신은 용수철을 갈고리나 조임 장치에 걸 것이고, 그러면 당신이 계속 집중하고 힘쓰지 않아도 용수철이 그대로 유지될 것이다.

이 비유에서 용수철은 오래되고 무자비한, 호르몬이 주도하는 체중 조절 장치다. 팔은 의지력이다. 시작할 때는 강할 수도 있지만 결국 약해진다. 아마도 인생에서 어려운 시기가 닥치면 의지력이 약해질 것이다. 시간만으로도 약해질 수 있다. 여하튼 점점 힘이 빠지는 건 불가피하다. 의지력은 결국 실패한다. 몸속에 영리한 〈갈고리〉를 만들어 용수철을 이기는 방법을 우리가 알려줄 것이다.

첫째, 무엇보다 음식이 정보임을 이해해야 한다. 먹은 음식은 몸 전체에 폭발적인 호르몬 신호를 연속으로 일으킨다. 칼로리는 음식에서 가장 사소한 부분이다. 체중 관리의 장기적 성공에 중요한 것은 음식의 종류다. 즉, 어떤 음식으로 식사를 구성하는지가 중요하다. 음식은 체중과 건강에 영향을 미치는 호르몬의 생산 방식을 결정한다.

많은 호르몬이 함께 작용하며 먹는 음식의 종류에 극적으로 반응한다. 아래에 주요 호르몬을 간략하게 정리했다.

- 인슐린(포도당과 지방 연소의 마스터 조절기)
- 글루카곤(혈류로 방출되는 포도당을 조절, 인슐린이 양이라면 글루카곤은 음)

- 렙틴(지방 세포가 분비하며 식욕 등을 조절)
- 그렐린(위장이 비면 분비되는 배고픔과 식욕 호르몬)
- GIP(탄수화물이 자극하며, 내장에서 분비되어 인슐린과 주요 지방 세포를 자극하여 에너지 섭취를 유발)
- GLP-1(내장에서 분비되며 인슐린을 만드는 췌장의 기능을 향상)
- PYY(내장에서 분비되며 식욕 조절과 췌장 기능 향상)

인슐린 이해하기

체중 조절에 관련한 모든 호르몬 중에서 인슐린은 가장 주의 깊게 관찰해야 하는 호르몬이다. 엔지니어들은 특정 문제의 80퍼센트는 일반적으로 그 문제를 유발하는 요인들의 20퍼센트에 의해 발생한다는 파레토 원칙을 신봉한다. 성공하려면 우리는 큰 요인들에 초점을 맞춰야 한다. 인슐린 신호는 체중 조절 문제의 80퍼센트를 유발할 수 있는 요인 중 하나다.

인슐린은:

- 주로 식사할 때 장에서 내보내는 신호로 빠르게 상승한다.
- 비만이거나 제2형 당뇨병을 앓는 사람들은 대부분 수치가 높다.
- 날씬하고 건강한 사람들은 수치가 낮다(건강하지 않은 날씬한 사람들은 높을 수 있다).
- 음식 선택에 따라 쉽게 변할 수 있다.

- 탄수화물 섭취량이 많을수록, 특히 정제된 탄수화물을 먹으면 가장 강력하게 증가한다.
- 단백질을 섭취하면 덜 증가한다.
- 지방을 섭취하면 아주 적게 증가한다.
- 수면 부족, 스트레스, 장내 미생물 문제, 흡연, 태양광 부족 등 많은 식단 외 요인들로 인해 심하게 교란될 수 있다.

인슐린은 체내 포도당의 최고 매니저로 포도당을 혈류에서 세포로 이동시켜 세포가 포도당을 사용해 에너지를 만들게 한다. 또한, 글루카곤을 직접 조절하여 포도당 생산과 혈류로의 방출에 엄청난 영향을 미친다. 탄수화물은 본질상 포도당, 즉 당 분자 또는 그것이 결합한 덩어리다. 탄수화물을 먹으면 혈당 수치가 상승하고 그에 따라 인슐린 수치가 상승한다. 인슐린은 또한 지방을 태우지 말라고 몸에 지시한다. 인슐린이 더 많다는 것은 더 많은 포도당이 즉시 연료로 사용될 수 있음을 의미하기 때문이다. 그러므로 인슐린은 지방을 연료로 사용하는 인체 능력을 좌우한다.

체중을 감량하고 장수하기 위해 우리가 지닐 가장 중요한 목표는 인슐린 수치를 낮게 유지하는 것이다. 이는 쉬울 수 있다. 이 목표는 올바른 저탄수화물 식단을 먹는다면 쉽게 이룰 수 있다. 인슐린을 낮은 수준으로 유지한다면 이 중요한 호르몬이 신호 기능을 최적으로 수행한다. 인슐린 효과를 설명하지 않는 식단 조언은 심각한 결함을 지닐 것이다.

다양한 분자 형태를 지닌 인슐린은 거의 10억 년 동안 존재해 왔다. 이 호르몬은 인류의 여명기부터 우리 몸에서 중추적인 역할을 담당했다. 인슐린은 음식에 대한 신체의 반응을 관리하고 지방 저장을 촉진하며 탄수화물을 섭취했을 때 지방이 연소하여 에너지로 쓰이는 것을 방지한다. 그야말로 이런 일이 일어나지 않아야 한다.

체중을 줄이고 오래 살려면 인슐린을 잘 살펴야 한다!

무엇을 먹느냐가 중요하다

적절한 생화학 교재라면 인슐린의 이러한 근본적인 특성을 인정한다. 그런데도, 이런 교재 중 많은 수가 여전히 건강과 체중 감량을 위해 고탄수화물 저지방 식단을 추천한다. 1장에서도 설명했듯이 이 터무니없는 모순이 가능한 건 1970년대 후반과 1980년대를 휩쓴 광기 어린 지방 공포증 때문이다.

가장 아이러니한 것은 과도한 포도당과 과도한 인슐린이 실제로 우리가 섭취하는 식이 지방에 문제를 일으킬 수 있다는 것이다. 지방과 질병 사이에 많은 연관성이 만들어진 것은 이 메커니즘 때문이다.

인슐린이 지방 연소를 막는다는 것을 기억하라. 섭취한 탄수화물로 인슐린이 증가하면 함께 먹는 어떤 지방도 최적으로 태울 수 없다. 인슐린이 체내 지방 연소 장치를 꺼버리기 때문이다. 그리고 이 장치가 작동을 멈추면, 포도당이 떨어졌을 때 몸은 연료로 사용하기 위해 저장된 지방으로 쉽게 눈을 돌릴 수 없어 배고픔을 더 느끼게 된다. 용수철이 지칠 줄 모르고 계속 잡아당기는 것이다.

인슐린을 필요 이상으로 높이는 최악의 음식은 무엇일까? 빵과 같은 정제된 탄수화물과 목초 고기 햄버거 같은 기름진 음식을 함께 먹는 것이다. 실제로 빵은 언제나 좋지 않다. 햄버거는 고기만 먹으면 괜찮다. 사실, 햄버거는 빵 때문에 문제가 될 수 있다. 다량 영양소들은 서로 시너지를 일으키지만, 함께 먹는 것이 문제다.

고탄수화물 저지방 식단은 큰 문제가 또 하나 있다. 탄수화물이 풍부한 음식은 혈당 수치를 높인다. 이 혈당을 처리하려면 인슐린을 즉시 올려야 한다. 특히 살을 빼야 하는 사람들에게 이 인슐린 반응은 한계를 넘을 수 있다. 그러면 식사 후 한두 시간 안에 혈당 수치가 떨어질 것이다. 이렇게 혈당이 떨어지면 자연스러운 반응으로 배고픔 신호가 시작된다. 탄수화물이 풍부한 음식을 먹어도 처음에는 만족감을 느끼지 못한다. 포만감을 주지 않아 든든하지 않기 때문이다. 전반적인 효과는 식사 직후 다시 배가 고프다는 것이다. 용수철을 무시하기는 어렵다. 〈넌 정말로 간식이 필요해〉라고 속삭이니까 말이다.

저항해도 소용없다

슬프게도, 대개 체중 감량이 정말로 필요한 사람들이야말로 인슐린과 관련한 문제가 가장 커서 살을 빼기가 더 어렵다. 과체중에 건강이 좋지 않은 사람들은 보통 인슐린 수치가 높은데, 이를 고인슐린 혈증이라고 한다. 불행히도 그들은 인슐린 수치가 높은데도 인슐린의 지시에 잘 반응하지 못한다. 강력한 약물과 마찬가지로 시간이 지나면서 몸이 인슐린 효과에 저항할 수 있다. 이러한 현상을 인슐린 저항성이라고 한다. 사실, 미국의 성인 대부분이 인슐린 저항성 문제가 있다.[4] 그리고 미국 아이들의 인슐린 저항성 비율도 충격적이다.[5] 인슐린 저항성과 관련한 혈중 인슐린 수치는 현대 사회의 대표적인 기능 장애다.

체중 감량이 필요한 사람이라면 누구나 어느 정도 인슐린 저항성이 있을 가능성이 크다. 반면에 날씬하고 건강한 사람들은 보통 인슐린 수치가 낮다. 그들은 인슐린에 민감하다.

체중 문제의 대부분은 과도한 인슐린 분비가 밑바탕에 깔려 있다. 게다가 제2형 당뇨병은 오래된 인슐린 저항성이 표면에 드러난 것이다. 제2형 당뇨병은 인슐린 저항성이 몸이 혈당 수치를 조절하지 못할 정도로 진행된 상태다. 심장 질환 대부분은 당뇨병성 혈관 염증으로 유발된다. 인슐린과 포도당 수치가 높으면 동맥벽이 손상되어, 그곳에 물질이 축적된다. 이 과정을 죽상 경화증이라고 하며, 심장 마비를 일으키는 주요 원인이다. 따라서 심장 질환 대부분은 고인슐린 혈증과 인슐린 저항 상태의 결과다. 흥미롭게도, 아주 큰 데이터군을 기반으로 한 최근의 수학 모델들에서도 이 점이 밝혀졌다.[6] 많은 암도 고인슐린 혈증과 그 관련 효과와 밀접하게 연관된다.[7] 놀랍게도 1차 진료 의사들은 대부분 정기 검진에서 인슐린 수치를 측정하지 않는다.

물론 당뇨병 유행으로 추측할 수 있듯이, 많은 인구 조사에서 인슐린 수치가 수십 년 동안 상승했다는 점이 확실히 밝혀졌다.[8] 인슐린이 증가하면서 1977년 이후부터 이어진 주로 흡연 감소로 인한 죽상 경화증 발병률의 내림세가 1994년에 멈추었다. 그러자 흡연 감소가 계속되는데도 동맥 경화 발병률이 다시 상승하기 시작했다.[9] 최근 한 보고서는 당뇨병으로 인한 심장병 위협이 집단 건강을 침몰시킬 것으로 예측했다.[10]

건강과 체중 감량 전략의 첫 번째 단계는 인슐린 수치를 낮추는 것이어야 한다. 무엇을 하든 이 목표를 달성하면 인슐린 저항성이 해결되고 체중 감량이 향상하는 경향이 있다. 이것이 체중 문제를 가진 모든 사람에게 마법의 해결책은 아닐 수 있지만, 분명히 첫 번째 단계다. 이 단계를 무시하는 것이 식단 대부분이 실패하는 주된 이유 중 하나다.

민감해지기

인슐린의 과학과 그 중요한 효과에 대해서는 이후 장들에서 더 자세히 설명할 것이다. 우선, 결론을 알아보자. 거의 모든 사람이 건강에 유익한 낮은 인슐린 수치에 이르고 인슐린에 민감해질 수 있다. 먼저 저탄수화물 식단을 시작해야 하지만, 더 확실한 조처를 해야 하는 사람들도 있을 것이다.

인슐린 수치는 어떻게 낮출까? 과학에 기초한 핵심 전략은 식단의 탄수화물 수준을 낮추는 것이다. 두 번째 고려 사항은 과도한 단백질 역시 인슐린 수치를 높일 수 있으므로 근육량과 운동 수준에 따라 단백질 섭취를 적절한 수준으로 조절하는 것이다. 마지막으로, 에너지 요구량 대부분을 건강하고 영양이 풍부한 지방이 공급해야 한다. 충분한 수면, 운동, 스트레스 관리 같은 많은 식단 외 요소들도 포함된다(이러한 요소들이 모두 〈기름지게 먹고 오래 살기〉 프로그램의 핵심을 이루며, 이에 관해 6장에서 자세히 이야기할 것이다).

인슐린 저항성이 있는 사람들은 지방을 효과적으로 태울 수 없다. 인슐린 문제가 가장 큰 사람들은 누구일까? 자신이 어디에 속하는지 알아보라.

- 날씬하고 인슐린에 민감하다: 낮은 혈중 인슐린 수치, 훌륭한 지방 연소 모드, 높은 기대 수명
- 과체중에 인슐린에 민감하다: 낮은 혈중 인슐린 수치, 적당한 지방 연소 모드, 양호한 기대 수명
- 날씬하고 인슐린 저항성이 있다: 높은 혈중 인슐린 수치, 열악한 지방 연소 모드, 낮은 기대 수명
- 과체중에 인슐린 저항성이 있다: 높은 혈중 인슐린 수치,

매우 열악한 지방 연소 모드, 매우 낮은 기대 수명

- 제2형 당뇨병(체중과 상관없이): 높은 혈중 인슐린 수치, 최악의 지방 연소 모드, 최악의 기대 수명

자, 이제 어디에 속하는지 알았는가? 인슐린을 측정한 적이 없다면 알기 어렵다. 체중이 건강 상태를 판단하기에 미약한 지표임을 알아차렸는가? 정말로 중요한 것은 인슐린과 혈당 상태다. 많은 보건 당국이 체질량 지수와 기대 수명을 조사한 연구 결과에 혼란스러워하는 것도 이 때문이다. 이런 연구들에서 종잡을 수 없는 경향과 결과가 나오는 이유는, 엉뚱한 것을 측정하기 때문이다. 중요한 요인은 체질량 지수가 아니라 인슐린이다.

우리의 인슐린 강하 계획을 시작하기 전에, 어디서부터 시작할지 아는 것이 중요하다. 이를 알아내는 일은 어렵지 않다. 가장 간단한 방법은 HOMA 값이라는 것을 계산하는 것이다. 온라인 계산기 중 하나를 사용하여 산출할 수 있는 HOMA 값은 인슐린 저항성의 수준을 나타낸다(www.thebloodcode.com/homa-ir-calculator/에 좋은 계산기가 있다). 공복 혈당과 공복 인슐린 수치만 있으면 계산할 수 있는데, 이 검사는 어느 병원에서나 요청할 수 있다. 이 수치들을 알면, 이를 계산기에 입력해 결과를 얻을 수 있다. 결과치가 1.0 미만이면 인슐린 저항성이 낮다. 1.0에서 1.5 사이는 경계 수준이며 생활을 약간 수정해야 한다. 2.0에 근접하거나 2.0을 확실히 넘는다면 인슐

린 저항성이 상당한 수준이라는 의미다. 이 단계라면 우리가 제안하는 계획을 이용해서 해결해야 한다.

제2형 당뇨병을 앓는 사람들은 지방을 연료로 태우는 데 큰 문제가 있다. 그들은 고혈당과 고지질 혈증이 동시에 있다. 미국 성인 인구의 절반 이상이 현재 당뇨병이나 당뇨 전 단계로 분류된다. 이 범주에 속한 사람이라면 누구나 지방을 태우는 데 심각한 문제가 있다. 이는 미국 성인의 대다수가 지방 연소에 문제가 있다는 의미로, 의심할 여지 없이 우리의 국민 건강에 절대적인 재앙이다.

이 사람들이 지방을 태우는 데 문제가 있다면, 그들이 지방을 덜 먹어야 한다는 의미일까? 그렇지 않다. 그런 식이 아니다. 인슐린 저항성(과 그로 인한 지방 연소의 문제)은 식이 지방보다 탄수화물을 너무 많이 먹어서 발생하기 시작한다. 명심하건대, 인간이 먹을 수 있는 최악의 조합은 많은 지방과 많은 탄수화물을 함께 먹는 것이다.

체중 감량과 장수를 위해서는, 즉 인슐린을 낮추고 인슐린 민감도를 높이려면 지방을 1차 연료로 태우는 일이 중요하며, 이는 탄수화물 섭취량을 현저하게 줄인다는 것을 의미한다. 이런 방식으로 먹으면 지방이 주는 포만감 때문에 식욕도 훨씬 더 잘 조절할 수 있다. 게다가 늘린 지방 칼로리가 식단에서 빠진 탄수화물 칼로리와 완전히 일치할 필요가 없다는 것도 알게 될 것이다. 기쁘게도, 그때 체지방이 지방에 기초한 연료 공급의 일부가 될 수 있다. 특히 〈지방에 적응한〉 후에는 더욱 그러할 것이다. 지방에 적응했다는 것은 몸이 지방 연소 장치를 최적화해 포도당보다 지방을 선호하도록 바뀌었다는 뜻이다. 이러한 지방 적응은 우리 계획의 첫 주에 발생하며 이에 관해서는 2부에 설명할 것이다. 몸이 포도당 대신 주로 지방 연료에 의존하기 시작하면, 식이 지방 외에도 체지방 저장고를 이용할 수 있게 된다.

안전한 저장이 전부다

우리가 음식을 먹을 때마다 체내 다양한 장소에 에너지가 저장된다. 그 에너지는 우리가 먹지 않을 때 꾸준히 방출되어 활동할 연료를 제공한다. 체내 에너지 저장을 전기 자동차의 충전식 배터리라고 생각해 보라. 식사할 때 배터리가 충전된다. 식간에 배터리는 꾸준히 에너지를 방출해 우리의 생명을 유지한다. 탄수화물과 지방이 이 과정에 어떻게 작용하는지 간략하게 살펴보자.

1. 섭취한 음식의 포도당은 곧바로 신체에 필요한 곳에 사용되며, 남은 포도당은 먼저 글리코겐 배터리에 저장된다. 이 글리코겐 저장고는 약 2,000칼로리 상당의 포도당을 저장할 수 있다. 이 포도당은 단기 배터리다. 음식이 없으면 하루 정도 안에 다 떨어진다. 글리코겐이 가득 차 있다면 건강한 지방 연소에 좋은 상태는 아니다. 가장 건강한 상태는 글리코겐이 일부

차 있는 상태다.

2. 글리코겐 배터리가 가득 차면 여분의 포도당이 간에서 혈류로 방출되는 특수 지방으로 전환된다. 이 과정은 〈나쁜 콜레스테롤 LDL〉을 상승시키고 다른 많은 신체 문제를 촉발할 수 있다. 이 현상은 식이 지방이 건강하게 처리되는 과정과는 매우 다르다. 가장 건강한 상태는 포도당이 이러한 지방으로 전환되지 않는 상태다.

3. 마지막 저장고는 체지방, 즉 지방 조직이다. 이곳의 저장 용량은 엄청나지만, 과체중인 사람 대부분은 이를 에너지로 이용하지 않는다. 가장 건강한 상태는 거의 이 배터리만 사용되는 상태다. 이렇게 되려면 글리코겐에 의지해 간에 특별한 지방을 만들지 말아야 한다.

건강한 식이 지방은 잘 구성된 저탄수화물 식단에서 가장 안전한 연료다. 이 지방은 포도당 섭취를 최소화하며, 따라서 위의 1~3의 과정을 가장 적절하게 활용할 수 있게 한다.

그렇게 되면 지방 조직이 건강하고 인슐린 민감성을 유지하는 데 도움이 될 수 있다.[11] 지방 저장고의 세포가 여전히 인슐린에 민감할 때, 신체의 나머지 부분에 대사 장애가 발생하지 않는다. 이와 달리, 나쁜 식단을 따르면 지방 조직이 인슐린에 저항하게 된다. 이런 일이 일어날 때가 전신이 인슐린 저항성이 되는 과정의 첫 번째 단계다. 이런 식으로 현대인의 만성 질환 대부분은 건강하지 않은 지방 세포가 원인이다(건강한 지방 세포의 중요성에 관해 더 많이 알고 싶다면 부록 D에서 상세히 탐구할 수 있다).

대다수 사람에게 지방 조직에 문제를 일으키는 최악의 식단은 고탄수화물 식단이다. 특히 상당한 식이 지방을 포함할 때, 특히 정제된 설탕, 또는 가공된 식물성 기름을 혼합물에 첨가할 때 그렇다.

바람직한 인슐린 민감성을 달성하게 하는 최고의 식단은 본질상 우리가 좋다고 들어 온 엉터리 음식과는 정반대다. 최고의 식단은 탄수화물이 적고, 포만감을 주는 건강한 지방과 단백질이 풍부한 식단이다. 이런 영양소의 비율이 적절하면 인슐린이 최적화된다. 나머지는 대부분 따라갈 것이다. 비만과 만성 질환을 예방할 수 있고 크게 되돌릴 수도 있다.

당신은 당 연소 모드일까, 지방 연소 모드일까?

우리 몸의 세포는 포도당과 지방을 동시에 태우지 않는다. 사실, 포도당이 인체에 들어가면 핵심적인 지방 연소 메커니즘이 의도적으로 중단된다. 포유류는 항상 포도당을 먼저 태운다. 그도 그럴 것이 포도당이 높은 수준이면 세포에 해롭기 때문이다. 몸 전체의 혈액 공급 중에 포도당은 고작 1.5티스푼 정도라는 점에 유의하라. 그 이상 상승하면 신체의 장기 체계가 손상될 것이다. 반면에 지방은 몸이 저장해서 재사용하기 쉽다. 하지만 탄수화물을 주로 먹는다면 지방을 사용하기가 쉽지 않다.

미국의 표준 식단은 주로 탄수화물에 의존한다. 실제로 정부는 수십 년 동안 칼로리의 대부분을 〈건강한 통곡물〉로 섭취하라고 말해 왔다. 그래서 미국인 대부분은 당을 태우는 사람들이다. 이 고탄수화물 식단 전략은 어떤 중대한 영향을 미칠까?

1. 혈당과 인슐린이 급등한다.

- 지방 연소 장치의 기능이 약해진다.
- 많은 경우, 식사 후에 배고픔을 더 빨리 느끼게 한다.
- 시간이 흐르면서 인슐린 급등이 인슐린 저항성을 초래할 수 있다.
- 인슐린 수치가 증가하면서, 이 식단의 부정적인 측면이 드러난다.

2. 건강한 지방과 단백질이 많은 영양가 높은 식품의 이점을 놓친다.

- 많은 경우, 지방과 단백질이 부족한 식사 후에 배고픔이 더 빨리 찾아온다.
- 배가 고파 식사와 간식을 더 많이 먹게 된다.
- 지용성 영양소가 상대적으로 부족하면 이를 보상하기 위해 식욕이 증가할 수 있다.

위의 내용을 건강한 지방에 초점을 맞추고 탄수화물 섭취를 낮게 유지하는 식단과 비교해 보자. 이 식단이 주는 영향은 다음과 같다.

1. 혈당과 인슐린 수치의 급등이 최소화할 것이다.

- 지방 연소 작용을 상승시키고 당 의존도를 줄인다.
- 식사 사이에 체지방이 순조롭게 타도록 도와 식욕을 억제하고 과도한 배고픔 없이 식사를 거를 수 있게 된다.
- 시간이 흐르면서 인슐린 저항 수준이 꾸준히 떨어지고, 따라서 만성 질환의 위험도 적어질 것이다.

2. 건강과 활력을 증진할 수 있는 영양분이 풍부한 모든 음식을 시도할 수 있다.

간단히 말해서, 탄수화물이 높은 식단은 당을 태우도록 작용해, 지방 연소 능력을 직접 방해한다. 이는 체중 감량을 원하든 장수를 원하든 당신이 가장 피해야 할 상황이다. 하지만 장기적으로 몸이 당을 태우는 상황의 가장 나쁜 점은, 오늘날 세계에 가장 널리 퍼져 있는 질병을 얻을 위험을 증가시키고, 그 결과 심장병, 당뇨병, 알츠하이머병, 많은 암 등 현대 질병 대부분에 걸릴 위험을 높인다는 것이다. 우리는 이런 질병을 대사성 인슐린 저항 증후군MIRS(미르)이라고 부른다.* 그래서 당신이 가장 피해야 할 식단은 〈MIRS〉 식단이다.

* Metabolic syndrome and insulin resistance의 약자이다.

사례 메리의 이야기

68세의 메리는 건강에 자신이 있어서 건강 검진을 할 필요가 거의 없었다. 물론 25년 동안 과체중이라 좌절감을 느끼기는 했다. 그러나 모두 제2형 당뇨병을 앓고 있던 세 형제자매보다는 건강해 보였다. 그녀는 항상 식단에 신경을 썼고 지난 40년 동안 규칙적으로 운동을 해왔다. 그러나 〈신경을 쓴다〉라는 건 통곡물과 채소로 가득 찬 표준적인 저지방 식단을 따른다는 의미였다. 그리고 어떤 식단을 시도해도 효과가 없었기 때문에, 그녀는 더는 그런 것들을 믿지 않았고 몇 년 전에 체중계를 버렸다.

제프가 검사한 결과 메리의 전당뇨(前糖尿) 수준이 심각해서 지방 칼로리 70퍼센트, 단백질 칼로리 20퍼센트, 탄수화물 칼로리 10퍼센트로 구성된 맞춤형 저탄수화물 식단을 처방했다. 이 결과가 메리에게는 이상하게 들렸지만, 그녀는 약을 먹지 않으려고 기꺼이 이 식단을 시도했다. 그녀는 제프에게 〈40년 동안 지방을 먹지 않으려고 애썼는데 어떻게 그리 많은 지방을 먹을 수 있을까요?〉라고 물었다. 제프는 매일 아보카도를 먹고, 견과류, 특히 마카다미아를 더 많이 먹고, 코코넛유, 올리브유, 버터를 포함한 건강한 지방을 섭취하라고 조언했다. 나중에 그녀는 맛있는 지방을 더 추가하는 법과 곡물을 제거하면 건강 혜택이 굉장하다는 점을 배웠다.

몇 주 만에 메리의 친구들은 모두 메리가 변했다고 이야기했다. 옷이 헐렁해졌고 피부에서 광이 났다. 건강한 지방 생활 방식을 9개월 동안 유지한 후, 그녀는 18킬로그램을 감량했고, 혈압이 정상으로 돌아왔으며, 콜레스테롤 수치가 아주 좋아졌다. 게다가 관절염과 빈뇨증, 무기력증도 사라졌다.

최근 제프를 방문했을 때 그녀는 이렇게 물었다.「이 다이어트를 얼마나 해야 하죠?」 제프는 〈평생 하셔야죠〉라고 대답했다. 메리는 기뻐했다. 비만과 건강 걱정에서 해방하고 새로운 에너지와 활력을 불어넣은 새로운 생활 방식을 그녀는 정말로 즐기고 있다.

4
치명적인 MIRS 식단을 끊어라

오늘날 건강 문제는 폭발적으로 증가하고 있다. 비만과 제2형 당뇨병, 이와 관련한 병들이 충격적일 정도로 대유행 중이다. 비만과 당뇨병의 기능 장애는 너무나 밀접하게 연관되어 있어서 〈당뇨 비만diabesity〉*이라는 용어가 생겨났고, 비만과 제2형 당뇨병과 마찬가지로 먹는 음식과 밀접하게 연관된 지방간 질환의 발생률이 엄청나게 증가했다. 현재 미국인 3분의 1 이상이 지방간을 앓지만, 1960년대에는 대부분 알코올 의존자들에게만 이 질환이 있었다.[1]

1970년대 이후, 심장병 사망의 오랜 원인이 감소했다. 예를 들어, 담배 흡연율이 대폭 줄었다. 심장병 사망을 줄이기 위한 의료 치료와 외과 수술도 폭발적으로 증가했다. 하지만 심장병은 여전히 사망 원인 1위로 남아 있으며, 발병률이 무서운 속

* 당뇨diabetes와 비만obesity이 결합한 단어로 당뇨병과 과체중이 동시에 있는 상태를 의미한다.

도로 증가해 우리의 관리 능력을 앞지르고 있다.[2] 심장병 증가는 실패한 영양 도그마에 우리가 치르는 대가일 뿐이다. 지난 수십 년 동안 천연 지방 섭취를 상당히 줄이면서 심장병 발병률이 올라간 것은 우연이 아니다.[3]

우리는 그동안 이 모든 문제가 천연 지방을 섭취한 탓이라고 들었다. 과학 연구 결과는 이를 뒷받침하지 않는다. 비만과 심장병을 포함한 비만 관련 질병은 1970년대 이후 급증했다. 식이 지방 섭취가 이런 기능 장애의 핵심 요인이 되려면 지방 섭취 역시 증가해야 했지만, 그렇지 않았다. 우리는 공식적인 식단 조언을 따라, 붉은 고기, 기름기 많은 가금류, 치즈, 버터, 달걀에서 섭취하는 천연 지방을 굉장히 많이 줄였고, 그 대신에 공장에서 생산된 식물성 기름을 먹었다.

지난 수십 년간 우리가 칼로리 섭취량을 상당히 늘린 것은 사실이다. 이는 저지방 식단으로 식욕이 급증하고 〈덜 먹고 더 많이 움직이려고〉 애쓴 결과였다. 하지만 우리는 식이 지방에서 얻는 칼로리는 늘리지 않았다. 전반적으로 오늘날 우리가 지방에서 섭취하는 칼로리는 1970년대와 거의 같다(지금은 인공 지방을 훨씬 더 많이 먹지만). 그렇다면 당뇨 비만 유행병을 일으킨 추가 칼로리는 어디서 온 것일까? 우리가 탄수화물을 더 먹었기 때문이다.

예를 하나 들어 보자. 우리는 모두 스포츠계에서 거구로 통하는 스모 선수들을 잘 안다. 그들 몸 어딘가에 근육이 있겠지만, 확실히 엄청난 양의 체지방이 근육을 덮고 있다. 유명한 이 스포츠의 역사는 3,000년이 넘는다. 스모 선수들은 거대한 몸을 만드는 방법을 알고 있다. 확실히 그렇다. 그들은 탄수화물 섭취율이 매우 높고 지방 섭취는 상대적으로 낮게 유지된다.[4] 스모 선수는 힘든 운동 요법 덕분에 건강을 유지하지만, 선수 경력이 끝나면 몸이 무너져 내리는 경향이 있다.

미쳐 버린 대사

인간은 영리하다. 일반적으로, 우리는 결과를 얻기 위한 제일 나은 방법을 찾는다. 특히 돈이 관련되면 더욱 그렇다. 마블링이 뛰어난 고기는 수 세기 동안 사랑받았다. 그렇다면 우리는 수 세기 동안 소, 돼지, 다른 동물들을 빠르게 살찌워 마블링을 만들기 위해 어떤 비법을 사용했을까? 곡물, 즉 순 탄수화물, 순 포도당이다. 돼지는 잡식 동물이며, 특히 생리적으로 인체와 가깝다. 역사적으로 돼지에게 살을 찌우는 가장 좋은 방법은 탈지유와 곡물을 섞어 먹이는 것이었다.[5] 사실, 농부들은 돼지가 너무 살이 쪄서 대사가 손상되는 일이 없도록 이 저지방 먹이를 너무 많이 주지 않도록 조심해야 했다.

혹은 수 세기 동안 불쌍한 거위에게 강제로 곡물을 먹여 지방간을 만든 후에 얻은 푸아그라를 생각해 보라. 건강한 간에는 결코 지방이 눈에 보이지 않지만, 이제 미국 성인의 절반이 지방간 문제를 가지고 있다. 우리가 탄수화물을 너무 많이 먹기 때문이다.

다른 포유류들과 마찬가지로, 우리 인간은 주로 탄수화물로 살이 찐다. 곡물을 기계로 정제하거나 고과당 옥수수 시럽을 만드는 일과 같은 정제 과정은 이 문제를 기하급수적으로 확대한다(582쪽에서 이 효과를 다룬 훌륭한 연구를 소개한다).

체중 증가 외에도, 시간이 흐르면서 과도한 탄수화물 섭취는 사람에게 대사 조절 장애를 유발한다. 과도한 인슐린 분비를 유발하여 시간이 지나면서 인슐린 저항성을 촉진하고, 인슐린과 상호 작용하는 다른 호르몬도 영향을 받아 기능 장애가 나타난다. 전반적으로 식욕과 체중 증가를 조절하는 신체의 호르몬 체계가 혼란에 빠져(아무것도 의도한 대로 작동하지 않는다), 우리가 기본적으로 체중과 건강을 통제하지 못하게 된다.

이 호르몬 문제는 1970년대에 대사 증후군이라는 이름을 얻었다. 나중에 이는 증후군 X로 알려지게 되었다. 이제는 높은 인슐린 수치와 인슐린 저항성이 대사 증후군을 일으킨다고 이해되며 때로는 이를 인슐린 저항 증후군이라고도 한다. 우리는 이를 대사성 인슐린 저항 증후군MIRS(미르)이라고 부르는데, 증후군 X에서 풍기는 원인이 모호하다는 느낌을 지우기 위해서다. 인슐린 조절 장애가 이 질환의 핵심이다. 이를 〈대사 증후군〉이라고 부르면 대사의 문제라는 점은 두드러지지만, 더 중요한 특성을 놓친다. 우리는 이 중요한 질병 상태의 두 요소, 즉 대사의 문제라는 사실과 인슐린 조절의 문제에서 비롯된다는 사실이 그 이름에 드러나야 한다고 믿는다. 특히 이 증후군이 세계에서 가장 흔한 질병 상태라는 것을 고려하면 더욱 그렇다.

MIRS만큼 체중을 줄이려는 노력을 방해하는 것도 없다. 놀랄 것도 없이, 저지방 식단이 권장된 이후 MIRS의 비율이 폭증했다.[6] WHO와 다른 많은 기관은 MIRS 기준이 조금씩 다르지만, 모두 같은 변수들에 초점을 맞춘다.[7] 요약하면, 다음 중에 세 가지 이상이 일치하면 MIRS 문제가 심각한 것이다.

- 낮은 HDL(좋은 콜레스테롤)
- 고중성 지방(혈중 지방)
- 큰 허리둘레
- 고혈압
- 고혈당

사람 대부분에게 LDL(나쁜 콜레스테롤)은 질병과 관련이 거의 없으므로 세계 보건 당국들은 이를 굳이 목록에 넣지 않는다. 나중에 그 이유를 설명할 것이다. 반면, 이 목록에서 가장 강력한 한 쌍은 HDL과 중성 지방이다. HDL이 낮으면서 중성 지방이 높다면, 건강에 좋지 않은 호르몬 신호가 진행되고 있다는 징후다.

인슐린 수치도 이 기준 목록에 포함되지 않는다는 점에 유의하라. 인슐린이 MIRS의 핵심이라는 것을 고려하면 이상하지 않은가? 불행하게도, 수십 년 동안 인구 연구에서 인슐린 측정은 인기가 없었다. 인슐린 측정을 하면 콜레스테롤 도그마와 만성 질환을 관리하는 우리의 현재 접근법에 불편한 질문이 많이 제기될 것이다. 또한, 고인슐린 문제를 실제로 해결하는 판매 가능한 약은 없다(메트포민과 같은 제2형 당뇨병의 약품은 높은 인슐린보다는 주로 고혈당을 치료한다). 하지만 고혈압, 고중성 지방, 고혈당 같은 증상을 해결하는 약은 많이 있다. 이런 증상은 모두 MIRS 기준 목록에 포함된다. 결과적으로, MIRS의 측정 지표로서 인슐린은 심각하게 무시되었다. 이것이 비만, 당뇨병, 심장병이 수십 년 동안 대거 유행한 주요 이유 중 하나다.

인슐린을 직접 측정하면 MIRS를 바로 진단할 수 있다. 그러나 의사 대부분은 이러한 것들이 모두 어떻게 작동하는지 교육받지 못했다. 그들은 LDL과 같은 미약한 지표에 정신이 팔려 있어, 시간 대부분을 낭비하고 있다.

인슐린과 MIRS의 연관성을 고려할 때, MIRS가 제2형 당뇨병이나 비만과 밀접하게 연관된다는 건 놀라운 일이 아니다. 그러나 MIRS가 심장병 유행의 중요한 요인이라는 것은 더욱 놀라운 일일 수 있다. 심장병은 엄청난 의학 발전과 흡연율의 급격한 감소에도 불구하고 여전히 전 세계 사망 원인 1위이며, 다른 MIRS 질병과 대사 문제라는 근본 원인을 공유한다. 젊은 나이에 심장병에 걸리는 사람들을 살펴보면 이를 알 수 있다. 이는 엔지니어들이 복잡한 문제에 접근하는 방식과 유사하다. 그들은 〈생애 주기 초기의 건강 악화〉에 빠르게 초점을 맞춘다. 나이보다 훨씬 더 일찍 질병에 걸리는 것이다. 이 부분을 꼼꼼히 조사하면 문제의 주요 원인을 찾아낼 수 있다. 이는 심장병의 문제다. 사람들이 젊은 나이에 심장병에 걸리는 원인을 살피면, 심장병에 관한 중요한 사항이 드러난다.

최근 훌륭한 과학 논문이 바로 이런 분석을 했다.[8] 이 논문에는 초기 성인기 동맥 경화에 가장 중요한 모든 위험 요인이 가득 차 있다. 이 논문은 LDL에 대해서는 거의 언급하지 않는다. 이를 언급할 때는, LDL 수치가 높은 아이들이 나중에 죽상 경화증을 일으킬 가능성이 더 크다는 증거가 부족하다고 지적한다. 그러나 논문은 낮은 HDL, 높은 중성 지방, 고혈압, 고혈당, 비만/허리둘레 등 MIRS와 밀접하게 연관된 거의 모든 현상을 중요한 요인으로 지목했다. 실제로 또 다른 연구에 따르면, 대사 증후군을 앓는 6~19세 아이들은 미래에 심장병이 발병할 위험이 거의 〈15배〉라고 밝혀졌다.

과당 요인

앞 장에서 우리는 탄수화물의 기본 요소로서 포도당에 관해 이야기했다. 그러나 다른 주요 탄수화물 분자인 과당에 관해서는 설명하지 않았다. 포도당처럼 과당은 단당류, 즉 단일 당의 분자이며 오늘날 당 소비의 주된 부분을 차지한다.

지난 수천 년 동안, 인간은 소량의 과당만 먹을 수 있었다. 소량은 건강한 사람에게는 아무 문제가 없으며, 과당은 역사적으로 섬유질이 풍부한 과일에서 주로 얻었는데, 과거에는 오늘날보다 과일에 과당이 적었다. 과당은 조상들이 꿀을 발견했을 때도 먹을 수 있었다. 꿀은 거의 정제되지 않은 당으로 몇 가지 영양소가 들어 있다. 과당이 꾀죄죄한 원시 조상들에게 비교적 진귀한 음식이었던 이유는, 계절 음식이었고 가끔만 먹을 수 있었기 때문이다. 지금은 상황이 아주아주 다르다.

지난 100년 동안, 우리의 과당 소비는 폭증했다. 오늘날 우리는 단맛을 높인 고당도 과일을 먹을 수 있으며, 계절과 상관없이 과일을 매일 먹을 수 있는 환경이다. 더 나쁜 것은 과일 주스와 스무디인데, 이것은 실제로 건강하다고 알려져 있다. 조상들이 먹던 과일과 비교해, 이런 제품들 때문에 우리는 훨씬 더 많은 과당에 노출된다.

식탁용 설탕은 포도당과 과당 분자를 같은 양으로 섞은 것이다. 이 조합이 나쁜 이유는 과잉 섭취를 유도하기 때문이다. 많은 가공식품에서 이 화합물은 대부분 고과당 옥수수 시럽 HFCS으로 대체되었다. 옥수수 시럽은 식탁용 설탕과 똑같이 나쁘지만, 구성 비율이 약간 다르다(포도당 약 40퍼센트, 과당 약 60퍼센트). 이 화합물은 설탕이 든 음료와 단것뿐만 아니라 식료품점에서 파는 모든 가공식품, 즉 빵, 시리얼, 체중 감량

제품, 소스 등에도 들어 있다.

인간이라는 종이 진화하면서 정제당(포도당과 과당 모두)을 얼마나 섭취했을까? 추정치는 하루에 1.5티스푼 언저리인데, 대부분 꿀과 같이 때때로 먹을 수 있는 공급원에서 얻었다. WHO는 현재 성인은 하루에 6티스푼 이하, 어린이는 3티스푼 이하를 권장하는데, 전통적인 정제 설탕이든 옥수수 시럽이든 거의 구별하지 않는다.[9] 현재 미국인은 하루에 약 20티스푼의 설탕을 소비하며, 10대는 성인보다 더 많이 먹는다.[10] 따라서 10대 청소년의 인슐린 수치가 치솟는 것이 놀랄 일이 아니다. 과당 자체는 인슐린 분비를 유발하지 않지만, 다른 경로를 통해 인슐린 저항성을 촉진해 인슐린 수치가 높아지고 비만이 발생한다.[11]

치명적인 과당

2014년 과당 연구의 제목만 보더라도 과당이 얼마나 나쁜지 금방 알 수 있다. 〈탄수화물 섭취와 비알코올성 지방간 질환: 과당은 대량 살상 무기〉라는 제목이다.[12]

연구팀이 이런 제목을 괜히 붙인 건 아니었다. 충분히 그럴 만한 이유가 있었다. 이 검토 논문에서 잘 정리했듯이, 과당은 비만과 질병이라는 악몽에서 중요한 부분을 차지한다. 날씬하고 건강하다면 과당을 적당량 먹어도 괜찮겠지만, 그렇지 않다면 입에도 대지 말아야 한다.

포도당은 신체 세포 대부분에 직접 흡수될 수 있다. 건강한 사람이라면 비교적 적은 양이 간으로 향한다. 그러나 과당은 알코올처럼 간으로 보내져 처리되고, 간에 도착한 과당은 여기서 주의 깊게 관리되어야 한다. 간이 그중 일부를 포도당의 형태로 전환할 수 있기 때문이다. 그러나 많은 사람의 경우 과당은 보통 지방이나 중성 지방으로 전환될 것이다. 그 지방 중 일부는 혈류로 가지만, 간에 그대로 남아 시간이 지나면서 쌓여 비알코올성 지방간 질환을 일으키는 지방도 있다.

과도한 포도당은 지방간으로 이어질 수 있다. 푸아그라용 거위는 정확하게 이 문제의 예다. 그러나 적당한 포도당 섭취는 많은 사람에게 꽤 견딜 수 있는 일이다. 상당량의 과당을 추가하지 않는 한 말이다. 과당이 많아지면 간 지방이 기능 장애를 일으키는 쪽으로 방향을 튼다. 이러한 많은 메커니즘에는 식후 중성 지방 수치, 내장 지방, 혈액 공급을 통한 간으로의 지방 전달 증가 등이 포함된다.[13] 또한 요산 생산 촉진을 포함한 많은 다른 경로들이 명확히 밝혀지고 있는데, 요산은 간과 전신의 장기에 부정적인 영향을 많이 미친다.[14] 중성 지방과 콜레스테롤이 증가하면 곧바로 HDL 콜레스테롤(MIRS 기준 중 하나)이 낮아진다. 그러면 작고 밀도가 높은, 즉 산화된 LDL이 증가하게 된다. 정상적인 LDL은 문제를 일으키지 않을 수 있지만, 이러한 형태로 변형된 LDL은 문제를 일으킬 수 있어 심장병 위험이 증가한다.

게다가 간은 풍부한 과당을 처리하도록 설계되지 않아, 과당을 너무 많이 먹으면 대사 문제가 더 빨리 진행되어 체중을 줄이려는 노력과 건강을 모두 망칠 것이다.

포도당과 과당을 함께 섭취하면(식탁용 설탕과 고과당 옥수수 시럽처럼) 불행하게도 우리는 더블 펀치를 맞게 된다. 포도당은 과당을 지방(살을 찌우는)으로 전환하는 경향이 있는 인슐린을 증가시킨다. 과당으로 인한 지방은 간과 췌장, 다른 장기에도 들어갈 수 있다. 이는 식단이 실패하는 또 다른 불행한 방식이다.

인체 실험에서 장기의 지방 축적에 미치는 이러한 영향이 밝혀졌다(당이 다른 MIRS 지표에 미치는 영향은 말할 것도 없다).[15] 연구팀은 건강하고 당뇨병이 없으면서 과체중인 사람 60명을 선발했다. 그들은 무작위로 참가자들을 네 그룹으로 나누었고, 각 그룹은 다른 음료, 즉 일반적인 설탕을 넣은 청량음료, 우유, 다이어트 소다(설탕이 아닌 인공 감미료 첨가), 물을 받았다. 참가자들은 할당을 받은 음료를 하루에 1리터씩 마셨다. 중요한 것은, 모든 그룹의 칼로리 섭취가 같았다는 점이다. 실험하는 6개월 동안에 그룹 간 칼로리 차이는 없었다. 청량음료에 사용되는 자당은 포도당과 과당으로 구성된다는 점을 기억하라.

실험이 끝났을 때 다른 세 그룹은 큰 차이를 보이지 않았지만, 청량음료 그룹에서는 다음이 나타났다.

- 내장 지방(내장을 둘러싼 지방)이 약 25퍼센트 증가함
- 간 지방이 약 130퍼센트 증가함
- 혈압, 중성 지방, 총콜레스테롤이 현저히 증가함

내장 주위에 지방이 끼면 — MIRS에 관해 우리가 알고 있는 지식을 고려하면 놀랄 것도 없이 — 심장병과 제2형 당뇨병을 포함한 온갖 종류의 만성 질환이 발생할 수 있다.

흥미롭게도 내장 지방은 사실 곰과 다른 동물들에게 중요한 생존 전략이다. 여름과 가을에 과일을 푸지게 먹은 동물들은 많은 양의 과당 섭취로 지방 저장고를 가득 채워 겨울에 살아남을 수 있다. 하지만 현대인에게는 겨울이 오지 않는다. 우리는 1년 내내 〈건강에 좋은〉 과일을 계속 섭취한다. 게다가, 우리가 먹는 가공식품 대부분에는 설탕이 숨어 있다.

과당이 배고픔을 유발하는 방식도 포도당과는 다르다. 포도당에 반응해 분비되는 인슐린은 식욕 체계를 관리하는 데 나름대로 역할을 하며, 소화계에서 포도당 센서는 식욕과 지방 저장 관리에 관여하는 다양한 호르몬을 자극한다. 요컨대 포도당을 감지하고 포도당이 있을 때 식욕이 다소 저하되는 등 식욕에 미치는 영향을 관리하는 데 도움이 되는 핵심 조절 메커니즘이 존재하는 것이다. 과당은 이러한 핵심 제어 단계를 건너뛴다(아마도 과거 우리의 조상이 과당을 자주 먹지 못했기 때문일 것이다). 그러므로 우리가 과당을 많이 섭취해도 포만감

체계가 적절히 자극받지 못한다. 우리는 만족을 느끼지 못하고, 점점 더 먹으려 한다.

고탄수화물 식단이 곧 MIRS 식단이라고 밝혀지다

과당 문제를 강조하는 과학 논문은 수없이 많다.[16] 예를 들어, 다음 논문의 제목은 과당이 MIRS의 기본 요소임을 깔끔하게 보여 준다. 〈과당: 대사 증후군과 고혈압 발병의 핵심 요인〉. 물론 인슐린 자극 효과를 지닌 포도당도 이 비난을 피해 가지 못한다. 전반적으로, 이 두 가지가 모두 높은 식단이 곧 MIRS 식단이라는 점은 분명하다.

최근 한 흥미로운 연구에서 연구자들은 당+지방 식단을 쥐에게 먹여 MIRS의 다섯 가지 기준 중 네 가지를 얻었다.[17] 다섯 번째 기준은 낮은 HDL(좋은 콜레스테롤)이었지만, 인간의 MIRS를 제대로 모방할 만큼 수치가 낮지 않았다. 식단에 추가한 과당은 질병 과정을 가속하는 데 큰 도움이 되었으나, HDL은 여전히 인체에서처럼 낮아지지 않아서, 연구팀의 애가 탔다. 연구자들은 불쌍한 쥐들의 몸에서 MIRS의 5대 기준이 모두 급격히 증가하게 할 〈완벽한〉 MIRS 식단을 찾고 싶었다.

이때 그들이 발견한 흥미로운 사실은 인간 MIRS 식단의 핵심 재료가 〈정제된〉 밀가루라는 점이었다. 이전에는 모든 쥐 실험에서 〈정제되지 않은〉 밀가루 알갱이를 사용했다. 그래서 연구자들은 약빠르게 정제된 밀가루로 바꿔 사용하기로 했다.

그들은 HDL을 파괴할 방법을 찾는 데 성공했다.

연구진이 고과당 고지방 식단에 정제 밀가루를 추가하자 쥐의 HDL이 돌처럼 뚝 떨어졌고, MIRS 식단을 먹은 쥐들이 전보다 훨씬 더 빨리 병에 걸렸다. 연구자들이 섬유질이 풍부한 통밀을 정제된 밀가루로 바꾸자 〈고혈압, 고혈당, 고중성 지질혈증(고중성 지방)〉, HDL 감소라는 결과를 얻었다. 평소에는 8주 만에 실험 결과를 얻었지만, 이번에는 단 4주밖에 걸리지 않았다. 이 연구는 〈식이 섬유 없는 흰 밀가루와 과당 식단이 대사 증후군 모델로 더 좋다〉라는 제목으로 진행되었다.

MIRS가 발생하는 과정에서 과당의 중요성을 밝히는 또 다른 연구는 세 가지 이유로 매우 흥미롭다. 첫째, 연구에서 사람들이 실제로 먹는 양에 더 가까운 과당의 양을 사용했다. 둘째, 쥐보다 인체 생리에 훨씬 더 가까운 동물, 즉 붉은털원숭이를 사용했다. 셋째, 1년이라는 충분한 기간에 실험을 진행해 모든 효과가 나타날 수 있었다.[18] 원숭이들은 일반적인 원숭이 먹이인 저지방 식단을 공급받았다. 게다가 매일 원숭이에게 15퍼센트의 과당(약 71그램을 조금 넘는 양)이 들어 있는 과일 향 음료를 0.47리터씩 주었다. 매일 약 71그램의 과당을 섭취한 지 1년이 지난 지금, 원숭이들은 어떻게 되었을까? 애석하게도 수치를 비교할 대조군은 없었지만, 표준 식단을 먹은 스물여덟 마리의 붉은털원숭이가 단 1년 안에 MIRS에 걸릴 가능성은 굉장히 낮을 것이다.

연구자들은 종종 연구할 때 건강에 좋지 않은 식단을 〈고지방 식단〉이라고 불러, 모든 대사 손상에 대한 책임을 지방 탓으로 돌린다. 하지만 이런 나쁜 식단은 지방뿐만 아니라 당도 항상 풍부하다! 하지만 방금 설명한 두 연구에서 보듯이, 피실험자들을 MIRS라는 끔찍한 상태로 몰아넣는 것은 당이다. 지방은 그냥 묻어 간다. 중요한 점은, 많은 연구에서 MIRS 상태인 사람들이 적절히 구성된 저탄수화물 고지방 식단이나 초저탄수화물 키토제닉 식단으로 놀라운 개선을 경험했다는 것이다. 실제로, MIRS 최대의 적은 제대로 실행하는 〈저탄고지〉 식단이다!

MIRS 식단을 만드는 독성 오일

옳다고 인정받는 식단은 대부분 다불포화 식물성 기름을 적극 권장한다. 천연 포화 지방 대신 이 기름을 사용하라고 조언한다. 2015년 미국인을 위한 식단 권장안은 실제로 다불포화 식물성 기름의 권장 섭취량을 높였다. 솔직히 말해서, 우리는 이미 이 화합물을 너무 많이 먹고 있지 않은가?

비만이 퍼진 건 천연 식이 지방을 줄이고 탄수화물을 더 많이 먹기 시작한 이후이지만, 같은 기간 다불포화 식물성 기름 섭취량도 크게 늘었다.

진화의 역사에서 인간은 다불포화 지방을 매우 적게 섭취했다. 이 지방은 인체 건강에 정말 필수적이다. 그러나 매우 낮은 섭취량만 필요하다. 그리고 인류 역사 대부분에서 낮은 수준의 양만 섭취되었다. 다불포화 지방 섭취는 지난 세기에 매우 증가했는데, 이는 인류 역사상 전례가 없는 일이다. 우리는 지금 건강을 위한 기본 요구량보다 20배 더 많이 섭취할 것이다.

다불포화 지방에는 다양한 종류가 있지만, 주목해야 할 주요 종류는 오메가-3와 오메가-6다. 오메가-6 지방산을 과다 섭취하면 염증이 유발되며, 오메가-6 vs 오메가-3의 비율은 1대 1(이상적)부터 3대 1이 건강을 위해 적절하고 필수적이다. 오메가-3 지방산은 주로 생선, 동물 식품, 특정 식물 식품에 들어 있다. 우리의 오메가-3 섭취량은 증가하지 않았다. 사실 오메가-3를 함유한 식품의 소비는 실제로 현저하게 감소했다. 그러나 오메가-6는 이야기가 다르다. 역사적으로, 이 기름은 주로 동물 식품과 특정 음식에서 섭취했다. 하지만 지금은 정제된 식물성 기름에 엄청난 양이 들어 있어, 우리는 이 기름에 익사할 지경이다!

콩기름은 다불포화 지방의 가장 흔한 공급원이다. 이는 미국에서 소비되는 모든 식물성 기름의 약 절반을 차지한다. 실제로 콩기름의 1인당 소비량은 1909~1999년 사이 1,000배 증가했다. 그 결과, 우리 식단의 오메가-6 지방은 2.79퍼센트에서 7.21퍼센트로 대폭 증가했다.[19] 이는 인간의 진화 과정에서 커다란 변화다.

이 기름을 아주 많이 섭취하면 어떤 영향이 올까? 새로운 과학은 그 결과가 매우 부정적이라고 말한다. 그 영향은 전신 염증 증가에서 상당한 체중 증가와 제2형 당뇨병에 이르기까지 다양하다. 그러나 이 분야에서 제대로 진행된 연구는 거의 없다. 당의 상황이 그러하듯, 그동안 연구 대부분은 건강을 증진하는 천연 식이 지방에 틀을 씌우려고 노력했다. 그러나 2015년에 발표한 연구 「대두유는 코코넛유와 과당보다 쥐의 비만과 당뇨병을 더 발생시킨다: 간에 미치는 잠재적 역할」은 식물성 기름 문제를 상세히 검토했다.[20]

쥐 실험이었지만 연구는 잘 진행되었고, 이 메커니즘을 세세히 설명했다. 제목에서 그 결과를 쉽게 알 수 있다. 이 연구의 상세한 결론은 충격을 안겼다. 기본적으로 다불포화 콩기름은 제2형 당뇨병과 체중 증가를 주도했다. 포화 지방이 많은 코코넛유는 연구자들이 과당을 첨가해도 비교적 해롭지 않았다. 그러나 다불포화 지방과 과당의 조합은 재앙이었다. 그리고 이 고약한 조합은 지난 세기 동안에 천정부지로 증가했다. 가공식품 대부분에는 다불포화 지방과 당이 가득 차 있다. 현대인이 먹는 빵은 단독으로 이 문제의 완벽한 예다. 과도한 식물성 기름의 위험을 밝히는 연구와 동물 실험이 속속 등장하고 있는데, 안타깝게도 마땅히 수십 년 전에 진행했어야 할 이런 연구들이 지난 몇 년 동안에 이루어졌다.[21]

이러한 다불포화 기름을 생산하는 산업 과정에서는 지방이 손상되고 본질상 사람이 먹기에 적합하지 않은 제품이 만들어진다.[22] 이러한 기름을 만드는 다단계 산업 과정을 본다면, 우리는 이런 제품에 손도 대지 않을 것이다. 고온, 고압, 석유 화학 용제, 표백 등! 이 산성 혼합물은 공장 라인의 거의 마무리 단계에서 탈취 단계를 거치는데, 이는 절실하게 필요한 과정이다. 공장에서 일하는 사람들은 이 〈음식〉을 만들면서 인공호흡기를 착용해야 한다(유튜브에서 「카놀라유 제조 방법How It's Made: Canola Oil」 영상을 보면 이 과정을 알 수 있다). 그러나 우리는 자연적이고 정말로 건강한 지방 대신 이러한 화학 화합물을 먹으라고 조언받는다.

과도한 식물성 기름이 인간의 건강에 미치는 영향을 샅샅이 검토한 내용을 부록 E에 실었다. 그 내용을 읽고 나면 당신이 옳은 행동을 할 것이라고 우리는 확신한다. 다불포화 지방과 가공식품을 식단에서 제거하라. 우리가 구성한 건강한 자연식품 식단에서 다불포화 지방을 많이 얻을 수 있다.

본질상, 어느 식단이든 가장 중요한 것은 몸에 미치는 MIRS의 영향을 얼마나 예방하거나 줄이냐이다. 이를 달성하기 위한 가장 좋은 식단 전략은 정제된 탄수화물, 당류, 기름의 섭취를 최소화하는 것이다. 물론, 이러한 음식을 제거하면, 빠진 칼로리를 더 건강한 대안으로 바꿔야 할 것이다. 이때 건강한 지방이 구하러 올 것이다!

사례 데이비드의 이야기

데이비드 보빗은 아일랜드의 기업 경영자로, 하마터면 인슐린 문제를 진단받기 훨씬 전에 심장 마비로 사망한 수백만 명 중 한 명이 될 뻔했다. 그의 심장병 수치는 치명적이었지만, 그의 혈액 검사 중 어느 것에서도 이 현실이 드러나지 않았다

2012년 데이비드는 유달리 건강해 보이는 52세 남성이었으며, 날씬하고 건강한 체격을 유지하기 위해 일주일에 며칠씩 달리기를 했다. 여섯 아이의 아버지인 그는 오래 살아야 할 이유가 많이 있었다. 데이비드는 그동안 임원 대상 건강 진단을 가뿐히 통과했다. 그의 모든 혈액 검사 결과는 양호했고, 심장 운동 부하 검사 결과에서는 또래 중 최고의 건강 등급을 받았다.

그러나 그는 고탄수화물 영양 지침을 믿고 받아들였다. 그래서 주의 깊게 지방을 피하려고 했고, 대부분 탄수화물로 신체 연료를 공급했다. 이 심각한 실수가 그의 조기 사망을 재촉

하고 있었다.

심장 마비 대부분은 고인슐린 혈증과 인슐린 저항성에 관련이 있다. 이런 문제들이 일반적인 혈액 검사에서 항상 나타나는 것은 아니다. 특히 신체 건강한 사람들에게는 더욱 그렇다. 그리고 데이비드는 사람들 대부분과 마찬가지로 인슐린 검사를 받은 적이 없다. 의사들은 인슐린이 증가했는지 검사하지 않는다. 그래서 검사 결과가 모두 긍정적이었던 데이비드는 자신이 건강하다는 착각에 빠져 있었다.

하지만 오랫동안 데이비드의 동맥은 아무도 모르게 망가지고 있었다. 모든 것을 잃을 뻔했지만, 정말 운이 좋았다. 그는 우연히 심장 CT 스캔을 받아 〈관상 동맥 석회화CAC〉 점수를 알게 되었다. 이 숫자는 그의 몸에서 심장병이 활발히 진행되고 있음을 알려 주는 마지막 단서였다. 11장에서 이 중요한 스캔에 대해 더 자세히 이야기하겠지만, 이 스캔에서는 기본적으로 동맥이 동맥벽의 가장 손상된 부분을 지탱하기 위해 칼슘을 모아 놓은 장소가 드러난다. 그와 같은 나이의 건강한 사람들은 칼슘이 0점일 수 있는데, 전문가들은 이 점수를 〈15년 보증〉이라고 부른다. 데이비드가 받은 907점은 그의 나이에서 심장병 중증도 최악의 1퍼센트에 속한다. 그의 동맥은 87세였다. 이 점수를 받은 사람들의 4분의 3은 10년 안에 심각한 심장 마비를 일으킨다.

충격적인 CAC 스캔 결과가 나온 후에야 데이비드의 의사들은 그의 식사 후 혈당과 인슐린 수치를 측정했다. 그는 수백만 명의 숨은 당뇨병 환자 중 한 명이었다. 세계에서 가장 진단이 덜 된 질병이 그의 동맥을 빠르게 파괴하고 있었다.

한동안 혼자 맹렬하게 연구한 끝에 데이비드는 두 가지를 깨달았다. 첫 번째는 현재 많이 사용되지 않지만 CAC 스캔이 믿을 수 없을 정도로 강력한 기술이라는 것이었다. 이를 해결하기 위해 그는 「미망인 제조기The Widowmaker」*에 자금을 지원했다. 그의 생명을 구한 경보음을 다른 사람들도 들을 수 있도록 돕기 위해서였다. 두 번째로 배운 것은, 우리 대부분과 마찬가지로 그가 심장병과 다른 만성 질환의 식단 요인에 관해 잘못 알고 있었다는 것이다. 그는 심장을 치유하기 위해 탄수화물 섭취량을 빠르게 낮추었고, 몸을 회복하고 진정으로 건강해지기 위해 다른 많은 조처를 했다. 우리는 당신이 똑같이 할 수 있도록 그 방법들을 모두 알려줄 것이다.

데이비드의 이야기가 해피엔드인 이유는 그가 질병의 진행을 안전한 수준으로 늦추는 데 성공했기 때문이다. 이후 그의 CAC 스캔에서 위험도가 급격히 낮아졌다고 나타났다. 그는 당뇨 약을 사용하지 않고도 우리 계획의 모든 규칙을 행동으로 옮겨 혈당을 정교하게 통제하고 있다. 그는 새로운 식단으로 건강히 지내고 있으며, 현재 사람들에게 건강을 돌려주는 데

* 패트릭 포브스 감독이 2015년에 발표한 다큐멘터리 영화로 CAC 스캔과 심장마비에 관해 다뤘다.

초점을 맞추고 있다. 병을 발견해 목숨을 구할 드문 기회를 얻었기에, 이제 그는 다른 사람들이 같은 기회를 얻을 수 있도록 상당한 자원을 기부한다. 그는 사람들에게 심장병을 측정하고 예방할 수 있음을 알리기 위해 아일랜드 심장병 인식IHDA 자선 단체를 설립했다. 그의 표현에 의하면 이는 〈그저 해야 할 옳은 일〉이다(그리고 우리는 매혹적인 영화 「미망인 제조기」를 강력히 추천한다).

5
저탄수화물 고지방 식단은 이기는 전략

탄수화물과 지방이 둘 다 많은 식단이 최악의 식단이라면, 우리가 먹을 수 있는 최고의 식단은 무엇일까? 탄수화물이 적고 건강한 천연 지방이 많은 식단이다.

저탄고지 식단에는 엄청난 이점이 있으며, 다 믿기 어려울 정도로 많은 혜택이 있다. 우리는 이것이 늘 옳다고 주장할 것이다. 왜냐하면, 전부 진실이기 때문이다.

적절하게 구성된 건강한 저탄고지 식단은:

- 당뇨병과 당뇨병 치료에 매우 효과적이다.
- 식욕을 잘 조절해 원하는 체중 감량을 달성할 수 있다.
- 중요한 지용성 비타민 A, D, E, K의 흡수를 최적화한다.
- 면역 체계 기능을 강화하고 감염 저항성을 개선한다.
- 전신 염증을 최소화한다.
- 격렬한 운동을 지속한 후에 회복력을 향상한다.
- 단식의 힘을 깨닫게 해 날씬함, 장수, 정신적 기민함, 생산

성 향상을 도모한다.

- 심장병 위험을 낮춘다.
- 노화를 늦추고 활력과 에너지, 젊음을 불어넣는다.
- 성욕을 증진한다.
- 건강한 피부, 머리카락, 손톱, 그리고 다른 많은 건강의 외적 징후들을 촉진한다.

적응이 핵심이다

몸은 무엇을 이용할 수 있느냐에 따라 포도당(탄수화물)이나 지방을 태울 수 있는 하이브리드 기계지만, 동시에 둘 다 태우는 것을 좋아하지 않는다. 오히려 두 모드를 오락가락한다. 밤에 잠을 잘 때 우리는 본질상 단식하는 중이므로, 지방 연소 모드로 전환한다. 그래서 어떤 의미에서는 모든 사람이 간헐적 단식을 하는 셈이다.

모든 사람이 지방 연소로 바뀔 수 있지만, 이에 아주 능한 사람들이 있다. 이들은 정말로 지방에 적응한 사람들이다. 그들의 신체는 지방 연료로 놀랍도록 잘 작동해, 포도당 연소 능력을 거의 사용하지 않는다. 이는 매우 건강하고 염증이 적은 신체 작동 방식이다.

지방 적응이란 인체가 매우 효율적인 지방 연소 모드가 되는 과정이다. 지방에 완전히 적응한 사람들은 많은 탄수화물과 함께 먹지 않는 한 식이 지방을 많이 섭취할 수 있다. 또한, 필요할 때마다 체지방을 원활하게 갖다 쓸 수가 있다.

우리는 약 2~4만 칼로리의 에너지를 몸에 저장하고 있다. 지방에 적응한 사람들은 동력이 필요할 때 이 연료를 쉽게 이용할 수 있다. 그들은 저혈당 상태에서 초조하게 배고픔을 느끼지 않는다. 이러한 배고픔은 지방에 적응하지 않은 사람들이 과자로 다시 손을 뻗게 만드는 짜증 나는 고통이다.

지방 연소 모드로 들어가는 가장 쉽고 가장 좋은 방법은 잘 구성된 저탄고지 식단을 먹는 것이다. 우리가 제안하는 저탄수화물 식단을 1~2주일 실행하면 난생처음 지방을 태우게 될 것이다. 이 기술에 숙달할 수 있으므로, 결국에는 건강과 날씬한 몸매를 위해 단식도 능숙하게 할 수 있게 된다. 단식을 규칙적으로 하면 지방 연소 능력이 향상된다는 점도 큰 장점이다. 그야말로 선순환이 이루어진다.

운동이 좋은 한 가지 이유는 바로 이 현상을 돕기 때문이다. 지속적이거나 활발하게 운동하면 지방에 잘 적응하는 데 도움이 된다. 또한, 글리코겐 저장고도 비울 수 있어 지방 연소 메커니즘이 바뀔 수 있다.

저탄고지 식단은 정말로 배고프지 않다!

13장에서 저탄고지 식단의 이점을 증명하는 연구를 자세히 살펴볼 것이다. 우선은 고지방 식단이 심장병 위험 요인을 얼마나 개선할 수 있는지 보여 주는 가장 중요한 연구 중 하나를 빨리 살펴보자.

이 연구는 MIRS에 걸린 다양한 사람들을 조사했다.[1] 연구팀은 참가자들을 무작위로 네 그룹, 즉 저지방과 매우 높은 탄수화물 식단, 중지방과 고탄수화물 식단, 고지방과 저탄수화물 식단, 포화 지방 위주의 고지방과 저탄수화물 식단에 배정했다. 모든 참가자는 칼로리를 줄이지 않고 3주 동안 배정받은 식단을 따랐다.

결과는 어땠을까? 포화 지방 위주의 고지방과 저탄수화물 식단 그룹은 심장병의 위험을 나타내는 혈액 지표가 놀랍게 개선되었다(11장에서 이 지표들에 대해 더 이야기해 보자). 다른 고지방 식단도 좋은 결과를 나타냈다.

3주 후부터 참가자들은 같은 식단을 유지했지만, 하루에 1,000칼로리씩 열량을 줄였다. 그들은 9주 동안 이 극단적인 기아 식단을 따랐다.

모든 그룹은 9주 후에 개선된 수치를 보였다. 하지만 정말 놀라운 점은, 가장 높은 탄수화물 식단을 먹은 참가자들이 9주 후에 보인 수치는 칼로리 제한 없이 고지방 식단을 먹은 그룹이 3주 후에 보인 수치의 절반밖에 되지 않았다는 것이다.

달리 말해, 전통적인 저지방 식단을 따르고 굶는 식단은 건강한 고지방 식단을 따르고 정상적으로 먹는 식단의 절반만큼만 효과가 있다.

〈건강한 지방〉이란 정확히 무엇일까?

〈건강한 지방〉의 가장 간단한 정의는 〈조상들이 먹던 자연 음식에 든 지방〉이다. 천연 지방이 인간에게 영양가 있는 연료가 아니라는 믿을 만한 증거는 없다. 믿을 만한 증거가 없는 상황에서, 오늘날 유행하는 질병을 인간이 진화하는 동안 먹은 음식 탓으로 돌리는 것은 터무니없다.

하지만 건강에 유익한 지방의 특성은 어느 정도 지방과 함께 무엇을 먹는지에 달려 있다는 것을 명심하라. 정제된 탄수화물과 함께 지방을 섭취하면, 모든 것이 물거품이 되고 만다. 지방과 탄수화물이 모두 높은 식단은 최악의 식단이며 곧바로 MIRS로 이어질 것이다.

건강한 고지방 식단으로 생기는 이점은 탄수화물 절제에 달려 있다. 이 식단은 또한 공장에서 만들어진 지방보다는 정말로 건강한 지방을 사용하는 일이 중요하다. 아래에 건강한 지방을 간단히 설명했다.

- 가장 건강한 지방은 물고기의 지방이다. 생선 살이 많을수록 좋다. 야생 연어, 고등어, 정어리 등이 그 예다.
- 지방의 식물 공급원은 많고 다양하다. 견과류, 아보카도, 올리브, 코코넛 등에는 유익한 지방이 다양하게 들어 있어 영양가 있고 포만감을 주는 에너지를 인체에 공급한다.
- 육지 동물의 지방도 잘 구성된 저탄수화물 식단에 포함하기에 굉장히 좋다. 우리의 믿음과 달리, 동물성 지방은 사

> 람들이 죄악시하는 포화 지방으로만 구성되지 않는다. 예를 들어 돼지기름에는 포화 지방보다 단불포화 지방(올리브유에 든 지방과 같은 종류)이 더 많이 들어 있다.[2]

영양가 있는 지방 에너지의 공급원을 찾을 때 다양성이 부족해서는 안 된다. 2부에서는 맛있는 요리법과 함께 훨씬 더 자세한 내용을 다룰 것이다. 그리고 13장에서는 지방의 건강한 사용을 뒷받침하는 더 깊은 과학 원리를 설명한다.

다불포화 영역에서는 오메가-3 섭취를 최적화하고 오메가-6 섭취를 조절해야 한다. 가공식품을 크게 제한하면 줄여야 하는 오메가-6의 대부분을 줄일 수 있다. 〈진짜 음식을 먹어라〉는 표현은 언제나 옳다. 모든 식물성 기름(카놀라, 콩, 면실, 해바라기, 홍화 등)을 올리브유, 코코넛유, 진짜 음식에서 짜낸 기타 냉압착 기름으로 바꿔라.

건강한 지방이 풍부한 식단에 적응하면 식욕을 조절할 수 있다는 믿기지 않는 일이 벌어질 것이다. 그러나 이 변화는 반드시 제대로 이루어져야 하며, 2부에서 이 내용을 더욱 다룬다.

건강한 지방이라는 원칙에 예외가 있을까?

사람들 대부분은 조상이 먹던 지방 많은 음식의 전체 범위에 최적으로 반응하지만, 맞춤형으로 접근해야 하는 소수 사람이 있을 수 있다. 가장 확실히 인정받은 사례는 ApoE4 유전자형을 가진 사람들인데, 이들은 콜레스테롤이 높고 관상 동맥 심장 질환의 비율이 약간 높다. 고탄수화물 식단으로 지속해서 대사에 손상을 입은 ApoE4 유전자형 보유자들이 과도한 고기나 심지어 치즈를 섭취하면 인슐린과 포도당 수치가 높아질 수 있다. 결과적으로, 그들은 생선, 달걀, 아보카도, 기타 비육류 공급원을 목표로 하면 이득이 훨씬 더 크다. ApoE4 보유자라면 건강을 최적화하는 방법을 자세히 설명한 547쪽을 참조하기 바란다.

다양한 저탄고지 전략

저탄수화물 분야에서도 다량 영양소의 최적 비율에 관해 몇 가지 다른 견해가 있다. 요약하자면, 주요 저탄수화물 접근법은 세 가지가 있다.

- 팔레오(구석기) 식단: 중탄수화물, 중~고단백질, 적당한 지방
- 저탄고지 식단: 저탄수화물, 적당한 단백질, 고지방
- 키토 식단: 초저탄수화물, 적당한 단백질, 매우 높은 지방

팔레오 식단은 현대 음식이 출현하기 전 고대의 조상들처럼 먹어야 한다는 믿음에 바탕을 둔다. 따라서 빵, 정제 곡물, 우유와 치즈 같은 유제품을 포함하여 1만 년 전에 먹지 않았던 음식을 금지한다. 다량 영양소 비율의 관점에서, 팔레오는 일

반적으로 지방 50퍼센트, 단백질 20퍼센트, 탄수화물 30퍼센트의 비율이다. 이와는 대조적으로, 표준적인 저탄수화물 고지방 식단은 대략 지방 60퍼센트, 단백질 20퍼센트, 탄수화물 20퍼센트로 구성된다.

키토 식단은 저탄수화물 식단의 특별한 경우다. 키토는 키토제닉 식단의 줄임말로, 지방을 태우면 케톤이라는 독특한 분자가 생성되어 에너지로 사용되므로 이런 이름이 붙었다. 키토 식단을 먹으면 지방이 연료를 공급하는 영양적 키토시스 상태로 들어간다. 키토는 본질상 초저탄수화물 요법으로, 식이 지방, 즉 체지방에서 비롯되는 에너지의 비율이 매우 높다. 영양적 키토시스 상태를 달성하면 주된 건강과 체중 감량 혜택을 얻을 수 있다. 고전적인 저탄수화물 접근법과 비교하더라도 말이다. 어떤 의미에서 키토는 지방을 태우는 최고의 식단이다. 13장에서 이 내용을 더 자세히 설명하지만, 우선은 키토의 다량 영양소 구성 비율이 대략 지방 70퍼센트 이상, 단백질 20퍼센트, 탄수화물 10퍼센트 미만이라는 점을 강조할 것이다.

저탄고지 식단이 MIRS를 해결하는 데 압도적으로 유익하다고 판명되었기 때문에 우리는 이 식단을 오늘날 최고의 전략으로 선호한다. 팔레오 식단은 표준 미국 식단보다 훨씬 건강한 식단이지만 탄수화물을 더 줄이고 지방을 늘려서 얻는 이점이 없다. 탄수화물을 훨씬 낮추고 지방을 더 늘리는 저탄고지의 더 극단적인 버전인 키토는 확실히 이점이 있지만, 다량 영

식단 종류에 따른 단백질과 탄수화물의 섭취

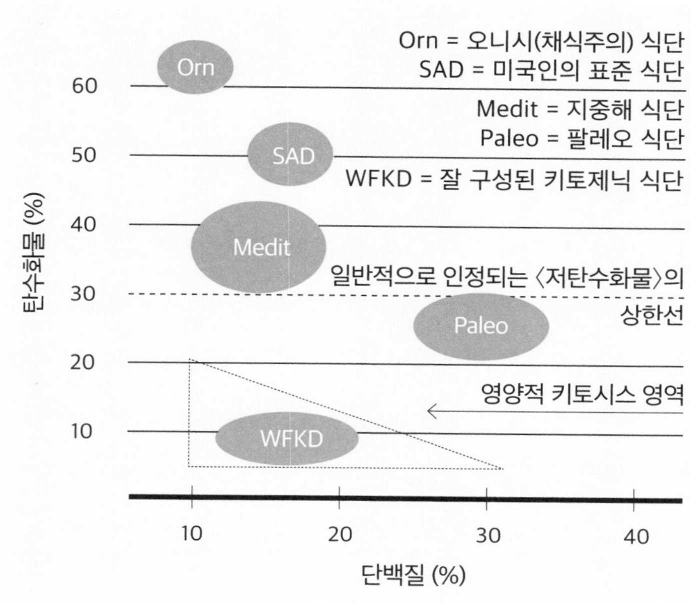

뛰어난 영양학자인 제프 볼렉과 스티브 피니는 기본적인 다량 영양소 접근법을 이해하는 데 유용한 도표를 만들었다. 〈비만을 넘어서Beyond Obesity〉 주식회사의 제프 볼렉과 스티브 피니의 허락을 얻어 사용함.

양소의 비율을 일관되게 맞추기가 더 어려울 수 있다. 그렇긴 하지만, 많은 사람이, 특히 MIRS로 인한 손상이 오래되고 당뇨병이 심각한 사람들이라면 혜택이 더 클 것이다. 우리는 개인적으로 저탄고지를 따르지만, 저탄수화물 장점을 더 얻기 위해 정기적으로 키토 식단으로 전환한다. 대부분 경우 우리는 식사를 건너뛰거나 식사 간격을 넓혀서 키토 식단에 들어가는 데, 이 방법으로 칼로리 섭취의 많은 부분을 체지방에서 얻는다. 본질상, 우리는 저탄수화물/키토 방식을 왔다 갔다 하며 건강을 돌본다.

성공 전략

사람 대부분은 전형적인 체중 감량 조언을 거꾸로 뒤집는 식단 접근법으로 큰 혜택을 얻을 것이다. 전통적인 저지방 접근법이 비참하게 실패하고 계속해서 해를 끼치고 있으니 이는 그리 놀랄 일은 아니다. 살을 빼고 건강을 회복하고 오래 살 가능성을 높이는 핵심 접근법은 다음과 같다.

- 식생활에서 탄수화물, 특히 모든 종류의 정제된 탄수화물을 크게 줄인다.
- 과당을 크게 줄여, 가공식품을 먹지 않고 고당도 과일도 거의 먹지 않는다.
- 오메가-6 다불포화 지방을 크게 줄이기 위해 가공식품이나 식물성 기름을 먹지 않는다.
- 포만감을 유발하는 고품질 단백질을 충분히 섭취한다.
- 영양이 풍부한 천연 지방에서 최대한 에너지를 섭취한다.

다양한 요인들 역시 문제를 인식해 해결하는 데 중요하며, 사람마다 유형이 다르므로 제각기 다른 목표 전략이 필요하다. 인슐린 저항성이 있는 날씬한 사람은 인슐린에 민감한 뚱뚱한 사람과는 다른 방법을 사용해야 한다.

2부에서는 체중 감량과 장수를 위한 개인 계획을 실행하고 최대한의 성공을 보장하는 방법을 설명한다. 그렇지만 우리는 모든 요소가 어떻게 작동하는지 잘 이해하는 것이 장기적인 성공의 중요한 요소라고 믿는다. 따라서 계획을 세울 때 3부를 읽고 이해하는 일이 중요하다고 생각한다. 3부에는 우리의 전략을 뒷받침하고 인슐린, 탄수화물, 지방, 단백질이 모두 대사 과정과 전반적인 건강에 어떤 영향을 미치는지 과학적으로 설명하는 중요한 세부 사항이 포함된다.

우리는 또한 간단한 심장 CT 스캔에서 나온 중대한 CAC 점수와 심장병을 훨씬 더 잘 예측하는 콜레스테롤 비율과 같은 매우 중요한 진단 방법을 상세히 설명할 것이다. 덧붙여 가장 중요한 비타민과 보충제를 상세히 요약할 것이다. 이런 영양소가 부족하면 체중 감량과 장수 목표를 정말로 망칠 수 있다. 이 요인들을 모두 이해하면 〈기름지게 먹고 오래 살기〉 계획이 매우 잘 작동하는 이유를 아는 데 도움이 될 것이다!

사례 워런과 조슈아의 이야기

저탄고지 접근법은 인슐린 문제가 있는 과체중 노인들에게만 필요한 것이 아니다. 우리는 4장에서 오늘날 젊은이들이 인슐린 저항성과 MIRS로 해를 입는다고 이야기했다. 제프의 최근 환자 2명이 좋은 예다.

워런과 조슈아는 최근에 더 건강한 영양소에 관심이 생기면서 저탄수화물 식단을 알게 된 어머니의 권유로 제프를 만난 10대 형제다. 어머니는 두 아들이 계속 살이 쪄서 걱정되었다.

최근 고등학교를 졸업한 후에 워런과 조슈아는 경제적으로 자립하기 위해 열심히 일하고 있다. 많은 10대가 그렇듯이, 그들은 음식과 활동, 건강이 거의 안중에 없었다. 그들은 영양소를 생각하지 않고 이동 중에 식사했고 대부분 탄수화물과 가공식품을 먹었다. 그들의 활동 수준은 보통이었고 주로 일 때문에 움직였다. 그들은 온종일 직장에서 일했다.

두 청년의 체중은 약 14킬로그램을 초과했다. 흔히 그렇듯이, 그들의 체중 문제는 가족력이었다. LDL 수치를 포함한 공복 혈액 검사에서는 어떠한 문제도 발견되지 않았다. 하지만 그들은 아주아주 심각한 과인슐린 혈증이었다. 인슐린 수치가 가히 볼만했다. 그들의 몸은 MIRS가 심각한 상태였지만, 나이가 너무 젊은 탓에 표준 포도당 측정에서 문제가 드러나지 않았다.

형제는 앞으로 수십 년 동안 고통받을 본격적인 당뇨병 환자가 되어 가는 중이었지만, 식후 포도당과 인슐린 측정은 의사들이 거의 고려하지 않기 때문에 심각한 손상이 이루어질 때까지 이 문제를 알지 못했을지 모른다.

이 젊은이들은 저탄수화물 접근법을 실천해서 이미 결과를 얻고 있다. 그들은 더 영양가 있는 음식을 선택하는 일에도 주력하고 있으며 활동을 더 늘리려고 노력한다. 그들은 체중이 줄고 건강이 회복되고 있다.

워런과 조슈아의 이야기는 많은 젊은이에게 드문 일이 아니다. 올바른 도구와 교육을 제공하면서 적절하게 취사선택한다면 아주 젊은 사람들에게도 도움이 될 것이다. 그리고 탄수화물 섭취를 낮추는 일은 MIRS를 치유하는 핵심 요인이다.

2부
〈기름지게 먹고 오래 살기〉 처방전

마스터가 포기하는 이유는 전문가가 없어서다.
배우는 자들만 있기 때문이다.
— 조지 레너드

승리는 철저히 준비하는 기술이다.
— 조지 앨런

6
체중 감량 마스터 클래스

1부에서는 다음의 질문을 살펴보았다. 우리가 왜 저지방 식단을 따르고 〈덜 먹고 더 많이 움직이라〉는 조언을 들었을까? 실제로 이 방식이 왜 체중 감량과 전반적인 건강에 끔찍한 전략일까? 인슐린을 낮추는 일이 왜 체중을 관리하고 만성 질환을 줄이는 데 가장 중요할까? 저탄고지 식단이 왜 건강을 개선할까?

이제 방법을 살펴보자. 이번 장에서는 체중 감량에 성공하고 건강과 장수를 최적으로 달성하기 위한 근본 전략을 알려준다. 우리 조상들은 현대 의학이 효과적으로 해결하는 전염병과 다른 문제들에 시달렸지만, 비만과 만성 질환은 모두 피할 수 있었다. 물론 이런 질환은 식단과 밀접하게 연관되고 현대 의학이 잘 해결할 수도 없다. 우리는 조상들의 환경을 똑같이 재현하지 못하고, 또 그러려고 노력해서도 안 된다. 하지만 그들의 식습관과 생활 방식이 지닌 큰 장점을 그대로 따라 할 필요가 있다. 물론 현대인들에게 효과적인 접근법을 사용해야 할 것이다.

우리는 마음가짐과 다량 영양소 목표량을 포함한 중요하고 수준 높은 접근법부터 시작할 것이다. 그런 다음 날씬함과 최적의 건강을 모두 얻기 위한 10가지 주요 행동 단계를 상세히 알아보자.

마음가짐 관리하기

저탄고지 여행을 시작하기 전에 마음에 관해 조금 이야기하고 싶다. 이 내용은 체중 감량과 장수를 위한 우리의 처방을 실행할 때 큰 도움이 될 것이다.

사실 어린 시절부터 주입 받은 것을 극복하기란 쉽지 않아서, 우리는 모두 그동안 나쁜 영양학에 세뇌당했다. 우리는 거의 평생 이러한 지식을 주입받았다. 과학 분야의 리더들은 모두 저지방 식단과 〈건강한〉 탄수화물이 유익하다는 왜곡된 반쪽 진실을 앵무새처럼 되풀이했다. 우리의 잠재의식은 이러한 뿌리 깊은 교육과 두려움을 쉽게 버리지 않을 것이다. 어떤 책이나 과학 논리도 이를 완전히 근절할 수는 없다. 너무나 깊게 프로그래밍되어 있기 때문이다. 우리의 마음은 가장 훌륭하고 똑똑한 지도자들이 수십 년 동안 틀렸다는 것을 받아들이기가 엄청나게 어렵다. 하지만 그들은 틀렸다.

그래서 당신은 도전에 직면하게 될 것이다. 우리는 그것을 부인하지 않는다. 당신은 인류 역사상 가장 오래된 힘, 즉 잠재의식과 싸워야 한다. 첫 주 안에, 이 힘이 방해한다고 느낄 것이다. 천연 지방에 대한 가상의 두려움을 극복해야 할 것이다. 음식 피라미드 밑바닥에 있는 〈복합 탄수화물〉을 높이 평가하는 강력한 도그마를 극복해야 한다. 이 탄수화물은 훨씬 더 건강한 음식에서 쉽게 얻을 수 있는 일부 영양소와 섬유질을 함유한 포도당(당분)에 불과하다는 사실을 상기해야 할 것이다.

이러한 고탄수화물 선전의 힘을 과소평가하지 마라. 이는 잠재의식에서 반드시 지워야 할 심리적 독이다. 이 바위 위에 현대의 유행병이 세워졌다. 이 위협을 마음속에 새기면 그것을 물리칠 수 있다. 이미 그렇게 한 수백만의 사람들처럼 세뇌를 극복할 것이다.

걱정하지 마라. 당신은 성공할 것이다. 우리는 당신이 성공할 것임을 안다. 그러나 잠재의식이라는 적을 과소평가하는 것은 성공에 가장 큰 위협이다. 나쁜 과학이라는 유산이 당신의 노력을 점점 무너뜨리지 않도록 하라.

이제 새로운 삶이 시작된다

삶의 새로운 단계를 시작할 때 많은 사람이 불안을 느낀다. 미지에 대한 두려움과 실패에 대한 두려움이 있다. 또한, 떠나 보내기 힘든 것, 새로운 삶에서 뭔가를 놓칠 수 있다는 두려움도 있다. 이는 자연스럽지만, 당신은 극복할 것이다. 다행히도, 〈기름지게 먹고 오래 살기〉 계획의 장점은 어떤 어려움보다도 훨씬 더 크다. 그 혜택은 엄청나지만 희생할 것은 거의 없다.

우리는 당신이 첫 주에 최선을 다해 이 계획을 실행했으면 하지만, 산더미 같은 과제로 부담을 주고 싶지 않다. 제프의 환자들이 가장 많이 성공한 방식은 먼저 식단을 바꿔 적응하고 나서, 스트레스나 수면 같은 다른 중요한 생활 방식 문제를 해결하는 데 집중하는 것이었다. 그리고 우리는 당신도 성공하리라고 확신한다. 그저 첫 주에 중요한 식단 요인에 우선 집중한 후에, 자리가 잡히면 더 많은 도구를 사용하면 된다.

당신의 외모와 활력 수준을 모두 바꿀 준비를 해라! 당신은 칼로리를 줄이려는 노력에서 해방될 것이다. 설치류처럼 시리얼을 갉아먹거나 말처럼 섬유질 사료를 씹지 않게 될 테다. 잘못된 우리 사회의 가공된 정크 푸드와 가짜 음식을 버릴 것이다. 그런 음식은 기껏해야 값싼 흥분감, 즉 곧바로 배고픔과 공허함으로 변하는 순간적인 즐거움을 주었다. 그 결과 당신은 더 뚱뚱해지고 더 아팠다.

대신 당신은 활력과 건강, 날씬함을 선사하는 조상의 기름진 음식을 먹을 것이다. 우리가 속아서 먹은 탄수화물과 식물성 기름보다 그런 음식이 얼마나 더 맛있는지 깨닫게 되리라. 이렇게 식단을 바꾸면 외모가 아주 매력적으로 변한다. 사람들은 몇 주 안에 알아차리고 당신의 피부에서 광이 나고 날씬해졌다고 말할 것이다. 그들은 당신에게 무엇을 했느냐고 물어볼 텐데, 원한다면 그들에게 그저 좋은 과학을 이용하는 중이라고 말하면 된다. 정크 과학에서 벗어나면 감격할 일이 생긴다. 그리고 당신은 어느 때보다도 좋은 컨디션을 유지할 것이다.

새로운 삶을 시작할 적절한 시기를 선택하는 일이 중요하다. 특히 스트레스를 많이 받는 시기나 가까운 미래에 큰 행사가 있다면 뒤로 미뤄라. 주요 이벤트가 없는 조용한 2주 기간을 선택하는 것이 가장 좋다. 아마도 직장에서 평안한 기간, 또는 휴가 중에도 시작할 수 있을 것이다. 특히 첫 주에는 주의를 많이 기울여야 한다는 점을 명심하라.

식품 저장실과 냉장고에서 나쁜 음식을 치우고 이번 장 내내 강조하는 음식으로 채워 넣어라. 강박 관념을 가질 필요는 없지만, 적절히 철두철미해야 한다. 새롭게 변하라.

지방을 태우는 다리 건너기

이제 이 프로그램에서 가장 중요한 부분을 설명할 것이다. 당신의 몸을 당을 태우는 모드에서 지방을 태우는 모드로 바꾸는 일이다. 3장에서 설명했듯이, 체내에 상당한 양의 포도당이 들어가면 지방 연소 메커니즘이 멈춘다. 이는 탄수화물을 많이 섭취하면, 즉 당 연소 모드일 때 몸이 지방을 태우기가 매우 어렵다는 의미다.

과체중인 사람은 대부분 당을 태우는 모드에 갇혀 있다. 그들의 몸은 계속 공급되는 탄수화물에 의존하는 상태다. 이 함정을 탈출한다는 건 매우 뿌듯한 일이다. 지방을 많이 섭취하는 동시에 탄수화물을 아주 적게 섭취하면, 몸이 지방 연소 모드로 전환한다. 이렇게 놀랍고 기적적으로 변하는 동안 수백만 개의 새로운 지방 연소 효소가 빠르게 만들어진다.

이 전환을 다리로 생각해 보라. 당신은 한쪽에서 당을 태우는 사람으로 시작하지만, 〈기름지게 먹고 오래 살기〉 계획의 10단계(128쪽에 나옴)를 따라 다리를 건너게 된다. 반대편에서 지방을 태우는 몸으로 사는 삶이 기다리고 있다.

지방 연소로 전환하는 데 가장 중요한 요소 중 하나는 탄수화물 섭취량이다. 사람마다 이상적인 양이 다르지만, 우리는 총탄수화물이 아니라 순 탄수화물을 살피라고 권한다. 음식의 순 탄수화물 함량은 총 탄수화물(그램)에서 소화가 안 되는 섬유질 탄수화물(그램)을 뺀 것이다. 예를 들어, 브라질너트 약 28그램은 총탄수화물이 3.4그램이지만, 그중 2.1그램은 소화가 안 되는 섬유질이다. 따라서 브라질너트 28그램의 순탄수화물은 1.3그램에 불과하다. 이와는 달리, 캐슈너트는 탄수화물이 풍부하다. 캐슈너트 28그램은 총 탄수화물이 9.3그램이며, 이 중 8.4그램은 순 탄수화물이다. 〈지방 황제〉 웹 사이트(thefatemperor.com/carb-cheat-sheet/)에서 탄수화물 계산 공식을 인쇄하여 냉장고에 붙이는 것도 좋은 생각이다.

우리는 탄수화물 섭취의 40/80/120 규칙을 지지한다. 다음과 같이 설명할 수 있다.

- 인슐린 저항성, 당뇨 전 단계(일관된 고혈당), 제2형 당뇨

병이 자리를 잡았다면 순 탄수화물 섭취량은 매일 40그램 미만이어야 한다. 저탄수화물 범위의 끝에 있는 키토 식단을 먹어야 할 것이다(470쪽 참조). 인슐린 민감성의 목표치를 달성하면 이 규칙을 완화할 수 있다(인슐린 민감도를 추정하는 가장 쉬운 방법은 72쪽에서 설명했듯이 HOMA 지수를 사용하는 것).

- 인슐린에 민감한 사람이라면, 일일 총탄수화물 섭취량이 80그램 정도가 되어야 한다. 인슐린 민감성은 비교적 건강하며 저탄고지 식단 범위 안에서 살 수 있다는 신호다.
- 사람들 대부분은 일일 순 탄수화물 섭취량이 120그램을 초과해서는 안 된다. 탄수화물을 더 섭취한다면 유용한 이점은 없고 잠재적인 문제가 더 많이 생긴다. 한 가지 예외는 최고의 에너지를 분출하기 위해 노력하는 운동선수들일 수 있다.

당뇨 전 단계이거나 제2형 당뇨병이 있다면 대사 문제가 확실히 있으며 탄수화물을 견디기 힘든 상태다. 즉, 혈당과 인슐린 수치가 엉망이고 탄수화물 섭취량을 제대로 관리하지 못한다. 당신은 단 한두 시간 기분이 좋기 위해 탄수화물을 계속 먹을 수 있다. 초조함을 달래려고 담배 한 줄기가 필요한 흡연자처럼 말이다.

흡연자가 담배를 끊으면 며칠 안에 신체적 중독에서 해방되지만, 독을 원하는 심리적 갈망이 남아 있을 수 있다. 인슐린 저항성, 당뇨병, 제2형 당뇨병과 같은 대사 장애를 앓는 사람에게는 탄수화물 중독이 그렇다. 만약 당신이 그렇다면, 반드시 중독 순환을 깨고 가능한 한 빨리 지방 연소 모드가 되어야 한다. 그러면 심리적 충동만 남는다. 이는 단순히 탄수화물 주입이 필요했던 시절의 잠재의식적인 기억일 뿐이다. 대비한다면 이 교활한 기억을 쉽게 통제할 수 있다.

이와 달리, 비교적 인슐린에 민감하다면, 탄수화물 섭취에 그리 엄격할 필요는 없다. 탄수화물을 하루에 약 80그램 정도 먹어도 괜찮다.

인슐린에 민감한 과체중은 특히 흥미로운 그룹이다. 종종 그들은 과체중을 줄이는 일이 어렵다는 것을 알게 된다. 그들은 저탄수화물 식단을 먹어도 체중 감량 정체를 경험할 수 있다. 그들은 종종 초저탄수화물 식단을 먹어도 추가적인 이득을 많이 얻지 못한다. 이런 경우라면, 식사 간격이 훨씬 더 중요하다(198쪽 참조). 지방 연소 모드로 전환하면 이 단계를 쉽게 이용할 수 있다.

마스터가 되기 위한 기초를 마스터하라

아이버는 첨단 거대 다국적 기업에서 〈기술 마스터〉 역할을 맡아 왔다. 엔지니어들은 본래 매우 기술적인 사람들이다. 그러나 극히 일부 엔지니어만이 마스터 수준에 도달한다. 아이버는 복잡한 기술적 문제를 훌륭하게 해결해 이 수준에 도달했다. 이 기술을 연마하려면 수십 년 동안 훈련해야 한다.

의학에는 그런 〈기술 마스터〉 역할이 없다. 그런데도 제프는 확실히 체중 감량과 예방 의료의 마스터다. 다시 말하지만, 그는 수십 년간 훈련하며 이 기술을 연마했다. 이 책 곳곳에 등장하는 환자들과 건강을 개선한 그들의 성공 이야기가 그 증거다.

우리는 건강과 영양 분야에서 매우 다른 길을 걸으며 전문 지식을 쌓았다. 우리와 관련한 과학 원리를 이해하겠다는 욕망에 불타 연구하고 해독하는 데 무수한 시간을 보냈다. 우리는 이 원리를 성공적으로 적용해 정말로 건강을 향상하는 식단을 고안할 때 보람을 느꼈다.

당신은 체중 조절의 마스터가 될 수 있다. 의심의 여지가 없다. 규칙을 이해하고 모두 올바르게 적용하기만 하면 된다. 이제 당신이 첫 주에 지켜야 하는 규칙을 소개한다. 아이버는 이 규칙을 따라 8주 만에 14킬로그램 이상을 감량했다. 제프는 같은 기간 동안 거의 18킬로그램을 감량했다. 우리는 이 식이 요법에 어떤 중요한 운동도 추가하지 않고 혈액 검사 수치를 개선했다. 제프의 수많은 환자도 같은 결과를 얻었고, 수백만 명의 환자들이 현재 전 세계 저탄수화물 의사들의 안내를 받으며 같은 결과를 얻고 있다.

체중 조절과 건강 개선을 위한 행동 단계

다음의 10단계 목록으로 모든 것을 해결할 수는 없다. 체중 조절과 같은 복잡하고 다원적인 문제에서는 어떤 목록으로도 그렇게 할 수 없다. 하지만 이 목록으로 대부분 문제를 해결할 것이다. 이 단계들을 잘 사용하면 성공할 수 있고, 최적으로 적용하면 엄청난 성공을 거둘 수 있다.

다음은 마스터 목록이다. 이 단계들을 설명한 후, 이 장의 나머지 부분에서 각각의 단계를 더 자세히 살펴볼 것이다.

1. 식단에서 정제된 탄수화물과 당분을 제거한다. 이런 음식은 생화학적 망치로 몸을 망가뜨린다. 몸을 과체중 상태에 가두고 빠져나가지 못하게 하는 자물쇠처럼 작용한다.

2. 식단에서 정제된 식물성 기름을 제거한다. 체중 감량이나 장수에 관심이 있는 사람은 이 기름을 먹어서는 안 된다. 올리브유, 코코넛유, 다른 건강한 기름으로 쉽게 바꿀 수 있다.

3. 가공식품을 대폭 제한한다. 이 항목은 1과 2번 항목을 실천하는 데 큰 도움이 된다. 가공된 식품에는 항상 정제된 탄수화물과 역겨운 기름이 가득하다.

4. 영양가가 높고 천천히 타는 탄수화물만 먹는다. 장과 전반적인 건강을 개선하고(이 문제는 나중에 상세히 이야기할 것이다) 탄수화물 섭취를 낮게 유지할 수 있다. 초기 목표는 총칼로리의 약 15~20퍼센트가 되어야 한다.

5. 영양가 높은 단백질 공급원을 섭취한다. 항상 품질 좋은

단백질을 섭취하고 단백질을 계산한다. 운동을 많이 하지 않으면 체중 453그램당 약 0.4~0.6그램을 먹어야 한다. 활동량이 더 많다면 이보다 더 먹어야 한다.

6. 영양분이 풍부한 음식의 지방에서 칼로리의 대부분을 섭취한다. 이런 지방이 일일 총칼로리의 60~65퍼센트를 공급해야 한다. 〈멋대로 지방을 섭취하지 마라.〉 제거할 탄수화물을 제거하는 대신 건강한 지방으로 바꾸기만 하면 된다. 건강한 지방은 진짜 음식에서 섭취해야 한다. 진짜 배고픔 신호가 왔을 때만 먹는다. 폭식은 안 된다!

7. 하루 3회만 먹는다. 할 수 있다면 2회가 가장 좋다. 이를 평생 좋은 습관으로 만들 수 있다. 각각의 식사를 즐기는 법도 배울 수 있다. 이런 방식으로 먹으면 몸에 활력이 생긴다.

8. 반드시 적절한 비타민과 미네랄(15장에서 설명)을 먹는다. 이것이 중요한 이유는 영양 결핍이 배고픔을 유발할 수 있기 때문이다. 또한, 하루에 충분한 양의 물을 섭취한다.

9. 생활 습관과 환경에 유념한다. 수면 부족, 스트레스, 건강한 태양광이 부족하면 체중을 줄이려고 노력해도 만족스러운 결과를 얻지 못한다. 환경적 영향을 소홀히 하지 마라.

10. 건강한 운동에 참여한다. 근육을 강화하는 저항 운동(고강도 무산소 운동)이 가장 좋다.

과체중인 사람이 이 열 가지 규칙을 따른다면 그 사람과 함께 건강 상태 역시 변화할 것이다. 목록의 초반 몇 항목은 어느 정도 명백하다. 빠른 해결책을 원하는 모든 사람이 혜택을 얻을 것이다. 그러나 지속적이고 건강하게 체중을 줄이려면 모든 항목이 필요하다. 목록에서 몇 가지 규칙만 선택한다면 모든 게 물거품이 된다.

이제 체중 감량 10단계를 자세히 살펴보자.

1. 정제된 탄수화물과 당을 제거하라

정제된 탄수화물은 버려야 한다. 이 규칙은 쉽다. 이 규칙을 따른다는 것은 빵과 과자류를 포기해야 한다는 의미다. 상업용 빵 대부분은 곱게 간 탄수화물, 설탕, 기름의 혼합물이다. 그리고 현대의 밀은 정제되었든 어떻든 사람들에게 재앙이다. 걱정하지 마라. 우리가 샌드위치 애호가들이 먹을 빵을 알려 주겠다.

탄수화물을 기계로 분쇄하면, 즉 탄수화물을 정제하면 살을 찌우는 최고의 연료가 되어 비만과 당뇨병을 일으킨다. 정제된 탄수화물은 소화관에 매우 해로운 호르몬 반응을 일으킨다. 구체적으로, 가스트린 억제 폴리펩티드 GIP* 호르몬을 폭발하게 한다. GIP는 인슐린을 분비하는 주요 원인이므로, 고혈당을 해결하려고 인슐린이 치솟는다.

정제된 탄수화물과 함께 지방이 많은 음식을 먹으면 문제가

* 소화관 호르몬으로 위산 분비를 억제하고 인슐린 분비를 촉진한다.

더욱 심각해진다. 소화가 잘되는 탄수화물은 건강한 지방을 유죄로 만든다. 인슐린 급증은 지방 산화를 차단하고 식이 지방의 건강한 대사를 막는다. 이런 식의 정제된 탄수화물과 지방의 조합은 우리를 비만 유행병이라는 형벌에 처하는 중요한 생화학적 재앙이다. 인슐린을 낮추고 안전하게 유지해 지방을 건강한 연료로 유지하라!

가공된 탄수화물을 먹지 마라. 이게 전부다.

가공된 탄수화물은 시간이 지나면서 중독의 형태로 이어진다. 당을 태우는 사람이라면 탄수화물이 가득 찬 식사 직후에 몸이 박탈감을 느낀다. 다시 말해, 식사 직후에 혈당이 빠르게 상승하고 그다음 몇 시간 동안 과도하게 떨어진다는 의미다. 몸이 포도당에 의존한다면 이런 경우 저혈당이 발생하며, 따라서 박탈감을 느낀다.

그렇다면 가공된 탄수화물의 섭취를 줄이면서도 가끔 정제된 탄수화물이나 당을 슬그머니 먹으면 어떻게 될까? 음, 금연자들이 몰래 담배를 몇 개비 피우면 어떻게 되는지 생각해 보라. 아마 안타까운 결말을 알 것이다. 그들은 곧 다시 담배를 사러 간다. 금연은 물 건너갔다. 정제된 탄수화물을 버리면, 중독의 힘이 금방 떨어지고 자유로움과 행복감이 샘솟을 것이다. 담배를 끊는 일과 마찬가지로, 몇 주 후에 정제된 탄수화물에 대한 욕구는 마음에서만 존재한다. 신체적 중독은 사라질 것이다. 정제된 탄수화물에 대한 욕망이 이제 기억일 뿐이라는 것을 이해한다면 그 문제를 영원히 해결할 수 있다(이런 유형의 이해는 금연 활동가 앨런 카가 쓴 가장 성공적인 금연 전략인 『스톱 스모킹』의 기초가 되었다).

2. 정제된 식물성 기름을 제거하라

정제된 식물성 기름은 정제된 탄수화물과 함께 버려야 한다. 식물성 기름은 다단계 화학 공정 중에 씨앗에서 추출된다. 식물성 기름은 원래 기계 윤활제로 사용되었는데, 누군가가 이 기름을 사람에게 먹인다는 기발한 생각을 하게 되었다. 앞쪽에서 자세히 설명했듯이 정제된 식물성 기름은 사람에게 유독하다. 다양한 동물 연구에 따르면, 식물성 기름에 풍부한 오메가-6 지방산을 과하게 먹으면 동물 식품에 풍부한 천연 단일불포화 지방이나 포화 지방을 먹을 때보다 비만할 가능성이 크다.[1] 자연식품, 특히 우리가 처방하는 식품을 먹으면서 오메가-6를 과하게 섭취할 가능성은 적다. 과학 연구 결과를 살펴보면, 식물성 기름이 오늘날 세계의 오메가-6 문제 대부분에 이바지한다는 점을 알 수 있다. 식물성 기름은 우리의 몸보다 잔디 깎는 기계에 사용하기에 더 적합하다.

냉압착 올리브유와 코코넛유 등 천연 기름이 의심할 여지없이 최고의 선택이다. 〈진짜 음식을 먹어라〉 규칙이 여기에 적용된다. 비만이 세계를 지배하기 전 시대부터 진짜 음식이었던 것을 찾아라.

3. 가공식품을 대폭 제한하라

음식 가공이 모두 나쁜 것은 아니다. 우리가 먹는 음식 대부분은 〈어느 정도〉 가공을 한다. 예를 들어, 진짜 음식으로 만든 다음 식품들은 몇 가지 가공을 거친다.

- 곡물이나 기름이 첨가되지 않은, 보존 처리된 고품질 육류와 소시지
- 주로 진짜 음식으로 만든 조리 식품
- 저탄수화물이면서 주로 진짜 음식 성분이 함유된 조리 수프

이런 음식을 피해야 한다는 게 아니라 제한할 것을 권한다. 이 음식들은 편리해서, 때로는 건강에 좋지 않은 가공식품을 피하고자 이런 음식에 손을 뻗게 된다. 하지만 자주 있는 일이 아니라면, 괜찮다. 정말로 나쁜 가공식품을 피하는 일이 더 중요하다. 문제는 가공식품을 식단에 포함하면 통제할 수 없다는 것이다. 진짜 음식으로 만들었는지, 정제된 곡물과 식물성 기름, 첨가 설탕이 들었는지 끊임없이 감시할 수가 없고, 성분표를 유심히 살피는 습관은 점차 희미해진다. 가장 안전한 방법은 우리처럼 하는 것이다. 단순히 식단에서 가공식품을 제거하라. 진짜 음식을 먹는 새로운 습관을 들여 충실히 지켜라.

하지만 가장 중요한 사항은 나쁜 가공식품을 완전히 제거하는 것이다. 무엇을 의미하는지 명확히 해두자.

- 곱게 간 곡물, 식물성 기름, 첨가 당, 그리고 다른 많은 나

뺀 재료로 만든 빵 대부분

- 곡물 분말, 식물성 기름, 설탕을 함유한 포장 식품 대부분과 시리얼, 수프 등
- 〈건강한〉 스낵바 거의 전부(대개 곡물 분말, 식물성 기름, 설탕으로 만들어지며, 거의 항상 너무 달다)

4. 탄수화물 섭취량을 수정하라

목표는 탄수화물 섭취량을 총 칼로리의 약 15~20퍼센트로 줄이는 것이다. 이 단계에서 다른 부분은 유익한 탄수화물을 목표로 하는 것이다. 이런 탄수화물은 정제 과정을 거치지 않아 위험하지 않으며, 섬유질이 많아 포만감을 주고, 인슐린을 증가시키지 않는다. 게다가 장내 미생물군을 개선할 수 있는 탄수화물이기도 하다. 건강한 장내 미생물은 결과적으로 인슐린 민감성을 포함한 많은 것을 개선한다. 〈기름지게 먹고 오래 살기〉 계획은 탄수화물을 제거하는 것이 아니다. 유용할 수 있는 탄수화물을 최적화하면서 〈정크〉 탄수화물을 제거하는 것이다.

일반적으로 소화가 더 느린 영양가 높은 탄수화물에 초점을 맞춰라. 느리게 소화되는 탄수화물은 혈당과 인슐린을 많이 자극하지 않으며, 췌장 기능과 적절한 식욕을 돕는 호르몬을 자극한다. 시금치, 브로콜리, 콜리플라워와 같은 땅 위에서 자라는 비녹말 채소 위주로 탄수화물을 섭취하라. 고구마 같은 덩

이줄기도 괜찮다. 굽지 않고 삶으면 인슐린 반응이 낮아진다.

섬유질이 많은 탄수화물은 장내 유익한 박테리아의 성장을 촉진할 수 있는 물질, 즉 미생물을 제공한다. 최근 몇 년 동안 미생물학이 빠르게 발전하고 있다. 미생물군은 인슐린 민감도와 체중 증가에 큰 영향을 미칠 수 있다. 일부 덜 유익한 세균은 인슐린을 직접 유발하고 인슐린 저항성을 촉진할 수 있다.[2]

탄수화물이 많은 간식으로 다크초콜릿이 좋은데, 카카오를 80퍼센트 이상 함유한 것이 가장 좋다. 식사를 거르거나 배고픔을 느낀다면, 해가 적은 다크초콜릿이 제격이다. 항산화 화합물이 여럿 들어 있고 마그네슘, 망간, 구리 등 중요한 미네랄이 많이 들어 있으며, 카카오가 80퍼센트 이상이라면 당도가 그리 높지 않을 것이다. 크림을 곁들인 베리는 비교적 당이 낮은 또 다른 간식이다. 당 부하가 적으면서 항산화물, 영양소, 섬유질이라는 이점을 얻는다.

5. 영양가 높은 단백질 공급원을 먹어라

이 단계는 중요하다. 반드시 질 좋은 단백질을 섭취해야 한다. 단백질은 몸에 필요한 핵심 아미노산을 제공한다. 이 멋진 분자를 먹으면 몸이 배고픔을 느끼지 않는다. 단백질을 최적으로 섭취하면 추가로 포만감 효과가 나타난다. 질 좋은 단백질 먹는 일을 게을리하지 마라. 식사할 때마다 항상 단백질을 생각해라.

동시에, 우리는 과도한 단백질 섭취는 옳지 않다고 생각한다. 단백질을 많이 섭취하면 포도당으로 전환되고, 부적절한 인슐린 분비를 유발하며, 관련한 성장 경로를 촉진할 수 있다. 젊은 사람에게는 성장이 괜찮지만, 중년이 되면 성장 경로를 자극하는 것이 문제가 될 수 있다. 14장에서 단백질에 관해 더 자세히 이야기할 것이다.

건강한 단백질을 섭취하면 확립된 메커니즘을 통해 체중 감량에 도움이 될 수 있다. 다음은 주요 혜택 두 가지다.

- 단백질의 열 발생 효과: 음식에서 나오는 일부 에너지는 사용되기보다는 소화 중에 열로 손실된다. 이러한 손실은 다른 다량 영양소보다 단백질이 훨씬 높다. 단백질 100칼로리에서 사용 가능한 에너지를 85칼로리 얻을 수 있지만, 지방 100칼로리에서는 사용 가능한 에너지를 95칼로리 얻을 수 있다.
- 소화관에 흡수된 단백질은 펩타이드 YY, GLP-1 등과 같은 배고픔 억제 호르몬을 활성화한다.

예를 들어, 최근에 체중 감량 노력에 따른 장기적인 체중 유지를 평가하는 실험이 특별히 고안되었다.[3] 연구자들은 무작위로 피험자들을 두 그룹으로 나누어 4주 동안 매우 낮은 칼로리 식단을 섭취하게 했다. 두 그룹 모두 평균 5~10퍼센트의 체중을 감량했다. 그러고 나서 그들은 다시 정상적인 칼로리를 함유한 식단을 먹으면서 단백질 섭취를 조정했다. 한 그룹은 단백질 섭취를 18퍼센트로 설정했고, 다른 그룹은 15퍼센트로 설정했다. 단백질 섭취량의 차이가 아주 작은데도, 18퍼센트 그룹이 15퍼센트 그룹보다 체중을 훨씬 적게 회복했다. 18퍼센트 그룹은 허리둘레도 감소했지만, 15퍼센트 그룹은 증가한 것으로 나타났다. 마지막으로, 분석 결과, 18퍼센트 그룹의 〈조식 전 포만감〉 점수가 더 높았는데, 이는 단백질의 식욕 억제 효과 때문이다.

적절한 단백질을 섭취하면 근육의 성장을 촉진하는 데에도 도움이 될 수 있다. 신체 활동을 함께 하면 제지방량을 늘릴 수 있다. 근육은 포도당과 지방이 타는 주요 장소다. 근육량을 증가시키면 포도당 처리가 향상되어 인슐린 민감도가 증가한다. 건강한 저탄수화물 식단과 결합하면 지방 연소 능력도 향상한다.[4]

단백질을 충분히 섭취하는 일뿐만 아니라 항상 질 좋은 단백질, 즉 인체에 필요한 것을 더 많이 제공하는 단백질을 목표로 하는 일도 중요하다. 우리는 가장 필수적인 아미노산을 위해 조상들이 먹던 동물 식품을 선호하며, 이는 식단을 통해서만 섭취해야 한다. 우리는 이 단백질을 스스로 만들 수 없다.

마지막으로, 식물 식품 대부분과 비교해, 동물 식품은 특히 영양가가 높다. 바람직한 동물 음식의 가장 좋은 예는 야생 물고기, 정어리, 목초 달걀, 내장육, 조개류, 기타 풀 먹인 고기의 지방 부위다. 그렇긴 하지만, 신중하게 구성된 채식주의 식단을 통해서도 질 좋은 단백질을 섭취할 수 있다. 다량 영양소 비율의 관점에서, 우리는 단백질에서 약 20퍼센트의 칼로리를 얻을 것을 권장한다.

6. 지방에서 최대 칼로리를 얻어라

맛있고 영양가 있는 지방이 가득 찬 음식을 받아들여라. 고개를 끄덕이며 당신을 응원하는 조상들의 목소리가 들리는가! 배고픔과 건강이 달라진다. 몸은 다시 콧노래를 흥얼거리고 몸무게와 세월은 모두 사라질 것이다.

영양소가 풍부한 지방에서 에너지 대부분을 얻으려면 하루 칼로리의 60~65퍼센트를 섭취해야 한다. 지방, 탄수화물, 단백질의 비율에 집착할 필요는 없지만, 이를 어떻게 관찰할 것인지 생각해야 한다. 탄수화물과 단백질은 모두 그램당 4칼로리인 반면, 지방은 그램당 9칼로리다. 순 탄수화물 100그램(섬유질은 포함되지 않는다), 단백질 100그램, 지방 100그램이 포함된 식사를 한다고 하자. 이는 총 1,700칼로리로 탄수화물 400칼로리, 단백질 400칼로리, 지방 900칼로리와 같다. 이 식사의 다량 영양소 비율은 탄수화물 23.5퍼센트, 단백질 23.5퍼센트, 지방 53퍼센트일 것이다.

건강한 지방이 많은 식단은 영양가 있는 연료를 제공하지만, 어떤 식단도 마음대로 먹어 대서는 안 된다. 기름지게 먹을 수 있지만 그렇다고 해서 폭식할 수 있다는 뜻은 아니다. 기름지게 먹는다는 것은 조상이 먹던 맛있는 지방과 단백질이 풍부한 음식을 즐기는 것이다. 이는 과식을 의미하지 않는다. 단순히 줄어든 탄수화물 섭취량을 건강에 좋은 지방으로 대체하도록 하라. 예를 들어, 탄수화물에서 얻었던 1,200칼로리를 400칼로리로 줄인다면, 건강한 지방 섭취를 800칼로리로 늘려라.

건강한 지방이 많은 식단의 주된 장점은 식욕을 조절할 수 있다는 것이다. 배고프지가 않다. 하지만 이 장점을 잘 이용해야 한다. 지방이 많은 생선, 달걀, 고기, 아보카도, 다른 고지방 식물 음식처럼, 지방과 단백질이 든 영양가 있는 진짜 음식에 초점을 맞춰라. 건강한 지방이 든 가장 좋은 진짜 음식에는 일반적으로 질 좋은 단백질도 들어 있다. 또한, 사악한 탄수화물에서 벗어나면 이 음식들이 맛있고 만족스러워진다. 두 번 승리하는 셈이다. 완벽한 음식의 최고 예는 목초 암탉의 달걀이다. 달걀은 탄수화물이 매우 낮으면서 지방과 단백질의 영양소 균형이 환상적이다. 건강한 지방의 저단백질 공급원은 올리브유, 코코넛유, 버터(나머지 둘보다 영양소가 더 많다)이다. 이것들은 모두 주요 요리뿐만 아니라 소스와 드레싱에 사용할 수 있다. 그러나 일반적으로 기름보다는 자연식품에서 건강한 지방을 얻는 것이 더 바람직하다.

7. 하루 세 끼만 먹어라

우리는 포식과 기근을 번갈아 겪으며 진화했다. 이는 우리의 유전자에 암호화되었다. 이 풍부한 역사를 존중하라. 포식과 적절한 자제의 균형을 유지하라. 단식의 힘을 마스터하라. 그러므로 식사 간격을 벌리는 일은 매우 중요하다. 하루에 최대 세 끼만 먹어라. 두 끼는 훨씬 더 좋다.

지방 연소 모드가 되기 위해 지금 다리를 건너는 중임을 기억하라. 이 다리를 짧게 만들기 위해 노력해야 한다. 빨리 안전한 쪽으로 가라. 식사 간격이 길면 몸이 순조로운 지방 연소를 준비한다. 식사를 너무 자주 하면 다리가 길어져 이 과정을 방해한다. 그러면 불만스럽게도 몸이 계획의 초기 단계에서 빠르게 최적화해야 하는 지방 연소에서 멀어진다. 그렇다면 다음 단계로 쉽게 넘어가지도 못한다. 정말로 간식이 필요하다면, 급한 대로 지방과 단백질이 섞인 음식을 조금 먹어라. 하지만 처음 며칠 동안만, 그리고 정말로 필요할 때만 먹어라.

12시간 이상 규칙적으로 먹지 않는 것을 간헐적 단식이라고 하지만, 우리는 이를 그냥 〈끼니 거르기〉로 생각하는 편이다. 우리는 몇 년 동안 이 방법을 체중 유지 도구 상자의 일부로 사용해 왔다. 이는 지루하지 않고, 사실 상당히 자유롭다. 우리는 절대로 칼로리를 제한하거나 섭취량을 계산하지 않는다. 왜 그래야 하나? 날씬하고 건강했던 우리 조상들은 칼로리를 계산했을까?

고지방 식단은 우리 몸을 훌륭한 지방 연소 모드로 바꿔 놓았다. 자신이 체지방을 태우고 있다는 사실을 알면 꽤 만족스러울 수 있고, 우리는 결코 정해진 시간에 식사하는 습관으로 돌아가지 않을 것이다. 구속이 너무 심하니까 말이다. 체중에 문제가 있는 사람들을 많은 실험 연구에서 확인했듯이, 시간에 맞춰 식사하면 체중 증가 호르몬을 자극해 도움이 되지 않는다.[5] 식사 시간도 영향을 줄 수 있어, 우리는 취침 전 3~4시간 이내에는 식사를 권장하지 않는다. 그러나 가장 중요한 점은 식사 횟수를 적게 유지하여 식사 간격을 벌려 호르몬 장애를 최소화하는 것이다.

당신도 끼니 거르기를 평생 최고의 습관으로 만들 수 있다. 그러면 배고픔 신호를 다스릴 수 있을 것이다. 지방 연소 모드로 바뀌면, 몸이 훨씬 더 능숙하게 체지방을 에너지로 사용할 것이기 때문이다. 지방 에너지원이 자유를 찾으면 배고픔의 힘은 훨씬 더 약해진다. 이는 훌륭한 생존 방식이고, 정신적 예민함과 개인의 수행력 수준도 상승할 것이다.

식사 간격을 벌리면:

- 인슐린 민감도가 향상하고 다른 체중 관련 호르몬의 조절이 개선된다.
- 당뇨 전 단계 및/또는 과체중인 사람들의 고질적인 인슐린 저항성이 해결된다.
- 배고픔 조절 능력이 개선되고 향상한다.
- 몸을 다시 통제할 수 있다.
- 지방 연소 모드 상태에 도달하면 집중력과 정신적 예민함

이 향상한다.

- 건강한 지방이 많이 함유된 식단을 먹으면 몸이 단식 기계가 될 수 있다.
- 배고픔은 약하고 관리하기 쉬운 힘이 되어 버려, 식욕을 통제할 수 있다.

8. 적절한 비타민과 미네랄을 섭취하라

지방 연소 모드로 가는 다리를 건널 때, 당신의 몸은 멋진 변화를 겪게 된다. 그러나 이러한 변화로 인해 특정 영양소가 새롭게 필요해진다. 15장에서 비타민과 미네랄에 관해 상세히 설명하겠지만, 우선 나트륨, 마그네슘, 칼륨이 가장 중요하게 주목할 미네랄임을 알기를 바란다(자세한 내용은 177~179쪽을 참조). 이런 미네랄을 무시한다면, 다리가 길어질 것이다. 이런 미네랄이 부족하면 사람들이 다리 저편에 도달하지 못한다고 알려져 있다. 그리고 영양소와 미네랄이 부족하면 배고픔이 생길 수 있다. 우리 몸이 그런 영양분을 더 얻기 위해 더 먹으려 하기 때문이다. 또한 물을 충분히 섭취해야 한다. 하루에 500밀리리터씩 마시자.

9. 환경 요인을 염두에 두라

체중을 조절하려면 입에 들어가는 음식만 중요한 것이 아니다. 생활과 환경의 다른 측면들도 성공에 큰 영향을 미칠 수 있다.

만성 스트레스는 코르티솔을 포함한 스트레스 호르몬의 방출을 유발하여 체중을 조절하는 호르몬 체계를 심각하게 방해한다. 결과적으로 이 불균형은 포도당/인슐린 체계를 교란하는 패턴을 만들어 인슐린과 인슐린 저항성을 증가시킨다. 이러한 호르몬 방출은 진화적으로 포도당과 유리 지방산*을 연료 삼아 투쟁하고 위험에서 벗어나게 하도록 설계된 스트레스에 반응하는 정상 과정이다. 한 흥미로운 연구에서 큰 레이싱 대회 직전에 경주용 자동차 운전자의 혈중 유리 지방산을 측정했다. 수치가 천정부지로 치솟은 상태였다.[6] 혈중 고혈당과 고지방은 단기적으로 도움이 되지만 장기적으로는 재앙이다. 특히 인슐린 민감성을 높이고 체중을 줄이려고 노력한다면 더욱 그렇다. 이 점은 제2형 당뇨병이라는 대사 재앙에서 가장 잘 드러난다. 이 질병은 본질상 인슐린, 인슐린 저항성, 혈당, 혈중 지방이 동시에 발생하는 것을 의미한다. 인체는 이 조합을 감당하도록 설계되지 않아서, 이러한 일이 발생하면 혈관과 장기 체계에 심각한 스트레스가 가해진다.

수면 패턴이 좋지 않으면 체중 감량에 성공할 가능성도 적어진다. 많은 연구에서 부적절한 수면이 인슐린 민감도에 미치는 영향을 실험했다.[7] 일주일 동안만 하룻밤 수면 시간을 4~5시간으로 줄여도 놀랄 만큼 해로운 영향을 미칠 수 있다.

* 생체 내에서 글리세롤이나 고급 알코올과 결합한 에스터 형태를 갖는 대부분의 지방산과 달리 지방산 그대로 존재하는 극히 일부분의 지방산.

인슐린 민감도와 혈당 수치를 조절하는 능력이 20~40퍼센트 떨어질 수 있다. 상상할 수 있듯이, 비교적 좋은 식단을 먹더라도 이는 체중 감량에 도움이 되지 않는다.

건강한 태양광 노출에는 많은 이점이 있지만, 이 부분은 논란이 많다. 주요 문제는 태양광에 과도하게 노출하면 비흑색종 피부암의 위험이 증가할 수 있다는 것이다. 종종 인정받지 못하는 사실은, 자외선 노출로 피부암에 걸린 사람들이 그렇지 않은 사람들보다 평균적으로 더 오래 산다는 연구 결과가 나왔다는 점이다.[8] 태양광 노출의 엄청난 이점도 인정받지 못한다. 태양과 빛의 결핍은 또한 체중 감량을 방해하고, 24시간 생체리듬과 멜라토닌 생산을 방해함으로써 비만을 촉진할 것이다.

우리는 가능한 한 항상 건강한 태양광을 쬔다. 물론 위험하므로 햇볕에 피부를 태우지는 않는다. 균형이 핵심이다. 매일 태양광이 정확히 얼마나 필요한지는 피부 타입, 위도, 시간대, 피부 노출량 및 기타 요인에 따라 달라진다. 전반적인 목표는 혈중 비타민 D 수치가 30나노그램 매 밀리리터(ng/ml)를 초과하는 것이다. 여름철이라면 약 30분간 햇볕을 쬐어야 하지만 최대한 건강한 태양광을 쬐도록(반복하지만, 피부를 태우지 않고)!

10. 건강한 운동에 참여하라

체중 감량에 관한 한, 우리는 경험에서 나온 80/20 규칙을 따른다. 체중 감량의 성패는 입에 넣는 음식이 적어도 80퍼센트를 좌우한다. 먹는 음식의 종류와 과식하지 않도록 식욕을 관리하는 방법(어떤 종류의 음식을 먹느냐에 따라 크게 달라진다)이 모두 영향을 미친다.

체중 감량을 성공으로 이끄는 데 운동이 미치는 영향은 겨우 20퍼센트다. 달리 말해, 기본적인 활동만으로도 원하는 체중 감량의 80퍼센트를 달성할 수 있다. 걸어서 상점에 가거나 계단을 오르거나 집안일을 하는 등의 활동 말이다. 파푸아뉴기니 키타반섬에 거주하는 날씬하고 건강한 사람들은 강도 높은 운동을 하지 않지만, 인슐린 수치가 스웨덴에서도 가장 활동적인 사람들 수치의 절반이다.[9] 그들이 훌륭한 수치를 자랑하는 이유는 주로 앞의 규칙 목록의 다른 요소들을 실천하기 때문이다(키타반 부족에 대한 자세한 내용은 589쪽을 참조하라.)

의심할 여지 없이, 운동은 많은 이점을 지닌다. 운동은 제지방량을 증가시키고, 엔돌핀을 방출해 기분을 좋게 하며, 정신을 맑게 하고 기민함을 상승시킨다. 운동에 크게 의존해 체중을 줄이려고 하지 마라. 예를 들어, 운동은 살을 찌우지 않고 더 나쁜 음식을 먹을 수 있게 해준다. 이게 좋은 일일까? 아니다. 나쁜 음식은 어쨌든 해를 입힌다. 나쁜 식습관을 이길 수는 없으니 장기적으로 몸은 무너지고 만다.

하지만 우리처럼 건강한 저탄수화물 식단을 먹고 있다면 운동은 전혀 다른 결과를 가져온다. 올바른 운동 요법을 사용하면 지방을 태우는 몸으로 전환하는 데 힘을 얻는다. 운동이 근육의 증가를 촉진하고 대사 건강을 향상한다. 또한, 포도당 저장고(글리코겐)를 비워 몸이 지방을 더 많이 태우게 하고, 지방을 태우는 터빈을 켜게 할 수 있다. 특히 저탄수화물 생활 방식과 결합하면, 운동으로 몸이 지방 연소 모드로 더 빨리 바뀔 것이다. 따라서, 매우 유용한 도구가 될 수 있는 운동을 우리는 적극 권장한다.

그러나 핵심은 단순히 식욕만 더 증가시키는 방식으로 운동이 사용되어서는 안 된다는 것이다. 운동할 때 주로 체지방 저장고에서 연료가 공급되어야 한다. 그래야만 활동 후에 과도한 배고픔을 피할 수 있다. 지방이 운동을 위한 연료를 대기 시작하면 그 후에도 계속 상승 기조를 타게 되며, 몸은 계속 순조롭게 지방에서 연료를 얻게 된다.

일반적으로 저항 운동(웨이트 트레이닝 또는 근력 운동이라고도 함)은 지방을 태우고 근육을 단련하는 데 가장 좋다. 이 운동 유형의 예로는 팔 굽혀 펴기, 앉았다 일어서기, 턱걸이 등이 있다. 이런 운동을 할 때는 항상 더는 할 수 없을 때까지 〈밀어붙여야 한다〉. 몸은 근육이 한계에 도달했다는 것을 감지하고 근육을 더 만드는 데 필요한 많은 과정을 촉발한다. 이런 과정은 모두 건강에 매우 유익하며, 일주일에 짧게 몇 번만 운동해도 근육 성장이라는 커다란 보상을 얻는다(206쪽에서 운동에 관해 더 자세히 이야기하고, 쉽고 효과적인 루틴을 알려 준다).

마지막으로, 〈덜 먹고, 더 많이 움직여라〉 계략에 속지 말라고 다시 한번 강조한다. 운동은 대개 〈칼로리 인 vs 칼로리 아웃〉, 즉 운동을 더 많이 해서 칼로리 연소를 늘리면 살이 빠진다는 논리로 홍보되었다. 이는 식품과 피트니스 산업에 가장 도움이 될 듯한 영리한 거짓말이다.

이러한 식단 외 요인들, 즉 운동과 환경을 관리하는 일은 어려울 수 있다. 우리가 잘 알고 있으니 걱정하지 마라. 해결 방법과 비법을 알려 줄 테니! 첫 주에 1~8단계에 집중해도 괜찮다. 초반 8단계의 이점은 나중에 마지막 두 단계를 더 잘 실행할 수 있게 해준다. 그러니 마음을 단단히 먹고 집중하라. 첫 주를 겪고 난 후에 9단계와 10단계를 살펴보자.

규칙 적용하기: 사람마다 다르다

이 열 가지 규칙이 모두 모든 사람에게 적용되지만, 사람마다 제각기 다른 규칙에 초점을 맞출 필요가 있다. 단순하게 말해, 사람들은 대개 인슐린 저항성, 또는 인슐린 민감성 이 두 가지 중 하나에 해당한다.

- 인슐린 저항성: 인슐린 저항성이라면, 4번과 6번 규칙을 이용하면 혜택을 볼 것이다. 즉, 탄수화물 섭취를 줄이고 탄수화물을 천천히 태우는 것에 초점을 맞추고, 건강한 지방에서 칼로리 대부분을 얻도록 한다. 매우 낮은 탄수화물

수준(일일 40그램 이하)까지 밀어붙여라.

- 인슐린 민감성: 인슐린 민감성이라면 7단계 규칙에 더 집중해야 한다. 하루에 세 끼 이상 먹지 않는다. 두 끼는 더 좋다. 탄수화물을 더 섭취할 수 있다. 하루에 약 80~100그램은 괜찮다. 하지만 당 연소에서 지방 연소로 바뀌기 위해서는 모든 규칙을 따르는 것이 여전히 중요하다. 그리고 지방 연소 모드로 바뀌고 나면, 자주 식사를 거르는 것이 체지방을 태워 연료로 사용하는 데 도움이 된다.

수치를 알라!

혈당 수치를 높이는 모든 음식을 피하라. 혈당이 올라가서 좋을 건 없다. 실제로 첫 주, 또는 언제라도 혈당이 상승할 필요는 없다. 다행히도, 음식 선택이 혈당 수치에 어떤 영향을 미치는지 정확히 알아낼 수 있다. 이는 문제 음식을 식별하고 제거하는 데 도움이 될 수 있고, 따라서 시간이 지나면서 식단을 조금씩 조정할 수 있다.

식후 혈당을 검사하려면 혈당 측정기가 필요하다. 최근 몇 년 동안 당뇨병이 폭발적으로 유행하면서 이 기구의 가격이 확 내려갔다. 신뢰할 수 있는 모델과 일회용 혈당 시험지 한 팩을 마련하라. 우리는 케톤 수치까지 측정해 주는 애보트의 프리스타일 옵티엄을 사용한다(몸이 지방을 태울 때 케톤이 생성된다는 사실을 기억할 것이다. 따라서 케톤 수치를 측정하는 것은 지방을 태우는 몸이 되었는지 알아내는 좋은 방법이다).

식사 전과 식사 후 약 1시간 후에 때때로 혈당을 확인하라. 식사 후 혈당이 30밀리그램 매 데시리터(mg/dL) 이상 증가하면, 음식에 문제가 있는 것이다. 유제품이 문제를 일으키는 사람이 있는가 하면, 특정 육류나 고단백질에 민감한 사람도 있다. 혈당 측정기로 앞으로 어떤 음식을 피해야 할지 곧바로 알 수 있다.

식후 혈당을 확인하는 일 외에도 공복 혈당에 주의하라. 아침 일찍 공복 상태에서 혈당 수치를 파악하라. 일반적으로 100mg/dL 미만이어야 한다. 이보다 높은 수치가 반복적으로 나타나면 문제가 있다는 표시이므로, 의사에게 공복 인슐린 검사를 요청하여 정말로 문제가 있는지 알아봐야 한다.

초기에 우리는 혈당 측정기를 사용하여 우리의 수치를 도표로 만들었다. 측정기 덕에 매우 가치 있고 훌륭한 통찰력을 얻었다. 우리는 이제 우리의 몸이 다양한 음식에 어떻게 반응하는지 알기 때문에 측정기를 더는 사용하지 않는다. 그래서 당분간 측정기가 당신에게 필요하겠지만, 음식에 대한 지식이 쌓이면서 이 도구의 필요성은 사라질 것이다. 측정기 사용을 단계적으로 줄인다는 것은 날씬함과 탁월한 건강을 향해 성큼 다가섰다는 신호가 된다.

새벽 현상

새벽 현상은 아침 식사 전에 혈당이 상승하는 현상으로, 당뇨병이나 인슐린 저항성을 오래 앓아 온 사람들에게 특히 많이 발생한다. 잠이 깨는 시간에 발생하는 호르몬 신호에 반응해 몸이 과도한 포도당을 만들어 냈기 때문이다(2장에서 이야기했듯이, 몸은 스스로 포도당을 합성할 수 있어 탄수화물을 먹지 않아도 된다). 시간이 지나면서 전반적인 혈당과 인슐린 저항성이 개선되고 있는데도 이런 현상을 경험할 수 있다. 새벽 현상을 해결하는 가장 좋은 방법은 단식 전략을 통해서이다. 간헐적인 20~24시간 단식은 고치기 힘든 인슐린 저항 환자에게 큰 도움이 된다고 밝혀졌다.

기타 혈액 검사

우리는 온갖 혈액 검사를 하라고 부담을 주지 않을 것이다. 그렇긴 하지만, 〈기름지게 먹고 오래 살기〉 계획을 시작하기 전에 특정 영역의 기준선을 알면 도움이 된다. 그 이유는 두 가지다. 첫째, 모든 사람은 기본적인 건강 평가를 위해 자신의 수치를 알아야 한다. 둘째, 이 계획을 시작해서 일어나는 모든 변화를 적절히 탐구할 수 있도록, 계획을 시작하기 전에 참고 자료나 기준선을 갖는 것이 매우 유용하다. 검사할 의향이 있다면 다음을 추천한다.

- 공복 혈당과 공복 인슐린

- A1C(당화 혈색소, 몇 달간의 평균 혈당)
- 표준 지질 수치(중성 지방, 총콜레스테롤, HDL 및 LDL)
- 비타민 D 수치(세부 명칭은 25(OH)D 검사)
- GGT, AST, ALT를 포함한 간 수치(이러한 간 효소의 수치가 높으면 염증이 있다는 징후다. 특히 낮은 GGT 수치는 매우 중요하다)
- 혈청 페리틴(혈중 철분 부하)과 호모시스테인 수치(중요한 심장병 위험 요인으로 이 수치가 높으면, 낮은 비타민 B 섭취량과 다른 문제가 있다는 표시)

진행 상황을 상세히 추적하려면, 더 정밀한 다음의 검사를 받기를 바란다. 이 검사들은 인슐린 상태와 콜레스테롤의 질을 매우 상세하게 평가한다. 10장과 11장에서 이 검사의 의미를 설명할 것이다.

- 인슐린 분석을 이용한 경구 포도당 부하 검사(또는 비슷한 정보를 제공하지만, 훨씬 쉽게 얻을 수 있는 2시간 후 포도당 인슐린 검사)
- ApoB, ApoA1, sdLDL을 이용한 고급 지단백질 수치(콜레스테롤을 운반하는 입자의 수와 크기를 측정한다)

현재 건강 상태를 알려 주는 최고의 검사

중년 남성이나 여성에게 도움이 될 또 다른 중요한 검사는 관상 동맥 석회화CAC를 측정하는 심장 CT 스캔이다. 이 스캔 사진에 손상된 동맥을 복구하기 위해 동맥벽에 칼슘이 모인 부위가 드러나므로, 심장 질환이 얼마나 심각한지, 그리고 몇 년 동안의 염증 손상이 어느 정도인지를 알 수 있다. 건강의 위험 요인을 측정하는 것보다 이 방식이 건강을 더 확실히 평가한다. 위험 요인 측정이 혼란을 줄 때 CAC 스캔은 건강 상태를 명확하게 파악하는 데 정말 도움이 될 수 있다. 시간이 흐르면서 CAC 점수의 변화 추이를 추적한다면 특히 그러하다. 이 사진에는 염증성 질병이 몸에 영향을 미친다는 증거가 실제로 나타나기 때문에, 본질상 건강 상태의 결론을 알 수 있다. 이 스캔은 관상 동맥 심장 질환의 정도뿐만 아니라, 현대인의 만성 질환을 일으키는 광범위한 근본 원인에 의한 손상을 실제로 보여 준다. 따라서, 이는 최적의 건강으로 향하는 과정을 추적하는 사람 모두에게 매우 유용할 수 있다.

이를 활용하려면, 〈기름지게 먹고 오래 살기〉 계획을 시작하기 전에 CAC 스캔을 하는 것이 가장 좋다. 이 스캔의 CAC 점수가 기준치가 될 것이다. 그 후의 스캔 결과는 어떤 혈액 검사보다 설득력 있는 이야기를 들려 줄 테다. 이는 진정한 건강 상태와 만성 질환 위험에 관해 믿을 수 없을 정도로 유용한 정보를 제공한다. 예를 들어, 당신이 중년에 0점을 받는다면, 총원인 사망률의 위험은 매우 낮다. 0점은 〈인체 품질 보증서〉라고 불린다. 이 0점을 노년기까지 유지하기 위해 노력하는 것이 건강과 장수를 위한 최고 전략이다. CAC 스캔은 질병의 진행 과정을 보여 주므로 타의 추종을 불허한다.

점수가 0보다 높다면 어떤 수단을 써도 숫자가 사라지지 않는다. 핵심은 몇 년 동안 점수가 크게 오르는 것을 막는 것이다. 전문가처럼 열 가지 행동 단계를 이용하면 이 목적을 달성할 수 있다. 흥미롭게도, 많은 연구가 개인의 CAC 점수가 수년에 걸쳐 필연적으로 상승할 수밖에 없다고 결론짓는다. 그들은 점수 상승을 정말로 멈출 수 없다고 가정한다. 어쩔 수 없는 현실이라는 것이다. 하지만 이런 가정은 틀렸다. 식단을 개선하여 점수를 되돌린 사례가 입증된 적이 있다.[10] 제프 역시 점수를 줄인 환자를 목격했고(427쪽에서 이 환자의 이야기를 읽을 수 있다), 온라인 토론실에 수치가 개선되었다고 올린 사람들이 많다. 그러나 우리는 이 새로운 혁명의 초입에 있다. 정통파 연구자들은 우리의 10단계와 질병 진행을 막는 이 방식의 상승효과를 알지 못하며, 그들의 연구에 참여한 사람들은 확실히 이 단계를 이용하지 않고 있다. 물론 그들의 질병과 CAC 점수는 점점 상승한다. 안타깝게도 이러한 이해 부족 탓에 그들은 질병에 시달리다 조기 사망한다.

핵심은 CAC 점수가 연간 15퍼센트 이상 올라가지 않도록 하는 것이다. 이상적으로 말하면, 연간 5퍼센트 이하로만 증가하는 것이 바람직하다. 점수를 되돌리지 않아도 된다. 장수 혜택은 대체로 진행 속도를 낮게 유지하는 데서 오니까 말이다.

이를 달성하면, 심장병이 빠르게 진행되고 있지만, 그것을 알지도 못하는 보통 사람들을 훨씬 앞지르게 된다. 10단계를 실행하고 CAC로 진행 상황을 확인한다면 이 사람들을 훨씬 앞설 것이다.

CAC 스캔을 자주 받을 필요는 없다. 점수가 낮고(0~10점), 〈기름지게 먹고 오래 살기〉 계획을 따른다면 5~7년 뒤에 확인해도 된다. 만약 점수가 매우 높다면(400점 이상), 2년 이내에 다시 검사해서 진행이 억제되고 있는지 확인하는 게 현명하다. 이런 식으로 정기 혈액 검사 결과를 보완할 수 있다. 그리고 높은 LDL 콜레스테롤 수치에 연연하지 않을 수 있다. 이 수치 자체에 오해의 소지가 있기 때문이다. 질병이 실제로 진행 중임을 보여 주는 CAC 점수는 위험 요인보다 신뢰할 만하다. CAC 점수의 놀라운 힘을 보여 주는 훌륭한 과학 논문이 무수히 많으며, 최고의 논문들이 많은 CAC 자료를 요약하고 있다.[11]

다음 장에서는 〈기름지게 먹고 오래 살기〉 계획의 첫 주에 할 일을 집중적으로 다룬다. 우리가 아는바, 당신은 이 중요한 일주일 동안에 노력을 많이 할 것이다. 체중 감량에 성공하고 건강과 장수를 크게 향상하기 위해 열심히 노력한다는 사실에 기뻐하라.

사례 래리와 케이 린의 이야기

래리와 케이 린은 둘 다 비만하고 건강이 좋지 않던 차에 가족에게 비극적인 일이 발생해 모든 것에 의문을 품게 되었다. 사랑해 마지않는 가족에게 큰 병이 찾아왔고, 비만이 원인으로 알려진 질병으로 사람 구실을 못하게 되었다. 당시 그들의 딸은 겨우 두 살이었다. 그들은 딸이 곧 세상에 혼자 남게 될까봐 두려워졌고, 그래서 래리는 행동에 옮기기로 했다. 그는 자신이 전공한 과학 지식을 이용해 영양과 건강을 분석하기로 했다. 자신이 받은 교육 덕에 래리는 영양을 바라보는 관점에 진화 생물학과 역사, 문화를 융합했다. 래리가 유일하게 타당하다고 생각한 것은 전통적인 영양 조언이 틀렸다는 점이었다. 특히 지난 50년 동안 예방 가능한 만성 질병이 유행했기 때문이다.

비만 대사 이론에 몰두한 래리는 크게 감명을 받았다. 대사 이론은 비만의 원인이 앞서 설명했듯이 호르몬 조절이 실패했기 때문이라고 본다. 래리는 우리가 이 책에서 밝히는 내용을 스스로 해독하기 시작했다. 그는 할머니가 제2형 당뇨병으로 일찍 돌아가신 일, 알츠하이머병으로 세상을 뜬 삼촌, 자신의 나쁜 건강과 끊임없이 느끼는 배고픔을 하나의 같은 원인, 즉 인슐린 저항성과 연관 짓기 시작했다.

래리는 즉시 빵, 파스타, 감자칩, 사탕, 아이스크림을 끊기 시작했다. 하지만 그가 배운 대로 지방이 문제라면, 이것을 무엇으로 바꿀 수 있을까? 이 시점에서 그는 결코 잊지 못할 구글 검색을 했다. 〈왜 우리는 식이 지방이 나쁘다고 생각하는가?〉 그랬더니 앤셀 키스라는 이름과 결함투성이인 그의 6개국 연구와 7개국 연구가 검색되었다. 래리는 놀랍게도 전통적인 식단 조언이 이 연구에 기초했다는 것을 깨달았다. 그는 적절히 설계된 연구들에서 저탄고지 식단이 구세주 역할을 한다고 밝혀졌다는 사실을 발견했다.

래리는 건강한 저탄수화물 식단으로 송두리째 바꾸었다. 그는 자신이 저탄고지 식단의 많은 주요 음식들을 좋아한다는 것을 발견했기 때문에, 진심으로 이 식단을 선택했다. 몇 주 안에 그는 수십 년 내 최상의 컨디션을 느꼈다. 그는 식욕이 급격히 줄어든다는 것도 알아차렸다. 래리는 절대로 칼로리를 계산하거나 배를 곯지 않았다. 이 두 가지는 그의 철칙이었다. 그러나 인슐린 저항성을 치유하면서 자연스럽게 칼로리가 줄었고, 래리는 마침내 저장된 체지방을 연료로 이용할 수 있었다. 래리는 첫해의 45킬로그램을 포함해 총 57킬로그램을 감량했다.

7개월 후, 케이 린은 훌륭한 영양학 분야에서 그의 파트너가 되었다. 케이 린은 결국 32킬로그램을 감량했다. 그들은 평생을 괴롭히던 수많은 건강 문제를 해결했다. 래리는 평생 시달린 천식, 과민 대장 증후군, 알레르기, 불안, 수면 무호흡, 브레인 포그,* 케이 린은 관절 통증, 공황 발작, 불안, 우울증, 피부 질환을 고쳤다. 그들의 어린 딸도 진짜 음식을 먹는 저탄고지 식단으로 키가 자라 백분위 3퍼센트에서 25퍼센트가 되었다.

래리와 케이 린은 저탄고지 식단으로 인슐린 저항성과 비만을 이겨 냈다. 그들은 이제 날씬하고, 인슐린에 민감하며, 튼튼하고 건강하다. 그들은 이제 어린 딸을 남겨 두고 떠날까 봐 두려워하지 않는다.

* Brain fog. 마치 뇌에 안개가 낀 듯한 느낌이 지속되는 상태로 집중력과 기억력 저하 증상을 말한다.

7
〈기름지게 먹고 오래 살기〉 계획: 1~7일

〈기름지게 먹고 오래 살기〉 프로그램의 첫 주는 올바른 이해를 위해 매우 중요하다. 첫 주는 바른 습관을 들이는 시기이며, 이를 위해서는 약간의 집중과 노력이 필요하다. 체중 감량과 장수는 여러 방면에서 쉽지 않은 도전이다. 한두 가지 요인에만 집중하면서 다른 요인들을 무시하는 것은 실패로 가는 지름길이다. 그러므로 첫 주에 중요한 요인들을 한꺼번에 강력하게 작동시켜야 한다.

하지만 우리는 첫 주를 지나치게 복잡하게 만들고 싶지 않기 때문에, 이 기간에 무엇보다 음식에 집중하는 습관을 굳히기를 바란다. 7~10일 단계에서 더 많은 사항을 추가할수록 좋지만, 지금 당장은 너무 걱정하지 마라. 8~21일 단계를 설명할 때 이 단계들을 최대한 활용하는 방법을 자세히 이야기할 것이다. 지금은 1~7일의 음식에 집중하자.

궤도를 잡아 줄 음식들

간편함을 위해 우리는 당신을 잘 잡아 줄 음식 목록을 만들었다. 이 목록을 복사해 보관하면 쉽게 찾아볼 수 있어 편리할 것이다. 이는 매우 간단하게 정리한 목록이다. 우리는 〈제가 먹을 수 있는 음식을 간단하게 말해 주세요〉라는 요청을 끊임없이 받는다. 어떤 문제를 해결하느라 여념이 없다면 너무 많은 정보와 선택지는 감당하기가 힘들다. 그래서 이 첫 주 동안 우리는 결론에 집중하는 상식적인 방식을 택했다. 엄청나게 많은 수의 허용된 음식과 씨름하지 않고도 변화가 충분히 일어날 것이다.

권장 음식

- 야생에서 잡은 해산물: 건강에 가장 좋은 〈고기〉다. 특히 고등어, 정어리, 연어, 대구류, 참치 등 지방이 많은 생선을 찾아라. 조개류 역시 맛있고 요오드 같은 영양소가 많아 파티를 풍성하게 한다.
- 자연적이고 가공되지 않은 목초 고기: 양고기, 오리고기, 돼지고기, 쇠고기, 칠면조, 닭고기(다리가 가슴살보다 낫고, 껍질을 벗기지 마라), 내장 등. 항상 지방이 가장 많은 부위를 골라라.
- 달걀, 달걀, 달걀: 어떤 식으로 먹어도 좋다. 달걀은 모든 면에서 진정한 슈퍼 푸드다!
- 전지 유제품: 헤비 크림(유지방 비율이 36퍼센트로 높다), 버터, 버터기름, 전지, 고지방 치즈, 전지 요구르트 등. 유제

품은 천연 지방의 훌륭한 공급원이다. 일부 사람은 유제품을 지나치게 먹지 않도록 주의할 필요가 있지만, 대부분은 탄수화물 대신 유제품을 먹으면 이득이 크다. 하지만 치즈는 다른 고지방 음식보다 엄청나게 맛있어서 과식하기 쉽다. 그래서 체중 감량이 멈췄다면, 치즈를 조금 줄여도 된다.

- 채소: 잎이 많은 지상 녹색 채소, 브로콜리와 방울 양배추 같은 십자화과 채소가 포함된다.
- 건강한 천연 지방: 버터, 쇠기름, 라드, 아보카도유, 마카다미아너트유, 코코넛유 등.
- 견과류: 브라질너트, 호두, 아몬드, 마카다미아너트, 호두 등.
- 특정 비곡물 가루: 코코넛 가루, 아몬드 가루, 다른 견과류 가루 등.
- 일부 단 음식: 코코넛, 다크초콜릿(카카오 80퍼센트 이상, 85퍼센트가 이상적), 베리류(가끔), 고지방 저당 디저트 등. 바람직하게 자일리톨이나 스테비아 같은 인공 감미료는 아주 적은 양을 먹어도 괜찮지만, 감미료를 과도하게 사용하면 체중 감량에 영향을 미친다는 증거가 있다. 인공 감미료를 포함해 설탕이 든 단 음식을 장기적으로 줄이거나 제거하는 것이 목표다. 우리가 제공하는 조리법은 처음 3주 동안 크게 엄격하지 않아, 〈덜 나쁜〉 감미료를 상당량 허용한다. 그러나 짭짜름하고 고소한 고지방 간식이 장기적으로 먹기에 더 안전한 방법이다.
- 탄수화물/당이 낮은 알코올: 적포도주, 증류주(적당히).

계획을 방해하는 음식

다음은 피해야 할 음식 목록이다. 이 목록을 복사해서 곁에 두자. 잘 모르는 음식이 있어도 걱정하지 마라. 〈권장 음식〉 목록에 일주일 동안 당신의 생명을 보존할 음식이 많이 있다! 사실은 그 목록에 있는 음식들이 역사를 통틀어 우리 종의 생존과 건강을 지켜 냈다.

상기하건대, 당신은 이번 주 동안 지방을 태우러 다리를 건너 달려간다. 다리가 불타고 있다고 상상해 보라. 천하태평으로 빈둥거릴 사람은 거의 없을 것이다. 당신은 정말로 다리를 빨리 건너 멋진 건강과 활력이 기다리고 있는 곳으로 가야 한다. 세부 사항에 집착한다면 속도를 낼 수 없다. 오히려, 핵심, 즉 건강한 지방을 먹고 건강에 좋지 않은 탄수화물을 제거하는 일에 초점을 맞춰야 한다. 다리 건너는 일을 복잡하게 만들지 마라. 무엇보다도, 다음 목록에 있는 음식들을 멀리해야 한다.

금지 음식

- 녹말 빵: 크래커, 파스타, 감자, 그릿츠,* 쌀, 죽, 팝콘 등.
- 단 음식: 설탕, 꿀, 아가베,** 밀크 초콜릿(다크초콜릿은 괜찮다), 과일 주스, 과자, 쿠키, 파이, 케이크 등. 말린 과일은 가끔만 먹는다. 당 폭탄일 수 있다!

* 굵게 빻은 옥수수에 버터와 우유를 넣은 요리.

** 멕시코 원산 식물인 용설란에서 추출한 당분을 이용하여 만든 시럽이나 감미료.

- 곡물: 아침용 시리얼/무슬리, 밀, 옥수수, 쿠스쿠스, 귀리, 호밀 등. 거의 모든 곡물을 피한다.
- 해로운 육류 제품: 저지방 가공육, 저품질 런천 미트, 곡물로 채운 소시지 등. 우리가 〈제품〉이라는 단어를 사용한다는 사실은 큰 단서다(파르마 햄처럼 건강하지만 가공되고 첨가제가 없는 고품질의 쇠고기 육포와 비교된다. 섞인 것이 없는 라돈*은 가공이나 첨가제가 최소로 제한되어 둘 다 적당히 섭취해도 된다).
- 문제를 일으키는 유제품: 저지방이나 탈지유, 저지방 치즈 등. 유제품의 가장 좋은 점은 건강한 지방의 좋은 공급원이라는 것이므로, 저지방 제품은 엉터리다. 우리는 민감한 소수(당뇨병 병력이 있는 ApoE4 사람들)의 경우 치즈를 과하게 먹으면 인슐린이 급등한다는 점에도 주목한다. 식사 후 혈당을 확인하면 자신이 민감한 소수에 속하는지 알아내는 데 매우 유용할 수 있다.
- 독성 지방: 콩기름, 해바라기유, 카놀라유, 땅콩기름, 유채씨유, 포도씨유, 잇꽃유, 참기름, 아마씨유(냉압착은 괜찮다), 면실유 등 모든 산업용 가공 기름.
- 고당 과일: 포도, 망고, 석류, 체리, 바나나, 멜론 등 당이 많은 과일. 딸기나 블루베리 같은 저당 과일은 괜찮다.
- 콩과류: 땅콩, 렌즈콩. 콩의 섭취량을 조절하라.

* 살코기 사이에 끼워 넣는 돼지고기나 베이컨의 가느다란 조각.

- 달콤한 알코올: 탄수화물/당 함량이 높은 맥주, 사이다, 달콤한 와인 등.

식품의 품질을 고려하라

미국에서는 고기를 제공하는 동물들이 종종 의심스러운 환경에서 사육된다. 사료의 질, 사육 조건, 항생제, 호르몬 및 기타 화학 물질의 사용에 관해 많은 의문이 제기된다. 이러한 관행은 틀림없이 동물 제품의 품질에 부정적인 영향을 미친다. 이것이 인체 건강에 얼마나 많은 영향을 미칠 것인가는 논란을 불러일으키는 주제다. 의심 없이, 우리는 목초지에서 풀을 먹고 자란 유기농 공급원을 목표로 할 것을 강력히 권고한다. 마찬가지로, 야생에서 잡은 생선을 선택하고 환경 독소가 적으며 크기가 작은 생선을 우선 선택하라고 권한다.

식물 식품 대부분이 현대의 농업 방식에 영향을 받는다. 집중 원예와 함께 유전자 변형 농산물 및 화학 비료와 살충제를 광범위하게 사용하는 탓에 식물 식품을 선택할 때 유사한 품질 문제가 발생한다. 유기농의 비유전자 변형 농산물을 선택하면 잠재적 위험을 최소로 줄이는 데 도움이 될 수 있다.

항상 최고 품질의 음식을 고르는 일은 어려울 수 있다. 더 싸고 품질 낮은 음식을 식료품 바구니에 슬쩍 넣을지라도, 저탄수화물, 자연식품 식단을 섭취하면 주요 이점을 얻을 수 있으며, 이것이 주된 목표다.

식단을 망치는 빵

저탄고지 식단이 건강에 유익하다는 과학 원리를 받아들였지만, 실용적인 측면 때문에 흔들리는 사람들로부터 우리가 가장 많이 듣는 불평은 무엇일까? 일명 샌드위치와 관련이 있다. 밝혀진바, 가장 큰 문제는 빵을 먹지 못한다는 점이다.

우리는 당신이 첫 주에 박탈감을 느끼지 않기를 바라기 때문에, 지금 바로 설명한다. 싸고 편리한 정크 푸드는 지난 세기에 등장한 것이 아니다. 정말로 수천 년 전에 인간이 곡물을 재배하기 시작했을 때 생겨났다. 우리 조상들은 이 곡식들을 교묘하게 가공해서 다양한 빵을 만들었다. 오랫동안, 빵에는 영양분이 들어 있었고 에너지 요구량을 충족시키는 데 유용했다. 빵은 전 세계의 주식이 되었다. 하지만 지난 세기에 큰 문제가 발생했다.

곡물을 선택적으로 키움으로써 항영양소(신체의 영양소 흡수를 막는 분자)의 수준이 매우 증가했다. 따라서 곡물의 영양소(애당초 거의 들어 있지 않았던) 수준도 감소했다. 이렇듯 필수 영양소가 부족할 뿐 아니라 오늘날에는 빵을 정제된 밀가루로 만들고 설탕을 첨가한다. 현재 미국 성인의 대다수가 인슐린 저항성인 것은 대체로 빵 때문이다.

빵은 식욕을 돋운다. 빵은 인슐린을 치솟게 하고, 장의 작용을 방해하며, 뇌의 쾌락 중추를 불길한 방식으로 바꿔 놓는다. 빵은 우리에게 깊은 차원에서 조용히 신호를 보낸다. 빵은 이런 메시지를 속삭인다. 〈나를 먹어……. 내가 더 필요할 거야.〉

그리고 슬프게도, 빵은 우리 식습관에서 중요한 부분으로 특히 점심때 주로 먹는다. 빵 외에도, 우리는 이제 랩, 베이글, 크래커, 롤, 피자 등으로 점심을 먹는다. 이 탄수화물 폭탄을 포장해 가면 우리의 일상적인 점심 문화가 사라져 버린다. 그래서 우리는 딜레마에 빠져 있다. 우리가 체중을 감량하고, 대사 건강을 도모하며, 장수하려면 모든 빵을 거부해야 하니까. 건강과 날씬함을 원한다면 선택의 여지는 없다. 하지만 대신 뭘 먹어야 할까?

다행히도 이 까다로운 문제에는 많은 해결책이 있다. 그중 몇 가지는 다음과 같다.

- 점심용으로 샌드위치에 넣을 재료를 준비해서, 뚜껑 있는 작은 용기에 담는다. 빵 없이 작은 발사믹 비네그레트소스 한 병이나 다른 맛있는 드레싱과 함께 나이프와 포크를 챙긴다.
- 정말로 〈음식을 빵 사이에 넣고〉 싶은가? 몇 분 동안 안전한 빵을 만들어라. 작은 콜리플라워 1개를 썰어 큰 그릇에 달걀 3개와 파르메산 치즈 60그램을 갈아서 넣고 섞는다. 고추나 부추, 다른 허브를 첨가해 맛을 낼 수 있다. 팬에 기름을 발라 뜨거워지면 패티를 빵 모양으로 펴서 굳을 때까지 익힌다. 중간에 뒤집어 양면을 익힌다. 이런 식으로 맛있는 〈빵〉(약 6~8조각) 1회분을 만들 수 있다. 핫 샌드위치로 바로 먹으면 가장 맛있지만, 식힌 후에 비닐 팩에

보관해도 된다. 샌드위치가 축축해지지 않도록 봉지를 약간 열어 둔다. 하루 이내에 이용하지 않으면 2~3일간 냉장 보관할 수 있다.

- 〈키토 빵〉을 1회분 만들어라. 이 빵은 금방 만들 수 있으며, 말린 허브와 같은 조미료를 첨가하면 다양하게 맛을 낼 수 있지만, 단 몇 가지 재료로 가장 기본적인 형태가 가능하다. 샌드위치나 햄버거 빵으로 안성맞춤이며, 저탄수화물 피자의 크러스트가 2배로 늘어난다. 놀랄 것도 없이 키토 빵은 저탄수화물 운동에서 매우 인기 있는 빵 대체품이다. 다이어트 닥터의 웹 사이트에서 훌륭한 요리법을 볼 수 있다(www.dietdoctor.com/recipes/oopsie-bread).
- 아몬드 가루, 코코넛 가루, 다른 비곡물 가루를 사용하여 안전한 빵을 구울 방법이 아주 많다. 이런 빵은 맛이 있으며, 인터넷에는 저탄수화물 빵 요리법이 가득하다.

슬프게도, 슈퍼마켓 진열대에는 아직 빵을 대신할 좋은 대체품이 없다. 사람들이 정말로 필요한 것이 무엇인지 깨달아 앞으로 몇 년 안에 그런 제품이 나올 것이라고 우리는 믿는다. 그래서 지금은 우선 자신을 돌봐야 한다. 어려운 일이 아니다. 빵은 건강한 식단에 몰래 들어갈 수 있는 최악의 음식 중 하나다. 트로이의 목마처럼 이 음식이 체중 감량과 장수를 위한 노력을 방해하지 않도록 주의하라.

그냥 안 먹겠다고 말하라.

간식은 위급할 때

식사 간격을 벌리는 것이 중요하다는 건 아무리 강조해도 지나치지 않다(7단계). 식사 사이에 소화 호르몬이 푹 쉬도록 해야 한다. 그렇지 않으면 순조롭게 지방을 태우려고 건너는 다리가 고통스럽게 길어진다. 성공을 방해하는 이런 장벽을 당신이 가는 길에 놓을 필요는 없다.

우리는 이 여행 첫 주의 어느 날 문제가 발생할 것임을 알고 있다. 우리도 그런 경험을 했다. 예를 들어, 점심 식사 후에 저녁 식사까지 아무것도 먹지 않을 작정이었지만, 직장에서 몇 시간을 남겨 두고 곤경에 처할 것이다. 뿌리 깊은 배고픔이 고개를 쳐든다.

핵심은 이런 순간을 대비하는 것이다. 배고픔을 느낄 때 안전한 연료를 사용할 수 있어야 한다. 인슐린을 자극하지 않는 건강한 간식을 먹는 것이 해로운 간식에 손을 뻗는 것보다 낫다. 게다가, 초저탄수화물 간식을 목표로 삼으면 지방 연소로 향하는 다리가 길어지는 것이 최소화된다. 가끔 기운을 반짝 돋우는 작은 간식 하나면 약한 순간을 이겨 낼 수 있다. 이 비상 음식이 어디서 왔는지가 매우 중요하다. 진짜 문제는 자판기나 편의점에 다가갈 때 발생한다. 이런 곳에는 실패로 이끄는 음식만 존재한다. 담배를 끊었다가 술집에서 담배를 얻어

피운 꼴이 될 것이다. 해로운 음식을 섭취하면, 그동안 노력한 많은 나날이 물거품이 된다.

이를 피하는 유일한 방법은 가까이에 최고의 비상 음식을 두는 것이다. 이 간식은 실용적이고 지방 및/또는 단백질이 풍부하며 탄수화물이 매우 낮아야 한다. 다음은 비상시에 권장하는 음식이다.

냉장고가 없는 경우:

- 다크초콜릿(카카오 80~85퍼센트 이상)
- 견과류(마카다미아너트, 브라질너트, 헤이즐넛, 피스타치오, 호두, 피칸 등)
- 생선 통조림(참치, 정어리 등)
- 고품질의 조미육이나 곡물과 기름을 첨가하지 않은 건조 소시지

냉장 보관이 가능한 경우:

- 사골국(및 기타 저탄수화물, 저칼로리 육수)
- 치즈(좋아하는 전지 치즈 무엇이든)
- 올리브, 페타 치즈, 라돈의 혼합

배고픔을 느낄 때 건강에 좋은 간식을 먹을 수 없다면, 이 시간을 보낼 다른 미봉책들이 있다.

- 큰 컵으로 물을 마신다.
- 신선한 공기를 마시며 잠시 산책한다. 심호흡을 하고 한두

시간 안에 즐길 진짜 음식을 생각해 보라. 식사를 기다렸기 때문에 음식을 더욱 음미하며 먹게 될 것이다.

- 유의하건대, 시간이 흘러 적응하면 간식의 필요성을 거의 느끼지 못할 것이다.

1~7일: 본보기 주간

우리는 첫 주 동안 입에 들어가야 할 모든 음식을 말하고 싶지 않다. 지금까지 이 책에서 몸이 다양한 음식에 어떻게 반응하는지 정보를 많이 얻었기 때문에, 당신은 이미 훨씬 앞선 게임을 하고 있다. 음식이 몸에 어떤 영향을 미치는지, 그리고 무엇이 좋은 음식과 나쁜 음식을 결정하는지 알 것이다. 그렇기는 하지만, 본보기 주간에 먹을 만한 식사를 알아보는 것은 유용할 수 있다. 주 후반에 규칙 7~10일을 도입할 수 있다. 준비되었다고 느낀다면, 식사 간격을 더 벌리는 것이 핵심이다.

명심하건대, 힘든 상황에 대비해 건강한 간식을 가까이 두라. 되도록 탐닉하지 말라. 탄수화물이 든 정크 푸드에 의존하지 말고 필요할 때 이 간식을 생명 줄로 삼아라. 그리고 잊지 말고 물병을 갖고 다니자. 식사 시간을 피해서 항상 하루에 500밀리리터 이상의 물을 마시도록 노력하라. 그 이유는 두 가지다. 식수는 식사 사이의 식욕을 관리하는 데 도움이 될 수 있고, 식사와 함께 물을 많이 마시면 소화 과정에 영향을 줄 수 있다.

아래 1~7일과 8~21일의 식단은 일일 다량 영양소를 대략 지방 60퍼센트, 단백질 20퍼센트의 비율로 제공하도록 설계되었다. 두 식단 모두 9장의 조리법에서 가져왔으며 준비가 간단한 기본적인 식사가 특징이다. 하지만 이 식단에 얽매이지 않기를 바란다. 9장에서 어떤 조리법이든 선택할 수 있다. 일일 다량 영양소의 균형에 유념하기만 하면 된다. 나중에 식욕이 조절되면 자연스럽게 식사량이 적어지고 지방을 덜 먹어도 포만감을 느낄 것이다. 또한 우리의 친구이자 동료인 안드레아스 에인펠트 박사가 관리하는 다이어트 닥터와 같은 훌륭한 저탄수화물 웹 사이트에서 식사 아이디어를 얻을 수 있다.

이 식단에는 간식이 포함되지만, 최대한 피하라. 이 간식은 식사 사이에 먹고 싶은 압박감이 상당할 때 건강에 좋지 않은 탄수화물 간식을 대체하기 위한 것이다. 하지만 먹지 않고 오래 버틸수록 지방을 태우러 건너가는 다리가 짧아질 것이다!

따로 언급하지 않는 한, 식단의 9장 조리법은 모두 4인분이다. 4명 이상을 위한 모든 조리법은 얼려서 나중에 먹을 수 있고, 또는 남은 음식을 주 후반에 먹으면 준비 시간을 절약할 수 있다. 간단히 설명한 기본 식사는 1인분 기준이므로 필요에 따라 양을 늘릴 수 있다. 만약 혼밥족이라서 음식이 많이 남을까 걱정된다면, 9장 조리법의 분량을 반으로 줄여 만들어라(참고: 소금과 후추는 식사 설명에 포함되지 않는다. 우리는 각자의 입맛에 맞게 양념을 할 거로 가정한다. 간단한 식사에 취향에 맞게 신선하거나 말린 허브를 마음껏 추가하라).

1일	
아침	달걀 3개, 익힌 베이컨 2~3조각 (1인분)
점심	냉장 또는 따뜻한 조미 치킨을 얹은 아삭한 상추 샐러드, 시저 드레싱 2큰술(266쪽), 얇게 깎은 파르메산 치즈 1큰술, 익힌 베이컨 조각이나 라돈 1.5큰술 (1인분)
저녁	아몬드 & 파르메산 크러스트 연어 구이 (1회분, 300쪽)
비상 간식이나 특식	노베이크 코코아 땅콩버터 단백질 볼 (1회분, 277쪽) (이 요리법은 12인분이지만 한 달 동안 냉동 보관할 수 있다. 남은 음식은 이 식단의 4일째와 5일째에 사용할 수 있다.)

2일	
아침	베이컨, 그뤼에르 치즈 & 홍피망 에그 머핀 (1회분, 229쪽) (이 조리법은 8인분, 남은 음식은 식단의 6일째에 사용할 수 있다.)
점심	타코 샐러드: 잘게 썰거나 찢은 상추를 깔고, 갈아서 갈색으로 익혀 타코 양념을 한 쇠고기(목초 고기, 살코기 80퍼센트) 115그램을 얹는다. 깍둑썰기한 양파 1/2컵, 깍둑썰기한 피망 1/2컵, 깍둑썰기한 토마토 1컵, 잘게 썬 전지 치즈 1컵, 얇게 썬 파와 얇게 썬 올리브를 각각 1큰술 정도 넣는다. 이 샐러드를 사워크림으로 드레싱하고 라임 반 개를 짜서 풍미를 돋울 수 있다. (1인분)
저녁	오징어 〈파스타〉와 구운 대구, 초리조,* 시금치 (1회분, 317쪽)
비상 간식이나 특식	기계 없이 만드는 아보카도 & 가염 피스타치오 아이스크림(328쪽) (이 조리법은 8인분, 남은 음식은 이 식단의 4일째 또는 5일째에 사용할 수 있다.)

* 다진 돼지고기에 빨간 파프리카 가루, 소금, 후추, 마늘 따위를 섞은 뒤 건조하여 만든 스페인식 소시지.

3일	
아침	고단백 아침 스무디 1회분 (245쪽) 브라질너트, 호두, 아몬드와 같은 혼합 견과류 한 줌 (1인분)
점심	바삭한 순살 치킨 윙 (1회분, 281쪽)
저녁	햄버거 패티: 큰 그릇에 간 쇠고기(목초 고기, 살코기 80퍼센트) 680그램, 큰 달걀 1개, 잘게 썬 치즈 80그램, 올리브유 1큰술(15그램), 버터 1큰술(15그램), 파슬리, 소금, 간 후추를 함께 섞는다. 혼합물로 패티 8개를 만들어 그릴이나 레인지에 익힌다. (4인분, 1인당 2개) 잘게 자른 녹색 양배추 450그램에 버터 85그램을 넣어 원하는 만큼 부드러워질 때까지 재빨리 볶는다.
비상 간식이나 특식	좋아하는 견과류 몇 줌, 또는 다크초콜릿 몇 쪽(카카오 80퍼센트 이상) (1인분)

4일	
아침	신선한 염소 치즈 60그램과 잘게 썬 신선한 허브(부추, 파슬리, 타라곤, 바질)로 채운 오믈렛(달걀 3개) (1인분)
점심	크리미 닭고기 버섯 수프 (1회분, 250쪽) (이 요리법은 6인분이지만, 4인분으로 나누면 1인분 양을 늘릴 수 있다.)
저녁	타이 코코넛 치킨 & 채소 구이 (1회분, 309쪽) (이 조리법은 6인분용, 남으면 냉동해 두고 나중에 먹는다.)
비상 간식이나 특식	헤비 크림을 뿌린 신선한 블루베리 75그램, 또는 〈남은〉 노베이크 코코아 땅콩버터 단백질 볼, 또는 〈남은〉 아보카도 & 가염 피스타치오 아이스크림 (1인분)

5일	
아침	페스토와 햇볕에 말린 토마토 스크램블 에그: 팬에 올리브유를 적당히 두르고 중불로 달걀 3개를 볶는다. 달걀이 익기 시작하면 페스토 1큰술, 햇볕에 말린 토마토 3개, 잘게 썬 전지 체더치즈 1/3컵 넣어 휘젓는다. (1인분)
점심	게살과 염소 치즈로 채운 모자 모양의 포토벨로버섯: 꼭지를 딴 커다란 포토벨로버섯에 소금과 후추로 간한다. 205도로 예열한 오븐에 모자 꼭지가 위로 가게 놓고 부드러워질 때까지 10분간 굽는다. 버섯을 뒤집어 게살 150그램과 신선한 염소 치즈 90그램으로 채운다. 오븐에 다시 넣고 치즈와 게살이 가열될 때까지 약 6분 동안 굽는다. (1인분)
저녁	키토 피자 (1회분, 256쪽)
비상 간식이나 특식	더블 초콜릿 푸딩(320쪽), 또는 〈남은〉 노베이크 코코아 땅콩버터 단백질 볼, 또는 〈남은〉 아보카도 & 가염 피스타치오 아이스크림

6일	
아침	(선택 사항 참조) 남은 베이컨, 그뤼에르 치즈 & 홍피망 에그 머핀
점심	참치 샐러드와 홈메이드 2분 마요네즈(223쪽), 깍둑썰기한 셀러리, 신선한 레몬즙 (1인당 1컵)
저녁	찜솥으로 만드는 비프 스튜 (1회분, 305쪽) (이 조리법은 6인분. 남은 음식은 냉동하여 나중에 먹는다.)
비상 간식이나 특식	다크초콜릿 몇 조각(카카오 80퍼센트 이상)

6일 선택 사항

아침을 아예 거를 수 있는지 보라. 아침을 거르는 일이 힘들게 느껴진다면 비상 간식을 먹어라. 271~283쪽에 훌륭한 저탄수화물 간식 요리법을 수록했다. 간식이 효과가 있다면 오전 내내 체지방이 타면서 몸에 에너지를 제공하는 모습을 시각화하라. 지방을 태우는 속도가 점점 빨라지면서 지방에 적응하는 능력이 향상한다는 것을 감지하라. 몸이 스스로 작용함으로써 혜택을 얻는다고 생각하고 자랑스러워하라. 가장 중요하게, 큰 기대감으로 맛있는 점심을 고대하라! 우리와 다른 많은 사람은 아침을 걸러서 지난밤의 공복을 연장하는 전략이 최선이라고 생각하지만, 점심을 걸러도 된다. 이 방법을 시도해 보고 싶다면, 아침에 실속 있게 달걀 위주의 식사를 하는 것이 가장 좋다.

7일	
아침	썰거나 다진 채소 80그램 볶은 것, 잘게 썬 전지 치즈 35그램 또는 익힌 고기 60그램으로 채운 오믈렛(달걀 2개) (1인분)
점심	홈메이드 2분 마요네즈, 깍둑썰기한 올리브, 아보카도, 치즈로 만든 햄 샐러드에 얇게 썬 토마토와 피클을 곁들인다. (1인당 1컵)
저녁	베이컨과 야생 버섯을 넣은 간 구이 (1회분, 312쪽)
비상 간식이나 특식	오이 & 산딸기 모히토 무알코올 칵테일 (1회분, 339쪽) (이 조리법은 2인분이며 필요에 따라 양을 늘린다. 참고: 식단을 따르는 경우, 책의 조리법대로 버진 모히토로 만들어라.)

음료

첫 주에 우리가 추천하는 음료는 다음과 같다.

- 물
- 적당한 양의 와인(당 함량이 낮은 드라이 레드 와인이 바람직하다)
- 차(무가당, 전지 우유는 거의 넣지 않는다)
- 커피(무가당, 원하면 헤비 크림을 넣는다)

꼭 넣고 싶다면 차나 커피에 저탄수화물 감미료를 사용할 수 있지만, 넣지 않는 것이 가장 좋다. 또한, 상당히 안전한 저탄수화물 감미료로 단맛을 낸 저탄수화물 음료를 적당량 마실 수 있다. 다음 음료는 마시지 마라.

- 청량음료
- 과일 주스
- 단맛을 낸 음료
- 라테나 카푸치노(우유를 많이 넣기, 크림이 훨씬 좋다)

1~7일: 보충제

당신은 지금 건강한 저탄수화물 생활 방식으로 전환하는 중이다. 앞서 말했듯이 이는 지방에 적응하기 위해 다리를 건넌다는 의미다. 하지만 나쁜 음식에서 벗어날 때 당신의 몸에서도 다양한 일들이 일어날 것이다. 이 중 하나는 특정 영양소가 더 필요하다는 점이다. 아래에 성공적인 첫 주를 위해 필요한 보충제를 소개한다.

칼륨

이 식단을 먹으면 체내의 글리코겐(포도당) 저장고가 감소할 것이다. 그러면 단기적으로 칼륨이 감소할 수 있다. 시간이 흐르면서 칼륨 수치가 안정되지만 말이다. 지금 먹고 있는 자연식품에서 필요한 칼륨을 많이 얻어야 하지만, 충분하지 않을 수 있다. 최근 몇 년간 일일 칼륨 섭취 권장량은 최소 5,000밀리그램 정도로 증가했다. 적어도 이 정도는 반드시 섭취해야 한다. 따라서 칼륨 보충제로 이 양을 채우기를 권장한다.

우리는 낮에 염화 칼륨(약한 염분) 0.5티스푼에 음식이나 음료를 섞어 먹기를 추천한다. 이는 칼륨과 나트륨을 혼합한 것이기 때문에 두 영양소의 요구량에 모두 도움이 된다. 명심하건대 칼륨을 얻는 가장 좋은 방법은 진짜 음식으로 섭취하는 것이다. 가장 좋은 공급원에는 아보카도(약 1,000밀리그램), 견과류(온스당 100~300밀리그램), 잎이 많은 진한 녹색 채소(컵당 840밀리그램, 익혀서), 연어(필레당 약 800밀리그램), 버섯(컵당 100~200밀리그램) 등이 있다.

나트륨

포도당을 적게 섭취해서 인슐린 수치가 떨어지면, 체액과 함께 염분이 몸 밖으로 나간다. 건강한 저탄수화물 식단을 먹으면 실제로 신체의 염분 요구량이 증가해, 나트륨을 식단에 추가하는 것이 정말로 필요하다.

가공식품을 많이 먹는다면 나트륨을 너무 많이 섭취할 가능성이 있다. 그러나 그렇다 해도 지난 수십 년 동안 나트륨 과다 섭취의 문제는 지나치게 과장되었다. 제임스 디니콜란토니오 박사는 자신의 책 『소금의 진실』에서 천연 소금이라는 중요한 영양소를 비방하는 데 사용된 정말로 무시무시한 과학적 방법을 폭로했다. 소금은 실제로 소수의 사람(소금에 민감한 고혈압 환자)에게 문제가 될 수 있지만, 대부분에게는 소금 부족이 더 큰 문제다. 특히 저탄수화물 식단으로 건강을 개선하려는 사람들이 그렇다. 나트륨이 부족한 저탄수화물 식단을 먹는 사람들은 피로와 경미한 어지러움, 두통, 변비를 겪을 수 있다.

필수적으로 적절한 나트륨을 섭취해야 한다. 하루에 나트륨 2~3그램을 추가하기를 권한다. 수프, 육수, 음료수, 풍미 있는 요리에 소금을 넣으면 아주 쉽게 추가할 수 있다. 분홍색 히말라야 소금, 아즈텍 소금, 바다 소금과 같은 전문 소금 제품에는 종종 귀중한 미네랄이 풍부하다. 이런 소금을 항상 가까이 두고 자유롭게 사용하는 것은 훌륭한 생각이다.

마그네슘

식단과 상관없이, 대다수 사람은 마그네슘을 너무 적게 섭취한다. 마그네슘 수치가 낮으면 피로, 신경학적 문제, 근육 경련 등이 나타날 수 있다. 저탄수화물 식단을 섭취하면 마그네슘이 더 필요할 수 있다. 왜냐하면 인슐린이 낮으면 처음에는 체액이 줄고, 따라서 전해질이 감소하며, 피해야 할 고탄수화물 식품의 상당수가 마그네슘을 꽤 함유하므로, 마그네슘을 여전히 충분히 섭취하고 있는지 확인할 필요가 있다. 우리 조상들에게는 이것이 그리 큰 문제가 아니었다. 하지만 오늘날의 토양은 마그네슘이 고갈되어 우리 음식에도 마그네슘이 덜 들어 있다. 아보카도, 전지 요구르트, 브라질너트나 아몬드 같은 저탄수화물 견과류에서 상당량의 마그네슘을 얻어야 한다. 다크초콜릿도 도움이 될 것이다.

그렇긴 하지만, 우리는 마그네슘 보충제 복용을 강력히 추천한다. 우리는 저렴하고 온라인에서 대량으로 구매할 수 있는 구연산 마그네슘 분말을 사용한다. 맛있는 요리에 뿌려도 맛에 별 영향을 주지 않는다. 익숙해질 때까지 변통 효과를 낼 수 있다는 점에 유의하라. 이런 이유로 하루 동안 먹는 시간을 분산해서 한 번에 많은 양을 먹지 않도록 하고 식사 직후에 섭취하라. 건강한 음식에서 적당량을 섭취하고 있다고 가정한다면, 보충제 형태로 약 300밀리그램의 마그네슘이면 충분하다.

오메가-3 지방산

오메가-3 어유 보충제를 당장 먹기 시작하라. 행동 단계를 따르면 식단에서 무시무시한 오메가-6가 가득 찬 식물성 기름이 제거될 것이고, 그래서 오메가-6 vs 오메가-3의 비율이 바로 잡힐 것이다. 표준적인 미국 식단에서 이 비율은 약 20대 1이지만 1대 1에서 3대 1 사이가 가장 바람직하다. 오메가-3 보충제는 중성 지방 수치, 뇌 건강, 다른 많은 것에도 도움이 된다. 새로운 건강한 저탄수화물 식단을 따르면 오메가-3를 더 많이 섭취하게 될 것이다. 그러나 하루에 2그램이 든 보충제를 먹는다면 굉장한 양을 추가하게 된다. 최고의 캡슐 제품은 비쌀 수 있다. 우리는 실제로 실효성이 증명된 전통적인 해결책을 추구한다. 우리는 매일 고품질의 대구 간유를 0.5큰술씩 먹는다. 우리는 세븐 시스Seven Seas의 〈초강력〉 제품을 선호하는데, 오메가-3의 두 가지 주요 유형인 EPA와 DHA가 더 많이 들었기 때문이다. 이런 식으로 대구 간유는 캡슐 보충제의 10분의 1에 가까운 가격에 필요한 것을 제공할 수 있다. 맛이 썩 맘에 들지 않을 수 있으니, 식사 후에 재빨리 한 큰술을 털어 넣고 물 한 잔을 마셔 넘겨라.

기타 보충제

첫 주에 너무 많은 보충제로 부담을 주고 싶지는 않다. 우리가 추천할 만한 것은 비타민 D와 요오드뿐이다. 비타민 D 부족은 너무나 많은 건강 문제와 연결되어 있어서 바로 해결해야 한다. 건강한 태양 노출이나 건강한 음식에서 비타민 D를 얻는

게 더 낫지만, 현실적으로 보충제가 큰 도움이 된다. 혈액 검사에서 비타민 D 수치가 건강하다면(30ng/mL 이상이 가장 좋다) 보충제가 별로 필요하지 않다. 결과가 이보다 낮거나 비타민 D 수치를 모른다면, 하루에 3,000~4,000IU에서 시작하면 좋다. 15장에서 이 주제를 다시 살펴볼 것이다.

이 첫 주에 당신은 콜레스테롤 수치를 개선할 수 있는 여행을 시작한다. 그러나 요오드 결핍과 관련한 갑상샘 기능 문제도 중성 지방과 콜레스테롤 문제와 밀접하게 연관된다. 콜레스테롤 수치를 개선하려고 할 때 요오드 부족이 발생해 하나의 관련 요인을 놓쳐 버리는 일이 없도록 유의해야 한다. 어쨌든 미국 성인 대부분은 식단에서 요오드를 충분히 얻지 못하고 있어 권장량이 제시하는 낮은 목표량에도 도달하지 못한다. 요오드 보충제를 복용해 즉시 해결하는 것이 가장 좋다. 권장량에 관해서는 수백에서 수천 마이크로그램(mcg)까지 의견이 분분하다. 과도한 요오드 섭취는 일부 사람에게 문제를 일으킬 수 있어, 우리는 일일 500~1,000마이크로그램이라는 절충안을 권한다. 다시마 알약은 인체에 흡수되는 요오드를 섭취하는 데 좋은 보충제다.

사례 지나의 이야기

지나는 〈최후의 결정타〉를 경험한 후 건강한 저탄수화물 생활 방식으로 바꿨다. 그녀는 과민 대장 증후군IBS을 오래 앓았지만, 이 문제가 종종 고탄수화물 식단 때문이라는 것을 꿈에도 알지 못했다.

어느 결혼식에 참석하는 도중에 지나는 심상치 않은 일이 닥치고 있음을 느꼈다. 배가 꾸르륵거렸고 낯선 곳에서 일이 터질 것만 같았다. 겁에 질린 그녀는 조수석에서 휴대 전화를 이용해 IBS 치료법을 찾기 시작했다. 운 좋게도 저탄수화물 생활 방식으로 놀라운 성공을 거두고 있는 사람들을 소개하는 블로그를 발견했고, 그녀는 저탄수화물 식단을 먹기로 결심했다.

그날까지 체중은 지나에게 항상 투쟁의 대상이었다. 1차 진료 주치의는 통곡물과 살코기와 함께 과일과 채소를 많이 먹으라고 권했다. 그녀의 주 식단은 바나나, 저지방 그릭 요구르트, 통곡물 파스타, 살코기, 닭고기, 통밀빵, 칠면조, 오트밀 등이었다. 거의 2년 동안, 그녀는 식단을 정확하게 따르고, 매주 몇 시간씩 운동했으며, 가까스로 살을 조금 뺐다. 그리고 이 고탄수화물 식단 전략의 결과가 신통치 않자 그녀는 식단을 철저히 지키지 않게 되었다.

공정히 말해, 지나는 쿠키, 케이크, 아이스크림, 사탕을 계속 피했다. 원칙적으로 통곡물과 저지방 식단을 계속 고수하면서 그녀는 이 식사로 인해 당뇨병에 다가가고 있다는 사실을 결코 깨닫지 못했다. 그래서 그녀는 꽤 비만이 될 때까지 꾸준히 체중이 늘었다. 38세 때 생애 최고의 체중을 찍었지만, 대체로 의사의 영양 지도를 따랐다. 그녀의 주치의는 식단에서 탄수화물을 제거하라고 단 한 번도 제안한 적이 없었다.

저탄고지 식단을 먹은 이후 1년도 안 돼 지나의 체중이 32킬로그램 정도 줄었다. 그녀의 옷 치수가 몇 단계 내려갔고 몸에 활력이 넘쳤다. IBS 문제도 사라졌다. 이제 콜레스테롤, 혈압, 그리고 다른 측정 지표들이 훌륭하다. 그녀는 지금 당뇨병의 위험으로부터 자유로워졌고, 새로운 체중과 엄청나게 상승한 행복감에 기뻐한다. 그리고 그녀가 이 모든 것을 이루어 낸 것은 우리의 핵심 규칙을 따랐기 때문이다.

8
〈기름지게 먹고 오래 살기〉 계획: 8~21일

앞으로 2주 동안 〈기름지게 먹고 오래 살기〉 프로그램으로 당신의 새롭고 건강한 습관이 확실히 굳어질 것이다. 첫 주에는 주로 음식을 올바로 먹는 데 집중했지만, 이제 장기적으로 최적의 결과를 얻기 위해 몇 가지 전략을 추가할 때가 되었다. 무엇보다도 7~10일 단계에 초점을 맞추자. 기억을 되살리자면, 이는 식사 간격을 멀리 떨어뜨리고, 비타민과 미네랄을 충분히 먹으며, 환경 요인을 관리하고, 운동하는 것이다. 첫 주와 마찬가지로, 이를 모두 제대로 실행하려면 집중과 노력이 필요하다. 하지만 확신하건대 모든 단계를 망라하는 것이 성공의 비결이다.

하지만 먼저 첫 7일이 어땠는지 확인해 보자.

가장 중요한 첫 주: 첫 7일을 확인하라!

주말에는 느낌이 훨씬 더 좋아져야 한다. 허리띠가 헐렁해지고, 머리가 더 맑으며, 기분이 더 안정되어야 한다. 앞으로 결의와 활기가 넘치는 14일을 경험하게 될 것이다.

하지만 어려움도 몇 가지 겪고 있다면 어떻게 해야 할까?

그때는 혹시나 생각하지 못한 위험이 있는지 확인해야 한다. 먼저 128~130쪽의 〈행동 단계〉를 정확히 따르고 있는지 확인하라. 따르지 않고 있다면, 모든 틈을 해결하라. 마지막으로, 각자의 구체적인 필요에 따라 계획을 조정해야 할지 모른다.

다음은 잠재적인 장애물과 그 해결법이다.

저탄수화물 독감: 지방을 태우기 위해 다리를 건너갈 때 몸이 당 연소 모드에서 지방 연소 모드로 바뀌면서 몇 가지 증상을 경험할 수 있다. 이러한 증상에는 두통, 무기력, 메스꺼움, 혼란, 브레인 포그, 일반적인 짜증이 포함될 수 있다. 보통 이 증상들은 탈수나 나트륨 결핍이 원인일 수 있다. 첫 주의 보충제 부분을 다시 검토하라(176쪽). 소금 섭취를 늘리고 물을 많이 마시는지 확인하라. 닭이나 쇠고기 사골 육수, 또는 가염 부용* 큐브를 녹인 물도 큰 도움이 될 수 있다. 비상조치로 식단에 건강한 탄수화물을 소량 추가할 수 있다. 예를 들어, 식사 중 하나에 고구마를 첨가할 수 있다. 하지만 우리가 이를 권하지 않는 이유는 지방 연소로 전환하는 시간을 늦출 수 있기 때문이다.

근육 경련과 통증: 근육 경련, 하지 불안 증후군, 통증 등을

* bouillon. 동물의 고기나 뼈를 끓여 만든 즙. 수프를 만들 때 기본이 된다.

경험하고 있다면 영양소 결핍이 원인일 수 있다. 소금을 더 섭취하고 물을 많이 마시는지 확인하라. 첫 주에는 이런 것들이 가장 유력한 범인이다. 하지만 근육 증상은 마그네슘이 부족하다는 신호일 수도 있다. 좋은 보충제를 복용하고, 이 놀라운 성분이 부족하지 않게 하라.

변비: 대부분 이 부분에서 개선을 경험하지만, 변비가 발생할 수 있다. 하지만 다시 말하지만, 탈수증이 원인일 수 있다. 또한 채소 섭취량을 조정해야 할 수도 있고, 문제가 있는 곡물을 유의해서 피해야 할 수도 있다. 구연산 마그네슘도 해결책이 될 수 있다. 이는 많은 사람이 주의해야 할 정도로 배변 효과가 특별히 탁월하다. 하루 최대 1,000밀리그램을 섭취하면 변비가 깨끗이 사라진다!

심장 두근거림, 혈압 변동, 기타 심혈관 문제: 심혈관 문제 해결책은 다른 문제들과 비슷하다. 물을 많이 마시고 소금을 많이 먹는 것이다. 하지만 중대한 생활 방식을 바꾸기 전에 의사에게 미리 확인하는 것이 중요하다. 잠재한 심장 문제가 있는지 확인하고, 심장에 문제가 있다면, 식단을 바꾸기 전에 의사에게 이 식단에 관해 이야기하고, 이 식단을 따르는 동안 심장과 관련한 증상을 경험한다면 다시 한번 상의해야 한다. 현재 당뇨병이나 고혈압 약을 먹는 사람도 주의해야 한다. 진정으로 건강한 식단으로 갑자기 바꾸면 혈압과 혈당이 자연스럽게 떨어지기 때문에, 이러한 약들이 더는 필요하지 않게 된다. 만약 이러한 약을 먹고 있다면 특히 저혈당이나 저혈압이 발생할 수 있다. 주치의가 저탄수화물 원리를 잘 알고 있다면 가장 좋지만, 필요에 따라 의사와 이 문제를 논의할 수 있다.

탈모: 어떤 식단으로 바꾸든 가벼운 탈모가 발생할 수 있으므로, 저탄수화물 식단으로 바꾸어도 탈모가 나타날 수 있지만, 이는 일시적인 현상이다. 식단을 바꾸고 처음 몇 달 동안은 빗질할 때 머리카락이 더 많이 빠질 것이다. 몇 달만 더 지나면 새로운 모낭으로 바뀌어, 탈모가 거의 없어질 것이다. 본래, 식단을 갑자기 바꾸면 머리카락이 전부 새롭게 난다. 보통 이 대체 과정은 두피 여기저기에 무작위로 발생하며 크게 눈에 띄지는 않는다.

맞춤 식단 계획하기

3장에서 우리는 인슐린 상태와 체중을 바탕으로 네 가지 주요 인체 유형을 확인했다. 각 유형의 사람들은 앞으로 14일 동안 맞춤 조언의 혜택을 얻을 것이다. 다다음 쪽에서 기본 유형과 무엇에 초점을 맞춰야 할지를 알려 주는 개략적인 도해를 볼 수 있다.

인슐린 저항성이 있고 과체중인 사람

요즘 미국 성인들 사이에서 가장 흔한 유형이다. 저탄고지 식단으로 첫 주를 보내고 현재 자신이 어느 유형에 속하는지 살펴보자.

첫 주 동안, 인슐린과 포도당 수치가 급격히 떨어질 것이다. 이것만으로도 당신이 갇혀 있던 인슐린/포도당 롤러코스터에서 빠져나오기 시작한 셈이다. 우리가 권장하는 극도로 낮은 순탄수화물 섭취량(하루 40그램 미만)으로 이 중요한 과정이 더 빨라진다. 마찬가지로, 체내의 글리코겐(포도당) 저장고도 마침내 고갈되기 시작한다. 글리코겐에는 수분이 많아서 이것만으로도 체중이 감량하는데, 이는 몸에서 수분 무게가 빠지면서 발생하는 요인에 불과하다. 하지만 주말이 가까워지면서 체지방도 감소하기 시작하고 허리띠가 느슨해지는 느낌이 들기 시작할 것이다.

인슐린이 감소하면서 당신의 몸이 지방을 태울 새로운 기회를 얻고 있다. 당신은 지금 건강한 지방에서 에너지 대부분을 얻는다. 몸이 이 지방을 더 효율적으로 태우기 위해 구조를 바꾸기 시작하는 중이다.

인슐린과 포도당 수치가 떨어지기 시작했는데, 특히 식사 후 수치가 더 그러하다. 마찬가지로 가장 중요한 콜레스테롤 수치도 개선되기 시작했고, 중성 지방과 고밀도 지단백HDL 콜레스테롤의 비율, 총콜레스테롤과 HDL 콜레스테롤의 비율이 좋아지기 시작했다. 혈압을 추적하고 있다면 혈압 수치도 떨어지기 시작했을 것이다. 이 모든 지표와 더 많은 건강 지표들이 개선되고 있다. 몸이 스스로 회복하기 시작한 것이다. 몸

맞춤 식단

1주

인슐린에 민감

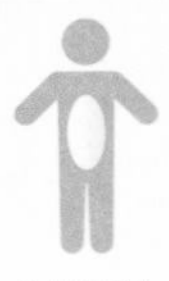

날씬함

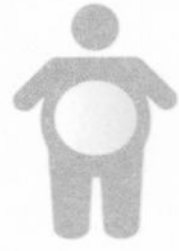

과체중

인슐린 저항

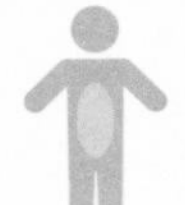

날씬함

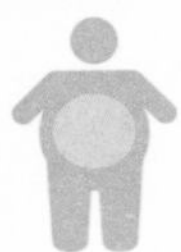

과체중

1-4단계 적용

인슐린을 낮춘다
(정제 탄수화물/기름
& 가공식품을 버린다.
저탄수화물 식단 섭취)

5단계 적용

영양가 높은
단백질 섭취

6단계 적용

건강한
지방에서
에너지를
얻는다

7-10단계 적용

향상 요인(식사
간격, 보충제,
환경, 운동)

1주 후(특히 3주째)

낮은 인슐린/인슐린에 민감

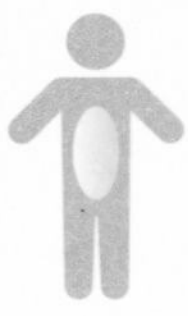

계속 10단계를
실천한다

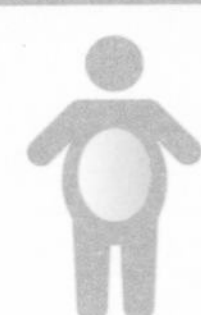

7단계에 더욱
집중한다

식사 간격을 넓힌다
지방 적응과
새로운 식욕 통제를
이용한다
주된 지방 연소를
시작한다

인슐린 민감성 향상

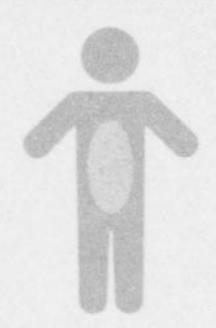

계속 10단계를
실천한다

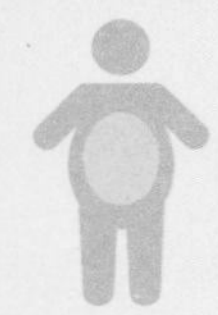

7단계에 더욱
집중한다

7. 식사 간격 벌리기
8. 비타민/미네랄
9. 환경
10. 건강한 운동

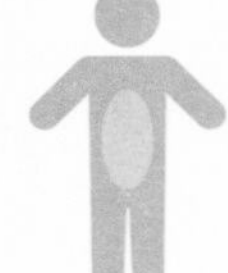

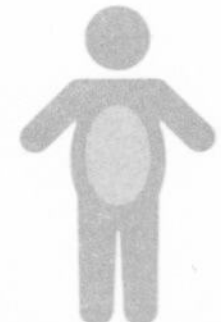

대사 건강

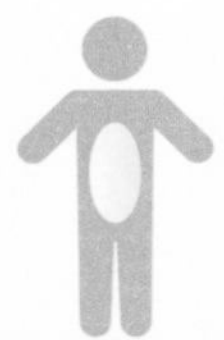

대사 개선

이 훨씬 더 건강한 미래를 준비하는 중이다.

이러한 것들은 모두 좋은 소식이지만, 인슐린 수치가 매우 높고 인슐린 저항성이 있는 사람들은 첫 주에 양날의 검을 경험할 수도 있다. 한편으로는 그들의 건강 상태가 가장 극적으로 개선되는 경향이 있다. 하지만 어려움 또한 더 많을 수 있다. 그래서 10단계 전체에 지속해서 집중하는 일이 매우 중요하다. 심각한 인슐린 문제를 해결하려면 탄수화물 섭취를 제한하는 것만으로는 충분치 않다. 식사 간격, 환경 요인, 운동과 함께 단백질 및 건강한 지방 섭취 역시 중요하다. 건강을 해치고 비만을 일으키는 거의 일반적인 원인을 근절하려면 모든 행동 단계를 열심히 실천해야 한다.

인슐린 저항성에 과체중이라면 앞으로 14일 동안 다음에 중점을 두어야 한다.

- 첫 주에 겪은 어려움을 모두 해결하라.
- 1~7일의 식사와 보충제 처방을 계속 따르지만, 그 식단을 뛰어넘어라. 열 가지 행동 단계를 모두 실행하기 시작하라.
- 일이 순조롭게 풀리고 편안하다면, 특히 행동 단계 7, 식사 간격 벌리기/단식에 초점을 맞추기 시작하라.

명심하건대, 다른 행동 단계들을 따르면 7단계를 효과적으로 이용할 수 있다. 고탄수화물 배고픔의 함정에서 빠져나오지 못한다면 식사 간격을 효과적으로 벌릴 수 없다. 건강한 단식

습관을 익히기 위해서는 이 고리를 깨고 지방 연소 능력을 어느 정도 개발해야 한다. 이런 습관을 들이면 결국 지방을 태우는 대사가 강화된다. 실제로 습관의 힘이 결국 성공으로 이끌 것이다. 어느 정도 지방에 적응한 후에는 강력한 도구인 식사 간격 벌리기를 실행할 수 있다. 앞으로 14일 동안 이것을 1차 목표로 삼아라!

인슐린 저항성이 있고 정상 체중인 사람

이런 사람을 종종 〈겉은 마르고, 속은 비만TOFI〉이라고 한다. 흔한 부류에 속하는 이 사람들은 갑작스러운 심장 마비를 많이 경험한다. 그들은 인슐린 저항성 과체중에 따른 건강 위험 대부분을 공유하지만, 어느 날 느닷없이 심장 마비가 닥칠 때까지 비교적 건강해 보인다. 그들은 살을 많이 뺄 필요는 없을지 모르지만, 장수와 진정한 건강을 위해 과체중인 사람만큼 저탄고지 식단이 필요하다.

인슐린 저항성이 있으나 과체중이 아니라면 아마도 체중이 덜 줄었을 수 있지만, 첫 7일 후의 경험이 인슐린 저항성 과체중 유형과 유사할 것이다. 가장 중요한 것은 인슐린과 포도당 수치가 비슷하게 감소했다는 것이다. 우리가 권장하는 매우 낮은 순 탄수화물 섭취량(하루 40그램 미만)으로 당신은 인슐린 조절 장애에서 벗어나기 시작했으며, 몸에서 글리코겐이 고갈되기 시작했다. 체지방 손실은 특히 복부 지방에서 올 것이다.

인슐린 저항성이 있는 사람은 내장 지방 조직(내장 내부와 내장 주변의 지방)이 있을 가능성이 크다. 내장 지방은 전반적인 건강에 영향을 미칠 수 있으므로 정말로 없애야 할 지방이다. 이 지방이 줄면 허리띠가 느슨해지는 걸 느낄 것이다.

인슐린 수치가 감소하면 장수에 중요한 인체의 지방 연소 작용이 촉진된다. 그리고 나이가 들면서 체중이 상당히 증가하는 일도 막을 수 있다.

자, 이제 인슐린과 포도당 수치, 특히 식후 수치가 떨어지기 시작한다. 마찬가지로, 가장 중요한 콜레스테롤 수치가 개선되기 시작할 것이다. 많은 TOFI 유형이, 높은 인슐린 수치와 인슐린 저항으로 주로 유발되는 〈원인 불명의〉 고혈압이 있다. 그래서 혈압도 자연스럽게 떨어지기 시작한다. 이런 모든 지표와 건강 상태를 나타내는 더 많은 지표가 개선될 것이다. 당신의 몸은 스스로 회복하기 시작했다. 몸은 훨씬 더 건강한 미래를 준비하는 중이다.

열 가지 행동 단계에 지속해서 집중하는 일은 여전히 중요하다. 그렇기는 하지만 인슐린 저항성이 있되 과체중이 아니라면 첫 주말까지 몸 상태가 급격히 개선될 것이다. 다음 14일 동안 가장 주력할 사항은 다음과 같다.

- 어려움을 경험했다면 반드시 모두 해결해야 한다(186쪽 참조).
- 1~7일의 식사와 보충제 처방을 계속 따르지만, 그 식단을

뛰어넘어라. 열 가지 행동 단계를 모두 강력히 밀고 나가기 시작하라.

- 체중 감량이 필요하지 않을 수도 있지만, 7단계는 지방을 태우는 몸으로 전환하는 속도를 높이는 데 초점을 맞춰야 한다.
- 행동 단계 8~10은 진정한 인슐린 민감성과 궁극적인 목표인 항상 낮은 인슐린 수치를 더 빨리 달성하는 데 정말로 도움이 될 것이다.

인슐린에 민감하고 과체중인 사람

이 범주에 속하는 사람들의 앞날은 약간 까다로울 수 있다. 당신이 이들 중 한 명이라면, 첫 주에 극적인 체중 변화를 경험하지 못했을지도 모른다. 당신은 확실히 중요한 변화를 알아챘어야 했지만, 아마도 인슐린 저항성이 있는 사람들보다 덜 그러했을 것이다.

우리는 당신에게 순 탄수화물 섭취량을 낮추라고 권고했다(하루 40~80그램, 최대 120그램). 첫 주 동안, 인슐린과 포도당 수치가 적당히 감소했을 것이다. 물론 변화의 정도는 이전 식단이 얼마나 건강했느냐에 달려 있다. 첫 주에 대체로 어떤 결과가 나타날지 좀 더 자세히 알아보자.

몸에서 글리코겐이 고갈되기 시작했다. 주말이 가까워지면서 체지방도 감소했고, 허리띠가 좀 느슨해졌을 것이다.

첫 주 동안, 당신은 지방을 태우려고 다리를 건너기 시작했다. 인슐린 저항성이 있는 동료들처럼 말이다. 이제 에너지 대부분을 건강한 지방에서 얻고 있어서, 앞으로 14일 동안 필요한 행동을 할 준비가 훨씬 잘되어 있다. 앞으로 14일 동안 중점을 두어야 할 핵심 사항은 체지방을 태우는 능력을 키우는 것이다. 당신은 여전히 탄수화물을 적게 먹으며, 이는 좋은 일이다. 하지만 식이 지방은 단순히 현재 체중을 유지하는 데 필요한 에너지를 제공하고 있다.

당신의 몸은 지금 본래 건강한 지방을 비축하고 있다. 지방세포는 인슐린 저항이 없고 기능이 아주 훌륭해 전반적인 건강을 지원할 수 있다. 대사 면에서, 당신은 몸매가 꽤 좋지만, 체내에 저장된 체지방을 태울 동인이 없다. 따라서 당신은 의도적으로 동인을 만들어 지방 연소를 달성해야 한다. 당신은 칼로리 섭취에 주의를 기울여야 하는 흔하지 않은 유형 중 한 명이다. 우리는 하루에 1,800칼로리 미만을 목표하라고 권고하는데, 이는 체지방을 태워 연료를 공급하는 데 도움이 된다. 물론 이 수치는 보통 성인의 대략적인 추정치다. 그리고 초점을 맞춰야 할 일은 항상 열 가지 행동 단계를 따르는 것이다.

혈액 검사의 관점에서, 당신의 인슐린과 포도당 수치는 주를 시작하기 전에 적절했을 것이다. 식사 후 수치가 그리 좋아 보이지 않았을 수 있지만, 지금은 나아지고 있다. HDL 콜레스테롤 대비 중성 지방 비율은 괜찮았을 가능성이 크지만, 식사 후 중성 지방 수치는 최적보다 높았을 가능성이 크다. 이런 지표들은 개선되었어야 한다. 혈압이 문제가 될 가능성은 적지만, 주말 즈음에는 조금 떨어졌어야 한다.

그래서 상황이 호전되고, 실제로 체중 감량이 만족스럽게 진행되고 있을 수 있다. 그러나 인슐린에 민감한 사람은 원하는 만큼 빨리 진행되지 않을 수도 있다. 그러니 이제 속도를 높이기 위해 무엇을 해야 하는지에 초점을 맞추자. 앞으로 14일 동안 다음에 가장 집중하라.

- 1~7일의 식사와 보충제 처방을 계속 따르지만, 그 식단을 뛰어넘어라. 행동 단계 10을 모두 강력히 밀고 나가기 시작하라.
- 특히 인슐린에 민감한 사람이 체중을 감량하려면 7단계(식사 간격/단식)에 집중해야 한다. 몸이 지방을 태우고 식욕 조절 메커니즘이 자리를 잡으면서 점점 더 쉬워질 것이다.
- 칼로리 섭취량에 유의하라. 앞서 언급했듯이, 체중 감량을 위한 행동 단계를 실시하므로 우리는 하루에 1,800칼로리 이하로 유지할 것을 권장한다. 식사를 거르는 능력과 편안한 정도에 따라 칼로리를 훨씬 더 적게 섭취해도 된다. 214쪽에 실린 사이먼의 이야기에서 확인해 보라.
- 다른 행동 단계들을 올바르게 적용하면 효과적인 단식 습관을 들일 수 있다는 점을 기억하라. 우선 지방 연소 능력

을 어느 정도 길러야 한다. 그렇지 않으면 건강한 단식 습관을 실천하기 어렵다. 이는 단순히 칼로리 제한이 아니다. 식사 거르기는 규칙적으로 단식 기간을 갖는 것이며, 체지방을 순조롭게 태워 에너지를 공급하는 능력에 달려 있다. 이 주기적 단식 전략으로 결국 지방 연소 능력이 향상할 것이다. 이는 인슐린에 민감한 사람이 정말로 불러와야 할 선순환이다.

인슐린에 민감하고 정상 체중인 사람

자, 당신은 〈기름지게 먹고 오래 살기〉 계획을 채택하기 전에 이미 몸매가 좋은 행운아다. 그렇긴 하지만, 나이가 들면서 좋은 몸매를 유지하지 못할 수도 있다. 우리의 처방을 따르면 앞으로 수십 년 동안 건강을 유지할 수 있고, 거의 피할 수 없게 된 중년의 체중 증가도 막을 수 있다.

줄일 체중이 많지 않더라도, 첫 주가 지나면 허리띠가 느슨해지기 시작한다. 혈당과 인슐린은 이미 양호한 수준이었지만, 인슐린 수치가 더 떨어지기 시작할 것이다. 중성 지방/HDL 비율은 꽤 좋았을 텐데, 이제 훨씬 더 나은 수치로 바뀔 것이다. 평균 글리코겐 수치도 떨어지고, 몸이 지방을 최적으로 연소하는 과정에 있다. 훌륭한 몸매를 유지하기 위해 열 가지 행동 단계에 계속 집중하라.

행동 단계들을 자세히 살펴 앞으로 몇 주간 우선 할 일을 정해 보자. 이를 실천하면 그야말로 완벽해지고, 앞으로 삶의 도구가 되리라. 처음 6단계는 전처럼 거의 계속 적용된다. 그러나 앞으로 14일 동안 행동 단계 7~10에서 추가로 몇 가지 주력할 사항이 있다. 당신은 이제 지방을 태울 힘이 생겼다. 그것을 활용할 준비를 해라.

행동 단계 7: 식사 간격 벌리기

이제 체지방이 일하게 해야 할 때다. 체지방 스스로 작동하지는 않을 것이다. 당신이 그것을 격려해야 하고, 더 오랜 시간 먹지 않으면 몸이 저장된 지방을 일부 태울 것이다. 식사 간격을 어떻게 벌릴지 알아보자.

당신은 주로 식사했거나(포식) 속이 비었거나(단식) 둘 중 하나의 상태에 있다. 각 상태를 간략히 설명하면 다음과 같다.

포식 상태: 식사 중과 식후 몇 시간 동안이 모두 여기에 해당한다. 인슐린이 상승하고 체지방이 늘거나 기껏해야 그대로 있다. 포식 상태에서는 체지방이 연소하지 않는다. 실제로 정반대다. 과체중 상태에 갇히는 가장 좋은 방법은 단순히 매우 자주 먹는 것이다. 고탄수화물 식단을 먹는다면 확실히 살이 찔 것이다.

그리고 칼로리를 낮추려고 애쓰면서 너무 자주 먹는 것은 바보 같은 짓이다. 자주 먹으면 포식 상태가 유지되어 지방 연소 모드로 전환하지 않을 것이며, 탄수화물 함량이 높은 칼로리 제한 식사를 여러 번 먹는 방식은 사람들 대부분이 지속할 수 없다. 배고픔 때문에 결국 실패한다.

단식 상태: 식사 후 몇 시간 후에 시작된다. 인슐린이 감소하고 체지방을 이용해 신체에 연료가 공급된다. 이제 체지방이 감소하기 시작한다(하지만 몸의 글리코겐 저장고가 고갈될 때만 그렇다. 그래서 저탄고지 식단을 먹어 글리코겐 저장고가 줄어들면 이로운 것이다). 따라서 꿈쩍 않는 체중을 바꾸는 가장 좋은 방법은 항상 식사 간격을 길게 해서 단식 상태에 더 오래 머무는 것이다. 체중을 확실히 감량하려면 식사 간격을 벌리면서 저탄수화물 식단을 이용하라.

칼로리는 어느 정도 중요한데, 특히 인슐린에 민감한 과체중인 사람들에게는 더욱 그렇다. 하지만 우리의 접근법은 신체와 뇌가 작용하는 방식을 이용하기 때문에 일반적인 칼로리 제한보다 훨씬 더 효과적이다. 이 방식은 지루한 금욕에 의존하지 않는다. 금욕은 장기적으로 효과적이지도 지속적이지도 않다. 칼로리 제한 식단은 대부분 실패하지만, 과학에 기반한 우리의 전략은 실패하지 않는다. 배고픔 없이 올바른 음식을 먹어 자연스럽게 칼로리를 줄일 것이다.

첫 7일 동안에 만들어 낸 지방 연소 모드를 활용하는 것이 중요하다. 우리는 쇠가 뜨거울 때 때리는 일이 중요하다고 믿는다. 첫 주 동안에 상당한 어려움을 경험했다면, 1단계부터 6단계까지 계속 집중하고 이 장의 시작 부분에서 설명한 해결책을 적용하면서 일주일 정도 식사 간격을 벌리는 일을 보류해 보라. 그렇지 않으면, 지금의 노력을 2배로 밀어붙이고 마법의 7단계를 따르면 혜택을 볼 것이다.

우리와 〈식사 간격 벌리기〉 추종자들은 정말로 단식을 즐기는 법을 배울 수 있음을 깨달았다. 혹시 미친 짓일까? 전혀 그렇지 않다. 지난 40년 동안 〈규칙적으로 먹어야〉 한다고 세뇌당한 것만이 미친 짓 같다. 단식의 엄청난 건강 이점을 이해한다면, 아침 식사를 건너뛰는 일이 즐거워진다. 또한 단식 기간에 몸이 대사 작용을 해 연료를 공급하게 한다는 것도 깨닫는다. 당신은 체육관 근처에도 가지 않고 건강과 행복을 효과적으로 증진할 것이다.

단식 상태에서는 정신적 예민함도 현저하게 증가한다. 이런 경험을 하고 나면 단식 의욕이 샘솟는다. 예를 들어, 우리는 항상 스트레스가 많은 회의나 강연, 어려운 협상과 같은 도전적인 행사가 있을 때 끼니를 걸러 대비한다. 단식하면 의식이 고양되는 느낌과 함께 정신이 또렷해지고, 그래서 우리는 그런 행사 전에는 아침을 먹지 말아야 한다고 생각한다. 우리는 단식 상태일 때 최고의 수행력을 발휘한다. 물론 단식이 유리한 이유는 단지 우리가 지방에 적응했기 때문이다. 우리 몸은 지방 연소 모드가 가능해서 조상들처럼 체지방을 순조로이 태울 수 있다. 탄수화물을 먹어 주지 않으면 한두 시간 후에 기력이 뚝 떨어져 버리는 당 연소자에게는 이것이 그리 쉬운 일이 아니다. 당신이 지방을 잘 태운다면 단식을 하는 편이 유리하다. 당신은 이 유리함을 점점 원하게 되고 결국 의존하게 되며 점점 건강해질 것이다.

행동 단계 7을 위한 팁

이 도구를 사용하는 가장 쉬운 방법은 매주 며칠에 한 끼씩 거르는 것이다. 평소대로 두 끼를 만족할 때까지 즐기는 것이 중요하며, 실제로 두 끼를 맛있게 먹어야 한다. 그러면 식사 경험이 향상된다. 단순하게 말해, 식사 간격을 벌리는 두 가지 주요 방식이 있다. 아침 식사나 점심을 건너뛰어라. 우리는 아침 거르는 것을 더 좋아한다. 아침 대신에 우리는 기껏해야 헤비 크림 두어 스푼을 넣은 커피를 마신다.

아침을 거르는 이 전략은 여러 가지 이유로 잘 작동한다.

- 밤새 공복 상태여서 이미 지방 연소가 진행 중이다. 그래서 이 상태를 그대로 유지하면 꽤 쉽게 단식할 수 있다.
- 자연식품 식단을 이용하면, 특히 아침에 배고픔을 거의 느끼지 않는다. 이 점을 이용하라. 이 장점을 놓치지 마라.
- 바쁜 아침에 음식을 준비하는 번거로움이 없다. 귀중한 시간이 생겨 활기차게 하루를 시작할 수 있다.
- 점심 시간에 동료나 친구들과 함께 〈단식을 중단하는〉 시간을 고대할 수 있다. 게다가 점심을 정말로 맛있게 먹을 수 있고, 최대한 음미할 수 있다.

때때로 우리는 아침 대신 점심을 거르기도 한다. 이는 아침을 먹어야 한다고 느끼는 사람들에게 좋은 전략이 될 수 있다. 이 방식을 택한다면 아침을 반드시 배부를 때까지 먹도록 한다. 달걀 위주의 아침 식사가 가장 바람직하다. 다음은 성공을 위한 몇 가지 팁이다.

- 지방과 단백질이 풍부한 아침을 푸짐하게 먹는다. 점심을 거르는 날에는 헤비 크림을 얹은 커피와 함께 기름진 베이컨을 곁들여 달걀을 여러 개 먹으면 완벽한 아침이 된다.
- 진짜 음식으로 만든 비상 간식을 먹는다(169쪽 참조). 꼭 필요하다고 느낄 때만 이 방법을 사용하라.
- 식사 간격을 벌리기 위해 특별히 맛있는 식사를 계획하라.

행동 단계 8: 환경을 개선해 성과를 높여라

첫 주를 경험했으니, 이제 몇 가지 도움이 되는 단계를 이용할 때가 되었다. 8단계는 장기적인 성공을 위해 매우 중요하다. 우리는 이 단계에 세 가지 핵심 요소를 포함한다. 이 중 하나라도 부족하면 장기적인 성공에 매우 부정적인 영향을 미칠 수 있다.

수면 주기와 질: 숙면은 매우 중요하다. 이상적으로, 하룻밤에 적어도 7시간 양질의 잠을 자야 한다. 지난 10년 동안 수면 과학이 폭발적으로 발전했다. 수면 부족은 코르티솔 수치를 높여 인슐린 신호와 포도당 대사를 방해한다. 또한 신경 신호 전

달에 관여하는 다른 많은 호르몬을 교란해, 좋지 않은 의사 결정(음식 선택을 포함해)을 하게 한다.[1] 게다가 배고픔 호르몬인 그렐린의 수치를 높이고 대사를 늦춘다. 열악한 수면 위생 탓에 수많은 사람이 체중 감량 계획에 차질을 빚었다. 잠이 이 여행을 망치지 않도록 하라!

스트레스 관리: 만성적인 스트레스는 체중 감량을 달성하고 유지하는 것을 훨씬 더 어렵게 만든다. 또한 장기적으로 건강을 현저히 해친다. 현대 세계에서는 어느 정도의 스트레스가 불가피하지만, 어떻게 대처하느냐는 당신이 통제할 수 있는 변수다. 우리는 신선한 공기를 마시며 활기차게 운동해서 스트레스를 조절하는 것을 좋아한다. 규칙적으로 짧게 달리기, 또는 힘차게 언덕 오르기 같은 활동이 가장 좋다. 스트레스를 관리하는 다른 방법으로는 마인드풀니스(마음 챙김) 수련과 다양한 형태의 명상이 있다. 당신에게 가장 잘 맞는 스트레스 관리 방법을 찾아 짬을 내서 해보라.

햇볕 쬐기: 매일 적절한 태양광을 쬐기 어려울 수 있다. 근무 시간과 우리를 실내에 잡아 두는 다른 많은 약속이 공모해 일을 그르친다. 하지만 아침에 깨어난 후 적어도 30분 동안 좋은 자연광을 쬐면 이득이 크다. 창문으로 들어오는 햇빛이 아니라 신선한 공기 속에서 말이다. 우리는 또한 가능하면 한낮에 건강한 태양광에 피부를 노출하라고 권고한다(물론 태우지 않고, 자신의 한계를 알 것). 건강한 태양광 노출의 많은 이점에

는 체중 조절, 비타민 D 등이 포함된다. 우리는 태양이 해롭다는 왜곡되고 편파적인 이야기를 주입받았다. 이는 서구인의 건강과 행복에 커다란 해가 되었다.

행동 단계 9: 비타민과 미네랄 부족을 피하라

15장에서 핵심 보충제를 자세히 다룰 것이다. 우선은 지금 초점을 맞춰야 할 보충제 목록을 다시 소개한다. 이는 7장에서 설명한 내용이기도 하다. 이 영양소들은 매우 중요해서, 부족하면 상당한 악영향이 나타날 수 있다. 앞으로 14일 동안 음식이나 보충제를 통해 이런 영양소를 계속 섭취하라.

- 칼륨
- 나트륨
- 마그네슘
- 오메가-3 지방산
- 비타민 D
- 요오드(보충제보다는 요오드가 풍부한 음식을 먹어도 됨)

행동 단계 10: 적절한 운동을 해라

많은 연구에서 반복적으로 입증된바와 같이, 운동은 장기적인 체중 감량을 위한 효과적인 도구가 아니지만, 지방 적응을 향상할 수 있다. 그렇다면 운동이 체중 감량에 정말로 도움이 되는 보조 도구가 될 수 있다. 운동을 이용해 몸을 지방 연소 상태로 바꾸는 데 도움을 받을 수 있으며, 운동은 지방 연소 능력에 일조할 수 있다. 다음은 운동이 주는 많은 혜택이다.

- 신체의 글리코겐 저장고를 고갈시켜 혈당을 낮춘다.
- 인슐린 수치를 낮추고 인슐린 민감도를 높인다.
- 미토콘드리아를 변화시켜 근육의 지방 연소 모드를 강화한다.
- 지방 조직에서 지방산을 빼내 연료로 태울 수 있다.
- 세포 재생을 돕는다.

이러한 효과는 굉장해서 효율적이고 자동적인 지방 연소에 적응하는 속도를 끌어올린다. 신선한 공기를 마시며 긴 시간 활기차게 산책하는 일은 많은 사람에게 가장 쉬운 선택이다. 이상적으로 경사진 땅을 걸으면 유익한 효과를 높일 수 있다.

그러나 근육 기능과 인슐린 민감도를 향상하기 위한 가장 좋은 운동은 저항 훈련인데(때로는 근력 운동이라고도 한다), 굳이 비싼 장비를 사용하거나 체육관에 등록할 필요가 없다. 우리 둘 다 체육관에 자주 가지 않는다. 기껏해야 철봉과 아령을 이용해 집에서 기초 체력 훈련을 할 뿐이다.

다음은 이 분야 전문가이자 웹 사이트 〈설탕이 아닌 지방을 태워라(www.burnfatnotsugar.com)〉의 운영자인 우리의 의사 친구 테드 네이먼이 제안한 본보기 루틴이다. 우리는 이것이 정말로 훌륭한 해결법이라고 생각한다. 거실에서 쉽게 이 루틴을 할 수 있다. 심지어 운동하는 내내 텔레비전을 보거나 팟캐스트를 들을 수도 있다. 게다가 15~20분밖에 걸리지 않는다.

- 가상 줄넘기 5분(실제 줄넘기를 사용할 수는 있지만, 사실 줄이 필요하지는 않다)
- 팔 굽혀 펴기
- 윗몸 일으키기
- 턱걸이(문 사이에 기본 철봉을 부착해 사용)
- 벽 운동(등을 가볍게 벽에 댄 채 앉았다 일어서는 자세로 무릎을 구부린 다음 다시 서는 동작을 반복)

각 운동의 핵심은 더는 반복할 수 없을 때까지 계속하는 것이다(이를 〈최대 한계치까지 가보기〉 또는 〈실패할 때까지 밀어붙이기〉라고 한다). 이는 각 운동의 마지막 회를 완수하기가 매우 어렵다는 의미다. 그게 전부다. 모든 운동에서 실패할 때까지 밀어붙이면 정점에서 다시 시작할 수 있지만, 한 세트를 끝내는 것만으로도 큰 혜택을 얻을 수 있다. 이 간단한 루틴을 일주일에 몇 번만 하면 정말로 놀라운 효과를 볼 수 있다. 다시 말하지만, 체육관이나 장비는 필요하지 않다.

식사하고 한참이 지난 후에 단식 상태에서 운동하면 가장 큰 혜택을 얻을 수 있다. 우리는 저녁 식탁에 앉기 직전이 가장 좋은 시간이라는 것을 알게 되었다. 이 시간의 두 가지 주요 이점은 다음과 같다.

- 이미 글리코겐이 다소 고갈된 상태라서, 이때 운동하면 다음 식사 전에 글리코겐이 더욱 고갈될 것이다. 따라서 가장 바람직한 상태에 도달한다. 따라서 인슐린 민감도와 식사로 얻는 에너지를 최적으로 처리할 수 있다.
- 이 시간대에 운동하면 장기적으로 몸이 지방을 연료로 사용하는 습관이 생긴다.

이러한 간단한 운동 지침을 따른다면, 대다수 사람을 훨씬 앞지르게 되며 불과 몇 주 후에, 엄청난 차이를 느끼게 된다. 특히 이러한 운동을 〈기름지게 먹고 오래 살기〉 계획의 다른 요소들과 결합하면 더욱 그렇다.

물론 도로나 공원에서 유산소 운동을 할 수도 있다. 유산소 운동을 할 준비가 되어 있다면, 우리는 20~30분 사이의 비교적 짧은 조깅을 권한다. 여기에 간격을 주는 운동 요소를 포함하면 가장 좋다. 즉, 조깅하는 동안 규칙적인 간격으로 90미터 정도의 짧고 강력하게 단거리 달리기를 시작하면 된다. 3분 정도마다 이렇게 전력 질주하면 루틴의 가치가 높아진다. 우리는 이 14일과 그 후에 이 운동 규칙을 사용하기를 권한다. 그러면 날씬함과 장수로 가는 길이 활짝 열릴 것이다.

8~21일: 2주간의 식사

이제 앞으로 2주 동안에 먹으면 좋은 식단을 살펴보자.

지금까지 우리의 안내를 따라왔다면 지금쯤 지방에 꽤 적응했을 것이다. 그래서 행동 단계 7에 따라 이 계획의 두 번째 주에는 식사 거르기를 시도해야 한다. 아침을 거르면 지난밤의 단식을 연장할 수 있다(또는 헤비 크림을 넣은 커피만 마셔라). 또는 점심을 거르고 맛있는 저녁을 정말로 음미하며 먹을 수 있다. 이 식단에서 간식을 생략한 이유는 식사 간격에 초점을 맞춰야 할 시기이기 때문이지만, 식사 거르기 실패 등 어려운 상황에 대비해 건강한 비상 간식을 준비해 놓아라. 물병을 가지고 다니는 것도 잊지 말아야 하며, 주로 식사 시간을 피해 하루에 몇 리터의 물을 마시도록 노력하라.

식단이 몇 인분인지 상기하고 싶다면, 식단의 사용법을 설명하는 170쪽의 〈1~7일: 본보기 주간〉을 펼쳐 보라.

8일	
아침	고단백 아침 스무디 (1회분, 245쪽)
점심	아시안 상추쌈: 간 돼지고기(90그램) 또는 사각 썰기한 베이컨을 채운 큰 보스턴 상추(2컵), 사각 썰기한 양파 60그램, 잘게 썬 버섯 20그램, 다진 마늘 0.5티스푼, 다진 생강 1티스푼, 간장 2티스푼을 넣어 조리한다. (1인분)
저녁	주키니, 리코타, 파르메산 라자냐 (1회분, 292쪽) (이 조리법은 8인분. 남은 음식은 이 식단의 12일째에서 사용한다.)

9일	
아침	오버나이트 블루베리 & 치아 아침 푸딩 (1회분, 238쪽) (이 조리법은 6인분. 필요하다면 분량을 줄여도 된다.)
점심	마카다미아너트를 입힌 광어와 오렌지 참깨 샐러드 (1회분, 287쪽)
저녁	페스토 모차렐라 치킨과 카프레세 샐러드 (1회분, 295쪽)

10일	
아침	조리법과 상관없이 달걀 3개, 익힌 베이컨 2조각 (1인분)
점심	비프스테이크 토마토 8조각, 각 조각에 신선한 버펄로 모차렐라 한 조각, 신선한 바질, 아루굴라를 얹고 호두, 또는 다른 견과류를 뿌린다(땅콩 제외). 버진 올리브유와 발사믹 식초를 뿌린다. (1인분)
저녁	찜솥으로 만드는 크리미 베이컨 소스 닭고기 (1회분, 315쪽)

11일	
아침	버터 〈카푸치노〉 (1회분, 336쪽) (이 요리법은 2인분)
점심	아시아식 새우 & 채소쌈과 땅콩 고수 슬로 (1회분, 259쪽)
저녁	촉촉한 칠면조 스웨덴식 미트볼 (1회분, 289쪽)

12일	
아침	바닐라 아몬드 그래놀라 (1회분, 235쪽) (이 요리법은 20인분이지만, 한 달간 보관할 수 있다. 양이 너무 많다면 반으로 줄여라. 남은 음식은 이 식단의 14일째에 사용한다.)
점심	치킨 티카 꼬치와 고수-라임 디핑 소스 (1회분, 275쪽) (이 조리법은 6인분. 남은 닭고기는 냉동 보관한다.)
저녁	주키니, 리코타, 파르메산 라자냐 남은 것

13일	
아침	신선한 염소 치즈 60그램을 채운 달걀 3개 오믈렛과 부추, 파슬리, 타라곤, 또는 바질과 같은 잘게 썬 신선한 허브 (1인분)
점심	팬에 구운 닭고기, 살구, 프로슈토 샐러드 (1회분, 262쪽)
저녁	오징어 〈파스타〉와 구운 대구, 초리조, 시금치 (317쪽)

14일	
아침	남은 바닐라 아몬드 그래놀라
점심	훈제 연어 60그램, 잘게 썬 신선한 딜, 케이퍼, 생크림 넉넉히 한 큰술과 사각 썰기한 붉은 양파. 기름과 식초로 드레싱한 아삭한 샐러드와 함께 낸다. (1인분)
저녁	빵 없는 버거와 할루미* 프라이 (1회분, 268쪽)

15일	
아침	주키니, 소시지, 녹은 치즈 캐서롤 (1회분, 233쪽) (이 조리법은 8인분. 남은 음식은 이 식단의 19일에 사용한다.)
점심	BLT**로 채운 아보카도. 2개의 속이 빈 아보카도 반쪽에 잘게 썬 상추, 잘게 썰어 익힌 베이컨 2조각, 다진 토마토, 홈메이드 2분 마요네즈로 소량을 채운다. 저탄수화물 곁들임 샐러드와 함께 낸다. (1인분)
저녁	필리 치즈 스테이크 상추쌈 (1회분, 254쪽)

16일	
아침	완숙으로 삶은 달걀 2개와 전지 치즈 60그램 (1인분)
점심	〈너그러운〉 초콜릿 밀크셰이크 (1회분, 341쪽) (이 요리법은 2인분)
저녁	인도식 코코넛 버터 치킨 (1회분, 284쪽)

* 염소젖이나 양젖을 써서 숙성시키지 않고 먹는 치즈.

** 베이컨, 상추, 토마토.

17일	
아침	체더치즈 & 아몬드 가루 비스킷 (1/2회분, 240쪽)
점심	페스토 모차렐라 치킨과 카프레세 샐러드 (1회분)
저녁	돼지고기 허벅지살 슈니첼과 토마토 페스토 & 모차렐라 (1회분, 298쪽)

18일	
아침	버터 〈카푸치노〉 (1회분)
점심	시저 샐러드와 구운 연어 & 파르메산 크리스프 (1회분, 265쪽)
저녁	찜솥으로 만드는 크리미 베이컨 소스 닭고기 (1회분)

19일	
아침	주키니, 소시지, 녹은 치즈 캐서롤 남은 것
점심	마카다미아너트를 입힌 광어와 오렌지 참깨 샐러드 (1회분)
저녁	시저 샐러드와 구운 연어 & 파르메산 크리스프 (1회분)

20일	
아침	치즈 콜리플라워 그릿츠와 마늘 맛 포토벨로버섯 (1회분, 242쪽)
점심	크리미 토마토 바질 수프와 곁들임 샐러드 (1회분, 252쪽) (이 조리법은 6인분. 남은 음식은 최대 4일간 보관한다.)
저녁	새우 콜리플라워 볶음〈밥〉 (1회분, 303쪽)

21일	
아침	식사 거르기를 선택하거나(아래 참조) 버터 〈카푸치노〉 (1회분)
점심	페스토 & 토마토 〈플랫브레드〉와 치킨 파르메산 크러스트 (1회분, 247쪽)
저녁	프로볼로네* & 햄을 채운 돼지고기 안심 (1회분, 307쪽) (이 요리법은 6인분. 남은 음식은 냉동 보관한다.)

8~21일의 식사 거르기 선택 사항

몸이 지방을 태우는 일에 더 익숙해질수록, 아침을 규칙적으로 거를 수 있는지, 아니면 대신 사골국을 한두 컵 먹을 수 있는지 보라. 이것이 힘들다면 비상 간식을 이용하라(169쪽 참조). 단식과 사골국이 효과가 있다면, 축하한다! 지난밤의 단식을 자연스럽게 연장하면서 지방을 태우는 몸의 능력이 가속화되어 체지방을 태워 연료로 사용하는 중이다. 몸이 건강해지는 이 방식에 자부심을 느끼고, 맛있는 점심을 기대하라!

* 이탈리아 남부 캄파니아 지방의 특산 치즈로 속이 매끄럽고 크림빛을 띤다.

사례 사이먼의 이야기

사이먼은 2000년에 광범위하게 조사한 결과를 기초로 저탄수화물 식단을 느슨하게 따르기 시작했다. 그 과정에서 그는 인슐린 저항성을 줄였고, 훨씬 더 건강해졌으며, 살을 약간 뺄 수 있었다. 그러나 이렇게 건강이 좋아진 후에도 그의 몸무게는 계속 오르락내리락했다. 2014년, 그는 꽤 과체중이었고 사고로 허리를 다쳤다. 그때 그는 단백질 제한 수정 단식PSMF을 하고 다음에는 엄격한 키토제닉 식단을 시도했다. PSMF는 식이 지방 섭취를 줄이는 동시에 식사를 거르는 방식이다. 이는 이미 체내에 있는 지방이 몸에 연료를 공급하게 한다. 식단의 지방 비율이 높지는 않지만, 몸이 사용하는 칼로리는 여전히 주로 지방에서 나온다.

사이먼은 PSMF와 키토를 영리하게 조합해서 1년 만에 23킬로그램을 감량할 수 있었다. 혈액 검사 결과 그는 인슐린 민감성을 달성했다고 나타났다. 체중 감량이 멈추자 그는 승리로 이끄는 PSMF/키토 방식에 마지막 수정을 가했다. 그는 단순히 단백질을 조금 더 늘려, 배고픔 없이 더 많은 식사를 거를 수 있었다. 그는 그 후 3개월 동안 23킬로그램을 더 감량했다. 그래서 20년을 실험한 끝에, 그는 마법 같은 PSMF/키토 방식을 이용해 마침내 꿈에 그리던 체중이 되었다.

그가 목적을 이룰 수 있었던 것은 키토제닉 식단 덕에 당이 아닌 지방을 태우는 몸이 되었고, 식사를 걸러 식이 지방보다는 체지방을 태웠기 때문이다. 그의 체중 감량 식단은 칼로리 섭취량을 기준으로 탄수화물 30퍼센트, 지방 25퍼센트, 단백질 45퍼센트였다. 지방 섭취량이 적다는 것은 그가 상당량의 체지방을 태우고 있다는 뜻이다. 이 계획이 그에게 효과가 있었던 이유는 다음과 같다. 이를 반드시 기억하기를 바란다.

첫째, 이전의 저탄고지 생활 방식이 이미 인슐린 저항성을 많은 부분 해결했고 둘째, 키토제닉 식단으로 배고픔 없이 체지방을 순조롭게 태울 수 있었다.

당신은 이 PSMF 식단이 키토제닉이 아니라고 생각할 수 있다. 백분율로는 지방 칼로리가 낮아 보이기 때문이다. 하지만 스티븐 피니 박사가 설명하듯이, 〈체중 감량 키토제닉 식단을 사용하면, 체내 지방을 태우기 때문에 지방 음식을 덜 먹는다〉. 지방에서 오는 칼로리를 적게 섭취할 수 있지만, 연소하는 체지방을 더하면 실제로 에너지 대부분을 지방에서 얻는 셈이다.

사이먼의 연료 비율은 실제로 탄수화물 10퍼센트, 지방

70퍼센트, 단백질 20퍼센트다. 사이먼은 키토 식단을 능숙하게 유지하고 있었지만, 지방의 대부분은 풍부한 체지방 저장고에서 나오고 있었다!

인슐린 민감성 덕분에 사이먼은 쉽게 키토시스에 들어갈 수 있었다. 그는 체중이 쉽게 늘기도 했지만, 환경이 적절하다면 쉽게 살을 뺄 수도 있었다. 그는 가장 노련한 방식으로 7단계를 사용해서(하루에 세 끼, 바람직하게는 두 끼) 체중을 줄일 수 있었다.

9
조리법

기본 음식

- 모차렐라 페이스트리 반죽
- 홈메이드 2분 마요네즈
- 저탄수화물 아몬드 빵
- 간단 콜리플라워 〈라이스〉

아침 식사

- 베이컨, 그뤼에르 & 홍피망 에그 머핀
- 베이컨으로 싸서 구운 스쿼시 에그 머핀 컵
- 주키니, 소시지, 녹은 치즈 캐서롤
- 바닐라 아몬드 그래놀라
- 오버나이트 블루베리 & 치아 아침 푸딩
- 체더치즈 & 아몬드 가루 비스킷
- 치즈 콜리플라워 그릿츠와 마늘 맛 포토벨로버섯

- 고단백 아침 스무디

점심과 수프

- 페스토 & 토마토 〈플랫브레드〉와 치킨 파르메산 크러스트
- 크리미 닭고기 버섯 수프
- 크리미 토마토 바질 수프
- 필리 치즈 스테이크 상추쌈
- 키토 피자
- 아시아식 새우 & 채소쌈과 땅콩 고수 슬로
- 팬에 구운 닭고기, 살구, 프로슈토 샐러드
- 시저 샐러드와 구운 연어 & 파르메산 크리스프
- 빵 없는 버거와 할루미 프라이

전채 요리와 간식

- 베이컨 체더치즈 핀휠
- 파르메산 견과 믹스 구이
- 치킨 티카 꼬치와 고수-라임 디핑 소스
- 노베이크 코코아 땅콩버터 단백질 볼
- 바삭한 참깨 새우 〈토스트〉
- 바삭한 순살 치킨 윙

저녁과 곁들임

- 인도식 코코넛 버터 치킨
- 마카다미아너트를 입힌 광어와 오렌지 참깨 샐러드
- 촉촉한 칠면조 스웨덴식 미트볼
- 주키니, 리코타, 파르메산 라자냐
- 페스토 모차렐라 치킨과 카프레세 샐러드
- 돼지고기 허벅지살 슈니첼과 토마토 페스토 & 모차렐라
- 아몬드 & 파르메산 크러스트 연어 구이와 지진 브로콜리니
- 새우 콜리플라워 볶음〈밥〉
- 찜솥으로 만드는 비프 스튜
- 프로볼로네 & 햄을 채운 돼지고기 안심
- 타이 코코넛 치킨 & 채소 구이
- 베이컨과 야생 버섯을 넣은 간 구이
- 찜솥으로 만드는 크리미 베이컨 소스 닭고기
- 오징어 〈파스타〉와 구운 대구, 초리조, 시금치

디저트와 음료

- 더블 초콜릿 푸딩
- 블루베리 커스터드 타르트
- 노베이크 딸기 치즈 케이크와 아몬드 마카다미아 크러스트
- 기계 없이 만드는 아보카도 & 가염 피스타치오 아이스크림
- 미니 대황 커스터드

- 딸기 치즈 케이크 키토 〈지방 폭탄〉
- 버터 〈카푸치노〉
- 바닐라빈 프라페와 휘핑크림
- 오이 & 산딸기 모히토 무알코올 칵테일
- 〈너그러운〉 초콜릿 밀크셰이크

9장의 조리법은 모두 요리사 라이언 터너가 맡았다. 그는 요리사이자 미식가로서 건강한 체중을 유지하는 일이 어렵다는 것을 항상 알고 있었다. 2013년 저탄수화물 접근법을 채택한 뒤 날씬해졌고, 이후 큰 노력이나 희생 없이 건강한 체중을 유지하고 있다. 그는 과립형 저탄수화물 감미료 솔라Sola(설탕과 똑같다고 평가받는다) 브랜드를 설립했을 뿐만 아니라 다양한 저탄수화물 및 무가당 조리 식품도 발표하고 있다.

기본 음식

모차렐라 페이스트리 반죽

준비 시간 10분　　요리 시간 5분

분량 8인분(커다란 파이나 키시를 충분히 만들 수 있음)

페이스트리가 저탄수화물 식단에서 금지하는 음식이라고 생각했는가? 모차렐라 페이스트리 반죽을 발견하기 전까지 우리도 그렇게 생각했다. 모차렐라 치즈, 아몬드 가루, 달걀을 조합하면, 구웠을 때 진짜 페이스트리와 놀라울 정도로 비슷한 맛이 난다. 팔방미인인 이 페이스트리 반죽은 어떤 조리법에서도 전통적인 페이스트리를 대체할 수 있다. 모차렐라의 맛이 너무 부드러워 저탄수화물 감미료를 추가해 가장 좋아하는 달콤한 요리에도 사용할 수 있다.

영양 성분(1인분)

칼로리	지방	단백질	순 탄수화물	탄수화물
416	36g 78%	17g 16%	4g 4%	6g

- 아몬드 가루 1.5컵(165그램)
- 바닷소금 1/4작은술
- 베이킹파우더 2작은술
- 무염 버터 1.5스틱(3/4컵, 165그램)
- 잘게 자른 저수분 모차렐라 치즈 3컵(335그램)
- 큰 달걀 2개

❶ 믹싱 볼에 아몬드 가루, 소금, 베이킹파우더를 넣고 휘저어 섞는다.

❷ 버터와 모차렐라 치즈를 큰 냄비에 담아 약한 불에 올린다. 계속 저으면서 버터와 치즈를 녹인다(이때 버터와 치즈가 따로 노는 것처럼 보일 수 있지만, 다른 재료들을 추가하면 잘 섞일 것이다).

❸ 녹인 치즈와 버터 혼합물을 반죽기가 달린 스탠드 믹서의 용기에 붓는다. 믹서를 저속으로 돌리면서 아몬드 가루 혼합물과 달걀을 넣고 속도를 높인다. 매끄럽고 부드러운 반죽이 될 때까지 1~2분 계속 돌린다. 스탠드 믹서가 없다면 전기 핸드 믹서나 손으로 반죽을 만들 수 있지만, 스탠드 믹서가 가장 잘 만들어진다.

❹ 반죽을 약간 식힌 후에, 밀가루 페이스트리를 대체하는 모든 조리법에 사용한다.

셰프의 팁

- 반죽을 깨끗한 표면 위에 놓고 손으로 굴린다. 반죽이 달라붙으면 표면에 아몬드 가루를 가볍게 뿌린다.
- 이 페이스트리 반죽은 따뜻할 때 쉽게 굴려지기 때문에 동작을 빨리하라. 반죽이 너무 뻣뻣해져서 굴리기가 힘들면, 반죽을 전자레인지에 넣고 고온에서 20초간 가열하면 다시 말랑말랑해진다.
- 323쪽의 블루베리 커스터드 타르트와 같은 달콤한 조리법에 사용하는 경우, 감미료 한 방울은 괜찮지만, 굳이 필요하지 않다. 감미료를 사용한다면, 조리법 1의 아몬드 가루에 원하는 과립형 저탄수화물 감미료를 최대 3큰술 추가한다.

기본 음식

홈메이드 2분 마요네즈

준비 시간 2분　　분량 16인분(1인분당 1큰술)

이 조리법은 준비 시간이 2분도 채 걸리지 않으며 요리 기술이 거의 필요하지 않다. 마요네즈가 떨어졌는데 카놀라유나 콩기름으로 만든 시판용 마요네즈를 피하고 싶다면, 이 요리법이 제격이다. 모든 재료를 큰 머그잔에 넣기만 하면 핸드 믹서를 사용하여 혼합물을 몇 초 안에 부드러운 크림 같은 마요네즈를 만들 수 있다. 이 마요네즈는 각자가 가장 좋아하는 건강한 기름을 넣어 만든다. 우리는 아보카도유나 마카다미아유(이건 비싸지만!), 올리브유와 같은 가벼운 맛의 기름을 추천한다. 엑스트라 버진 올리브유는 향이 강해서 피해야 한다.

영양 성분(1인분)

칼로리	지방	단백질	순 탄수화물	탄수화물
126	14g 100%	0g 0%	0g 0%	0g

- 큰 달걀 1개(아래의 팁을 보라)
- 고운 바닷소금 1/2작은술
- 간 머스터드 1/2작은술
- 신선한 레몬주스나 화이트화인 식초 2큰술
- 아보카도유나 마카다미아유, 향이 약한 올리브유 1컵(240밀리리터)

❶ 모든 재료를 큰 머그잔이나 입구가 넓은 유리병 용기에 담는다. 핸드 믹서가 충분히 들어가는 크기여야 한다(머그잔의 바닥에 믹서가 완전히 닿아야 한다).
❷ 핸드 믹서를 머그잔에 넣고 위아래로 움직이면서 작동한다. 몇 초 안에 매끄럽고 크리미한 마요네즈가 만들어진다.
❸ 머그잔에서 마요네즈를 꺼낸 다음 밀폐 용기에 담아 최대 일주일 냉장 보관한다.

셰프의 팁

달걀은 신선할수록 좋다. 신선한 달걀(최대 일주일)이라야 점성이 좋아서 마요네즈가 유화하는 데 도움이 된다.

기본 음식

저탄수화물 아몬드 빵

준비 시간 10분 **요리 시간** 35분 **분량** 1덩이(16조각, 1인분에 1조각)

쫄깃쫄깃하고 달착지근한 이 빵은 탄수화물이 많아서 금지 식품이 된 효모 빵을 연상시킨다. 구워서 샌드위치를 만들 수 있고, 전통적인 쫄깃한 빵 한 조각이 필요한 모든 요리법에 사용하거나, 뭐든 각자 좋아하는 것을 빵 위에 올릴 수 있다. 우리는 빵 위에 참깨 1작은술과 아마씨 1작은술을 토핑했다. 다른 아이디어들은 다음 페이지에 소개했다. 남은 달걀노른자를 사용하여 블루베리 커스터드 타르트(323쪽), 또는 더블 초콜릿 푸딩(320쪽)을 만들어라.

영양 성분(1인분)

칼로리	지방	단백질	순 탄수화물	탄수화물
150	12g 72%	8g 21%	2g 5%	4g

- 아몬드 가루 2컵(180그램)
- 고운 바닷소금 1/2작은술
- 저수분 모차렐라 치즈, 또는 순한 전지 체더치즈(110그램), 잘게 자른 것
- 베이킹파우더 2작은술
- 큰 달걀흰자 10개
- 무염 버터 1/2스틱(55그램) 녹았지만 뜨겁지 않은 것

토핑 제안

- 아마씨
- 양귀비씨
- 호박씨
- 참깨
- 해바라기씨
- 말린 허브
- 파르메산 치즈 간 것

❶ 오븐을 163도로 예열한다. 23×12.75센티미터의 빵틀에 가장자리가 2.5센티미터 정도 늘어지도록 유산지를 깐다.
❷ 아몬드 가루, 소금, 치즈, 베이킹파우더를 믹싱 볼에 넣고 잘 섞는다.
❸ 별도의 그릇에 달걀흰자를 넣고 단단한 거품이 될 때까지 휘젓는다(스탠드 믹서나 전기 거품기, 핸드 거품기를 사용한다). 녹은 버터를 식혀 거품 낸 달걀흰자에 넣은 다음, 아몬드 가루 혼합물에 아주 부드럽게 섞어 거품의 공기가 최대한 유지하도록 한다.
❹ 반죽을 빵틀에 옮겨 담고 선택한 토핑 약 2작은술을 위에 뿌린다. 빵틀을 오븐의 중간 선반에 놓는다.
❺ 빵이 3분의 1가량 부풀어 황갈색이 될 때까지 약 35분 동안 굽는다. 오븐에서 꺼내어 빵틀에서 10분간 식힌 다음 빵을 빼내어 식힘 망 위에서 완전히 식힌 후 자른다.
❻ 밀폐 용기에 넣어 4일까지 냉장 보관할 수 있다.

기본 음식

간단 콜리플라워 〈라이스〉

준비 시간 10분　**요리 시간** 5~10분　**분량** 4인분

쌀 대신 먹는 이 음식은 내가 가장 좋아하는 녹말 대체식 중 하나다. 완성된 요리는 (예상만큼) 콜리플라워 향이 강하지 않으며, 식감이 좋아서 다양한 식사에 곁들이기에 안성맞춤이다. 풍미 있는 다양한 쌀 요리의 출발점으로 사용할 수 있는 기본적인 조리법이다.

영양 성분(1인분)

칼로리	지방	단백질	순 탄수화물	탄수화물
103	7g 61%	3g 12%	4g 16%	7g

- 중간 콜리플라워 1개(약 675그램)
- 올리브유 2큰술
- 고운 바닷소금과 통후추 간 것

❶ 콜리플라워를 쌀처럼 만들기 위해 콜리플라워에서 잎과 줄기를 제거하고 꽃 부분을 대충 썬다. 콜리플라워를 S자 날이 달린 푸드 프로세서에 넣는다. 콜리플라워가 쌀알만 한 크기로 잘게 썰릴 때까지 짧은 펄스-진동으로 돌린다. 또는, 푸드 프로세서의 분쇄 날을 사용해 꽃 부분을 갈 수 있다. 푸드 프로세서가 없다면, 상자형 치즈 강판의 큰 구멍을 이용해 콜리플라워를 쌀 크기로 갈 수 있다.

❷ 콜리플라워를 큰 냄비에 넣고 올리브유를 뿌린다. 팬을 덮고 약한 불에서 5~10분 동안 찌는 동안 자주 저어 주며 〈쌀〉이 부드러워질 때까지 뚜껑을 닫아 둔다. 냄비를 불에서 내려 소금과 후추로 간을 한 후 바로 낸다.

❸ 남은 음식은 밀폐 용기에 담아 최대 4일 냉장 보관한다. 데울 때는 전자레인지용 그릇에 담아 랩을 덮은 후에 전자레인지에서 2분간 가열한다.

셰프의 팁

- 콜리플라워에 물을 넣지 마라. 쌀을 찌는 데 도움이 될 만큼 콜리플라워에 수분이 충분히 들어 있다.
- 쌀이 막 부드러워지기 시작하면 불을 끈다. 무를 수 있으니 너무 익히지 마라. 콜리플라워 라이스는 일반 쌀보다 약간 단단하다.
- 생콜리플라워를 미리 쌀로 만들어 밀폐 용기에 담아 최대 4일간 냉장 보관할 수 있다.

올리브유에 대하여

우리는 부엌에서 두 종류의 올리브유를 사용한다. 엑스트라 버진 올리브유와 정제된 올리브유다. 정제된 올리브유는 종종 〈올리브유〉라고 불리며 종종 라벨에 〈볶음과 구이용〉처럼 용도가 적혀 있다. 엑스트라 버진 올리브유는 음식을 익힐 때 사용해서는 안 된다. 대신에, 접시 위 음식에 마무리로 올리브유를 뿌리거나, 가스파초나 비네그레트소스처럼 찬 음식에 사용하라. 올리브유를 익힘 요리에 사용할 때는 항상 그냥 〈올리브유〉를 사용하라.

기본 음식

베이컨, 그뤼에르 치즈 & 홍피망 에그 머핀

준비 시간 10분 **요리 시간** 25분 **분량** 8개(1인분 1개)

맛있고 단백질이 가득한 풍미 있는 이 머핀은 이동 중에 아침으로 먹기에 아주 좋다. 일요일에 크게 한 판 구워 놓고 바쁜 아침에 빨리 데워 먹으면 된다. 신선한 달걀이 크림과 그뤼에르 치즈와 섞여서 키시 같은 풍부한 질감을 만들어 낸다. 이 조리법은 취향에 맞게 바꾸기가 쉽다. 머핀 팬에 달걀 혼합물을 넣기 전, 가장 좋아하는 재료를 첨가해서 끝도 없이 맛을 바꿀 수 있다. 달라붙지 않는 실리콘 머핀 팬이라면 머핀이 쉽게 떨어지고 청소도 간단해 아주 좋다. 금속 머핀 팬을 사용한다면, 버터나 다른 건강한 요리 지방으로 기름칠을 충분히 해야 한다.

영양 성분(1인분)

칼로리	지방	단백질	순 탄수화물	탄수화물
188	16g 77%	10g 21%	1g 2%	1g

- 베이컨 6조각, 익혀서 곱게 다진 것
- 병에 든 고추 85그램, 사각 썰기한 것
- 헤비 크림 1/2컵(120밀리리터)
- 큰 달걀 4개
- 그뤼에르 치즈 220그램, 잘게 썬 것, 나누어 놓는다
- 바닷소금과 통후추 간 것
- 잘게 썬 신선한 파슬리, 장식용(선택)

1. 오븐을 177도로 예열한다.
2. 다진 베이컨과 썬 고추를 표준 크기의 12구 논스틱 머핀 팬의 8컵에 골고루 나누어 담는다.
3. 크림, 달걀, 치즈의 반, 소금과 후추를 믹서기에 넣고 부드러워질 때까지 1~2분 동안 혼합한다. 머핀 컵의 고추와 베이컨 위에 혼합물을 고르게 나누어 붓는다. 각 컵을 4분의 3 정도 채운다.
4. 머핀 팬을 구이 팬에 올리고 머핀 팬 주위에 끓는 물을 2.5센티미터 붓는다. 남은 치즈를 머핀 위에 뿌리고 25분간 굽는다.
5. 오븐에서 팬을 꺼내어 팬에 든 머핀을 식힌다. 머핀 팬에서 에그 머핀을 부드럽게 두드려 꺼내어 낸다. 원한다면 파슬리를 뿌린다. 머핀을 바로 먹거나 냉장고에 보관한 후에 필요할 때 다시 데운다. 아니면 원한다면 차갑게 먹거나 밀폐 용기에 담아 최대 4일간 냉장 보관한다.

아침 식사

베이컨으로 싸서 구운 스쿼시 에그 머핀 컵

준비 시간 10분　　요리 시간 15분　　분량 8개(1인분 1개)

이 맛있는 달걀 머핀 컵은 아침에 빨리 만들어 먹거나 점심으로 싸 갈 수 있다. 이 머핀은 빠르게 데우거나 상온에서 먹어도 된다. 이 조리법을 기본으로 각자가 좋아하는 속 재료를 넣어 수천 가지 다른 맛을 낼 수 있다(우리가 제안하는 조합들을 참조하라). 들러붙지 않는 실리콘 머핀 팬을 사용하면 팬에서 머핀 컵을 꺼내는 일뿐만 아니라 세척도 쉬워진다.

영양 성분(1인분)

칼로리	지방	단백질	순 탄수화물	탄수화물
133	9g 61%	10g 30%	2g 6%	3g

- 베이컨 8조각, 익혔지만 바삭바삭하지 않게(부들부들해야 함)
- 껍질 벗겨 썰어서 구운 땅콩 호박 1컵(140그램)
- 올리브유 1작은술
- 신선한(부드러운) 염소 치즈 85그램, 큰 달걀 8개 푼 것
- 고운 바닷소금 1/4작은술
- 통후추 간 것 1/4작은술

❶ 오븐을 205도로 예열하고, 표준 크기의 12구 논스틱 머핀 팬을 준비한다.
❷ 머핀컵 8개에 베이컨을 한 컵당 1조각씩 넣는다. 베이컨 컵에 땅콩 호박을 나누어 넣고 올리브유를 뿌린 다음 염소 치즈를 뿌린다.
❸ 큰 그릇에 달걀을 깨서 소금과 후추로 간을 한 후에 잘 휘저은 다음 베이컨 넣은 컵에 부어 각각 4분의 3 정도를 채운다.
❹ 머핀 팬을 오븐에 넣고 달걀이 단단하게 부풀어 황금빛이 날 때까지 약 15분 동안 굽는다.
❺ 오븐에서 팬을 꺼내 머핀을 약간 식힌 다음 팬에서 머핀을 꺼내어 따뜻하게 먹는다. 남은 컵은 최대 일주일간 냉장 보관한다. 차갑게 먹거나 원한다면 다시 데운다.

응용

휘저은 달걀을 붓고 굽기 전에 다양한 재료를 사용해 달걀 컵을 채우라.

- 으깨거나 사각 썰기한 이탈리아 소시지, 사각 썰기한 고추, 부순 페타 치즈
- 사각 썰기를 하거나 잘게 썬 익힌 닭고기, 익힌 아스파라거스 자른 것, 잘게 썬 모차렐라 치즈
- 사각 썰기한 구운 지중해 채소와 파르메산 치즈 간 것
- 익혀서 잘게 부순 소시지, 잘게 썬 브로콜리, 잘게 부순 블루 치즈
- 썰어서 구운 쇠고기와 사각 썰기해 갈색이 될 때까지 볶은 붉은 양파

아침 식사

주키니, 소시지, 녹은 치즈 캐서롤

준비 시간 10분 요리 시간 30분 분량 8인분

프리타타*와 비슷한 이 만능 캐서롤은 브런치로 훌륭하고, 또는 미리 만들어 냉장고에 보관하면 주중에 빠르고 간단한 아침 식사가 될 수 있다.

영양 성분(1인분)

칼로리	지방	단백질	순 탄수화물	탄수화물
356	28g 71%	20g 22%	5g 6%	6g

* 달걀을 푼 뒤, 여기에 여러 가지 야채, 고기, 치즈 따위를 넣고 익혀서 만드는 이탈리아식 오믈렛.

- 올리브유 1큰술
- 중간 크기 주키니(호박) 4개
- 고운 바닷소금과 검은 통후추 간 것
- 헤비 크림 1/2컵(120밀리리터)
- 매운 대용량 이탈리아 소시지(곡물 무첨가) 450그램
- 폰티나 치즈 200그램, 잘게 썬 것
- 큰 달걀 6개
- 바삭하게 익힌 베이컨 조각, 2.5센티미터로 자른 것, 장식용(선택)

❶ 오븐을 205도로 예열하고, 큰 프라이팬에 기름을 두르고 중간 불에서 가열한다.

❷ 주키니를 썰어 기름과 함께 팬에 넣고 소금과 후추를 각각 1/8작은술씩 넣는다. 주키니를 5분 동안 또는 부드러워지고 갈색이 되기 시작할 때까지 익힌 다음 팬에서 꺼내서 따로 둔다.

❸ 팬에 소시지를 넣고 완전히 익어 노릇노릇해질 때까지 볶는다.

❹ 20센티미터의 둥근 베이킹 팬(또는 비슷한 용기)에 가장자리가 늘어지도록 유산지를 깐다. 팬에 주키니와 소시지를 고르게 나누어 넣고 폰티나 치즈를 뿌린다(캐서롤 위에 뿌릴 치즈를 조금 챙겨 둔다).

❺ 달걀을 믹싱 볼에 깨서 소금과 후추를 각각 1/4작은술씩 넣고 크림을 추가해 잘 휘젓는다. 주키니와 소시지 혼합물 위에 달걀 혼합물을 붓고 따로 둔 폰티나 치즈를 뿌린다. 팬을 오븐에 넣고 달걀 혼합물이 단단해지고 캐서롤의 윗부분이 노릇노릇해질 때까지 약 30분 동안 굽는다.

❻ 원하면, 바삭바삭한 베이컨 조각을 올린다. 캐서롤을 팬에서 꺼내 8조각으로 썰고 바로 내거나 최대 4일간 냉장 보관한 후 원한다면 다시 데운다.

아침 식사

바닐라 아몬드 그래놀라

준비 시간 10분 요리 시간 35분 + 식히기 1시간

분량 20인분(1인분 3/4컵, 145그램)

이 맛있는 그래놀라는 저탄수화물의 꿈, 즉 더 흔히 먹는 풍미 있는 아침 식사의 달콤한 대안이다. 그래놀라에 귀리를 넣지 않아도 정말 맛있고 만족스럽다. 곡물을 넣지 않은 이 버전은 영양소가 풍부해서 오랫동안 든든하다. 전지 요구르트나 아주 차가운 무가당 아몬드 우유와 신선한 베리를 위에 얹어서 먹어도 좋다.

영양 성분(1인분)

칼로리	지방	단백질	순 탄수화물	탄수화물
218	18g 74%	5g 9%	3g 6%	14g

- 생호두 1컵(100그램)
- 생피칸 1컵(100그램)
- 아몬드 가루 2컵(220그램)
- 무가당 코코넛 플레이크 1컵(80그램)
- 과립형 저탄수화물 감미료 3/4컵(145그램) (일러두기 참조)
- 말린 살구 1/2컵(65그램), 다진 것(선택, 당 함유)
- 골든 플랙시드 밀* 1/2컵(40그램)
- 호박씨 1/2컵(65그램)
- 물 1/2컵(120밀리리터)
- 코코넛유 1/4컵(60밀리리터), 녹은 것 + 유산지용
- 바닐라 엑스트랙트 2작은술
- 간 계피 1/2작은술
- 전지 요구르트나 아몬드 우유, 서빙용(선택)
- 신선한 베리, 서빙용(선택)

❶ 오븐을 150도로 예열한다. 구이 팬에 유산지를 깔고 코코넛유로 기름칠한다.

❷ 호두를 푸드 프로세서에 넣고 펄스 버튼을 몇 번 눌러 대충 자른다. 호두를 갈거나 견과류 버터를 만들려는 게 아니라 대충 자르는 것이 목표이

* 식이 섬유가 풍부한 유기농 아마씨 가루로 키토제닉 요리에 많이 쓰인다.

니 잘 지켜보라! 자른 호두를 큰 믹싱 볼에 옮긴다. 피칸도 같은 과정을 반복한 다음에 호두가 담긴 볼에 담는다.

❸ 견과류와 남은 재료를 볼에 넣고 손을 이용해 잘 섞는다. 혼합물을 구이 팬에 옮긴 후에 가볍게 눌러 평평하게 편다.

❹ 15분간 구운 후에 오븐에서 팬을 꺼내 큰 숟가락으로 그래놀라를 저은 다음 다시 누른다. 15~20분 정도, 또는 향이 나고 표면이 약간 갈색이 될 때까지 굽는다. 오븐을 끄고 그래놀라가 오븐 안에서 완전히 식도록 한 시간 정도 둔다. 식으면 바삭바삭해질 것이다.

❺ 그래놀라가 완전히 식으면 손을 이용해 작은 덩어리로 부순다. 전지 요구르트나 무가당 아몬드 우유와 신선한 베리를 곁들인다. 그래놀라를 밀폐 용기에 담아 식품 저장실과 같은 시원하고 어두운 곳에 최대 1개월간 보관한다.

일러두기

기호에 따라 감미료의 양을 줄여도 좋다.

아침 식사

오버나이트 블루베리 & 치아 아침 푸딩

준비 시간 5분 + 식히기 4시간 분량 6인분

치아 씨앗은 멕시코와 과테말라의 원주민들이 수 세기 동안 주로 음료에 사용했다. 치아씨를 물에 담그면 자연적으로 액체를 걸쭉하게 하여 헤비 크림 같은 질감이 만들어진다. 환상적인 이 푸딩은 배가 부르고 준비하는 데 수고가 거의 들어가지 않는다.

영양 성분(1인분)

칼로리	지방	단백질	순 탄수화물	탄수화물
200	14g 63%	5g 10%	4g 8%	17g

- 무가당 아몬드 우유 2컵(480밀리리터)
- 신선한 블루베리 1컵(130그램)
- 선택한 과립형 저탄수화물 감미료 6큰술(일러두기 참조)
- 헤비 크림 1/2컵(120밀리리터)
- 흰 치아씨 1/2컵(95그램)
- 바닷소금 1꼬집
- 여분의 신선한 블루베리 또는 다른 신선한 베리류, 장식용

❶ 아몬드 우유, 블루베리, 감미료를 믹서기에 넣어 블루베리가 갈리고 혼합물이 부드러워질 때까지 섞는다. 중간 크기의 믹싱 볼로 옮긴다.
❷ 크림과 치아씨, 소금을 넣고 잘 섞일 때까지 젓는다. 볼을 비닐 랩으로 덮고 하룻밤 또는 적어도 4시간 냉장 보관한다.
❸ 푸딩을 낼 준비가 되면 냉장고에서 꺼내 잘 휘젓는다. 치아 씨앗이 부풀어 올라 혼합물이 요구르트처럼 걸쭉해져 있을 것이다.
❹ 개인용 유리잔에 푸딩을 숟가락으로 떠넣고 신선한 베리를 얹는다. 남은 푸딩은 최대 4일간 냉장 보관한다.

응용

블루베리를 생략하고 바닐라 엑스트랙트 1작은술을 넣는다.

일러두기

기호에 따라 감미료의 양을 줄여도 좋다

아침 식사

체더치즈&아몬드 가루 비스킷

준비 시간 10분　　요리 시간 20분　　분량 8개(1인당 1개)

촉촉하고 고소한 이 비스킷은 아침이나 간단한 간식으로 먹으면 아주 좋다. 가염 버터와 함께 따뜻하게 낸다.

영양 성분(1인분)

칼로리	지방	단백질	순 탄수화물	탄수화물
322	28g 78%	12g 15%	4g 5%	7g

- 아몬드 가루 2컵(220그램)
- 베이킹파우더 2작은술
- 고운 바닷소금 1/2작은술
- 고춧가루 1꼬집
- 향이 강하거나 심하게 강한 체더치즈 170그램, 잘게 썬 것, 나누어 놓기
- 큰 달걀 2개, 풀어 놓기
- 가염 버터, 서빙용
- 무염 버터 1/2스틱(55그램), 부드러운 것

❶ 오븐을 177도로 예열한다. 표준 크기의 12구 논스틱 머핀 팬의 8구에 기름을 바른다.

❷ 큰 그릇에 아몬드 가루와 베이킹파우더, 소금, 고춧가루를 넣고 휘젓는다. 비스킷 위에 얹을 치즈 30그램을 따로 둔다. 마른 재료에 남은 치즈, 달걀, 버터를 넣고 잘 섞일 때까지 고무 주걱으로 섞는다.

❸ 혼합물을 기름칠한 머핀 컵에 고르게 나누어 각각 3분의 2 정도 채우고, 따로 둔 체더치즈를 뿌린다.

❹ 머핀 팬을 오븐에 넣고 비스킷의 크기가 2배가 되고 노릇노릇해질 때까지 15~20분 정도 굽는다.

❺ 팬에서 비스킷을 약간 식힌 다음 빼내어 식힘 망에 올린다. 가염 버터와 함께 따뜻하게 먹는다. 남은 음식은 밀폐 용기에 담아 최대 4일간 냉장 보관한다.

아침 식사

치즈 콜리플라워 그릿츠와 마늘 맛 포토벨로버섯

준비 시간 10분　　요리 시간 30분　　분량 4인분

치즈 그릿츠는 풍미 있는 아침 식사로 훌륭하다. 이 조리법에서는 맛과 질감을 위해 진짜 옥수수 그릿츠를 뿌리지만, 간 콜리플라워가 대부분을 차지한다. 주말 아침에 볶은 버섯과 바삭바삭한 베이컨을 곁들여 이 〈그릿츠〉를 따뜻하게 먹으면 매력 만점이다.

영양 성분(1인분)

칼로리	지방	단백질	순 탄수화물	탄수화물
632	56g	19g	9g	13g
	80%	12%	6%	-

그릿츠

- 무염 버터 1/2 스틱(55그램)
- 흰 양파 1/4개, 곱게 썬 것
- 옥수수 알갱이나 죽(빠르게 익히지 않은 것) 1큰술
- 콜리플라워 1/2개의 꽃 부분, 쌀처럼 만든 것(227쪽 참조)
- 닭 육수 1/2컵(120밀리리터)
- 헤비 크림 1/2컵(120밀리리터)
- 훈제 파프리카 1/4작은술
- 고춧가루 1꼬집
- 타바스코 핫소스 약간
- 잘게 썬 체더치즈 1/2컵(55그램)
- 간 파르메산 치즈 1/2컵(55그램)
- 고운 바닷소금과 통후추 간 것

버섯

- 큰 포토벨로버섯 2개
- 올리브유 2큰술
- 무염 버터 1/2 스틱(55그램)
- 마늘 2쪽, 다진 것
- 신선한 타임잎 1작은술, 다진 것 또는 말린 잎 수북이 1/4작은술
- 바삭하게 익힌 베이컨 1/2조각, 서빙용(선택)
- 신선한 타임(가지나 잎) 또는 잘게 썬 신선한 파슬리, 장식용

❶ 〈그릿츠〉 준비하기: 버터, 양파, 마늘을 큰 냄비에 넣고 중간 불에서 부드러워질 때까지 2~3분간 볶는다

❷ 옥수수 그릿츠를 넣고 2분간 계속 볶는다. 콜리플라워를 넣고 잘 저으면서 2분 더 익힌다.

❸ 육수와 크림을 넣고 끓인 다음 불을 줄여 뭉근히 끓인다. 향신료와 핫소스를 넣고 졸아서 크림소스가 되고 콜리플라워와 그릿츠가 부드러워질 때까지 15~20분 동안 계속 끓인다.

❹ 그릿츠가 익는 동안 버섯을 준비한다. 포토벨로버섯을 1.25센티미터 조각으로 자른 다음 큰 프라이팬에 올리브유와 버터와 함께 넣고 중간 불에서 약 5분간 볶는다. 다진 마늘과 타임을 넣고 버섯이 황갈색이 나면서 캐러멜화될 때까지 4~5분 정도 더 가열한다. 소금으로 간한다.

❺ 그릿츠가 다 익으면 체더치즈와 파르메산 치즈를 넣고 치즈가 녹아서 고르게 퍼질 때까지 5분간 가열하면서 자주 저어 준다. 소금과 후추로 간을 하고 바로 4개의 접시에 나누어 담는다.

❻ 크리미한 그릿츠에 버섯을 얹고 원하면 바삭바삭한 베이컨을 추가한다. 백리향이나 파슬리로 장식해서 낸다. 남은 음식은 최대 3일간 냉장 보관하고 원하면 다시 데워 먹는다.

셰프의 팁

옥수수 그릿츠를 밀폐 용기에 담아 냉동실에 6개월까지 보관한다.

아침 식사

고단백 아침 스무디 (베리 블릿츠, 그린 파워)

베리 블릿츠 | 준비 시간 5분 분량 4인분

그린 파워 | 준비 시간 5분 분량 4인분

스무디는 아침에 각종 영양소와 에너지를 얻는 좋은 방법이며 손에 들고 다니기도 쉽다.

베리 블릿츠

영양 성분(1인분)

칼로리	지방	단백질	순 탄수화물	탄수화물
162	7g 39%	10g 25%	6g 15%	18g

- 무가당 아몬드 우유 2컵(480밀리리터)
- 얼음 2컵(480밀리리터)
- 무가당 유청 단백질 분말 1/2컵(75그램)
- 껍질 벗겨 얇게 썬 신선한 딸기 1/2컵(65그램)
- 신선한 산딸기 1/2컵(60그램)
- 신선한 블랙베리 1/2컵(60그램)
- 생아몬드 1/3컵(38그램)
- 신선한 블루베리 1/4컵(32그램)
- 선택한 저탄수화물 감미료(일러두기 참조)

❶ 감미료를 제외한 모든 재료를 고성능 믹서에 넣고 부드럽고 크리미해질 때까지 2분간 돌린다. 맛을 보고 취향에 따라 감미료를 추가한다.
❷ 350밀리리터 유리잔 4개에 부어 즉시 낸다.

그린 파워

영양 성분(1인분)

칼로리	지방	단백질	순 탄수화물	탄수화물
203	13g 58%	11g 22%	5g 10%	16g

- 신선한 시금치 한 줌
- 큰 케일잎 2개
- 크고 신선한 딸기 2개, 껍질 벗겨 잘게 썬 것
- 무가당 아몬드 우유 2컵(480밀리리터)
- 얼음 2컵(480밀리리터)
- 신선한 산딸기 1/2컵(70그램)
- 무가당 유청 단백질 분말 1/2컵(75그램)
- 생아몬드 1/3컵(38그램)
- 헤비 크림 1/4컵(60밀리리터)
- 선택한 저탄수화물 감미료(일러두기 참조)

❶ 감미료를 제외한 모든 재료를 고성능 믹서에 넣고 부드럽고 크리미해질 때까지 2분간 돌린다. 맛을 보고 취향에 따라 감미료를 추가한다(참고: 고성능 믹서가 아니라면 케일을 곱게 썰고 아몬드를 분쇄한 후에 믹서기에 넣는다. 매끄러운 질감을 얻기 위해서는 믹서를 더 오래 돌려야 할지 모른다).
❷ 350밀리리터 유리잔 4개에 부어 즉시 낸다.

일러두기

기호에 따라 감미료의 양을 줄여도 좋다.

점심과 수프

페스토&토마토〈플랫브레드〉와 치킨 파르메산 크러스트

준비 시간 10분　　요리 시간 25분　　분량 4인분

닭고기로 〈플랫브레드〉 크러스트를 만든다는 게 약간 이상하게 들릴지 모르지만, 한번 시도해 보라. 가장 좋아하는 토핑을 얹을 바삭바삭하고 단백질이 풍부한 베이스를 찾는다면 맛있고 간단한 해결책이다. 그저 파르메산 치즈와 치킨을 섞고, 둥그런 〈반죽〉에 펴서 10분 동안 구우면 된다. 맛있고, 만족스러우며, 건강한 음식이 된다. 작은 샐러드를 곁들여 내면 완전한 식사가 된다.

영양 성분(1인분)

칼로리	지방	단백질	순 탄수화물	탄수화물
577	41g 64%	47g 33%	4g 3%	5g

치킨 파르메산 크러스트

- 껍질 벗긴 뼈 없는 닭 가슴살 2마리분(약 675그램)
- 큰 달걀 1개
- 고운 바닷소금 1/2작은술
- 검은 통후추 간 것 1/4작은술
- 신선한 오레가노잎, 또는 말린 오레가노잎 1과 1/2작은술
- 겨자 간 것 1/2작은술
- 양파 가루 1/2작은술
- 간 파르메산 치즈 165그램
- 엑스트라 버진 올리브유 2큰술, 뿌리는 용도

토핑

- 가게에서 산 고품질 페스토 8작은술
- 잘게 썬 모짜렐라 치즈 1컵(110그램)
- 신선한(부드러운) 염소 치즈 225그램, 슬라이스
- 체리 토마토 24개, 반으로 자른 것
- 검은 통후추 간 것

❶ 오븐을 205도로 예열하고, 구이 팬 2개에 유산지를 깐다.

❷ 크러스트 만들기: 닭 가슴살을 깍둑썰기로 자르고 푸드 프로세서에 넣는다. 달걀, 소금, 후추, 오레가노잎, 간 머스터드, 양파 가루를 넣고 부드러운 반죽이 될 때까지 돌린다. 잘게 썬 파르메산 치즈를 넣고 잘 섞일 때까지 펄스로 몇 번 더 돌린다.

❸ 닭고기 혼합물을 4등분으로 나누어 2등분을 각 구이 팬에 고른 간격으로 수북이 쌓는다. 평평한 주걱이나 숟가락의 뒷면을 사용하여 각 혼합물을 약 6밀리미터 두께로 토르티야 크기의 원으로 편다. 올리브유를 뿌린 후 오븐에 넣어 10분 동안 노릇노릇해질 때까지 굽는다.

❹ 오븐에서 구이 판을 꺼내 페스토 2작은술을 각 플랫브레드 크러스트 위에 편다. 잘게 썬 모차렐라와 염소 치즈 조각 4분의 1을 각 플랫브레드 위에 얹은 다음 체리 토마토 반쪽(각 12개씩)과 간 후추로 마무리한다.

❺ 플랫브레드를 다시 오븐에 넣고 황갈색이 되고 거품이 일 때까지 15분간 굽는다.

❻ 오븐에서 구이 팬을 꺼내 플랫브레드를 약간 식힌 다음 4분의 1로 잘라서 낸다. 남은 음식은 최대 3일 냉장 보관하고 원하는 대로 다시 데운다.

점심과 수프

크리미 닭고기 버섯 수프

준비 시간 10분　　요리 시간 55분　　분량 6인분

이 수프는 아주 맛있지만, 매우 기름지고 버섯 특유의 향이 강해서 버섯을 좋아하는 사람이어야 즐길 수 있다. 미리 많이 만들어 놓고 주중에 손쉽게 데워 건강한 점심으로 간단히 먹으면 좋다.

영양 성분(1인분)

칼로리	지방	단백질	순 탄수화물	탄수화물
371	35g	4g	9g	10g
	85%	4%	10%	

닭고기 수육

- 천연 소금을 넣은 닭 육수 6컵(1.4리터)
- 뼈와 껍질이 없는 닭 가슴살 한 마리 분량

수프

• 올리브유 1큰술	• 무염 버터 2큰술
• 포토벨로버섯 4개, 다진 것	• 셀러리 2대, 네모 썰기
• 마늘 3쪽, 다진 것	• 헤비 크림 2컵(480밀리리터)
• 신선한 타임잎 1작은술, 곱게 다진 것	• 신선한 파슬리, 장식용(선택)
• 잘라 볶은 포토벨로버섯, 장식용(선택)	

1. 닭 육수를 큰 냄비에 넣고 끓인다. 불을 줄여 뭉근히 끓인 다음 닭 가슴살을 넣는다. 뚜껑을 덮고 20분 동안, 또는 닭이 푹 익을 때까지 부드럽게 삶는다. 팬에서 닭고기를 꺼내서(육수를 버리지 마라) 따로 둔다.
2. 수프 만들기: 기름과 버터를 큰 냄비에 넣고 중간 센 불에서 가열한다. 뜨거워지면 채소를 넣고 부드러워질 때까지 5분간 계속 저으면서 익힌다. 크림, 타임, 따로 둔 육수 3컵(720밀리리터)을 넣는다. 끓인 다음 불을 줄여 보글보글 뭉근히 끓인다.
3. 익힌 닭고기를 깍둑썰기해 수프에 넣고 걸쭉하고 크리미하게 될 때까지 20~25분 동안 계속 가열한다. 원한다면 파슬리와 볶은 버섯을 얹어 낸다. 남은 음식은 최대 3일간 냉장 보관한다.

셰프의 팁

생크림 한 큰술을 각 수프 그릇에 넣어 휘저으면 아주 그럴싸하다.

점심과 수프

크리미 토마토 바질 수프

준비 시간 10분 요리 시간 25분 분량 6인분

이 향기로운 수프는 토마토와 바질 향의 전형적인 조합이 특징이다. 토마토 캔을 사용하면 이 요리법이 정말 쉬워지지만, 원한다면 잘 익은 신선한 토마토를 사용해도 좋다. 구운 저탄수화물 아몬드 빵(225쪽)과 함께 내면 맛있고 풍성한 점심이 된다.

영양 성분(1인분)

칼로리	지방	단백질	순 탄수화물	탄수화물
371	35g 85%	4g 4%	9g 10%	10g

- 올리브유 1큰술
- 무염 버터 2큰술
- 셀러리 2줄기, 사각 썰기
- 흰 양파 1/2개, 다진 것
- 마늘 3쪽, 다진 것
- 헤비 크림 2컵(480밀리리터)
- 다진 토마토 1캔(785그램) 또는 다진 신선한 토마토 450그램
- 천연 소금을 넣은 닭 육수 2컵(480밀리리터)
- 신선한 바질잎 넉넉히 한 줌, 잘게 썬 것
- 헤비 크림, 장식용
- 신선한 바질 찢은 것, 장식용
- 통후추 간 것, 장식용

❶ 큰 냄비를 중불에 올리고 올리브유와 버터를 넣는다. 뜨거운 기름에 셀러리, 양파, 마늘을 넣고 부드러워질 때까지 5분간 익히면서 쉬지 않고 젓는다.

❷ 다진 토마토, 크림, 육수를 넣고 끓인다. 불을 줄여 보글보글 20분 동안 계속 끓인다.

❸ 다진 바질을 넣고 3분간 계속 가열한다. 팬을 불에서 내려 핸드 믹서를 사용하여 부드럽고 크리미하게 될 때까지 수프를 퓌레로 만든다. 서빙 볼에 붓고 크림 몇 방울, 신선한 바질잎으로 장식하고 간 검은 통후추를 뿌린다. 남은 음식은 최대 4일간 냉장 보관한다.

점심과 수프

필리 치즈 스테이크 상추쌈

준비 시간 10분 요리 시간 15분 분량 4인분

필리 치즈 스테이크는 필라델피아에서 유래한 간단한 별미로, 부드러운 호기 빵(긴 샌드위치용 빵) 안에 잘게 썬 스테이크, 볶은 양파와 피망, 가공 치즈소스가 들어가는 샌드위치다. 이 요리법에서는, 가공 치즈소스 대신에 진짜 치즈를 넣고, 빵 대신에 아삭한 큰 로메인상춧잎을 사용해 탄수화물을 크게 줄였지만 매우 만족스러운 한 끼가 된다.

영양 성분(1인분)

칼로리	지방	단백질	순 탄수화물	탄수화물
589	41g 63%	42g 29%	8g 5%	13g

- 뼈 없는 소갈비 스테이크 2조각(225그램)
- 올리브유 2큰술
- 붉은 피망 2개, 얇게 썬 것
- 흰 양파 1/2개, 얇게 썬 것
- 마늘 3쪽, 다진 것
- 잘게 썬 전지 치즈 2컵(220그램) (각자 좋아하는 조합으로 하되, 프로볼론치즈와 그뤼에르를 반반씩 섞어도 됨)
- 큰 로메인상춧잎 8장

특수 장비

- 칵테일 꼬챙이

❶ 스테이크를 냉동실에 30~40분 둔다(고기가 매우 차가우면 썰기가 쉽다).

❷ 날카로운 칼을 사용하여 스테이크를 얇은 조각으로 썰어 따로 둔다.

❸ 큰 프라이팬을 중불에 올리고 올리브유를 넣어 가열한다. 얇게 썬 피망과 흰 양파를 뜨거운 기름에 넣고 5분간 또는 부드러워질 때까지 볶는다. 마늘을 넣고 채소가 황갈색과 캐러멜화될 때까지 3~5분 동안 더 익힌다. 채소를 접시에 옮겨 따로 둔다.

❹ 얇게 썬 스테이크를 뜨거운 프라이팬에 넣고 완전히 익어 갈색이 될 때까지 2~3분 동안 볶는다. 후추와 양파를 팬에 다시 넣고 잘 젓는다. 잘게 썬 치즈를 스테이크 위에 뿌리고 뚜껑으로 팬을 덮은 다음 치즈가 녹아 거품이 날 때까지 2~3분 정도 더 가열한다. 고기와 채소 혼합물을 접시에 옮겨 3~5분간 식힌다.

❺ 쌈 싸기: 쌈 하나당 상춧잎 2개를 쌓고 스테이크 혼합물의 4분의 1을 올린다. 상추로 속을 조심스레 말아 싼 다음, 상추 쌈을 반으로 잘라 칵테일 꼬챙이로 고정한다. 바로 낸다.

점심과 수프

키토 피자

준비 시간 10분　요리 시간 30분　분량 4인분

누가 피자를 좋아하지 않을까? 피자는 저탄수화물 식단과 글루텐 프리 식단, 팔레오 식단을 먹는 사람들이 가장 그리워하는 음식일 것이다. 모차렐라 치즈와 아몬드 밀가루를 기발하게 섞어서 만든 이 피자 크러스트는 진짜 피자와 맛이 매우 비슷하다. 221쪽의 모차렐라 페이스트리 반죽과 조리법이 같지만, 여기서는 크기를 줄여 손으로 완벽한 얇은 크러스트 피자를 만들 수 있다. 당신이 가장 좋아하는 토핑을 실험해 보라!

영양 성분(1인분)

칼로리	지방	단백질	순 탄수화물	탄수화물
636	48g 68%	39g 25%	9g 6%	12g

반죽

- 아몬드 가루 1컵(110그램)
- 바닷소금 1/4작은술
- 베이킹파우더 1작은술
- 무염 버터 2큰술
- 간 파르메산 치즈 1/2컵(55그램)
- 잘게 썬 저수분 모차렐라 치즈 1컵(110그램)
- 큰 달걀 1개

토핑

- 시판 중인 천연 마리나라 소스, 또는 피자 소스(무가당) 1/4컵(60밀리리터)
- 신선한 모차렐라 치즈 110그램, 얇게 썬 것
- 신선한 염소 치즈 55그램, 부순 것
- 블루 치즈 55그램, 으깬 페퍼로니 10조각
- 찢은 프로슈토 4조각, 장식용
- 신선한 아루굴라, 장식용

❶ 오븐을 205도로 예열한다.

❷ 피자 반죽 만들기: 아몬드 가루, 소금, 베이킹파우더를 믹싱 볼에 넣고 잘 섞이도록 휘젓는다.

❸ 큰 냄비를 약불에 올리고 버터, 파르메산 치즈, 모차렐라 치즈를 넣는다. 쉼 없이 저으면서 버터와 치즈를 녹인다(이 시점에서는 분리된 것처럼 보이지만, 다른 재료를 섞으면 잘 어우러진다).

❹ 치즈 버터 혼합물을 반죽 날이 달린 스탠드 믹서의 용기에 붓는다. 믹서를 저속으로 돌리면서 아몬드 가루 혼합물과 달걀을 넣은 후에 속도를 높인다. 매끄럽고 부드러운 반죽이 될 때까지 1~2분 동안 계속 섞는다. 또는 전기 핸드 믹서나 구식으로 손을 사용할 수 있지만 스탠드 믹서의 효과가 가장 좋다.

❺ 반죽을 약간 식힌다. 조리대에 큰 유산지를 깔고 그 위에 반죽을 30.5 × 20센티미터 직사각형으로 만들어 놓는다. 반죽은 최대한 얇게 유지하도록 노력하라.

❻ 유산지를 오븐의 중간 걸이에 직접 올리고 10분간 굽는다.

❼ 오븐에서 반죽을 꺼내 마리나라 소스를 펴 바른 다음 프로슈토와 아루굴라를 제외한 나머지 토핑을 추가한다. 피자를 오븐에 다시 넣고 노릇노릇해지면서 부풀 때까지 15~20분 동안 굽는다.

❽ 뜨거운 피자에 프로슈토 슬라이스와 신선한 아루굴라를 얹어 바로 낸다. 남은 음식은 최대 3일간 냉장 보관한다.

점심과 수프

아시아식 새우&채소 쌈과 땅콩 고수 슬로

준비 시간 30분　　요리 시간 5분　　분량 4개(1인분 1개)

쌀은 일반적으로 저탄수화물 식단에서 금지되지만, 아주 얇은 아시아식 라이스페이퍼 쌈(반 트랑이라고도 함)은 너무 얇아서 탄수화물이 거의 없다. 라이스페이퍼를 물에 담그면 잘 늘어나서 건강한 채소와 단백질로 가득 찬 롤을 만드는 데 아주 좋다. 무엇이든 가장 좋아하는 재료를 싸라. 박스형 점심 도시락과 빠른 간식뿐만 아니라 톡 쏘는 슬로를 곁들이면 한 끼 식사로도 훌륭하다.

영양 성분(1인분)

칼로리	지방	단백질	순 탄수화물	탄수화물
180	8g 40%	12g 27%	12g 27%	15g

코코넛 카레 새우

- 신선한 생강 1조각(28그램), 대충 다진 것
- 전지 무가당 코코넛 밀크 1개(400밀리리터)
- 카레 가루 2작은술
- 고운 바닷소금 1작은술
- 껍질을 벗겨 손질한 큰 생새우 20마리
- 라이스페이퍼 4장(21.5센티미터)

쌈에 넣을 채소

- 숙주나물 작은 한 줌
- 신선한 고수잎 작은 한 줌, 잘게 썬 것
- 붉은 피망 1/2개, 가늘게 썬 것
- 중간 오이 1/4개, 가늘게 썬 것
- 골파나 부추 3대, 가늘게 썬 것
- 참깨, 장식용
- 간장, 찍어 먹는 용도

슬로

- 적양배추 1/4개
- 홈메이드 2분 마요네즈 2큰술
- 신선한 고수잎 한 줌, 잘게 썬 것 + 장식용
- 크리미한 천연 땅콩버터 1큰술(무가당)
- 간장 1작은술
- 숙성하지 않은 막걸리 식초 1작은술
- 천연 고추장 1/2작은술

❶ 새우 삶기: 새우를 제외한 모든 재료를 냄비에 넣고 끓인다. 불을 줄여 뭉근히 끓인 다음 새우를 넣고 5분간 부드럽게 삶는다. 새우의 물기를 빼서 그릇에 담아 냉장 보관한 후 필요할 때 꺼낸다. 삶은 물은 버린다.

❷ 라이스페이퍼 만들기: 페이퍼를 찬물에 30초 동안 담근 다음 도마 위에 놓는다(물에 젖으면 흐느적거리고 끈적거리니 너무 들러붙기 전에 빨리 만들라). 각 페이퍼에 삶은 새우 5개와 속 재료의 4분의 1을 얹는다. 쌈을 조심스럽게 원통형으로 말은 다음 필요할 때까지 냉장고에 보관한다.

❸ 슬로 만들기: 적양배추를 잘게 썰어 큰 믹싱 볼에 넣는다. 장식용을 제외한 다른 재료들을 모두 넣고 잘 섞는다.

❹ 쌈을 반으로 썰어 4개의 서빙 접시에 나누어 담는다. 각 접시에 슬로를 듬뿍 퍼서 담고 여분의 고수를 얹는다. 쌈에 참깨를 뿌리고 간장을 곁들여 낸다.

점심과 수프

팬에 구운 닭고기, 살구, 프로슈토 샐러드

준비 시간 10분 요리 시간 20분 분량 4인분

색감이 화려한 이 샐러드는 대조적인 맛들이 조화를 이룬다. 살구의 단맛과 톡 쏘는 맛이 아보카도와 프로슈토의 기름진 맛을 잡기 때문이다. 따뜻하고 바삭바삭한 닭고기구이와 가벼운 디종 머스터드 드레싱 덕분에 샐러드가 상쾌하면서도 건강한 점심으로 격상한다.

영양 성분(1인분)

칼로리	지방	단백질	순 탄수화물	탄수화물
734	50g 61%	59g 32%	4g 2%	12g

닭고기

- 껍질 벗긴 닭 가슴살 반쪽(약 675그램) 또는 껍질 벗긴 허벅지살 4개(일러두기 참조)
- 고운 바닷소금 1/4작은술
- 통후추 간 것 1/4작은술
- 올리브유 2큰술

드레싱

- 화이트와인 식초 1/4컵(60밀리리터)
- 엑스트라 버진 올리브유 1/2컵(120밀리리터)
- 디종 머스터드 1작은술
- 고운 바닷소금과 기호에 따라 통후추 간 것

샐러드

- 아루굴라 넉넉히 넉 줌
- 완두콩 어린싹 넉넉히 한 줌(선택)
- 중간 정도의 잘 익은 살구 4개, 씨를 빼고 반달형으로 자르기
- 잘 익은 아보카도 2개, 껍질 벗겨 얇게 썬 것
- 프로슈토 8조각, 대충 찢은 것
- 통후추 간 것, 장식용

❶ 오븐을 205도로 예열하고, 닭 가슴살을 소금과 후추로 간한다.

❷ 큰 오븐용 프라이팬을 센 불에 올려놓는다. 기름을 두르고, 뜨거워지면 닭 가슴살을 넣는다. 닭고기의 양면을 3분 동안 익힌 다음 프라이팬을 오븐에 옮겨 닭고기가 노릇노릇, 바삭바삭하며 속까지 다 익을 때까지 15분간 가열한다.

❸ 드레싱 만들기: 모든 재료를 믹싱 볼에 넣고 완전히 섞여 유화될 때까지 휘젓는다.

❹ 샐러드 모으기: 각 서빙 접시에 아루굴라 한 줌씩을 올려놓는다. 아루굴라 위에 완두콩 싹, 반달 모양 살구, 얇게 썬 아보카도, 찢은 프로슈토를 나누어 담는다.

❺ 닭 가슴살을 오븐에서 꺼내 3~5분 정도 그대로 둔 다음, 얇게 썰어서 각 샐러드 위에 올린다. 샐러드에 드레싱을 뿌린 후 통후추 가루로 장식해 낸다.

일러두기

닭 허벅지살은 닭 가슴살보다 지방과 칼로리가 더 많고 풍미가 좋다.

시저 샐러드와 구운 연어 & 파르메산 크리스프

준비 시간 15분 요리 시간 20분 분량 4인분

시저 샐러드는 항상 사람들을 즐겁게 한다. 시저 샐러드에 꼭 들어가는 안초비는 진정한 감칠맛을 더한다. 거의 알려지지 않았지만 시저 샐러드에 관해 사실로 인정받는 이야기가 있다. 이 샐러드는 사실 멕시코에서 발명되었다! 이 조리법에서 튀긴 빵 조각 대신 파르메산 칩을 추가하면 아주 좋다.

영양 성분(1인분)

칼로리	지방	단백질	순 탄수화물	탄수화물
886	70g 71%	52g 23%	5g 2%	12g

시저 드레싱

- 마늘 2쪽, 다진 것
- 간 파르메산 치즈 1큰술
- 디종 머스타드 1.5작은술
- 큰 달걀노른자 2개
- 레몬주스 1/2개
- 안초비 필레 2개(기름에 잠긴 것), 대충 썬 것
- 엑스트라 버진 올리브유 300밀리리터
- 고운 바닷소금과 통후추 간 것

파르메산 크리스프

- 파르메산 치즈 금방 간 것(분말이 아닌 고형) 1컵(110그램)

연어

- 올리브유 2큰술
- 껍질 벗긴 연어 필레 4개(170그램), 야생에서 잡은 생선이 가장 좋음
- 바닷소금 1/4작은술
- 통후추 간 것 1/4작은술

샐러드

- 로메인상추 속 2개
- 절인 흰 안초비 필레(보케로네) 12개, 장식용
- 조각 레몬, 서빙용

❶ 드레싱 만들기: 마늘, 파르메산 치즈, 겨자, 달걀노른자, 레몬주스, 앤초비를 푸드 프로세서에 넣고 아주 부드러워질 때까지 섞는다.

❷ 모터가 작동하면 올리브유를 아주 천천히, 완전히 유화되고 크리미하게 될 때까지 떨어뜨린다(2분 정도 걸릴 것이다). 드레싱을 유리 용기에 옮겨 소금과 후추로 간한다. 드레싱이 원하는 것보다 되직하다면, 끓는 물 1~2큰술을 넣어 묽게 만든다.

❸ 크리스프 만들기: 오븐을 177도로 예열하고 구이 팬에 유산지를 깐다. 구이 팬에 파르메산 치즈를 빈 곳 없이 얇게 편다.

❹ 오븐에 팬을 넣고 황갈색으로 부풀어 오를 때까지 4~5분 동안 굽는다. 오븐에서 구이 팬을 꺼내고, 금속 주걱을 사용하여 유산지의 녹은 치즈를 떼어 내 곧바로 식힘 망으로 옮긴다. 이 치즈가 식으면 바삭바삭해진다. 치즈가 완전히 식으면 작은 칩으로 썬다.

❺ 연어 익히기: 큰 프라이팬을 중불에 올려 올리브유를 넣는다. 연어 필레를 소금과 후추로 골고루 간하고 기름이 뜨거워지면 팬에 연어를 넣는다. 한 면을 노릇노릇하고 바삭바삭해질 때까지 5분간 익힌 다음 뒤집어서 연어가 다 익을 때까지 2~3분 더 익힌다(또는 미디엄 레어를 좋아한다면 덜 익힌다).

❻ 샐러드 준비하기: 상추 속의 밑부분을 다듬고 잎을 떼어 낸 후 잘 씻는다. 상춧잎을 큰 그릇에 넣고 드레싱을 부어 버무린다. 샐러드를 큰 접시 4개에 나누어 담고 따뜻한 연어를 얹는다. 안초비와 파르메산 크리스프로 장식하고 조각 레몬을 곁들여 낸다. 남은 연어를 냉장고에서 이틀까지 보관한다.

셰프의 팁

이 특별한 요리법에서는 갓 갈은 파르메산 치즈를 사용하는 것이 중요하다. 더 잘 녹고 더 바삭거린다.

점심과 수프

빵 없는 버거와 할루미 프라이

준비 시간 15분 요리 시간 25분 분량 4인분

집에서 만든 고급 쇠고기 버거의 신선한 맛을 당할 수는 없다. 이 버거는 만드는 데 10분이 채 걸리지 않으며 군침 도는 향이 가득하다. 바삭바삭한 할루미 프라이는 단순히 튀긴 할루미 치즈로 만들며, 프렌치프라이를 대체하는 저탄수화물 음식으로 풍미와 단백질이 가득하다.

영양 성분(1인분)

칼로리	지방	단백질	순 탄수화물	탄수화물
716	52g 65%	60g 34%	2g 1%	2g

버거 패티

- 목초 쇠고기(살코기 80퍼센트) 간 것 900그램
- 디종 머스터드 2작은술
- 고운 바닷소금 1작은술
- 통후추 간 것 1작은술

버거 토핑

- 올리브유 2큰술
- 적양파 1/2개, 얇게 썬 것
- 고운 바닷소금과 통후추 간 것
- 신선한(부드러운) 염소 치즈 60그램, 부순 것

프라이

- 코코넛유나 아보카도유과 같은 튀김용 고열 오일(약 3컵/720밀리리터)
- 포장 할루미 치즈 1팩(250그램), 튀김용으로 얇게 썰기

곁들임 샐러드(선택)

- 혼합 샐러드 채소 넉넉히 넉 줌
- 홈메이드 2분 마요네즈, 샐러드드레싱용

❶ 큰 그릇에 버거 패티의 모든 재료를 넣고 손을 사용하여 완전히 섞는다.

❷ 버거 고기를 균등히 나누어 4개의 공으로 만든 다음 손으로 눌러 지름 12.75센티미터, 두께 1.25센티미터의 패티를 만든다. 그릴이나 무쇠 팬을 센 불로 예열한다.

❸ 그릴이 달구어지는 동안 적양파 토핑 만들기: 프라이팬을 중간 불에 올려 올리브유를 두르고 적양파 자른 것을 넣는다. 양파를 5~10분 정도 볶는다. 소금과 후추로 간을 한다.

❹ 예열된 그릴이나 무쇠 팬에 버거의 한쪽 면을 5분 정도 익힌 다음 뒤집어서 5분을 익혀 미디엄으로 구운 버거를 만든다.

❺ 할루미 프라이 만들기: 크고 무거운 냄비를 중간 센 불에 올려 기름을 넉넉히 두르고(약 3컵) 350도까지 가열한다(팬에 5센티미터 정도 깊이로 기름을 부어 위에 7.5센티미터 이상의 공간을 만든다). 할루미 조각들을 모두 뜨거운 기름에 넣고 노릇노릇하고 바삭바삭해질 때까지 약 5분 동안 튀긴다. 튀김을 종이 타월에 올려놓아 기름을 뺀다.

❻ 조리된 버거 위에 양파와 부순 염소 치즈를 올린다. 원하면 곁들임 샐러드와 함께 낸다. 남은 음식은 최대 3일간 냉장 보관한다.

전채 요리와 간식

베이컨 체더치즈 핀휠*

준비 시간 10분 + 반죽 만들기 15분

요리 시간 30분　분량 22개(1인분 1개)

체더치즈와 베이컨을 넣은 따끈한 황갈색 페이스트리를 바삭 베어 무는 맛이란! 침이 고이는 이 파티용 전채 요리(또는 샐러드를 곁들인 식사)는 활용도가 높고 놀랍게도 탄수화물이 매우 적다. 핀휠을 굽고 나서 크림치즈와 훈제 연어 등 각자 선택한 여분의 토핑으로 장식할 수 있다. 아래의 조리법을 참조해서, 좋아하는 재료들을 섞어 넣어 끝없이 다양한 맛을 만들어 낼 수 있다.

영양 성분(1인분)

칼로리	지방	단백질	순 탄수화물	탄수화물
231	19g 74%	12g 21%	3g 5%	3g

* 잘랐을 때 소용돌이 모양이 보이는 일종의 롤.

- 모차렐라 페이스트리 반죽 1개
- 바삭하게 익힌 베이컨 12조각, 다진 것
- 샤프, 또는 엑스트라 샤프 체더치즈 225그램, 잘게 썬 것
- 파르메산 치즈 110그램, 간 것

❶ 오븐을 177도로 예열하고 구이 팬에 유산지를 깐다.

❷ 조리법에 따라 반죽을 만든다. 반죽을 깨끗한 표면에 놓고 약 6밀리미터 두께의 큰 직사각형으로 굴린다. 페이스트리가 끈적거리면 아몬드 가루를 조금 묻힌다.

❸ 베이컨과 체더치즈를 페이스트리에 뿌리고, 더 긴 쪽을 시작으로 조심스럽게 긴 원통 모양으로 굴린다.

❹ 원통을 22개의 원반 모양으로 잘라 구이 팬에 올려놓는다. 파르메산 치즈를 핀휠 위에 뿌리고 노릇노릇하고 바삭바삭해질 때까지 30분 동안 굽는다. 바로 낸다.

❺ 남은 핀휠을 밀폐 용기에 담아 2~3일간 상온 보관한다. 데우려면 예열된 적당한 오븐에 5~8분간, 또는 아주 뜨겁고 바삭바삭해질 때까지 가열한다.

전채 요리와 간식

파르메산 견과 믹스 구이

준비 시간 5분 요리 시간 45분 분량 12인분

견과류는 대표적인 저탄수화물 간식이지만, 향을 첨가한 시판 견과 믹스에는 종종 첨가물과 당이 들어 있다. 이 홈메이드 견과 믹스는 맛있고, 바삭바삭하며, 치즈가 많이 들어가고, 각자 가장 좋아하는 견과류로 만들 수 있다.

영양 성분(1인분)

칼로리	지방	단백질	순 탄수화물	탄수화물
330	29g 79%	12g 15%	4g 5%	9g

- 올리브유 4큰술, 나누어 놓기
- 큰 달걀흰자 2개

파르메산 코팅

• 간 파르메산 치즈 165그램	• 고운 바닷소금 1작은술
• 양파 가루 1작은술	• 훈제 파프리카 1작은술
• 간 건조 오레가노 1/2작은술	• 고춧가루 1/4작은술

견과 믹스

• 생아몬드 1컵(135그램)	• 생땅콩 1컵(145그램)
• 생브라질너트 1/2컵(65그램)	• 생마카다미아너트 1/2컵(65그램)
• 생피칸 반쪽 1/2컵(50그램)	• 생헤이즐넛 1/2컵(65그램)

1. 오븐을 163도로 예열한다. 구이 팬에 유산지를 깔고 기름 2큰술을 뿌린다.
2. 파르메산 코팅 만들기: 파르메산 치즈, 소금, 향신료를 그릇에 넣고 잘 섞는다.
3. 달걀흰자를 중간 크기의 그릇에 넣고 부드럽게 솟아오를 때까지 휘젓는다.
4. 섞은 견과류와 파르메산 코팅 혼합물을 달걀흰자에 넣고 견과류가 완전히 코팅될 때까지 잘 젓는다.
5. 준비된 구이 팬에 견과류를 뿌리고 남은 기름 2큰술을 위에 뿌린다.
6. 오븐에 구이 팬을 넣고 15분간 굽는다. 견과 믹스를 잘 저은 다음 노릇노릇하고 향이 날 때까지 5~10분 정도 더 굽는다. 오븐을 끄고 문을 조금 연 다음 견과를 오븐 안에 20분 동안 놓아둔다.
7. 오븐에서 견과를 꺼내 팬에서 완전히 식힌 다음 밀폐 용기에 담아 최대 일주일간 실온 보관한다.

전채 요리와 간식

치킨 티카 꼬치와 고수-라임 디핑 소스

준비 시간 15분 + 재우기 1시간 **요리 시간** 30분 **분량** 6인분

향이 가득한 이 꼬치는 환상적인 파티용 전채 요리가 된다. 이 조리법은 시판되는 티카 마살라 카레 페이스트를 사용하므로 만들기가 아주 쉽다. 야심이 있다면 카레 페이스트를 직접 만들어도 된다. 청량한 고수-라임 디핑 소스의 날카롭고 톡 쏘는 맛은 양념한 닭고기의 감칠맛과 대조를 이룬다.

영양 성분(1인분)

칼로리	지방	단백질	순 탄수화물	탄수화물
269	17g 57%	23g 34%	3g 4%	6g

닭고기 티카

- 껍질 벗긴 닭 가슴살 1쪽(약 400그램)
- 전지 요구르트 1/2컵(120밀리리터)
- 인도 티카 마살라 카레 페이스트 3큰술
- 레몬주스 1/2컵 분량
- 고운 바닷소금 1/2작은술

고수-라임 디핑 소스

- 전지 요구르트 3/4컵(180밀리리터)
- 홈메이드 2분 마요네즈 1/2컵(120밀리리터)
- 라임 껍질과 주스 2개 분량
- 신선한 고수 다진 것 3큰술
- 통후추 간 것 1/4작은술
- 고운 바닷소금 1/4작은술
- 스테비아(선택)
- 신선한 고수 썬 것, 장식용

특수 장비

- 대나무 꼬챙이(물에 15분 동안 담가 둔다)

❶ 닭고기 재우기: 닭 가슴살을 2.5센티미터의 정육면체로 잘라 큰 믹싱 볼에 넣는다. 남은 닭고기 재료를 넣어 잘 저은 후에 1시간 냉장 보관한다.

❷ 디핑 소스 만들기: 모든 재료를 그릇에 넣고 필요할 때까지 냉장 보관한다.

❸ 오븐을 205도로 예열하고 구이 팬에 유산지를 깐다. 닭고기 2~3조각을 각 대나무 꼬챙이에 꿴 후에 꼬치들을 구이 팬에 놓는다. 팬을 오븐에 넣고 닭고기가 노릇노릇해지고 속의 분홍빛이 사라질 때까지 30분 동안 굽는다. 꼬치와 잘게 썬 신선한 고수를 장식한 디핑 소스를 곁들여 낸다. 남은 음식은 최대 3일간 냉장 보관한다.

전채 요리와 간식

노베이크 코코아 땅콩버터 단백질 볼

준비 시간 15분 + 식히기 1시간

요리 시간 5분 분량 12개(1인분 1개)

단백질이 가득하고 달콤한 이 간식은 냉장고에 두었다가 에너지를 얻고 싶을 때 빠르고 쉽게 먹을 수 있다. 운전하거나 등산할 때 싸가라!

영양 성분(1인분)

칼로리	지방	단백질	순 탄수화물	탄수화물
142	10g 63%	6g 17%	2g 6%	7g

마른 재료 혼합

- 아몬드 가루 3/4컵(82그램)
- 유청 단백질 분말 1/4컵(32그램)
- 잘게 자른 무가당 코코넛 1/4컵(20그램)
- 무가당 코코아 가루 3큰술
- 치아씨 2큰술
- 고운 바닷소금 1/8작은술

시럽

- 물 1/4컵(60밀리리터)
- 과립형 저탄수화물 감미료 1/4컵(48그램) (일러두기 참조)
- 무염 버터 2큰술
- 바닐라 엑스트랙트 1작은술
- 크리미한 천연 땅콩버터(무가당) 1/4컵(60그램)
- 볶은 땅콩 부순 것, 장식용(선택)

❶ 마른 혼합물의 모든 재료를 믹싱 볼에 넣어 섞는다.

❷ 시럽의 재료를 모두 냄비에 넣고 중불로 가열한다. 끓인 다음 불을 줄여서 약 5분 동안 뭉근히 끓여 시럽을 만든다.

❸ 시럽을 마른 재료 위에 붓고 땅콩버터를 넣고 완전히 섞일 때까지 젓는다. 뚜껑을 덮고 1시간 동안 냉장 보관한다.

❹ 식은 혼합물을 1큰술 떠 손으로 굴려 볼을 만든다. 원한다면 부순 땅콩을 볼에 골고루 묻혀 밀폐 용기에 담아 최대 일주일간 냉장 보관 또는 최대 한 달간 냉동 보관한다.

일러두기

기호에 따라 감미료의 양을 줄여도 좋다.

전채 요리와 간식

바삭한 참깨 새우〈토스트〉

준비 시간 15분 + 냉동 1시간

요리 시간 10분 분량 6인분

참깨 새우 토스트는 인기 있는 테이크아웃 중국 음식으로 보통 빵에 맛 좋은 새우 페이스트를 펴 바른 후 참깨를 묻혀 기름에 튀긴다. 이 저탄수화물 버전은 빵을 생략하고 새우 페이스트만 사용한다. 주요리 볶음에 곁들이면 찰떡궁합이고 감칠맛 나는 애피타이저로도 훌륭하다.

영양 성분(1인분)

칼로리	지방	단백질	순 탄수화물	탄수화물
270	22g 73%	12g 18%	3g 4%	6g

새우 페이스트

- 껍질 벗겨 손질한 생새우 285그램
- 큰 달걀흰자 1개
- 파 1대, 잘게 썬 것
- 마늘 2쪽, 다진 것
- 코코넛유나 아보카도유(약 3컵, 720밀리리터) 같은 튀김용(고열에서 조리 가능한) 기름

튀김옷

- 아몬드 가루 1컵(110그램)
- 참깨 1/4컵 + 2큰술(55그램)

달걀물

- 큰 달걀 1개

- 검은 참깨, 장식용(선택)
- 얇게 어슷썰기한 골파, 장식용(선택)
- 간장, 서빙용

❶ 구이 팬에 가장자리가 늘어지도록 유산지를 깐다. 모든 새우 페이스트 재료를 고속 믹서기나 푸드 프로세서에 넣고 부드러워질 때까지 돌린다. 유산지를 깐 구이 팬 바닥에 페이스트를 고르게 편다. 구이 팬을 냉동실에 1시간 동안 둔다.

❷ 크고 무거운 소스 팬을 중불에 올려 기름을 넉넉히 두르고 350도로 가열한다(팬에 5센티미터 정도 높이로 기름을 넣고, 기름 위에는 7.5센티미터 이상 공간을 남긴다).

❸ 기름이 가열되는 동안 튀김옷과 달걀물을 준비한다. 아몬드 가루와 참깨를 큰 그릇에 섞고 별도의 작은 그릇에 달걀을 깨 휘젓는다.

❹ 냉동실에서 새우 페이스트를 꺼내서 유산지를 이용하여 도마로 옮긴다. 페이스트를 삼각형으로 썬다. 삼각형을 빠른 속도로 달걀물과 아몬드 가루 혼합물에 차례로 담근 다음, 기름에 부드럽게 떨어뜨린다. 〈토스트〉 1회분을 노릇노릇하고 바삭바삭해질 때까지 3~5분 동안 튀긴 다음 종이 타월로 기름을 빼고 바닷소금을 뿌린다.

❺ 참깨와 얇게 썬 파로 장식해서 바로 낸다. 원한다면 찍어 먹을 간장을 곁들인다.

전채 요리와 간식

바삭한 순살 치킨 윙

준비 시간 15분 + 재우기 30분　　요리 시간 30분　　분량 4인분

치킨 윙의 바삭바삭한 껍질, 부드러운 살, 톡 쏘는 버펄로 소스는 커다란 만족감을 준다. 알다시피, 본래 튀김옷을 입힌 탄수화물 덩어리인 닭고기 너깃, 즉 순살 〈윙〉이 점점 인기를 얻고 있다. 이 윙과 똑같이 만족스러우면서도 아주 바삭한 저탄수화물 요리법을 소개한다. 맛있다!

영양 성분(1인분)

칼로리	지방	단백질	순 탄수화물	탄수화물
624	52g 75%	28g 18%	7g 4%	11g

- 껍질 벗긴 닭 가슴살 1개, 2.5센티미터 큐브로 썬 것

매리네이드

- 전지 버터밀크 1/2컵(120밀리리터)
- 버펄로 윙 핫소스(일러두기 참조) 1/4컵(60밀리리터)
- 고운 바닷소금 1/4작은술
- 통후추 간 것 1/4작은술

튀김옷

- 아몬드 가루 1컵(110그램)
- 간 파르메산 치즈 1컵(110그램)

달걀물

- 큰 달걀 2개, 푼 것

버펄로 드리즐*

- 버펄로 윙 핫소스 3큰술
- 올리브유 1/3컵(80밀리리터)

크리미 버펄로 딥

- 2분 홈메이드 마요네즈 1/4컵 + 2큰술(90밀리리터)
- 전지 사워크림 1/4컵(60밀리리터)
- 버펄로 윙 핫소스 1큰술
- 훈제 파프리카 1/4작은술
- 통후추 간 것 1/4작은술

* 음료나 케이크 등의 음식 위에 끼얹는 시럽.

❶ 닭 가슴살 큐브와 모든 양념 재료를 큰 믹싱 볼에 넣고 잘 저은 다음 냉장고에 30분간 재운다.

❷ 닭고기를 재우고 15분이 지나면 오븐을 232도로 예열하고 구이 팬에 유산지를 깐다.

❸ 튀김옷과 달걀물을 준비한다: 아몬드 가루와 파르메산 치즈를 큰 믹싱 볼에 넣고 작은 그릇에 달걀을 깨 휘젓는다.

❹ 닭고기 큐브의 양념장을 털어 달걀물에 담근 다음 아몬드 가루 혼합물이 골고루 묻을 때까지 굴린다. 튀김옷 묻힌 닭고기 큐브를 유산지를 깐 구이 팬에 놓는다. 남은 닭고기도 달걀물에 담고 튀김옷 묻히는 과정을 반복한다.

❺ 드리즐 재료를 섞어 숟가락으로 닭 위에 뿌려 준다. 오븐에 팬을 넣고 노릇노릇해질 때까지 30분 동안 닭고기를 굽는다.

❻ 딥 재료를 모두 섞어 바삭바삭한 닭고기 조각에 곁들여 낸다. 남은 음식은 최대 3일간 냉장 보관한다.

일러두기

반드시 자연식품 마트에서 파는 천연, 무가당 버펄로 핫소스를 구입하라. 아니면 나만의 저탄수화물 소스를 만들어라. 우리는 올 레시피(Allrecipes.com)의 조리법을 추천한다. 〈버펄로 치킨 윙 소스〉를 검색해서 요리사 존이 게시한 조리법을 선택하라.

저녁과 곁들임

인도식 코코넛 버터 치킨

준비 시간 10분 + 재우기 1시간 요리 시간 25분 분량 4인분

진하고 크리미한 카레는 양념이 과하지 않아 은은한 풍미를 제공한다. 이 카레는 만들기 가장 쉬운 카레 중 하나이기도 하다. 프라이팬에 재운 닭고기를 넣고 크림과 토마토소스를 추가한 후에 닭고기가 부드러워지고 소스가 되직해질 때까지 끓이면 된다. 간단 콜리플라워 〈라이스〉(227쪽)와 함께 먹으면 멋진 평일 저녁 식사가 된다. 아침에 닭고기를 양념장에 재워 두면 퇴근 후에 집에 와서 끓이기만 하면 된다.

영양 성분(1인분)

칼로리	지방	단백질	순 탄수화물	탄수화물
549	37g 61%	45g 33%	8g 6%	9g

매리네이드

- 전지 요구르트 1/2컵(120밀리리터)
- 레몬주스 1/2개
- 마늘 5쪽, 다진 것
- 생강 2큰술, 간 것
- 신선한 카레잎 2작은술, 다진 것(선택, 향이 환상적임)
- 가람 마살라 2작은술
- 간 겨자 2작은술
- 강황 가루 1작은술
- 간 쿠민 1작은술
- 고춧가루 1/2작은술
- 간 소두구 1/4작은술

카레

- 껍질 벗긴 순살 닭 가슴살이나 허벅지살 675그램, 한입 크기로 자른 것(일러두기 참조)
- 코코넛유 1큰술
- 고운 바닷소금 1/2작은술
- 무가당 천연 토마토소스 1컵(240밀리리터)
- 헤비 크림 1컵(240밀리리터)
- 무염 버터 1/2 스틱(55그램)
- 쉬운 콜리플라워 〈라이스〉 1회분, 서빙용
- 신선한 고수잎, 장식용

❶ 큰 믹싱 볼에 매리네이드 재료를 섞는다. 닭고기를 넣고 잘 저은 다음 냉장고에 최소 1시간에서 최대 8시간 동안 재운다.
❷ 큰 프라이팬을 고열로 가열한 후 기름을 두르고 양념한 닭고기를 넣는다. 닭이 갈색이 될 때까지 5분간 볶는다.

③ 소금, 토마토소스, 크림, 버터를 넣고 잘 저어 준다. 닭고기가 완전히 익고 부드러워질 때까지 약한 불에서 20분간 끓인다. 맛을 보고 필요하다면 소금을 첨가한다.
④ 간단 콜리플라워 〈라이스〉 위에 카레를 붓고 고수잎을 얹어 낸다. 남은 음식은 3일간 냉장 보관한다.

일러두기

닭 허벅지살은 닭 가슴살보다 지방과 풍미, 칼로리가 풍부하다.

저녁과 곁들임

마카다미아너트를 입힌 광어와 오렌지 참깨 샐러드

준비 시간 15분　요리 시간 25분　분량 4인분

이 아시아식 샐러드는 신선하고 가벼운 맛이지만 든든하다. 광어에 부순 마카다미아너트를 입혀 구워서 전통적인 빵가루 입힌 생선과 질감이 비슷하다.

영양 성분(1인분)

칼로리	지방	단백질	순 탄수화물	탄수화물
624	40g 58%	51g 33%	7g 4%	15g

광어

- 생마카다미아너트 3/4컵(100그램)
- 간 파르메산 치즈 1/2컵(55그램)
- 껍질 벗긴 광어 필레 4개(225그램)
- 고운 바닷소금 1/4작은술
- 통후추 간 것 1/4작은술
- 큰 달걀 1개, 푼 것
- 올리브유 3큰술

샐러드

• 큰 오렌지 1개	• 혼합 샐러드 채소 넉넉히 넉 줌
• 오이 1조각(5센티미터), 얇게 썬 것	

드레싱

• 올리브유 3큰술	• 신선한 오렌지주스 2큰술
• 참기름 1큰술	• 양념하지 않은 청주 식초 1큰술
• 간장 1큰술	• 다진 생강 1큰술
• 참깨 1큰술	• 신선한 고수잎, 장식용

❶ 오븐을 205도로 예열하고, 구이 팬에 유산지를 깐다.

❷ 마카다미아너트를 푸드 프로세서에 넣고 고운 질감의 빵가루처럼 될 때까지 돌린다. 파르메산을 넣고 펄스 기능으로 돌린 다음 접시나 얕은 볼에 옮긴다.

❸ 광어 필레에 소금과 후추를 골고루 뿌린다. 각 필레를 달걀물에 담근 다음, 마카다미아-파르메산 혼합물을 빈틈없이 묻힌다. 필레를 구이 팬에 놓고 올리브유를 뿌린다. 구이 팬을 오븐에 넣고 노릇노릇하고 바삭바삭하고 속살이 불투명해질 때까지 20~25분 동안 굽는다.

❹ 그동안, 샐러드에 넣을 오렌지 껍질을 벗겨 자른 후에 따로 둔다.

❺ 드레싱 만들기: 모든 재료를 믹싱 볼에 넣고 완전히 섞일 때까지 충분히 휘젓는다.

❻ 샐러드 채소를 4개의 접시에 나누어 담는다. 각 접시에 오렌지 조각과 오이 조각을 얹고 드레싱을 뿌린다. 익힌 광어 필레를 샐러드 위에 올리거나 옆에 놓고 고수잎으로 장식한다.

저녁과 곁들임

촉촉한 칠면조 스웨덴식 미트볼

준비 시간 20분　　요리 시간 30분　　분량 4인분

쉽게 만들 수 있는 이 구운 칠면조 미트볼은 베이컨, 겨자, 파르메산 치즈로 맛을 낸 크림소스에 버무려 낸다. 당신이 먹어 본 가장 맛있는 스웨덴식 미트볼이 될 것이다. 미트볼을 호박 〈국수〉 위에 올리면 푸짐한 저녁 식사가 된다.

영양 성분(1인분)

칼로리	지방	단백질	순 탄수화물	탄수화물
1030	90g	49g	6g	6g
	79%	19%	2%	

- 큰 호박 2개

미트볼

- 흰 양파 1/4개, 곱게 다진 것
- 마늘 2쪽, 다진 것
- 올리브유 2큰술, 나누어 놓기
- 다진 신선한 백리향잎 1작은술
- 다진 신선한 오레가노잎 1큰술
- 간 칠면조 고기(살코기 아님) 900그램
- 파르메산 치즈 3큰술
- 고운 바닷소금 1/2작은술
- 통후추 간 것 1꼬집
- 큰 달걀 1개

베이컨 소스

- 베이컨 6조각, 다진 것
- 흰 양파 1/4개, 네모 썰기
- 마늘 2쪽, 다진 것
- 천연 소금을 넣은 닭 육수 1/2컵(120밀리리터)
- 다진 신선한 파슬리 1큰술
- 홀그레인 머스터드(무가당) 1/2작은술
- 고운 바닷소금과 통후추 간 것
- 헤비 크림 2컵(480밀리리터)
- 간 파르메산 치즈 2큰술

장식용

- 간 파르메산 치즈
- 갓 다진 파슬리

❶ 오븐을 205도로 예열하고, 구이 팬에 알루미늄 호일을 깐다.

❷ 회전 채칼이나 당근 채칼을 사용하여 호박을 〈국수〉 모양으로 잘라서 따로 둔다.

❸ 미트볼 만들기: 올리브유 한 큰술에 양파와 마늘을 넣고 중간 불에서 5분간 부드러워질 때까지 튀긴다. 허브를 넣고 2분 더 익힌다. 불에서 꺼내, 큰 믹싱 볼에 혼합물을 넣고 식힌다.

❹ 믹싱 볼에 간 칠면조 고기, 파르메산 치즈, 조미료, 달걀을 넣는다. 손을 사용해 재료를 잘 섞는다.

❺ 혼합물을 손으로 굴려 24개의 미트볼을 만든다. 미트볼을 구이팬에 올리고 남은 올리브유 한 큰술을 뿌린 후 팬을 오븐에 넣어 노릇노릇해질 때까지 20분 동안 굽는다.

❻ 소스 만들기: 큰 냄비에 베이컨을 넣고 센 불에서 바삭해질 때까지 5분간 요리한 다음 양파와 마늘을 넣고 부드러워질 때까지 5분간 더 조리한다. 육수, 파슬리, 머스터드, 양념을 넣고 혼합물을 끓인다. 육수가 대부분 증발할 때까지 5분간 끓인 다음 크림과 파르메산 치즈를 넣고 불을 줄여 뭉근히 끓인다. 소스가 걸쭉해질 때까지 10분간 가열한다.

❼ 오븐에서 미트볼을 꺼내 소스에 넣는다. 소스에 든 미트볼이 뜨끈뜨끈해지도록 몇 분 동안 끓인다. 4개의 접시에 호박 〈국수〉를 고르게 나누어 담고 미트볼과 소스를 얹는다. 여분의 파르메산과 잘게 썬 파슬리를 뿌린다. 남은 음식은 최대 3일간 냉장 보관한다.

저녁과 곁들임

주키니, 리코타, 파르메산 라자냐

준비 시간 10분　　요리 시간 1시간 30분　　분량 8인분

가족이 먹을 수 있는 이 저탄수화물 라자냐는 필요에 따라 다시 데워 먹기에 아주 좋은 요리다. 켜켜이 쌓은 구운 호박이 전통적인 파스타 국수를 대체하고 완성된 요리에 뛰어난 식감을 더한다. 파스타가 아니라는 것을 거의 눈치채지 못할 것이다. 만찬에는 파르메산 크리스프(265쪽, 연어는 생략)를 넣은 간단한 시저 샐러드와 함께 라자냐를 낸다.

영양 성분(1인분)

칼로리	지방	단백질	순 탄수화물	탄수화물
395	23g 52%	35g 35%	10g 10%	12g

주키니 〈파스타〉 층

- 큰 주키니 6개, 길이 방향으로 6밀리미터 두께로 두꺼운 평면으로 얇게 썬 것
- 바닷소금과 통후추 간 것
- 올리브유 1/4컵(60밀리리터)

볼로네즈 미트소스

- 간 목초 쇠고기(살코기 80퍼센트) 900그램
- 흰 양파 1/2개, 다진 것
- 마늘 6쪽, 다진 것
- 말린 오레가노잎 1작은술
- 잘게 썬 신선한 백리향잎 1작은술, 또는 말린 백리향잎 수북이 1/4작은술
- 통후추 간 것 1/2작은술
- 토마토 1개(785그램), 네모 썰기
- 천연 소금을 넣은 닭 육수 1컵(240밀리리터)

리코타와 파르메산 층

- 전지 리코타 치즈 565그램
- 간 파르메산 치즈 225그램 + 위에 뿌리는 용도
- 고운 바닷소금과 통후추 간 것

❶ 〈파스타〉 층 준비하기: 오븐을 177도로 예열한다. 3장의 구이 팬에 유산지를 깐다. 구이 팬 위에 호박 조각들을 한 층으로 깐다. 소금과 후추를 충분히 뿌리고 기름을 뿌린다. 호박을 오븐에 넣고 45분 동안 굽는데, 20분 정도 지나면 조각들을 뒤집는다. 이렇게 하는 이유는 완성된 라자냐가 축축하지 않도록 호박을 최대한 메마르게 하기 위해서다. 호박이 다 익으면 오븐에서 꺼내고 오븐 온도를 205도로 올린다.

❷ 그동안, 볼로네즈 만들기: 큰 냄비를 센 불에 올린다. 간 쇠고기를 냄비에 넣고 갈색이 될 때까지 약 5분 동안 익히며 고기를 으깬다. 여분의 기름을 따라 낸 후, 양파, 마늘, 허브, 후추를 넣고 양파가 부드러워질 때까지 5분 더 익힌다.

❸ 쇠고기 혼합물에 썬 토마토와 닭고기를 첨가한다. 끓인 다음 불을 줄여 뭉근히 끓이며 소스가 걸쭉해질 때까지 30분 더 가열한다. 자주 저어 준다.

❹ 리코타 파르메산 층 만들기: 두 재료를 섞고 양념한다.

❺ 라자냐 만들기: 30.5×20센티미터의 구이팬에 유산지를 깐다. 고기 소스 층을시작으로 호박 조각, 치즈 혼합물, 고기 소스를 번갈아 쌓고 치즈 혼합물을 맨 위에 올린다. 라자냐 위에 간 파르메산 치즈를 조금 더 뿌리고 노릇노릇해질 때까지 40분 동안 굽는다.

❻ 뜨거운 상태로 낸다. 남은 음식은 최대 4일간 냉장 보관한다.

저녁과 곁들임

페스토 모차렐라 치킨과 카프레세 샐러드

준비 시간 15분 요리 시간 25분 분량 4인분

진하고 풍미 가득한 페스토와 크리미한 모차렐라는 고전적인 조합으로 평일 저녁 식사를 성공으로 이끈다. 닭 가슴살 위에 모차렐라를 얹은 페스토 층을 올린 다음 노릇노릇하게 부풀어 오를 때까지 굽는다. 토마토와 모차렐라 카프레세 샐러드는 간단하게 조합할 수 있다.

영양 성분(1인분)

칼로리	지방	단백질	순 탄수화물	탄수화물
658	42g 57%	58g 35%	10g 6%	12g

닭고기

- 껍질 벗긴 닭 가슴살 1개
- 고운 바닷소금 1/4작은술
- 통후추 간 것 1/4작은술
- 시판 페스토 4큰술(60밀리리터) (일러두기 참조)
- 신선한 모차렐라 치즈 225그램, 얇게 썬 것

카프레세 샐러드

- 큰 토마토 3개
- 신선한 모차렐라 치즈 225그램
- 엑스트라 버진 올리브유 2큰술
- 시판 페스토 2큰술
- 바닷소금과 통후추 간 것

장식용

- 신선한 아루굴라 한 줌
- 잣 3큰술, 구운 것

① 오븐을 205도로 예열하고, 구이 팬에 유산지를 깐다.

② 닭 가슴살을 가로로 반 잘라서 크고 납작한 조각을 총 4개 만든다. 닭고기를 구이 팬에 놓고 소금과 후추로 골고루 간한다. 각 치킨 조각에 페스토 1큰술을 펴 바르고 모차렐라 치즈 조각을 균등한 양으로 위에 올린다. 25분간 또는 닭고기가 익고(속살이 불투명해진다) 모차렐라가 노릇노릇하게 부풀어 오를 때까지 굽는다.

③ 그동안, 카프레세 샐러드 만들기: 토마토를 씻어 자른 다음 모차렐라 치즈를 썬다. 4개의 서빙 접시에 토마토 조각과 부채꼴 모양의 모차렐라 조각을 번갈아 배열한다. 올리브유와 페스토를 뿌린 후 소금과 후추로 간한다.

④ 익은 닭고기와 카프레세 샐러드에 신선한 아루굴라와 잣을 뿌려 낸다. 남은 음식은 3일간 냉장 보관한다.

일러두기

시판 페스토를 살 때는 무가당인지 성분표를 꼭 확인하라. 의욕이 있다면 페스토를 직접 만들어라!

저녁과 곁들임

돼지고기 허벅지살 슈니첼과 토마토 페스토 & 모차렐라

준비 시간 20분 + 재우기 1시간
요리 시간 35분　　분량 4인분

크리미한 모차렐라와 옷을 입힌 돼지고기 허벅지살 커틀릿 위에 올린 톡 쏘는 토마토 페스토! 무슨 말이 더 필요할까? 균형 잡힌 식사를 위해, 좋아하는 저탄수화물 채소나 샐러드를 곁들여라.

영양 성분(1인분)

칼로리	지방	단백질	순 탄수화물	탄수화물
835	59g 64%	62g 30%	9g 4%	14g

돼지고기 슈니첼

- 뼈 없는 돼지고기 허벅지살 450그램
- 전지 버터밀크 1컵(240밀리리터)
- 바닷소금과 통후추 간 것
- 아몬드 가루 1.5컵(165그램)
- 간 파르메산 치즈 1.5컵(165그램)
- 큰 달걀 2개
- 올리브유 1/4컵(60밀리리터)

토핑

- 시판 토마토 페스토 8큰술
- 신선한 모차렐라 225그램, 썬 것
- 다진 신선한 파슬리, 장식용

❶ 오븐을 232도로 예열하고, 구이 팬에 유산지를 깐다.

❷ 돼지고기 허벅지살을 4조각으로 잘라서(정육점 주인에게 부탁할 수 있다) 각 조각을 비닐 랩 두 겹 사이에 넣는다. 밀대를 사용해 돼지고기를 6밀리미터 두께의 납작한 커틀릿으로 만든다. 믹싱 볼에 고기를 넣고 버터밀크를 추가해 잘 묻힌다. 1시간 동안 재운다(연육에 도움이 되지만, 시간이 부족하면 이 단계를 건너뛸 수 있다).

❸ 버터밀크에서 돼지고기를 꺼내 종이 타월로 두드려 말린다. 소금과 후추로 골고루 간한다.

❹ 큰 믹싱 볼에 아몬드 가루와 파르메산 치즈를 넣고 잘 섞는다. 작은 그릇에 달걀을 잘 푼다. 돼지고기 커틀릿을 푼 달걀에 담근 다음 양면을 아몬드가루 혼합물에 고루 묻힌다. 준비된 구이 팬에 커틀릿을 옮겨 기름을 뿌린다.

❺ 커틀릿을 30분간, 또는 노릇노릇해지고 고기 속의 분홍색이 사라질 때까지 구운 다음 오븐에서 꺼낸다.

❻ 각 돼지고기 커틀릿에 토마토 페스토 2큰술과 모차렐라 조각의 4분의 1을 올린다. 브로일러를 켜서 완전히 뜨거워지면, 치즈가 녹고, 노릇노릇해지고, 부풀어 오를 때까지 돼지고기 커틀릿을 5분간 굽는다.

❼ 브로일러에서 팬을 꺼내 각 서빙 접시에 커틀릿을 올린다. 신선한 파슬리를 얹어 낸다. 남은 음식은 최대 3일간 냉장 보관한다.

저녁과 곁들임

아몬드 & 파르메산 크러스트 연어 구이와 지진 브로콜리니

준비 시간 10분　　요리 시간 20분　　분량 4인분

저탄고지 식단의 이점을 알기 전에는 팬코 상표 빵가루를 입힌 연어가 우리가 가장 좋아하는 주중 저녁 식사 중 하나였다. 새롭고 개선된 이 버전은 바삭바삭하고 맛 좋은 토핑과 함께 신선한 연어 필레라는 점은 같지만, 팬코 크러스트 대신 아몬드와 파르메산 치즈의 혼합물을 사용한다. 그야말로 환상적인 저녁 식사지만 금방 만들 수 있다.

영양 성분(1인분)

칼로리	지방	단백질	순 탄수화물	탄수화물
739	51g 62%	54g 29%	9g 5%	16g

연어

- 껍질 안 벗긴 연어 필레 4개(170그램), 야생에서 잡은 것이 가장 좋다
- 고운 바닷소금, 1/4작은술
- 통후추 간 것 1/4작은술
- 올리브유 1/4컵(60밀리리터)

파르메산 크러스트

- 간 파르메산 치즈 1컵(110그램)
- 아몬드 가루 1/2컵(55그램)
- 얇게 썰거나 다진 생아몬드 1/2컵(42그램)
- 다진 신선한 딜 1작은술
- 달걀흰자 1개
- 바닷소금 1꼬집
- 통후추 간 것 1꼬집

삶은 브로콜리니

- 무염 버터 2큰술
- 브로콜리니 두 다발(225그램), 줄기를 다듬은 것
- 천연 가염 치킨스톡 1/2컵(120밀리리터)
- 방울토마토 110그램
- 고운 바닷소금과 통후추 간 것
- 얇게 자른 레몬 껍질 1/2개, 장식용(선택)

❶ 오븐을 205도로 예열한다. 연어 필레를 소금과 후추로 골고루 간한 다음 구이 팬에 놓는다.
❷ 파르메산 크러스트의 모든 재료를 큰 믹싱 볼에 넣고 잘 섞는다.
❸ 각 연어 필레에 파르메산 크러스트 혼합물을 얹고 가볍게 누른다. 기름을 넉넉히 뿌리고 오븐에 넣어 20분간, 또는 속살이 불투명해질 때까지 굽는다.
❹ 그동안, 브로콜리니 준비하기: 큰 프라이팬을 중간 센 불에 올려놓는다. 뜨거운 팬에 버터를 넣어 거품이 생길 때까지 녹인 다음 브로콜리니를 넣고 2~4분 동안 볶는다.
❺ 치킨스톡과 방울토마토, 그리고 소금과 후추를 넣은 다음 뚜껑을 덮고 3분 더 가열한다.
❻ 뚜껑을 열고 액체가 증발하고 브로콜리니가 부드럽고 윤기가 날 때까지 약 5분간 센 불에서 계속 익힌다.
❼ 익힌 연어를 브로콜리니 위에 얹는다. 원한다면 레몬 껍질을 곁들인다. 남은 음식은 최대 3일간 냉장 보관한다.

저녁과 곁들임

새우 콜리플라워 볶음〈밥〉

준비 시간 15분　　요리 시간 20분　　분량 4인분

콜리플라워 〈라이스〉는 진짜 쌀을 훌륭히 대체하고, 덤으로 만들기가 훨씬 쉽다. 이 맛 좋은 아시아식 볶음〈밥〉은 35분 이내에 만들 수 있어 주중에 멋진 저녁 식사가 된다. 모험심이 강하고 시간 여유가 있다면, 맛있는 참깨 새우 〈토스트〉(279쪽)를 곁들여 이 〈라이스〉를 내면 중국 포장 음식 같은 느낌이 든다. 탄수화물과 죄책감이 없으면서 말이다.

영양 성분(1인분)

칼로리	지방	단백질	순 탄수화물	탄수화물
223	11g 44%	19g 34%	8g 14%	12g

- 코코넛유 3큰술
- 다진 생강 2큰술
- 마늘 3개, 다진 것
- 붉은 피망 1/2개, 사각 썰기
- 생새우(되도록 꼬리 떼지 않고) 450그램, 껍질을 벗겨 내장 뺀 것
- 쌀처럼 만든 콜리플라워 450그램(일러두기 참조)
- 카레 가루 1작은술
- 천연 고추장 1작은술
- 천연 소금을 넣은 닭 육수 1/2컵(120밀리리터)
- 무염 버터 2큰술
- 고운 바닷소금 1/4작은술
- 다진 신선한 고수잎 한 줌
- 숙주 1/2컵(50그램)
- 부추 3개, 어슷썰기
- 조각 라임, 장식용

❶ 큰 프라이팬을 센 불에 올리고 기름, 생강, 마늘, 고추를 넣고 5분간 볶는다. 새우를 넣고 반투명하지 않을 때까지 2~3분 정도 더 익힌다.

❷ 쌀처럼 만든 콜리플라워, 카레 가루, 칠리 페이스트, 육수, 버터, 소금을 넣고 뚜껑을 덮는다. 혼합물을 5분간 익힌 다음 뚜껑을 열고 콜리플라워가 부드러워지고 좋은 냄새가 날 때까지 3~5분 정도 더 볶아 준다.

❸ 볶은 〈밥〉을 4개의 서빙 접시에 나누어 담고 고수잎, 숙주, 파를 뿌린다. 라임과 함께 낸다.

일러두기

콜리플라워 라이스를 만들려면 227쪽의 쉬운 콜리플라워 〈라이스〉 조리법 1단계를 참조하라. 쌀 콜리플라워 450그램을 얻으려면 중간 크기 콜리플라워 1개(675그램)가 필요하다.

저녁과 곁들임

찜솥으로 만드는 비프스튜

준비 시간 15분　　요리 시간 8분　　분량 6인분

아침에 15분간 이 스튜를 만들어 놓으면 저녁에 집에 와서 멋지고 푸짐한 저녁을 먹을 수 있다! 저탄수화물 요리는 수고가 별로 필요 없다. 무를 첨가한다는 것이 이상하게 들릴지 모르지만, 찜솥으로 만든 후에는 무의 알싸한 맛이 사라져 삶은 햇감자와 매우 비슷한 맛이 난다.

영양 성분(1인분)

칼로리	지방	단백질	순 탄수화물	탄수화물
374	26g 63%	28g 30%	6g 6%	7g

- 뼈 없는 암소 목살 스테이크 800그램
- 올리브유 2큰술
- 껍질 벗긴 무 280그램
- 마늘 6쪽, 다진 것
- 흰 양파 1/2개, 사각 썰기
- 사각 썰기한 캔 토마토 1개(400그램)
- 헤비 크림 1컵(240밀리리터)
- 천연 소금을 넣은 닭 육수 1/2컵(120밀리리터)
- 간 머스터드 2작은술
- 금방 썬 파슬리, 장식용

❶ 전기 찜솥을 높은 온도로 예열한다.

❷ 목살 스테이크를 5센티미터 큐브로 자른다. 큰 프라이팬을 고열로 데운 후에 뜨거워진 팬에 기름을 붓는다. 기름이 뜨거울 때 스테이크 큐브를 넣고 모든 면이 갈색이 되도록 5분 동안 익힌다.

❸ 갈색의 고기와 그 밖의 모든 재료를 찜솥에 넣는다. 뚜껑을 덮고 고열로 8시간 동안 가열한다.

❹ 8시간 조리 후에 잘 저어 잘게 썬 파슬리로 장식해서 낸다. 남은 음식은 최대 3일간 냉장 보관한다.

저녁과 곁들임

프로볼로네 & 햄을 채운 돼지고기 안심

준비 시간 20분 요리 시간 40분 분량 6인분

훈제 향 나는 녹은 치즈와 절인 햄으로 간단하고 기분 좋게 속을 채운 이 식사는 사람들을 즐겁게 한다. 돼지고기와 푸짐한 녹색 샐러드를 함께 내면, 일요일이나 다른 요일에 완벽한 저녁 식사가 된다!

영양 성분(1인분)

칼로리	지방	단백질	순 탄수화물	탄수화물
474	30g 57%	48g 41%	3g 3%	3g

- 뼈 없는 돼지고기 안심 1개(675그램)
- 고운 바닷소금 1/4작은술
- 통후추 간 것 1/4작은술
- 훈제 전지 프로볼로네 치즈 450그램, 잘게 썬 것
- 얇은 슬라이스 햄 6개, 절인 것이 좋다(일러두기 참조)
- 올리브유 3큰술

❶ 오븐을 205도로 예열하고, 구이 팬에 유산지를 깐다.
❷ 돼지고기를 세로로 나비꼴로 갈라 편다(또는 정육점 주인에게 이렇게 해달라고 부탁하라). 투명 랩 2장 사이에 고기를 넣는다. 밀대를 사용하여 고기를 약 6밀리미터 두께로 납작하게 민다.
❸ 안심을 소금과 후추로 간하고 그 위에 프로볼로네 치즈를 뿌린다. 치즈 위에 햄을 얹은 다음, 안심을 긴 원통형으로 굴려 칵테일 꼬챙이로 고정한다.
❹ 큰 프라이팬을 센 불에 올려놓는다. 팬에 기름을 붓고, 뜨거워지면 안심 롤을 넣는다. 노릇노릇해질 때까지 양면을 2~3분 동안 익힌다.
❺ 준비된 구이 팬에 롤을 옮겨 오븐에 넣는다. 35분 동안 또는 노릇노릇해지고 고기 속의 분홍색이 사라질 때까지 굽는다.
❻ 안심이 익으면, 오븐에서 꺼내어 5분간 둔다. 2.5센티미터로 잘라서 낸다. 남은 음식은 최대 3일간 냉장 보관한다.

일러두기

건강과 맛을 위해, 항상 고품질의 햄을 사고, 뼈를 잘라내라. 가공되어 다시 만들어진 햄을 피하라.

저녁과 곁들임

타이 코코넛 치킨 & 채소 구이

준비 시간 15분 + 재우기 1시간　요리 시간 45분　분량 6인분

매콤 달콤한 닭고기와 구운 스쿼시 호박이 들어간 이 식사와 커다란 콜리플라워 〈라이스〉(227쪽)를 식탁 가운데에 놓으면 온 가족이 덜어 먹기에 아주 좋다. 준비 시간이 짧아 간단하지만, 만족스러운 저녁 식사가 된다. 코코넛이 덮인 겉바속촉 닭고기 조각이 아주 맘에 들 것이다.

영양 성분(1인분)

칼로리	지방	단백질	순 탄수화물	탄수화물
335	23g 62%	20g 24%	8g 10%	12g

닭고기

- 껍질 벗긴 닭 가슴살이나 허벅지살 1개(400그램) 또는 2개, 2.5센티미터 큐브로 자른 것(일러두기 참조)
- 코코넛 크림 1.5컵(170그램)
- 천연 타이 레드 카레 페이스트 2큰술
- 무가당 분쇄 코코넛 1/2컵(40그램)
- 코코넛유 3큰술, 녹인 것

채소

- 큰 노란 주키니, 또는 스쿼시 1개, 1.25센티미터 사각 썰기로 자른 것
- 큰 주키니 1개, 1.25센티미터 사각 썰기로 자른 것
- 마늘 2쪽, 다진 것
- 껍질 벗겨 큐브로 자른 버터넛 스쿼시 1컵(140그램)
- 올리브유 2큰술
- 천연 타이 레드 카레 페이스트 2큰술
- 고운 바닷소금 1/4작은술
- 통후추 간 것 1/4작은술

장식

- 신선한 고수잎 한 줌, 대충 잘게 썬 것
- 신선한 바질 한 줌, 대충 잘게 썬 것
- 무가당 분쇄 코코넛 2큰술
- 라임 2개, 1/2 또는 1/4개로 자른 것

- 간단 콜리플라워 〈라이스〉 1회분, 서빙용

❶ 닭고기 재우기: 닭 가슴살 큐브, 코코넛 크림, 카레 페이스트를 큰 믹싱 볼에 넣고 잘 저은 다음, 1시간 동안 냉장고에 넣어 재운다.

❷ 오븐을 205도로 예열한다. 들러붙지 않는 구이 팬을 준비하거나 금속 구이 팬에 코코넛유를 칠한다.

❸ 닭고기 큐브를 그릇에서 꺼내 분쇄한 코코넛에 굴린 다음 따로 둔다.

❹ 채소 준비하기: 호박, 마늘, 버터넛 스쿼시 호박을 구이 팬에 올려놓는다. 올리브유와 카레 페이스트를 넣고 손을 사용하여 잘 섞는다. 모든 채소가 기름과 카레 페이스트 혼합물에 버무려지면 소금과 후추로 간한다. 채소를 15분 동안 굽는다.

❺ 오븐에서 팬을 꺼내어 코코넛을 묻힌 닭고기 조각을 넣는다. 닭고기에 녹인 코코넛유를 뿌린 후, 다시 오븐에 넣고 닭고기가 노릇노릇해지고 고기 속의 분홍색이 사라질 때까지 30분 더 굽는다.

❻ 오븐에서 팬을 꺼낸 다음 신선한 고수잎과 바질, 잘게 썬 코코넛, 라임 조각으로 장식한다. 구이 팬을 테이블로 바로 가져와 뜨거운 콜리플라워 〈라이스〉 한 그릇과 함께 낸다.

일러두기

닭 허벅지살은 닭 가슴살보다 지방과 풍미, 칼로리가 높다.

저녁과 곁들임

베이컨과 야생 버섯을 넣은 간 구이

준비 시간 15분 + 재우기 1시간　　요리 시간 25분　　분량 4인분

간을 좋아하는 사람이라면 이 요리를 정말 좋아할 것이고, 그렇지 않더라도 어쨌든 시도해 보라. 이 요리법으로 입맛이 바뀔지 모른다! 간은 굉장한 영양소 공급원이며 흙내 나는 곰보버섯을 넣으면 금상첨화다. 또는 각자 선택한 다른 버섯을 사용해도 비슷한 결과를 얻을 수 있다. 완전한 한 끼를 위해서는, 가장 좋아하는 저탄수화물 채소나 샐러드를 곁들인다.

영양 성분(1인분)

칼로리	지방	단백질	순 탄수화물	탄수화물
619	51g 74%	31g 20%	8g 5%	9g

- 송아지 간 스테이크 4개(110그램)
- 전지 버터밀크 1컵(240밀리리터)
- 올리브유 4큰술(60밀리리터), 나누어 놓기
- 베이컨 6조각, 곱게 다진 것
- 마늘 5쪽, 다진 것
- 곰보버섯이나 다른 버섯 110그램
- 천연 소금을 넣은 닭 육수 1컵(240밀리리터)
- 차가운 무염버터 1스틱(110그램), 큐브로 자른 것
- 바닷소금과 통후추 간 것
- 갓 썬 파슬리 2큰술이나 완두콩 한 줌, 장식용

❶ 간을 믹싱 볼에 넣고 버터밀크를 넣는다. 잘 저은 다음 1시간 동안 재운다(이러면 간의 풍미가 좋아진다).

❷ 큰 프라이팬을 중불로 가열한 후 기름 2큰술을 두른다. 기름이 뜨거워지면 베이컨을 넣고 노릇노릇해질 때까지 5~8분 동안 볶는다. 마늘과 버섯을 넣고 버섯이 부드러워질 때까지 3~5분 정도 더 익힌다.

❸ 육수를 넣고 끓인 다음 불을 줄여 뭉근히 끓이며 액체의 3분의 2가 줄어들 때까지 약 5분간 조리한다.

❹ 불을 약하게 줄이고 차가운 버터가 유화될 때까지 젓는다. 부드럽고 버터 향이 나는 소스가 될 것이다. 팬을 불의 뒤쪽으로 밀어서 옮겨 따뜻하게 유지한다.

❺ 버터밀크에서 간을 꺼내어 종이 타월로 두드려 말린다. 남은 기름 2큰술을 프라이팬에 넣고 고열로 가열한다. 소금과 후추로 간 스테이크를 골

고루 간 한 다음, 팬에 양면을 약 2분간 지진다. 간의 속은 여전히 약간 분홍색이어야 한다(너무 익히면 건조하고 질기고 식감이 거칠어질 수 있으니 주의하라).

6 가족들이 각자 덜어 먹도록 스테이크를 1.25센티미터 크기에 가로로 잘라 접시에 올린 다음 곰보버섯 버터소스를 숟가락으로 떠서 위에 붓고 다진 파슬리로 장식한다. 아니면 간 스테이크를 4개의 서빙 접시로 나누어 담고, 스테이크 위에 버섯 버터소스를 얹고, 다진 파슬리로 장식한다. 남은 음식은 최대 3일간 냉장 보관한다.

저녁과 곁들임

찜솥으로 만드는 크리미 베이컨 소스 닭고기

준비 시간 10분 **요리 시간** 8분 **분량** 4인분

시대를 초월한 인기 요리법을 찜솥 방식으로 바꾼 것이다. 낮은 열로 느리게 익혀 여지없이 부드럽고 맛 좋은 닭고기가 된다. 닭고기와 베이컨을 갈색으로 구운 다음 출근하기 전에 모든 재료를 찜솥에 넣고 나가면, 저녁에 기막힌 냄새와 함께 거부할 수 없는 저녁 식사가 기다리고 있을 것이다. 완전하고 건강한 식사를 위해, 저탄수화물 채소를 곁들여라. 우리는 구운 아스파라거스를 가장 좋아한다.

영양 성분(1인분)

칼로리	지방	단백질	순 탄수화물	탄수화물
573	37g 58%	58g 40%	2g 1%	2g

- 올리브유 1큰술
- 껍질 벗긴 닭 가슴살이나 닭 허벅지살 반쪽(약 780그램) (일러두기 참조)
- 고운 바닷소금 1/4작은술
- 통후추 간 것 1/4작은술
- 베이컨 8조각, 사각 썰기
- 헤비 크림 1컵(240밀리리터)
- 천연 소금을 넣은 닭 육수 1/2컵(120밀리리터)
- 잘게 썬 신선한 타임잎 1작은술, 또는 말린 타임잎 수북이 1/4작은술
- 간 머스터드 1/2작은술
- 잘게 썬 신선한 파슬리나 완두콩 어린싹 한 줌, 장식용

❶ 전기 찜솥을 고열로 예열한다.
❷ 큰 프라이팬을 뜨겁게 가열한 후 기름을 두른다. 닭 가슴살에 소금과 후추를 골고루 뿌려 팬에 넣는다. 닭고기가 노릇노릇해질 때까지 양면을 2~3분간 익힌다. 잘게 썬 베이컨을 넣고 바삭해질 때까지 2분간 더 익힌다.
❸ 구운 닭 가슴살, 베이컨, 다른 모든 재료를 찜솥에 넣는다. 뚜껑을 덮어 8시간 동안 고열로 가열한다.
❹ 8시간이 지나면 재료를 잘 저은 후에 간한다. 신선한 파슬리로 장식해 낸다. 남은 음식은 최대 3일간 냉장 보관한다.

일러두기

닭 허벅지살은 닭 가슴살보다 지방과 풍미, 칼로리가 더 높다.

저녁과 곁들임

오징어 〈파스타〉와 구운 대구, 초리조, 시금치

준비 시간 10분 + 연육 2시간　　요리 시간 15분　　분량 4인분

이 맛있는 여름 저녁 식사에는 반드시 가장 신선한 오징어를 사용하라. 신선한 생선은 비린내가 전혀 나지 않는다. 신선한 것이 더 좋지만, 냉동 오징어도 맛이 좋을 것이다. 이 요리법을 찬찬히 따라가면 오징어가 부드럽고 질기지 않다!

영양 성분(1인분)

칼로리	지방	단백질	순 탄수화물	탄수화물
362	14g 35%	53g 59%	5g 6%	6g

- 씻은 (신선하거나 냉동된) 오징어 몸통 450그램
- 전지 우유 1컵(240밀리리터)
- 올리브유 3큰술, 나누어 놓기
- 스페인식 건조된 절인 초리조 소시지 110그램, 자른 것
- 신선한 시금치 140그램
- 무염 버터 2큰술
- 바닷소금과 통후추 간 것
- 껍질 벗긴 대구 필레 4개(170그램)
- 갓 썬 파슬리, 장식용
- 조각 레몬, 서빙용

❶ 오징어 준비하기: 도마 위에 오징어 몸통을 놓고 끝이 짧은 쪽이 내 몸을 면하게 한다. 한쪽을 세로로 잘라서 커다란 사각형으로 만든다(그러나 양쪽을 다 자르지 말라. 그러면 두 조각이 될 것이다). 오징어 안에 남은 막은 버린다.

❷ 사각형의 오징어에 비닐 랩을 씌운다. 금속이나 나무 연육기 또는 밀대를 사용해 오징어를 균등한 두께로 부드럽게 두드리거나 민다. 그러면 질감도 부드러워진다. 오징어가 찢어져 조각나지 않도록 주의하라.

❸ 모든 오징어에 이 과정을 반복한 후에 큰 믹싱 볼에 넣는다. 오징어에 우유를 넣은 후에 냉장고에 적어도 2시간 동안 두어 부드럽게 만든다.

❹ 요리 준비가 되면 우유에서 오징어를 꺼내 종이 타월로 두드려 말린다. 오징어 조각들을 세로로 얇은 국수 모양으로 자른다.

❺ 중불에 큰 프라이팬을 달궈 기름 1큰술을 두른다. 초리조를 넣고 바삭바삭해질 때까지 3~5분 정도 조리한다. 시금치와 버터를 넣고 시금치 숨이 죽을 때까지 익힌다. 오징어를 넣고 오징어가 불투명해질 때까지 계속 저으면서 약 1분간 더 요리한다. 소금과 후추로 골고루 간한 다음 불을 끄고 화구 뒤쪽으로 옮겨 따뜻하게 유지한다.

❻ 대구 준비하기: 각 필레에 소금과 후추를 넉넉하게 뿌려 양념한다. 큰 프

라이팬을 센 불 위에 올리고 남은 기름 2큰술을 두른다. 뜨거워지면 대구를 넣고 바삭바삭하고 노릇노릇해질 때까지 5분간 팬 프라이한 다음, 뒤집어서 속살이 불투명해질 때까지 2~3분 더 조리한다.

7. 오징어 〈파스타〉를 4개의 서빙 접시에 고루 나누어 담고 뜨거운 대구를 얹는다.

8. 다진 파슬리를 얹어 레몬 조각과 함께 낸다. 남은 음식은 최대 2일간 냉장 보관한다.

디저트와 음료

더블 초콜릿 푸딩

준비 시간 10분 + 식히기 3시간　　요리 시간 15분　　분량 4인분

진한 이 초콜릿 푸딩은 초콜릿 달걀 커스터드와 실키한 초콜릿 소스를 결합해 천국에서 만든 더블 초코의 조화로움을 선사한다. 푸딩은 요란하지 않은 훌륭한 파티 디저트로 사용하거나 냉장고에 보관해 간단하고 달콤한 간식으로 먹어도 된다. 특별히 보기 좋게 하려면, 소스를 푸딩에 휘저은 다음 크림과 베리를 얹을 수 있다.

영양 성분(1인분)

칼로리	지방	단백질	순 탄수화물	탄수화물
745	71g 86%	17g 9%	8g 4%	22g

푸딩

- 향이 없는 젤라틴 분말 2작은술
- 헤비 크림 2컵(480밀리리터), 나누어 놓기
- 과립형 저탄수화물 감미료 1/2컵(95그램)
- 무염 버터 1/2스틱(55그램)
- 무가당 코코아 분말 6큰술(30그램)
- 고운 바닷소금 1꼬집
- 큰 달걀노른자 4개
- 바닐라 엑스트랙트 1작은술

초콜릿 소스

- 헤비 크림 1/2컵(120밀리리터)
- 무가당 코코아 분말 1큰술
- 고운 바닷소금 1꼬집

장식용

- 신선한 베리류
- 여분의 헤비 크림

❶ 푸딩 만들기: 젤라틴을 크림 1/2컵(120밀리리터)에 뿌리고 포크로 휘저은 다음 5분간 두어 젤리처럼 만든다.

❷ 냄비를 중불에 올리고 남은 크림 1.5컵(360밀리리터), 감미료, 버터, 코코아 분말, 소금을 끓이다시피 하면서 자주 휘저어 준다.

❸ 크림 혼합물이 가열되는 동안 달걀노른자를 큰 믹싱 볼에 넣고 잘 섞일 때까지 가볍게 푼다.

❹ 빠르게 휘저으면서 달걀노른자와 함께 뜨거운 크림 혼합물을 천천히 그릇에 붓는다. 탱탱한 젤라틴 혼합물을 넣고 계속 저어 준다.

❺ 크림 달걀 혼합물을 냄비에 넣고 낮은 불에서 계속 가열하며 혼합물이 걸쭉해져 숟가락의 뒷면이 가볍게 코팅될 때까지 계속 젓는다. 바닐라 엑스트랙트를 넣어 휘젓는다.

❻ 혼합물을 내열 용기에 붓는다. 비닐 랩으로 표면을 덮어 껍질이 형성되지 않도록 한 다음 약간 식힌 후에 완전히 식고 단단해질 때까지 약 3시간 동안 냉장고에 둔다.

❼ 소스 만들기: 모든 재료를 작은 냄비에 넣고 중불에서 5분간 뭉근히 끓이며 걸쭉해질 때까지 계속 저어 준다. 소스를 작은 내열 용기에 부어 냉장고에 넣어 식힌 후 사용한다.

❽ 낼 준비가 되면 냉장고에서 찬 푸딩을 꺼내 부드럽고 윤기가 날 때까지 잘 휘젓는다(이두박근 단련을 위해 손으로 하거나 전동 거품기를 사용할 수 있다).

❾ 푸딩을 접시 4개에 나누어 담는다. 식힌 초콜릿 소스를 각 접시에 부은 후 크림과 신선한 베리를 얹는다.

디저트와 음료

블루베리 커스터드 타르트

준비 시간 20분 + 식히기 3시간 **요리 시간** 55분
분량 23센티미터 타르트(12인분)

이 타르트는 사람들에게 기쁨을 주는 조리법으로 소풍과 여름철 점심으로 안성맞춤이다. 기발한 모차렐라 페이스트리 반죽 때문에 전통적인 페이스트리와 매우 비슷한 맛의 버터 크러스트가 만들어지고, 크렘브륄레*와 질감이 비슷한 벨벳처럼 부드러운 달걀 커스터드가 속을 채운다. 신선한 베리와 생크림을 위에 얹는다.

영양 성분(1인분)

칼로리	지방	단백질	순 탄수화물	탄수화물
509	45g 80%	15g 12%	8g 6%	14g

* 커스터드크림 위에 설탕을 얹고 표면을 불에 살짝 그슬려 만드는 디저트.

크러스트

- 첫 번째 조리법인 모차렐라 페이스트리 반죽(221쪽)

블루베리 커스터드 속

- 큰 달걀노른자 5개
- 큰 달걀 2개
- 헤비 크림 1.5컵(360밀리리터)
- 신선한 블루베리 1컵(150그램)
- 전지 우유 1/2컵(120밀리리터)
- 과립형 저탄수화물 감미료 1/2컵(95그램)

토핑

- 헤비 크림 1컵(240밀리리터)
- 신선한 블루베리 1컵(150그램)

❶ 오븐을 150도로 예열한다.

❷ 130쪽의 조리법에 따라 반죽을 만든다. 반죽으로 만든 23센티미터의 둥근 파이 접시를 유산지로 덮는다. 오븐에 이 크러스트를 넣고 15분 동안 90퍼센트 정도만 굽는다.

❸ 속 만들기: 모든 재료를 믹서기에 넣고 부드러워질 때까지 2~3분 동안 고속으로 혼합한 다음 크러스트에 붓고 다시 오븐에 넣는다.

❹ 커스터드가 굳되 중앙이 약간 흔들릴 때까지 타르트를 30~40분간 굽는다. 적어도 3시간 또는 되도록 하룻밤 동안 식힌다.

❺ 타르트가 완전히 식으면 크림을 휘저어 위에 펴고 신선한 블루베리를 한 겹 얹어 마무리한다. 타르트를 차갑게 먹고 최대 3일간 냉장 보관한다.

디저트와 음료

노베이크 딸기 치즈 케이크와 아몬드 마카다미아 크러스트

준비 시간 35분   요리 시간 5분

분량 20~25센티미터 치즈 케이크(12인분)

우리가 가장 좋아하는 치즈 케이크 요리법 중 하나다. 구운 치즈 케이크보다 훨씬 가볍고 부드러우며, 오븐에 굽지 않아서 간단하고 빨리 만들 수 있다. 축하 행사나 가족 모임을 위해 이 맛있고 매력적인 치즈 케이크를 만들어 파티의 스타가 되어 보라!

영양 성분(1인분)

칼로리	지방	단백질	순 탄수화물	탄수화물
591	56g 85%	10g 7%	8g 5%	18g

속

- 헤비 크림 3컵(700밀리리터), 나누어 놓기
- 무향 젤라틴 분말 1큰술
- 전지 크림치즈 110그램, 부드러운 것
- 마스카르포네 치즈 225그램, 부드러운 것
- 바닐라빈 씨, 1개
- 과립형 저탄수화물 감미료 3/4컵(145그램)

크러스트

- 생마카다미아너트 1컵(135그램)
- 아몬드 가루 2컵(220그램)
- 무염 버터 3/4 스틱(85그램), 녹인 것
- 과립형 저탄수화물 감미료 1/4컵(48그램)
- 간 계피 1작은술
- 바닷소금 1꼬집

장식용

- 신선한 딸기 450그램, 꼭지를 따서 썬 것
- 다진 생피스타치오 3큰술

❶ 20센티미터, 또는 25센티미터 치즈 케이크 팬(바닥을 분리할 수 있는)에 기름을 바른 다음, 바닥에 유산지를 깔고 종이에 기름을 바른다.

❷ 속에 넣을 젤라틴을 젤리화하기: 크림 1/2컵(120밀리리터)을 작은 냄비에 붓고 젤라틴을 위에 뿌려 포크로 휘저은 다음 5분간 둔다.

❸ 그동안, 크러스트 만들기: 마카다미아너트를 푸드 프로세서에 넣고 농도가 고운 빵가루와 비슷해질 때까지 돌린다. 마카다미아너트를 큰 믹싱 볼에 옮긴 후에 아몬드 가루, 녹인 버터, 과립형 감미료, 계피, 소금을 넣고, 재료가 골고루 섞일 때까지 나무젓가락으로 섞는다.

❹ 준비된 팬에 크러스트 혼합물을 놓고 바닥과 측면을 눌러 크러스트를 만든다. 속을 만드는 동안 냉장고에 넣어 차게 한다.

❺ 탱탱해진 젤라틴-크림 혼합물을 약불에 올려 젤라틴이 용해될 때까지 데운다. 혼합물을 작은 그릇에 옮겨 상온에서 약 10분간 식힌다.

❻ 크림치즈, 마스카르포네, 바닐라빈, 과립 감미료를 거품기가 붙은 스탠드 믹서의 용기에 넣는다(또는 전동 거품기와 큰 그릇을 사용하라). 크림치즈 혼합물이 가볍고 크림이 될 때까지 몇 분 동안 휘젓는다.

❼ 저속으로 휘저으면서 크림치즈 혼합물에 남은 2.5컵(600밀리리터)의 크림을 천천히 넣는다(반죽이 매끄럽게 유지되는 데 도움이 된다). 모든 크림이 첨가되면 혼합물을 최고 속도로 돌려 단단한 휘핑크림이 될 때까지 휘젓는다.

❽ 젤라틴-크림 혼합물이 식으면 치즈 케이크 혼합물에 넣고 완전히 섞이도록 나무 숟가락으로 잘 젓는다. 속을 치즈 케이크 팬에 옮겨 놓고 숟가락으로 윗부분을 매끄럽게 다듬는다. 냉장고에 치즈 케이크를 넣어 적어도 3시간 동안 식힌다.

❾ 낼 준비가 되면 팬에서 케이크를 꺼내 얇게 썬 딸기를 얹고 잘게 썬 피스타치오를 뿌린다. 치즈 케이크를 밀폐 용기에 담아 최대 4일간 냉장 보관한다.

디저트와 음료

기계 없이 만드는 아보카도&가염 피스타치오 아이스크림

준비 시간 10분 + 냉동 3시간 분량 8인분

아보카도는 종종 고소한 음식으로 생각하지만, 크림 같은 질감과 가벼운 풍미 덕에 아이스크림과 치즈 케이크처럼 매끄럽고 부드러운 디저트를 훌륭하게 보완한다. 휘저을 필요 없이 쉽게 만드는 이 아이스크림은 건강한 지방과 레몬주스가 섞여 느끼한 맛도 잡는다. 에너지를 끌어올리는 훌륭한 간식이다.

영양 성분(1인분)

칼로리	지방	단백질	순 탄수화물	탄수화물
393	38g 87%	4g 4%	4g 4%	17g

- 잘 익은 아보카도 3개, 씨를 빼고 껍질을 벗긴 것
- 레몬주스 1/2개
- 과립형 저탄수화물 감미료 3/4컵(145그램)
- 헤비 크림 2.5컵(600밀리리터)
- 껍질 벗겨 소금에 절인 피스타치오 1/3컵(41그램), 대충 자른 것
- 얇게 썬 신선한 딸기, 장식용
- 껍질 벗긴 피스타치오, 장식용

❶ 25센티미터의 사각 베이킹 팬에 유산지를 깐다. 준비된 아보카도, 레몬주스, 감미료, 크림의 반을 믹서기에 넣고 완전히 부드러워질 때까지 고속으로 약 1분간 섞는다. 혼합물을 믹서기에서 꺼내 큰 믹싱 볼에 넣는다.
❷ 남은 크림을 휘저어 부드러운 봉우리를 만들고 접어서 아보카도 혼합물에 넣는다. 다진 피스타치오를 넣고 준비된 팬에 옮긴다.
❸ 내기 전에 3시간 이상 냉동한다.
❹ 아이스크림 스쿱을 사용하여 아이스크림을 담고 얇게 썬 딸기와 피스타치오를 장식한다.
❺ 남은 아이스크림은 최대 1개월간 냉동 보관한다.

디저트와 음료

미니 대황 커스터드

준비 시간 20분 + 3시간 식히기　　요리 시간 20분　　분량 6인분

대황과 커스터드의 조합은 매우 영국적이고, 매우 맛있고, 검증된 방식이다. 봄이 제철인 대황은 시큼하지만, 달콤하게 설탕에 졸이면 부드럽고 톡 쏘는 맛이 나서 크리미한 커스터드의 대체물로 십상이다.

영양 성분(1인분)

칼로리	지방	단백질	순 탄수화물	탄수화물
381	36g	6g	4g	18g
	85%	6%	4%	

커스터드

- 무향 젤라틴 분말 2작은술
- 헤비 크림 2컵(480밀리리터), 나누어 놓기
- 과립형 저탄수화물 감미료 1/2컵(95그램)
- 바닐라빈 씨 1개
- 무염 버터 1/2스틱(55그램)
- 고운 바닷소금 넉넉히 1꼬집
- 큰 달걀노른자 4개

대황 층

- 대황 줄기 450그램, 씻어 자른 것
- 과립형 저탄수화물 감미료 1/2컵(95그램)
- 물 1/2컵(120밀리리터)
- 무염 버터 1/2스틱(55그램)
- 잘게 썬 생피스타치오, 장식용

❶ 커스터드 만들기: 젤라틴을 크림 1/2컵(120밀리리터)에 부어 포크로 휘저은 다음 5분간 두어 젤리처럼 만든다.

❷ 남은 1.5컵(360밀리리터)의 크림, 감미료, 바닐라빈 씨, 버터, 소금을 냄비에 넣고 중불에 가열한다. 이 크림 혼합물을 끓이다시피 하며 자주 휘저어 잘 섞는다.

❸ 크림이 가열되는 동안 달걀노른자를 큰 믹싱 볼에 넣고 잘 섞일 때까지 가볍게 푼다. 빠르게 휘저으면서 뜨거운 크림 혼합물을 달걀노른자 그릇에 천천히 붓는다. 탱탱해진 젤라틴 혼합물을 넣고 계속 저어 준다.

❹ 크림-달걀-젤라틴 혼합물을 냄비에 넣고 낮은 불에서 계속 가열하여 혼

합물이 걸쭉해지고 숟가락의 뒷면이 가볍게 코팅될 때까지 끊임없이 젓는다.

5. 혼합물을 내열 용기에 붓는다. 비닐 랩으로 표면을 덮어 거품이 생기지 않도록 한 다음 약간 식힌 후에 커스터드를 약 3시간 동안 냉장고에 넣어 완전히 식힌다.
6. 대황 층 만들기: 모든 재료를 냄비에 넣고 중간 불에서 끓인 다음, 불을 줄여 가볍게 끓이며 대황이 부드러워질 때까지 5분에서 10분 동안 가열한다. 혼합물을 그릇에 붓고, 뚜껑을 덮어 냉장고에서 적어도 3시간 동안 식힌다 .
7. 커스터드 만들기: 냉장고에서 커스터드 혼합물을 꺼내 부드럽고 윤기가 날 때까지 잘 휘젓는다(이두박근 단련을 위해 손으로 하거나 전동 거품기를 사용할 수 있다).
8. 대황 혼합물을 작은 도자기 그릇이나 유리잔 6개에 나누어 담고 커스터드를 얹는다. 윗부분에 잘게 썬 피스타치오 몇 개를 뿌려 장식한다. 남은 커스터드는 최대 4일간 냉장 보관할 수 있다.

디저트와 음료

딸기 치즈 케이크 키토 〈지방 폭탄〉

준비 시간 20분 + 1시간 냉동　요리 시간 25분　분량 36개(1인당 1개)

이 〈지방 폭탄〉은 건강한 지방과 칼로리가 가득하며 맛이 좋은 한입 크기 음식이다. 탄수화물을 먹고 나서 혈당이 떨어지는 일 없이 에너지를 공급하는 달콤한 간식이다. 〈지방 폭탄〉 치즈 케이크는 딸기가 들어간 부드러운 베이스와 바삭바삭한 아몬드-코코넛 쿠키 부스러기가 뒤섞여 있다.

영양 성분(1인분)

칼로리	지방	단백질	순 탄수화물	탄수화물
115	10g 78%	4g 14%	2g 7%	4g

딸기 소스

- 신선한 딸기 285그램, 꼭지를 따서 대충 다진 딸기
- 과립형 저칼로리 감미료 5큰술(60그램)
- 물 1큰술

크런치 쿠키 부스러기

- 큰 달걀흰자 1개
- 아몬드가루 1컵(110그램)
- 무가당 분쇄 코코넛 1/2컵(40그램)
- 과립형 저탄수화물 감미료 3큰술
- 무염 버터 1/2 스틱(55그램)
- 간 계피 1/2작은술
- 베이킹파우더 1/2작은술
- 고운 바닷소금 넉넉히 1꼬집

지방 폭탄 베이스

- 크림치즈 340그램, 부드러운 것
- 유청 단백질 분말 3/4컵(110그램)
- 무염 버터 1스틱(110그램)

❶ 오븐을 163도로 예열한다. 구이 팬과 23센티미터의 사각 베이킹 팬에 바깥으로 늘어지도록 유산지를 깐다.

❷ 딸기 소스 만들기: 딸기, 감미료, 물을 냄비에 넣고 중불로 가열한다. 이 혼합물을 끓인 다음 약불로 줄이고 걸쭉해질 때까지 10분간 가열한다. 팬을 불에서 내려놓고 식힌다.

❸ 쿠키 부스러기 만들기: 부스러기 재료를 모두 큰 그릇에 넣고 손으로 잘 섞는다. 혼합물을 유산지를 깐 구이 팬에 편 다음 눌러서 부드러운 층을 만든 후에 노릇노릇해질 때까지 15분간 굽는다. 오븐에서 팬을 꺼내 식힌 다음 작은 덩어리로 부순다. 장식용으로 부스러기 3큰술을 따로 둔다.

❹ 〈지방 폭탄〉 베이스 재료를 스탠드 믹서의 용기에 넣고 딸기 소스를 추가한 후에 부드럽고 크리미하게 될 때까지 5분간 고속으로 돌린다. 전기 핸드 믹서를 사용해도 된다.

❺ 쿠키 부스러기를 넣고 잘 섞일 때까지 숟가락으로 가볍게 젓는다(쿠키 부스러기가 덩어리져야 하므로 믹서를 사용하지 말라).

❻ 준비된 베이킹 팬에 혼합물을 옮기고, 따로 둔 쿠키 부스러기를 뿌린다. 굳을 때까지 적어도 1시간은 냉동실에 넣어 둔다. 〈지방 폭탄〉 반죽을 팬에서 꺼내 36개의 작은 사각형으로 썬다. 냉동실에 〈지방 폭탄〉을 최대 1개월 동안 보관할 수 있으니, 언제든지 냉장고에서 바로 꺼내 죄책감 없이 아이스크림 같은 간식을 즐겨라!

디저트와 음료

버터 〈카푸치노〉

준비 시간 5분 이내 분량 2인분

버터 커피는 훌륭하게 시동을 걸어 하루를 시작하게 한다. 영양이 풍부한 고품질 지방을 진한 커피에 섞으면 에너지가 유지되고 오랫동안 든든하다.

영양 성분(1인분)

칼로리	지방	단백질	순 탄수화물	탄수화물
213	23g 97%	1g 2%	1g 2%	4g

- 뜨겁고 진한 원두커피 2컵(480밀리리터, 다크 로스트가 좋다)
- 헤비 크림 1/4컵(60밀리리터), 따뜻하게
- 무염 버터 2큰술, 부드러운 것
- 스테비아, 또는 기타 저탄수화물 감미료(우리는 무가당을 선호한다)
- 간 계피, 고명용

❶ 모든 재료를 강력 믹서기에 넣는다(일반 믹서기를 사용할 수 있지만, 거품이 많이 나지는 않을 것이다).
❷ 잘 섞이고 거품이 날 때까지 1분 정도 고속으로 돌린다.
❸ 혼합물을 240밀리리터 머그잔 2개에 나누어 담고 간 계피를 약간 뿌린 다음 바로 낸다.

디저트와 음료

바닐라빈 프라페와 휘핑크림

준비 시간 5분 분량 2인분

기쁨을 선사하는 이 혼합물은 놀라운 설탕 함유량으로 악명 높은 스타벅스 바닐라빈 프라푸치노와 매우 비슷하다.

영양 성분(1인분)

칼로리	지방	단백질	순 탄수화물	탄수화물
542	56g 93%	5g 4%	5g 4%	18g

- 헤비 크림 300밀리리터
- 얼음 1.5컵(360밀리리터)
- 무가당 아몬드 밀크 1컵(240밀리리터)
- 과립형 저탄수화물 1/4컵(48그램)
- 감미료(선택)
- 바닐라빈 씨 1/2개
- 휘핑크림, 장식용

❶ 모든 재료를 믹서기에 넣고 부드럽고 크리미하게 될 때까지 약 1분 동안 고속으로 섞는다.

❷ 360밀리리터 유리잔 2개에 혼합물을 붓고 휘핑크림을 얹는다.

디저트와 음료

오이 & 산딸기 모히토 무알코올 칵테일

준비 시간 5분　　분량 2인분

이 상쾌한 칵테일은 화이트 럼이나 보드카를 약간 첨가하여 진짜 모히토 칵테일로 만들 수도 있다. 산딸기 맛과 함께 민트와 오이 향 덕분에 더할 나위 없는 여름 음료가 된다.

영양 성분(1인분)

칼로리	지방	단백질	순 탄수화물	탄수화물
39	0g 0%	1g 10%	3g 31%	12g

- 라임 6조각
- 민트잎 10개
- 오이 6조각
- 과립형 저탄수화물 감미료 2큰술
- 신선한 산딸기 1/2컵(60그램)
- 으깬 얼음, 맨 위에 얹기 위해
- 탄산수, 맨 위에 얹기 위해
- 신선한 민트 가지 2개, 장식용

❶ 라임 조각, 민트, 오이, 감미료를 바닥이 견고하고 긴 360밀리리터 유리잔 두 개에 나눠 담는다. 칵테일용 막대나 나무 숟가락 손잡이로 재료를 혼합한다(부수고 섞는다).

❷ 산딸기 1/4컵(30그램)을 각 유리잔에 넣고 으깬 얼음으로 4분의 3을 채운다. 각각의 유리잔에 탄산수를 부어 잘 저은 다음, 으깬 얼음을 더 올리고 신선한 민트 가지 하나로 마무리한다. 빨대와 함께 바로 낸다.

일러두기

술이 들어간 음료를 선호한다면, 산딸기가 든 각 유리잔에 럼이나 보드카를 45밀리리터 첨가하라.

디저트와 음료

〈너그러운〉 초콜릿 밀크셰이크

준비 시간 5분 분량 2인분

진하고 크리미한 이 밀크셰이크는 디저트를 만들 시간이 없을 때 제격이다. 모든 재료를 믹서기에 1분 동안만 돌리면 된다. 시간 여유가 있고 원한다면 휘핑크림과 견과류를 얹고 코코아 가루를 뿌려라.

영양 성분(1인분)

칼로리	지방	단백질	순 탄수화물	탄수화물
490	46g 84%	6g 5%	7g 6%	22g

- 얼음 1.5컵(360밀리리터)
- 무가당 아몬드 밀크 1컵(240밀리리터)
- 헤비 크림 1컵(240밀리리터)
- 무가당 코코아 분말 1/4컵(20그램)
- 과립형 저탄수화물 감미료 1/4컵(48그램)

장식용(선택)

- 휘핑크림
- 선택한 견과류, 구워서 잘게 썬 것
- 무가당 코코아 분말 약간

❶ 모든 재료를 믹서기에 넣고 부드럽고 크리미하게 될 때까지 약 1분 동안 고속으로 섞는다.

❷ 360밀리리터짜리 유리잔 2개에 붓고 휘핑크림과 다진 견과류를 얹고 코코아 가루를 뿌린다.

3부
〈기름지게 먹고 오래 살기〉 더 깊이 파기

고인슐린 혈증은 거의 모든 퇴행성 질병에 악영향을 미친다.
여기에는 관상 동맥 질환, 고혈압, 암, 뇌졸중, 당뇨병은 물론
비만, 자가 면역 질환, 정신병과 쇠약이 포함된다.
— 론 로즈데일 의학 박사

10
우리 대부분이 당뇨병 환자: 인슐린은 만성 질환의 주요 척도

장수 클럽의 규칙은 두 가지다. 첫 번째 규칙은 〈인슐린을 중요하게 생각하라〉다. 장수 클럽의 두 번째 규칙은 〈인슐린을 중요하게 생각하라〉다. 그렇다. 이건 분명히 「파이트 클럽」의 대사를 패러디한 것이다.* 그야말로 적절한 표현이다.

이번 장은 아마도 이 책에서 가장 중요한 장일 것이다. 체중 감량과 장수에 인슐린 수치보다 더 중요한 요인은 없다. 100세를 넘어 사는 사람들의 단일 공통 요인은 낮은 인슐린 수치다.[1]

인슐린 수치는 비만과 건강 악화라는 현대 유행병에서 가장 중요하다. 이 진실의 심오한 중요성은 과학 문헌에서 마침내 인정되고 있다.[2] 우리는 높은 인슐린과 밀접하게 연관되는 무시무시한 비만 유행병을 앓고 있는데, 특히 제2형 당뇨병이 폭

* 영화 속 대사는 다음과 같다. 「파이트 클럽에 온 걸 환영한다. 파이트 클럽의 첫 번째 규칙은 〈파이트 클럽에 대해 얘기하지 말라〉다. 두 번째 규칙은 〈파이트 클럽에 대해 절대 얘기하지 말라〉다.」

발적으로 증가하고 있다. 이 역시 높은 인슐린과 관련이 있다. 알츠하이머병도 증가하고 있는데, 일부 선구적인 연구자들은 이 병을 〈제3형 당뇨병〉이라고 부른다. 뇌의 인슐린 저항성과 관련이 있기 때문이다. 그리고 심혈관 질환 발병률이 걷잡을 수 없이 증가하고 있다. 우리는 지금까지 다른 지엽적인 문제들에 정신이 팔려 이 모든 문제의 근본 원인에 초점을 맞추지 못했다.

많은 질병의 근본 원인

심장병은 전 세계적으로 조기 사망의 최대 원인이다. 암 발병률이 따라잡는 중이지만, 심장병이 모든 암을 합친 것보다 많이 발생한다. 비슷한 원인이 이 두 질병과 다른 많은 질병을 유발한다. 우리는 가장 중요한 원인을 찾기 위해 젊은 심장병 환자들을 살펴봐야 한다. 4장에서 언급했듯이, 인슐린 조절 장애인 대사성 인슐린 저항 증후군MIRS을 앓는 10대들은 40대에 심장병 위험이 15배 커질 수 있다.

2015년, 심장학 분야는 심혈관 질환 발병에 당뇨병이 매우 중대한 영향을 미친다는 점을 인식하기 시작했다. 과학자들은 당뇨병이 다른 요인과는 비교할 수 없을 정도로 심장병을 유발한다는 점을 얼마 전부터 알고 있었다. 하지만 그들은 당뇨병이 몇 년 동안 증가해 왔음에도 지나치게 흔하지 않다고 믿었다. 하지만 2015년 유로 아스피레EuroAspire 연구는 현실을

관상 동맥 질환CAD 환자(18~80세, 유럽 전역)

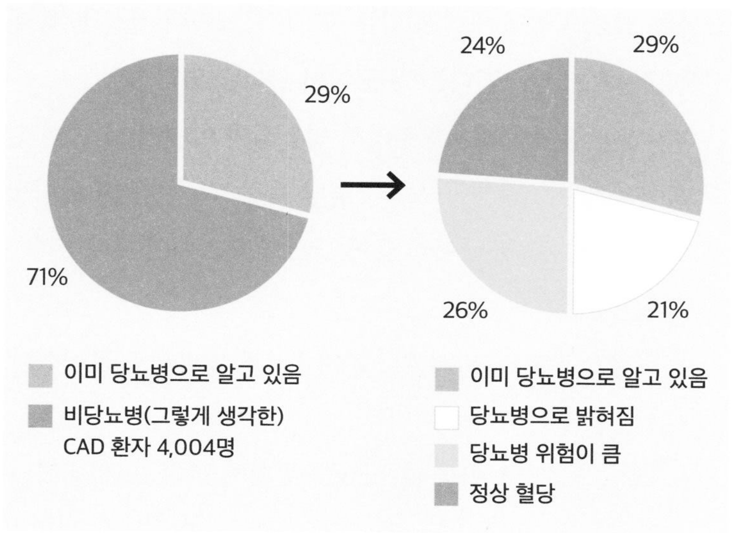

CAD 환자의 3분의 1 이상이 이미 당뇨병 진단을 받았지만 4분의 3 이상이 본질상 당뇨병이었다. 출처: V. 지베르크 외, 「공복 혈당, 구강 포도당 내성 검사 및 당화 혈색소로 밝힌 관상 동맥 질환 환자의 이상 혈당증 검사: 유로 아스피레 IV의 보고서 ― 유럽 심장 학회의 조사」, 『유럽 심장 저널 36』, 19호(2015): 1171~1177.

밝혀냈다.[3]

유로 아스피레 연구에서는 유럽 24개국, 18~80세 관상 동맥 질환CAD 환자들을 무작위로 선발해 조사했다(이 논문은 〈관상 동맥 질환〉이라는 용어를 사용한다. 우리는 〈관상 동맥 심장병〉을 사용하는 경향이 있지만, 본질상 같은 의미다).

먼저, 그들은 이 환자 중에 이미 본격적인 당뇨병을 앓고 있는 사람들을 떼어 내야 했다. 그들 중 거의 3분의 1이 제2형 당뇨병을 앓고 있다고 밝혀졌다. 그들은 이 사람들을 더 자세히 살펴볼 필요가 없었다. 연구팀은 제2형 당뇨병이 관상 동맥 질환을 대량으로 일으킨다는 것을 이미 알고 있었다.[4]

하지만 남은 사람들, 즉 분명히 당뇨병이 아닌 관상 동맥 질환 환자들은 어땠을까? 그들의 혈당 측정치는 어떻게 나타났을까? 〈당뇨병이 아닌〉 사람 중에 당뇨병 환자가 수두룩했다.

결과는 충격적이었다.

- 〈비당뇨병 환자〉의 거의 3분의 1이 당뇨병으로 밝혀졌다. 앞 그림의 흰색 부분이다.
- 그리고 3분의 1 이상이 〈당뇨병 위험이 크다〉고 밝혀졌다. 그런데, 당뇨병에 걸릴 것이다, 즉 〈당뇨병에 걸릴 위험이 크다〉는 표현은 오해를 부른다. 당뇨병의 표준 실험실 검사가 혈당에 초점을 맞추지만, 인슐린 수치가 높아지면 당뇨 지표가 정상을 유지하더라도, 즉 혈당을 어느 정도 조절할 수 있더라도 당뇨병일 수 있다. 혈당 측정 결과 〈당뇨에 걸릴 위험이 크다〉는 결과가 나올 때쯤, 혈당은 실제로 한동안 급격히 상승한 상태다(인슐린 수치 검사가 당뇨병 위험을 평가하는 데 훨씬 더 좋은 방법인 이유도 이 때문이다).
- 나머지 3분의 1은 혈당 측정치(녹색)가 적절한 것으로 보였다. 그러나 위에서 언급했듯이 혈당은 당뇨병을 식별하는 척도로서 매우 약하다. 이 병을 제대로 검사하기 위해

서는 인슐린 측정을 사용해야 한다. 인슐린을 제대로 검사했다면, 이 사람 중 많은 수가 인슐린 신호 문제를 지녔으리라고 우리는 예측한다. 다시 말해, 그들은 본질상 당뇨병으로 밝혀질 것이다.

당뇨병은 혈관 질환이다. 이 병은 혈관 손상을 통해 구체적으로 나타난다. 인슐린 반응을 주로 연구하는 유명한 병리학자 조지프 R. 크래프트 박사는 이렇게 말했다. 〈수천 건의 부검 검사를 바탕으로 말하자면, 당뇨병은 혈관의 문제다. 당뇨병의 초기 징후는 죽상 경화증이다. 이 문제는 혈당이 정상일 때 시작된다.〉[5] 이 경우 혈당은 정상일 수 있지만, 인슐린은 그렇지 않다.

관상 동맥 질환은 대다수가 당뇨병의 혈관 질환인 것이 현실이다. 이를 피하기 위해서는 당뇨병 환자와 정반대의 상태, 즉 인슐린 민감성을 확보해야 한다. 다른 요소들이 있지만, 인슐린에 민감하다면 대체로 위험을 피한 것이 확실하다. 콜레스테롤에 초점을 맞춘 탓에 50년 이상 관상 동맥 질환의 실제 원인이 오도되어 대중이 큰 혼란에 빠졌다. 그 시간을 되돌릴 수는 없다. 길을 잃은 수백만 사람들이 여전히 헤매고 있다.

2015년에 발표된 다른 획기적인 연구는 다시 한번 충격을 던졌다. 이 연구에서 밝혀진바, 미국 성인의 대다수가 현재 본질상 당뇨병 환자다.[6] 당뇨병 전 단계와 당뇨병의 구분은 자의 적이며 오해의 소지가 있다. 당뇨병 문제가 얼마나 진행되었는지만 보기 때문이다. 지금은 인슐린 기능 장애가 심해서 급기야 혈당을 통제할 수 없게 되었을 때만 당뇨병이라고 부른다. 우리는 당뇨병 전 단계와 당뇨병을 구분하지 않는데, 이것이 전혀 이치에 맞지 않기 때문이다. 당뇨병은 인슐린 질환 상태로서, 고인슐린 혈증(고인슐린)과 인슐린 저항성을 동반한다. 그리고 미국인 대부분이 어떤 형태로든 이 병을 앓고 있는 것이 현실이다. 고인슐린 혈증과 인슐린 저항성이 중할수록, 심혈관 질환뿐만 아니라 알츠하이머병과 암, 그리고 간과 신장, 기타 장기의 다른 질병 등 조기 사망을 유발하는 어지러운 범위의 흔한 질병으로 인한 사망 위험이 커진다.

혈당은 잊어버리고, 인슐린을 생각하라

어떻게 미국 성인 대다수가 본질상 당뇨병에 걸리게 되었을까? 이 현대의 유행병이 심혈관과 다른 질병의 증가율을 주도하는 상황이다.

우리는 항상 제2형 당뇨병은 혈당의 질병이 아니라 고인슐린 혈증과 인슐린 저항성의 질병이라는 것을 상기해야 한다(이 장에서 〈당뇨병〉은 제2형 당뇨병을 의미한다. 이는 식단으로 예방할 수 있고 오늘날 미국을 황폐화하는 당뇨병 종류다). 이 병은 근본적으로 인슐린 신호가 손상되는 질병이다. 따라서 이 문제를 진단하는 올바른 방법은 거의 행해지지 않는 혈중 인슐린 측정치를 꼼꼼히 검사하는 것이다.

당뇨병 기전을 살피는 연구는 어찌하여 인슐린 검사를 정기 검사에 포함하지 않았을까? 문제는 말기 당뇨병의 주요 증상이 혈당 상승이라는 점이다. 안타깝게도 인슐린 측정이 간단해지기 훨씬 전에 포도당 측정이 가능했다. 그 결과 당뇨병은 혈당 수치가 높은 질병으로 잘못 정의되었다. 그 실수가 파괴적인 결과를 낳고 있다.

공복 혈당이 높아지면 몸의 혈관과 장기에 심한 손상을 입히는 것은 사실이다. 하지만 고혈당은 수십 년 동안 높은 인슐린이 이미 큰 피해를 준 후에야 나타난다. 사람들 대부분에게 이때는 너무 늦다. 당뇨병에 걸린 줄도 모르는 수많은 사람이 경고를 받기 훨씬 전에 심혈관 질환이나 다른 질병으로 죽는다. 파멸로 향하는 중임을 제때 알아내기 위해서는 인슐린 신호 전달에 초점을 맞출 필요가 있다. 그러면 문제가 언제 시작되는지 알게 될 것이다.

당뇨병이 본격적으로 진행된 사람들은 만성 질병 대부분이 증가한 상태다. 이는 예상할 수 있는 일이다. 만성 질병이 발생하는 이유는 당뇨병은 결국 노화가 가속화된 상태이기 때문이다. 노화의 일반적인 결과는 산화 스트레스, 세포 손상, 수리 메커니즘의 실패 등이다. 당뇨병은 이러한 과정을 부채질하는데, 이것이 바로 당뇨병이 사망률에 매우 암울한 영향을 미치는 이유다. 우리 주변의 진단되지 않은 당뇨병 환자들은 모두 암, 관절염, 알츠하이머병 등의 위험 증가와 같은 가속화된 노화의 결과로 고통받고 있다. 그들은 혈관 손상과 만성 감염으로 인해 사지 절단, 시력 상실 및 기타 끔찍한 고통도 겪는다. 병의 목록은 끝이 없다. 미국의 성인 대부분은 현재 이 인슐린 조절 질환을 함께 앓고 있어, 그들 중 대다수는 아주 이른 나이에 만성 질환에 시달린다. 이런 상황은 조기 사망률의 주요 원인이다.

역사적으로 저탄수화물 식단이나 키토 식단을 섭취한 많은 부족(마사이, 이누이트/유픽, !쿵 등)은 쉽게 매우 낮은 인슐린을 유지했다. 실제로 한 연구에 따르면 〈수렵 채집인 집단의 식단 10개 중 9개는 탄수화물에서 오는 칼로리가 3분의 1도 되지 않았다〉고 한다.[7] 하지만 흥미롭게도, 탄수화물이 많은 자연식품을 먹는 부족인들도 종종 건강이 양호했고 인슐린이 낮았다. 예를 들어, 파푸아 뉴기니의 토착민인 키타반 사람들은 정제되지 않은 자연식품 탄수화물을 많이 먹었지만 날씬함과 건강, 장수의 본보기로 통한다. 그들은 탄수화물을 많이 먹었지만 매우 낮은 인슐린 수치를 유지했다. 하지만 다른 규칙을 비할 데 없이 잘 지킨 덕에 많은 포도당을 처리할 수 있었다.

애석하게도, 다른 방식을 따라 고탄수화물 식단으로 낮은 인슐린을 유지하려는 노력은 수렵 채집인 생활을 하지 않는 한 현대의 환경에서 위험한 전략이다. 꾸준히 실천하기 어려워서 실패하기에 십상이다. 저탄수화물 방식이 현대인에게 훨씬 더 적절하고 실행 가능하다는 것은 의심할 여지가 없다. 이 방식은 이점이 엄청나서 고민할 필요조차 없다. 그래서 최적의 건강을 위한 다른 길이 있을 수 있지만, 영리한 사람들은 더 나은 길을 따라간다. 그리고 목표는 항상 같다.

인슐린을 낮게 유지하라.

수백만 년 동안 대장이었던 인슐린

인슐린은 지구 생명체에서 가장 오래된 분자 중 하나다. 많은 추정에 따르면, 인슐린의 기원은 8억여 년 전 원시 시대로 거슬러 올라간다.

지구 생명체는 바다에서 시작되었다. 가장 효과적으로 번식할 수 있느냐가 성공을 결정했다. 10억 년 전에 포도당은 주요 연료원이었다. 초기 생명체는 포도당이 풍부할 때 빠른 생식을 가능하게 하는 영양소 감지 분자를 발달시켰다. 그들은 또한 포도당이 없을 때 봉쇄 생존 모드를 유도했다. 그 후 많은 것이 변했지만, 이 원칙은 여전히 남아 있다. 이러한 영양소 감지 분자 중 가장 중요한 것이 인슐린이었다.

유기체는 시간이 흐르고 환경이 변화함에 따라 더욱 복잡해졌다. 초기 생명체는 포도당을 사용하기 위해 산소가 필요하지 않았지만(당시에는 대기 중에 산소가 없었다), 대기 중에 산소가 증가하면서 유기체는 에너지를 생산하기 위해 산소를 사용하도록 진화했다. 가장 초기에 산소를 사용한 세포는 미토콘드리아였고, 시간이 지나면서 이 세포는 다른 유기체에 통합되었다. 미토콘드리아는 이 어머니 유기체에 산소를 사용하여 지방을 연료로 태우는 능력을 주었다. 우리 인간은 이제 수조 개의 미토콘드리아를 몸에 지니고 있다. 미토콘드리아와 그것의 지방 연소 능력이 없다면, 우리는 존재하지 않을 것이다. 미토콘드리아는 10억 년의 발달 기간을 거쳐 우리 몸에 내장된 발전소이다.

인슐린은 최초의 영양소 센서였고 포도당이 풍부할 때 빠른 성장을 촉발했다. 유기체가 더 복잡해지면서 다른 센서들이 나중에 발달했다. 우리 몸은 이제 인슐린(포도당을 위해), mTOR(단백질을 위해), 렙틴(지방을 위해)을 가지고 있다. 이러한 센서들의 상호 작용은 매우 중요하다. 인슐린과 렙틴은 각각 췌장과 지방 세포에서 방출되는 호르몬이다. mTOR는 식이 단백질에 직접 반응하는 복잡한 마이크로프로세서와 같지만, 인슐린과 기타 음식이 유도하는 신호를 통해 다른 모든 식단 요인에도 반응한다. mTOR는 다른 많은 피드백(되먹임) 회로의 신호를 통합한다. 3개의 센서가 모두 힘을 합쳐 인체를 최적으로 작동시킨다. 이 센서들은 우리가 마주치는 가혹한 영양 환경을 관리한다. 센서들의 신호가 손상되면, 질병이 발생한다.

식이 포도당이 적당하거나 낮을 때, 포도당에 전적으로 의존할 수밖에 없는 단세포 유기체에서 진화한 인체는 도전적인 환경이 존재한다는 것을 감지한다. 초기 생명체와 마찬가지로,

인체는 상황이 개선될 때까지 살아남기 위해 많은 메커니즘을 통해 생명을 연장하는 데 초점을 맞춘다. 우리는 오래된 이 방식을 이용해 장수에 유리해질 수 있다.

인슐린은 성장도 촉진한다. 인슐린이 적절한 수준이면 유익하게 성장하지만, 너무 높으면 나쁜 종류의 성장이 발생한다. 하나의 예로, 혈관 벽에 염증이 생기고 찌꺼기가 쌓여 혈관 벽이 부풀어 올라 당뇨병과 심혈관 질환이 발생하는 것이 위험한 〈성장〉이다. 또 다른 예는 다음과 같다. 인슐린과 포도당이 높아 세포 신호 체계를 교란하는 요인에 노출되면, 세포는 최대한 빨리 번식하려는 고대의 유전적 욕구를 자극하는 경향이 있다. 우리는 이런 현상에 이름을 붙였다. 우리는 이를 〈암〉이라고 부른다.

인슐린은 대장 호르몬

아드레날린의 예를 생각해 보면 호르몬의 힘이 분명해진다. 공황을 경험한 사람이라면 누구나 그 느낌을 안다. 엄청난 공포감과 심장 박동, 갑작스러운 발한. 호르몬의 효과는 엄청나다.

인슐린 역시 호르몬으로, 췌장에서 분비된다. 인슐린의 작용은 다음과 같다. 탄수화물 식품이 위장에 도달하면 또 다른 주요 호르몬이자 포도당 의존성 인슐린 분비를 촉진하는 가스트린 억제 폴리펩티드GIP를 자극한다. 탄수화물로 인해 분출한 GIP는 췌장과 지방 세포로 흘러간다. 췌장에서 GIP는 인슐린 방출을 유도하고, 지방 세포에서 GIP는 지방 저장 모드에 대비한다.

급증한 인슐린은 삽시간에 몸에 퍼져, 세포가 포도당을 흡수할 준비를 하도록 자극한다. 인슐린은 간에서 포도당이 부적절하게 생성하는 것을 막기 위해 글루카곤과 같은 다른 호르몬의 방출을 중단시킨다. 그리고 뇌에 있는 시상 하부에 포도당이 식욕을 조절하기 위해 오는 중임을 알린다. 인슐린은 지방을 태우는 것을 멈추고 들어오는 포도당을 먼저 태우라고 몸에 지시한다. 혈중 포도당 수준이 높게 유지되면 위험하므로 즉시 태우거나 저장을 위해 체지방으로 변해야 한다. 인슐린은 이런 일과 그 밖에 많은 일을 한다. 인슐린은 정말로 인체의 마스터 조절기다.

인슐린 수치를 낮게 유지하면 이 신호들이 모두 매우 효과적이다. 몸이 인슐린의 메시지에 아주 민감하게 반응할 것이다. 이는 장수와 날씬함에 중추적인 역할을 한다. 인슐린을 낮게 유지하기 위한 전략이 많이 있다. 다음은 가장 중요한 방식 몇 가지로, 1부와 2부에서 길게 설명했다.

- 포도당으로 주로 구성된 탄수화물을 너무 많이 섭취하지 않는다.
- 가공된 탄수화물이나 가공된 식물성 기름을 섭취하지 않는다.
- 탄수화물을 지방이 많은 음식과 함께 섭취하지 않는다. 매

우 나쁜 조합이다.

- 과당을 너무 많이 먹지 않는다.
- 자주 먹지 말고, 식사 간격을 충분히 벌린다. 간식을 먹으면 인슐린 신호가 엉망이 된다.

과도한 탄수화물은 과도한 인슐린을 유발한다. 특히 가공된 탄수화물은 장의 폭발적인 GIP 방출로 이어지며, 이는 정말로 과도한 인슐린을 유발한다. 탄수화물과 지방을 함께 먹으면 GIP를 증가시켜 결과적으로 인슐린이 증가한다. 과당은 간에서 인슐린 문제를 일으키며 그 과정에서 나쁜 콜레스테롤이 생긴다. 저탄고지 식단으로 이런 메커니즘을 개선할 수 있다.

또한 좋은 박테리아와 나쁜 박테리아의 장내 균형이 깨지는 장내 미생물 문제가 인슐린 조절 장애를 유발할 수 있다는 연구도 있다.[8] 사실 이 문제는 현대인에게 매우 중요한 요인이다. 다행히도, 미생물군을 개선하는 방법은 인슐린 문제를 직접 해결하는 방법과 거의 같다.

마지막으로, 인슐린은 몸을 손상하는 다른 많은 요인을 알리는 마스터 게이지 역할을 한다. 인슐린과 인슐린 저항성은 둘 다 만성 스트레스, 수면 부족, 흡연, 대기 오염, 감염 및 기타 많은 손상에 반응하여 증가한다.

결론이 뭘까? 인슐린을 중요하게 여겨라. 그리고 인슐린을 낮추고 건강하게 유지하는 데 온 힘을 쏟아라.

인슐린을 중요하게 여기지 않아 너무 많이, 너무 자주 자극하면 어떤 결과가 나타날까? 간단히 말해, 오랫동안 계속 만성 질환을 앓게 될 것이다. 또한 건강한 체중을 유지하는 능력이 크게 줄어들 수 있다. 이 원리에서 벗어날 수는 없다.

제럴드 M. 리이븐은 미국 내분비 학자이자 스탠퍼드 의과대학의 명예 교수다. 리이븐의 인슐린 저항성과 당뇨병 연구는 1970년대로 거슬러 올라간다. 그는 인류의 전염병인 인슐린 기능 장애를 설명하기 위해 대사 증후군이라는 용어를 만들었다(우리는 이를 대사성 인슐린 저항 증후군MIRS이라고 부른다, 84쪽 참조). 수십 년 동안 노력한 끝에 그는 이 문제가 지닌 엄청난 영향을 이해했고, 2012년에 그 중요성을 검증하기 위해 마침내 연구를 진행했다. 연구 결과에 그도 놀랐다.[9] 리이븐과 그의 팀은 무작위로 208명의 건강한 중년들을 선발했다. 비만한 사람은 없었다. 그들 중 누구도 비만을 가르는 기준치인 체질량 지수 30을 넘지 않았다. 연구팀은 매우 정확한 방법(SSPG 인슐린 저항성 검사)을 사용하여 인슐린 수치를 측정했다. 이 방법은 올바른 판단에 매우 중요했다. 인슐린의 중요성이 크게 과소평가되는 이유 중 하나는 나쁜 방법을 사용해 인슐린을 측정하기 때문이다. 리이븐은 이런 실수를 저지르지 않았다.

연구진은 참가자들의 인슐린 수치를 기준으로 저, 중, 고 세 그룹으로 나누었다. 그러고 나서 6년 이상 그들을 추적 관찰했다. 연구진이 발견한바, 정말로 중요한 것은 인슐린 수치뿐이었다.

다음 쪽 표에 나타나듯이 인슐린이 가장 낮은 3분의 1은 질병이나 사망의 발생이 없었다. 인슐린 수치가 중간인 3분의 1은 12개의 질병을 진단받아, 그중 2명은 연구가 끝날 무렵에 사망했다. 인슐린이 가장 높은 3분의 1은 28개의 질병을 진단을 받았고, 그중 4명이 사망했다. 참가자들에 나타난 질병은 제2형 당뇨병(5), 심장병(7), 암(9), 고혈압(12), 뇌졸중(4) 등 수십 년 동안 인슐린 문제와 관련이 있는 일반적인 질병이었다. 언급했듯이, 노화성 질병 대부분은 인슐린과 이와 관련한 생화학적 경로와 복잡하게 연결되어 있다. 문제가 발생하지 않을 때, 인슐린은 이러한 질병의 마스터 게이지 역할을 한다.

이처럼 적당한 표본 크기를 사용하고 공정한, 무작위 방식으로 참가자를 선택할 때 결론을 의심할 수 없다는 점에 주목할 필요가 있다. 정확하게 표본으로 선정한 200명 이상의 사람들은 표본 크기로써 충분하므로 변수의 타당성을 통계적으로 입증할 수 있다.

연구팀은 이 자료를 철저히 분석했다. 다른 많은 측정치 중에서 인슐린 말고는 중요한 요인이 없었다. 인슐린 저항의 정도가 핵심이었다. 이 요인을 넣어 수정하면 콜레스테롤 수치와 중요하다고 여겼던 다른 변수들이 효력을 잃었다. 연구팀의 결

인슐린 범위에서의 건강 상태

	낮은 인슐린 저항성	중간 인슐린 저항성	높은 인슐린 저항성
질병	0	10	24
죽음	0	2	4
총계	0	12	28

앞으로 우리의 건강은 인슐린 범위에서 우리가 어디에 위치하느냐에 달려 있다. 출처: F. S. 파시니, 후아 F. 압바시, G. M. 리이븐, 「인슐린 저항성은 노화성 질병을 예측한다」, 『임상 내분비학 & 대사 저널 86』, 8호(2001): 3574~3578.

론은 다음과 같다. 〈평균 6년을 추적한 결과, 검사 시작 시점에 인슐린 저항성이 가장 높은 3분의 1 그룹에 속한 건강한 개인 3명 중 약 1명에서 노화성 임상 질환이 발생했고, 가장 인슐린에 민감한 3분의 1에서는 임상 질환이 관찰되지 않았다는 사실은 노화성 질병의 발생에서 인슐린 저항성의 역할을 설명하기 위해 더욱 노력해야 한다는 강력한 자극으로 작용한다.〉

콜레스테롤은 인슐린처럼 질병을 예측하지 못했다. 콜레스테롤은 다른 질병은 고사하고 심장병 하나도 제대로 예측하지 못했다. 연관성 연구가 설득력이 있으려면 변수의 〈위험 승수〉가 2배를 초과해야 한다. 위험 승수가 5배를 초과하면 상당히 심각한 일이 일어날 가능성이 있다. 여기서 인슐린 저항성의 위험 승수는 얼마였을까? 40배였다! 높은 LDL(저밀도 지단백, 나쁜 콜레스테롤)의 위험 승수는 1,001배로 통계적 유의성이 없었다. 리이븐의 연구는 인슐린 조절 장애와 질병의 연관성에 관해 이전에 수집된 엄청난 양의 기계론 및 기타 자료와 함께 제시될 수 있다. 그는 거의 10억 년 된 분자인 인슐린이 인체 질병의 지형을 지배한다는 것을 우아하게 증명했다.

감량과 장수를 위한 인슐린 중심의 전략

인슐린 수치의 관점에서 우리는 단순히 〈건강〉하거나 〈불건강〉하지 않다. 우리는 모두 다양한 건강 범위에 있다. 물론 만성 질환의 원인은 많이 있지만, 인슐린 측정에 초점을 맞추면 대부분 관리할 수 있다. 인슐린 조절 장애가 당신이 해결해야 할 가장 큰 문제인 이유도 이 때문이다. 이 문제를 해결하면 건강이 크게 좋아질 것이다.

다음 도해는 인슐린 범위 내에서 사람들이 어떻게 분포되었는지 상상하는 데 도움이 될 수 있다. 우리는 진정한 비당뇨병(왼쪽)에서 본격적인 당뇨병(오른쪽)까지, 또는 그사이 어느 지점에 속할 수 있다. 요즘에는 안전한 왼쪽 지역에 속한 사람들이 소수일 거라고 우리는 추정한다.

또한 안전 지역에 비교적 건강하고 뚱뚱한 사람들이 있다는 것을 알게 될 것이다. 위험한 지역에도 매우 건강하지 않은 날씬한 사람들이 있다. 이는 매우 중요한 사실을 보여 준다. 운명을 좌우하는 것은 체중이 아니다. 건강은 지방 조직이 얼마나 많으냐가 아니라 지방 조직이 얼마나 건강하느냐에 달려 있다.

인슐린 범위

양호한 건강, 장수 / 알츠하이머병, 암, 뇌졸중 등

진정한 비당뇨 / 고인슐린 혈증/인슐린 저항성 범위 / 완연한 제2형 당뇨병

유인슐린 혈증, 건강, 비당뇨병

고인슐린 혈증, 불건강, 전당뇨

고인슐린 혈증, 매우 불건강, 심한 당뇨

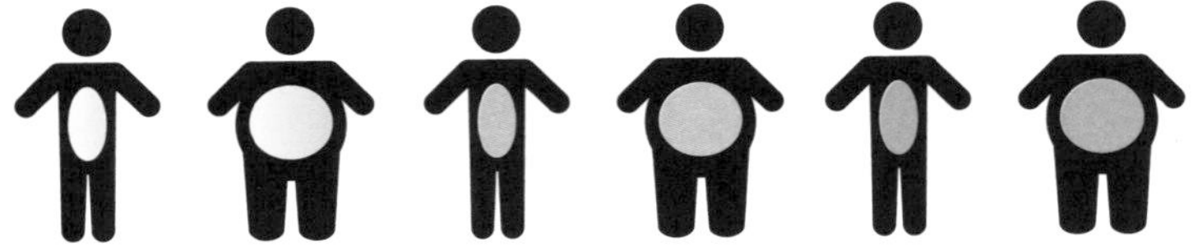

인슐린 민감성은 세포에서 시작된다. 몸 전체와 마찬가지로 개별 세포는 인슐린에 저항하거나 인슐린에 민감할 수 있다. 많은 사람에게 건강하고 인슐린에 민감한 상태에 있는 세포를 지닌 지방 조직이 많을 수 있다. 이 사람들은 〈대사적으로 건강한 비만〉이라고 불린다. 그들은 전신이 인슐린 민감성을 유지할 수 있고, 질병에 걸릴 위험이 상대적으로 낮다.

반대로 날씬해 보이지만 지방 조직이 건강하지 않고 인슐린 저항과 염증이 있는 사람들이 수없이 많다. 이는 전신 인슐린 저항성을 초래한다. 이 사람들은 〈대사적으로 불건강한 정상 체중〉 또는 〈마른 비만(겉은 마르고 속은 뚱뚱한)〉이라고 불린다. 전신 인슐린 민감성은 지방 조직의 건강과 민감성에 의해 막대한 영향을 받는다.

조지크 R. 크래프트 박사의 천재성

인슐린 문제를 해결해 인슐린 범위의 안전한 끝단으로 옮겨가려면 조지프 R. 크래프트 박사의 놀라운 업적을 인식할 필요가 있다. 크래프트는 노련한 병리학자이자 핵의학 의사였다(미국에 몇 명밖에 없다). 의사로 일하면서 그는 의학 역사상 수집된 가장 중요한 자료 중 일부를 어렵사리 만들었다. 그는 리이븐보다 훨씬 전에 인슐린 저항성과 질병이라는 난제를 해독했다. 게다가 그는 거의 1만 5,000명에게 5시간짜리 인슐린 검사를 해 자신의 가설을 검증했다.

1960년대에 크래프트는 인슐린 수치를 나타내는 인슐린 분석 방법으로 포도당 내성의 개척자가 되었다. 그는 30년에 걸쳐 8~88세 1만 4,308명을 조사했다. 결정적으로 크래프트는 모든 환자의 인슐린 반응 패턴, 즉 식후 인슐린이 어떻게 상승하고 떨어졌는가를 기록했다. 크래프트는 다섯 가지 유형의 패턴만이 있다는 것을 발견했다. 처음 네 가지 패턴이 우리의 논점과 가장 관련이 많다(다섯 번째 패턴은 제1형 당뇨병과 더 관련이 있다).

다음 그래프는 식사 후 인슐린 반응의 패턴을 보여 준다. 맨 아래 패턴 1은 건강하고 정말로 당뇨병이 아닌 사람에게서 보이는 패턴이다. 크래프트는 이 유인슐린 혈증Euinsulinemia(유-eu

그래프트 패턴 : 가장 초창기의 당뇨병 진단

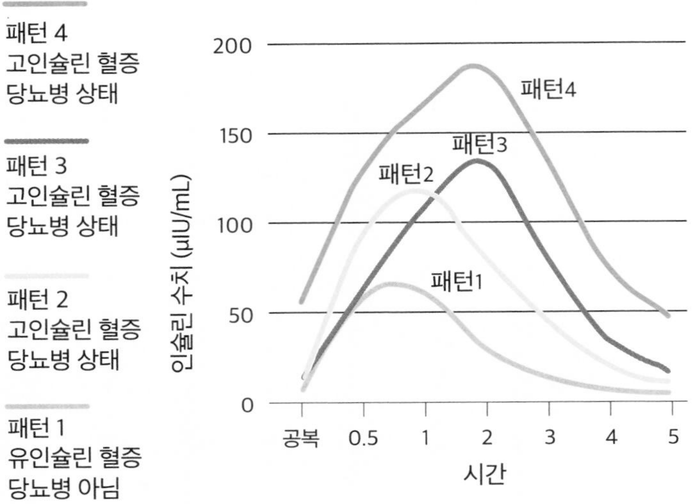

크래프트 패턴은 당신이 당뇨병 환자인지 건강한지 진정으로 구별하는 것. 출처: J. R. 크래프트, 「당뇨병 상태의 탐지(잠재한 당뇨병)」, 『실험실 의학 6』, 2호(1975): 10~22.

는 그리스어로 〈좋다〉는 뜻) 반응의 의미는 탄수화물에 대한 인슐린 반응이 정상적(적절하다)이라는 의미다.

패턴 2, 3, 4 그래프는 기능 저하된 인슐린 반응의 다양한 정도를 보여 준다. 이러한 패턴을 보인 사람들은 본질상 당뇨병 상태다. 크래프트가 이러한 패턴이라고 확인한 대다수 사람이 분명히 정상 혈당 수치를 보였음에도 말이다. 크래프트는 그들의 질병 상태를 〈당뇨병 상태〉라고 불렀고, 당뇨병 상태에 있는 환자 중 10퍼센트만이 표준 공복 혈당 검사를 통과하지 못했다. 이 검사를 통과했음에도 그들은 〈숨은 당뇨병 환자〉였다. 그들의 기능 저하된 인슐린 반응은 표준 당뇨병 검사에서는 전혀 나타나지 않았지만, 당뇨병으로 인한 혈관 손상은 계속되고 있었다.

크래프트는 연구와 병리학 전문 지식을 바탕으로 이 사람들의 동맥이 근본적으로 염증성 질환인 죽상 경화증으로 불타고 있다는 것을 알았다. 그는 당뇨병이 곳곳에 널려 있음을 깨달았다. 그리고 당시는 1970년대였다. 일반적인 기준에서 당뇨병이 아닌 사람 중 엄청난 비율이 당뇨병을 앓고 있었다. 그리고 그들은 당뇨병과 함께 발생하는 모든 혈관 질환을 앓았다.

크래프트는 당연히 그의 패턴 검사를 최초의 당뇨병 실험실 진단이라고 불렀다. 오늘날까지도 그렇게 불리지만, 이 방법을 사용하는 사람은 거의 없다. 당뇨병 환자 대부분이 진단되지 않고 있다. 크래프트는 2008년 저서에서 〈당뇨병이 없는 심혈관 질환 환자는 당뇨병이 진단되지 않은 것 뿐〉이라고 했다.[10]

심혈관 질환 환자들 대부분, 또는 심지어 모두가 정말로 숨은 당뇨병 환자일까? 347쪽의 유로 아스피레 연구 결과를 다시 살펴보자. 이 결과에서 크래프트가 적어도 76퍼센트는 옳았다는 것을 알 수 있다. 관상 동맥 질환 환자의 76퍼센트가 혈당 검사에서 당뇨병을 어느 정도 앓고 있다고 밝혀졌다. 나머지 24퍼센트는 인슐린 측정법을 사용하여 검사받지 않았는데, 이 측정법을 사용했다면 역시 당뇨병을 앓고 있다고 밝혀졌을

관상 동맥 질환CAD 환자(18~80세, 유럽 전역)

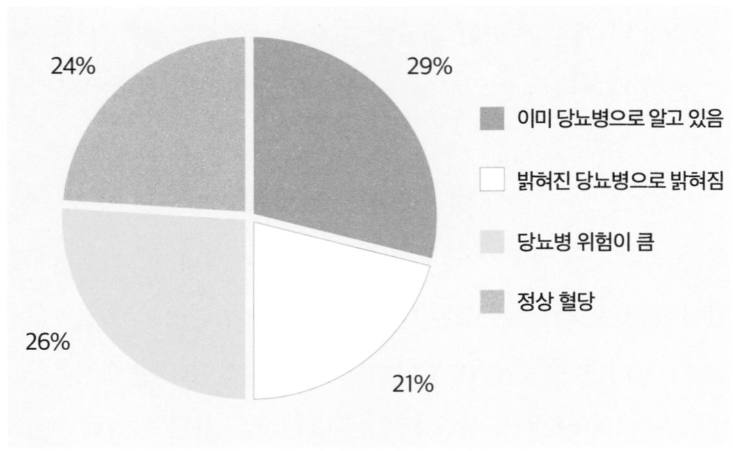

크래프트는 대부분 정확했다. CAD 환자의 대다수는 본질상 당뇨병이다. 출처: V. 지베르크 외, 「공복 혈당, 구강 포도당 내성 검사 및 당화 혈색소로 밝힌 관상 동맥 질환 환자의 이상 혈당증 검사: 유로 아스피레 IV의 보고서 — 유럽 심장 학회의 조사」, 『유럽 심장 저널 36』, 19호(2015): 1171~1177.

지 모른다.

중요하게 기억할 사항은, 이러한 인슐린 측정이 광범위한 질병의 근본 원인이 존재한다는 것을 반영한다는 점이다. 나쁜 식습관, 과식, 흡연, 장내 세균의 불균형, 감염 등 질병을 유발하는 많은 요인이 인슐린과 인슐린 저항성을 높인다. 고인슐린혈증 상태 역시 그 자체로 질병의 원인이다. 따라서 모든 인과 관계 회로를 정량화하지 않고도 크래프트 검사의 중요성을 확신할 수 있다.

요컨대, 나쁜 길은 모두 질병과 인슐린 조절 장애(이 또한

저탄수화물 식단으로 당뇨병을 관리하라

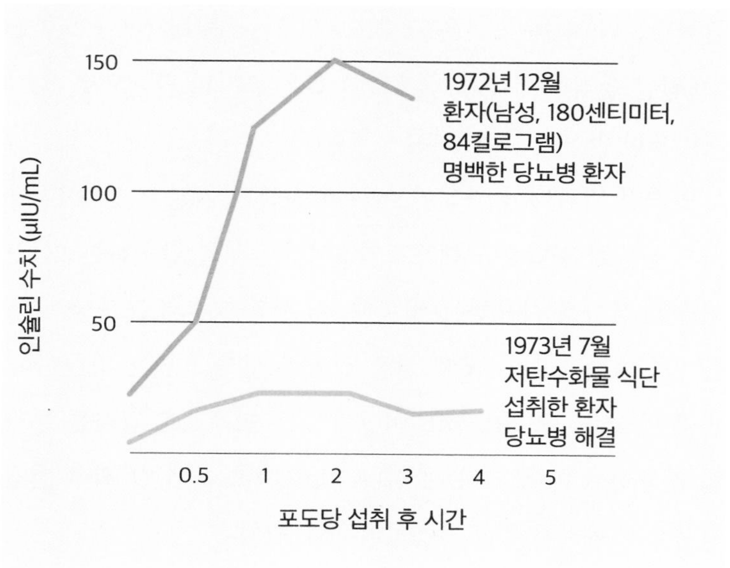

크래프트 박사는 1972년에 저탄수화물 식단으로 당뇨병을 치료하고 있었다. 출처: J. R. 크래프트, 「당뇨병 상태의 탐지(잠재한 당뇨병)」, 『실험실 의학 6』, 2호(1975): 10~22.

질병 위험을 유발한다)의 거의 보편적인 해악으로 곧장 이어진다. 이 난장판의 중심에는 열띠게 돌아가는 인과 관계의 회로가 있다. 인슐린 측정치가 심장병과 현대의 다른 질병 영역에서 매우 중요한 이유도 이 때문이다.

크래프트 박사는 저탄수화물 식단으로 당뇨병 환자들을 치료해서 엄청난 성공을 거두었다. 위의 그래프를 보라. 두 줄 모두 한 환자의 인슐린 반응을 보여 준다. 위 곡선은 1972년

12월부터의 결과를 보여 주며, 고약한 고인슐린 혈증 패턴 3에 들어맞는다. 아래 곡선은 크래프트의 저탄수화물 식이 요법을 8개월간 섭취한 후 1973년 7월에 같은 환자의 반응으로, 멋진 저인슐린 반응을 보여 준다.

인슐린 범위에서 자신이 어디에 속하는지 알고 싶다면, 한 가지 훌륭한 방법은 크래프트의 5시간 검사를 단순화한 2시간 인슐린 검사를 사용하는 것이다. 이는 75그램의 포도당 용액을 마신 다음 2시간 후에 혈중 인슐린 검사를 받는 방식이다. 만약 인슐린이 30μIU/mL 미만이라면, 크래프트 검사를 통과할 가능성이 매우 크다. 그러나 40μIU/mL 이상일 경우 전체 검사를 통과하지 못할 가능성이 매우 크다.

혈당과 당화 혈색소

높은 인슐린 수치는 확실히 장기 손상을 일으키는 원인 중 하나다. 인슐린 범위에서 나쁜 영역에 있다면, 고혈당 특히 식후 고혈당 역시 몸에 이리저리 큰 피해를 준다. 앞서 말했듯이, 공복 혈당은 건강을 판단하기에 약한 척도다. 이 수치를 통제할 수 없을 때쯤이면 동맥이 큰 대가를 치렀으리라. 혈당 측정의 주된 가치는 식후 측정이 공복 측정보다 적어도 문제를 조기에 발견하여 고칠 시간을 더 준다는 것이다. 그러나 식후 혈당이나 인슐린은 정기 검진에 포함되지 않아 정기적으로 검사받지 못한다.

포도당은 생체 활성 분자로, 체내의 많은 원소를 화학적으로 손상할 수 있다. 인체가 혈당을 조절하는 범위는 매우 좁다. 혈당이 이 범위를 넘어 움직이면 모든 장기 체계에 심각한 손상이 가해져, 특히 동맥이 고통을 느낀다. 당 수치가 높을수록 손상이 더 발생한다. 미국 성인의 대다수는 과도한 체내 포도당의 부정적인 영향을 겪고 있다. 이는 우리가 당을 사용해 몸에 연료를 공급해서 치르는 대가다. 건강한 사람들에게는 값이 매우 저렴하지만, 대다수 당뇨병 환자에게는 끔찍한 값이다.

포도당은 체내 다른 분자들과 해롭게 상호 작용하는 끈적끈적한 분자다. 포도당 손상을 일으키는 과정을 〈당화〉라고 한다. 이 현상이 너무 많이 발생하는 것은 매우 나쁜 소식이다. 적혈구 검사는 당화로 인한 손상을 추정하는 좋은 방법이다. 적혈구는 수명 주기(대략 3~4개월) 동안 포도당에 끊임없이 노출된다. 적혈구는 꾸준히 당화된다. 이 당화를 측정한 수치를 당화 헤모글로빈HbA1c, 또는 더 간단히 당화 혈색소A1C라고 부른다.

당화 혈색소는 지난 3개월 동안 평균 혈당 수치를 나타내는 꽤 좋은 지표로 생각할 수 있다. 이 수치는 일반적으로 식사 후 혈당 급증이라는 중요한 문제를 드러낼 것이다. 〈항상〉이 아니라 〈일반적으로〉 그렇다는 뜻이다. 이 검사는 보통 당뇨병 진단을 받은 사람들에게만 행해진다. 숨은 당뇨병 환자들 대부분은 검사를 받지 않는다. 안타깝지만, 우리의 의료 체계는 이렇게 운영된다. 의사에게 당화 혈색소 수치 검사를 요청한다면, 당신의 식단이 얼마나 나쁜지 알게 될 것이다. 당화 혈색소 수치는 미래의 조기 사망 가능성을 미리 알려 준다.

매우 의미심장하고 잘 수행된 연구는 당화 혈색소와 심장병, 사망률을 연결하는 데이터를 제공한다. 노퍽 암 연구는 이름에서 알 수 있듯이 암에 초점을 맞추었지만, 연구자들은 증가한 당화 혈색소가 다른 질병의 위험을 알린다는 사실에 놀랐다.[11] 그들은 특히 〈총원인 사망률〉과의 연관성에 깊은 인상을 받았다. 물론 이 비율은 무엇보다 가장 중요한 지표다.

연구팀은 〈혼동 요인들〉을 최대한 많이 수정했다. 이 요인은 검토되는 중에 변화한 요인이며 위험 증가가 관찰되었을 때 이에 일조했을 수 있다. 그러나 수정한 후에도 연구자들은 여전히 당화 혈색소를 심혈관 질환CVD의 독립적인 위험 요인으로 확인했다. 당화 혈색소 자체가 위험을 높였다(CVD는 주로 관상 동맥 심장 질환의 또 다른 용어일 뿐이지만, 같은 혈관 문제로 인한 전신 손상도 포함한다는 점에 유의하라).

당화 혈색소 수치가 증가할수록 CVD 관련 위험은 강력하게 증가한다. 표에서 보듯이 남녀 모두에서 가장 낮은 CVD 비율은 5퍼센트 이하의 건강한 당화 혈색소와 관련이 있었다. 남성의 경우 당화 혈색소가 6.5퍼센트를 초과하면 CVD 위험이 3.5배 증가했고 7퍼센트를 초과하면 거의 5배 증가했다. 여성의 경우 당화 혈색소가 7퍼센트 초과하면 CVD 위험이 10배

관상 동맥 질환 발병률(100명당)

여성	3.3	3.8	5.4	9.8	13.7	36.8
남자	6.7	9	12.1	15.2	25	34.8
당화 혈색소	〈 5.0%	5.0 ~5.4%	5.5 ~5.9%	6.0 ~6.4%	6.5 ~6.9%	〉7.0%

관상 동맥 질환 위험과 조기 사망률 위험은 모두 당화 혈색소가 높을수록 커진다. 출처: K. 카 외,「심혈관 질환 및 성인 사망률과 당화 혈색소의 상관관계: 노퍽의 유럽인 전향적 암 연구」,『내과 연보 141』, 6호(2004): 413~420.

증가했다.

이 수치들은 강력한 연관성 증거다. 과학 문헌에는 혈당 상승이 기능 장애를 일으키는 메커니즘을 설명하는 논문이 가득하다. 바꿔 말하면, 2장의 세 가지 증거 기둥 중 하나인 메커니즘 증거가 많다.

연구자들은 윤리적인 이유로 당화 혈색소를 증가시켜 그 결과를 관찰하는 실험 증거를 얻는 것이 허용되지 않는다. 그들은 당화 혈색소를 높인 후에 시간이 흐르면서 무슨 일이 일어나는지 보기 위해 피험자에게 고탄수화물 식단을 제공하지 않을 것이다. 그러나 매일 수백만 명이 이 실험을 몸소 행하고 있다. 혈당을 높이는 주된 방법은 탄수화물을 과도하게 섭취하는 것이다. 우리는 이 식습관 때문에 만성 질환을 앓고 조기 사망을 맞이하는 사람을 수없이 목격했다.

총원인 사망률(100명당)

여성	2	2.7	4.4	6.4	6.8	25
남자	3.8	5.5	7.5	9.9	19	18.5
당화 혈색소	〈 5.0%	5.0 ~5.4%	5.5 ~5.9%	6.0 ~6.4%	6.5 ~6.9%	〉 7.0%

조기 사망률 위험은 당화 혈색소가 높을수록 커진다. 출처: K. 카 외, 「심혈관 질환 및 성인 사망률과 당화 혈색소의 상관관계: 노퍽의 유럽인 전향적 암 연구」, 『내과 연보 141』, 6호(2004): 413~420.

당화 혈색소의 한 가지 문제는 이것이 후기에 나타나는 지표라는 점이다. 이 지표가 높을 때쯤이면, 본질상 여러 해 동안 당뇨병을 앓았을 것이다. 그렇긴 하지만, 당뇨병 관리를 제외하고는 당화 혈색소에 관해 이야기하는 사람이 별로 없다는 점이 흥미로울 수 있다. 우리의 집단 건강을 증진할 기회를 낭비했다는 사실이 매우 부끄럽다.

자, 표에서 보듯이 당화 혈색소 수치와 〈총원인 사망률〉의 연관성을 생각해 보자. 이는 단순히 모든 원인(심장병, 암, 당뇨병, 호흡기 질환, 전염병 등)으로 인한 사망을 당화 혈색소 수치에 따라 배열한 것이다. 하지만 그 상관관계는 무척 놀랍다. 당신의 당화 혈색소가 높다면, 저승사자가 그리 멀리 있지 않다. 당신은 아마 과체중일 수 있지만, 반드시 그렇지는 않다. 과체중이 아닌 수백만 명이 높은 인슐린 범위에 있다.

저탄수화물 식단과 당화 혈색소

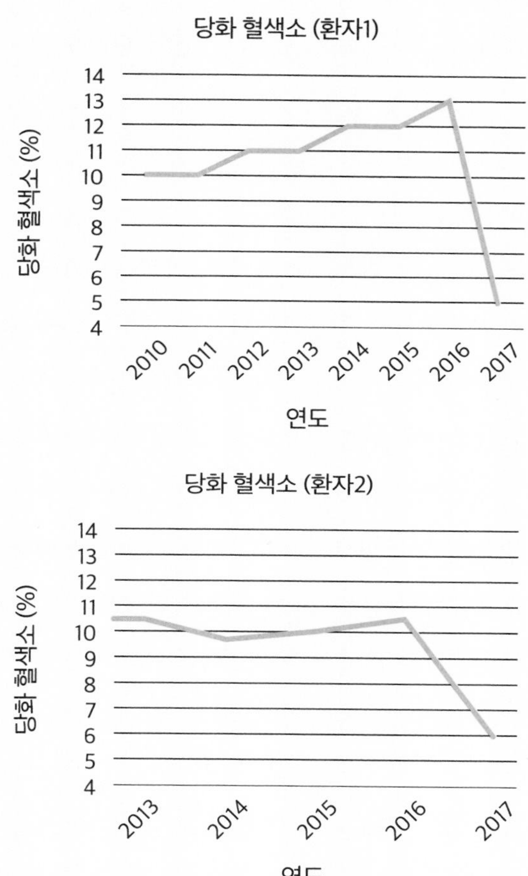

저탄수화물 식단 전략을 통해 빠르게 얻을 수 있는 결과를 보여 준다. 2016년에 당화 혈색소가 급격히 하락한 것은 이때부터 저탄수화물 식단을 시작했기 때문이다.

좋은 소식은, 당화 혈색소가 높은 사람이 우리의 식단을 실천하면 순식간에 안전한 수준으로 떨어질 수 있다는 것이다. 다음 그래프에서 제프의 많은 환자 중에서 당화 혈색소를 낮춘 몇 명만이 보인 극적인 반응을 알수 있다.

안전한 곳으로 탈출하기

인슐린, 포도당, 체중 감량, 건강, 장수의 연관성에 관해 우리는 훨씬 더 많은 내용을 말할 수 있다. 이 주제를 더 탐구하고 싶다면, 고인슐린 혈증의 메커니즘과 몸이 실제로 인슐린 저항 상태로 퇴보하는 과정을 상세히 기술한 부록 D(575쪽)를 보기 바란다.

인슐린 범위의 안전한 끝단으로 탈출하는 일은 많은 사람에게 쉽다. 이 사람들의 경우, 잘 구성된 저탄수화물 식단을 따르기만 해도 성공할 수 있다. 하지만 우리가 이 정도에서 그친다면 일을 지나치게 단순화해 당신에게 큰 해를 끼치게 될 것이다.

예를 들어, 소수의 사람은 특정 유형의 동물 제품을 과하게 섭취하면 문제가 생길 수 있다. 이 사람들은 건강한 지방을 선택하는 데 더 유의해야 할 수 있다. 혈당과 인슐린을 증가시키는 많은 요인이 있으므로, 각자 필요에 따라 이를 고심해야 한다.

장수는 다원적인 문제이며, 개인에 따라 중요한 요소가 많이 다른 것이 사실이다. 장기적인 건강과 활력을 보장하기 위해 우리는 당신이 필요한 모든 요소를 고민했으면 한다. 우리는 당신이 〈기름지게 먹고 오래 살기〉를 바란다.

사례 리앤의 이야기

리앤은 제프의 환자로, 당화 혈색소를 쉽게 떨어뜨렸고 동시에 약을 끊을 수 있었다. 리앤은 이제 좋은 식단을 먹고 있으며 당뇨병 장애를 빠르게 해결해서 훨씬 더 오래 살 준비가 되었다.

리앤의 가족력은 심장병, 비만, 혈관 질환, 당뇨병으로 가득 차 있었다. 아버지는 울혈성 심부전으로 56세에 사망했다. 어머니도 울혈성 심부전을 앓았고 우회로 조성술을 받았다. 조부모 4명 모두 심장 또는 혈관 문제로 사망했다. 이런 가족력 때문에 리앤은 1990년대에 전신 건강 검진을 받았다. 그녀는 자신이 당뇨병 환자일 뿐만 아니라 당화 혈색소가 정상(으로 여기는) 수치의 거의 3배라는 것을 알고 놀랐다. 그녀는 즉시 인슐린과는 다른 기전으로 혈당을 낮추는 약인 메트포민을 복용하기 시작했다.

수년 동안 그녀의 메트포민 복용량은 점점 증가해 최대 허용량에 이르렀다. 몸무게도 142킬로그램까지 치솟았다. 그녀는 몇 번이고 감량을 시도했지만, 번번이 실패했다. 그녀는 살이 절대로 빠지지 않을 거라는 생각이 들었고, 게다가 항상 배가 고팠다.

리앤은 몇 년 동안 주요 대학 의료 센터의 의사에게 진료를 받았고, 그 의사는 그녀가 인슐린으로 치료하는 다양한 연구에 정기적으로 참여하기를 원했다. 생활 방식을 교정하는 방식은 거의 거론되지 않았다. 그녀는 탄수화물 섭취량에 따라 인슐린 복용량을 조절하라는 이야기만 들었을 뿐이다. 리앤은 이것이 옳지 않다는 느낌이 들었다. 부모님이 모두 인슐린에 의존했지만 혈당 조절이 잘 안 되었기 때문이다. 두 사람 다 체중이 어마어마하게 늘었다. 의사들은 여러 가지 다른 약도 처방했는데, 마지막은 인슐린을 생산하는 바로 그 기관인 췌장에 영구적이고 해로운 영향을 미칠 수 있는 설포닐우레아 계열이었다. 설포닐우레아를 복용한 지 일주일 만에 리앤은 호흡 곤란을 겪었다. 그녀는 이 약을 중단했다. 그녀는 패배감을 느꼈고 자신도 다른 가족들의 전철을 밟을까 두려웠다.

리앤은 혈액 검사 결과지를 손에 들고 영양사가 되기 위해 공부하던 아내 샤론과 함께 앉았다. 2016년 휴가철 내내 샤론은 당뇨병에 관한 연구를 끝도 없이 읽었다. 조사가 끝나자 샤론은 다소 파격적인 전략을 내놓았다. 샤론은 리앤이 칼로리나 다른 어떤 것도 계산하지 않고 탄수화물 제한에 초점을 맞춰야 한다고 주장했다. 그녀는 리앤이 즉시 키토제닉 식단(초저탄고지 식단, 470쪽 참조)을 섭취하기를 원했다. 2017년 1월, 리앤은 키토제닉 여행을 시작했다. 그것은 그녀의 건강에 놀라운 영향을 미쳤다.

탄수화물을 크게 낮추고 일주일도 지나지 않아, 리앤은 놀랍도록 활력이 넘치는 것을 느꼈다. 그녀는 개를 산책시키기 시작했고 다음 식사를 기다리며 앉아 있는 대신 다른 새로운 활동을 찾기 시작했다. 그녀는 첫 주에 약 7킬로그램을 감량했다. 매우 신이 났고, 기분이 날아갈 듯했다! 그녀는 살이 빠져서 배가 고프거나 박탈감을 전혀 느끼지 않았다. 2월 중순, 리앤은 걷기를 위해 만보기를 샀다. 그녀는 하루에 1만 2,000~2만 보를 걸었다. 그녀의 동료는 그녀가 전화 회의를 기다리는 동안 무선 헤드셋을 끼고 복도에서 마구 움직이거나 활보하는 모습을 보고 약간 미쳤다고 생각했다.

3월 중순이 되자 샤론과 리앤은 줄어든 체중에 흥분했고 리앤의 당화 혈색소가 다소 떨어졌을 거로 생각했다. 리앤은 대학을 다시 방문하고 싶지 않았다. 그들이 그녀를 계속 인슐린 연구에 참여시키려고 하는 동시에, 끊임없이 당뇨병 교육자에게 그녀를 의뢰했기 때문이다. 그녀는 일찍이 그런 교육자를 만난 적이 있었는데, 그가 제안한 것은 저지방 식단이었다. 소박한 오트밀이나 샐러드 같은 것을 먹고 건강한 지방을 멀리하는 방식이었다. 그녀는 전에도 그 방식을 따랐지만, 끊임없이 배가 고팠고 식단을 유지할 수 없었다.

리앤은 키토를 지지하는 의사를 원했고, 저탄수화물 생활 방식을 시작한 지 불과 3개월 만인 4월에 제프를 방문하기로 예약했다.

리앤이 진료실에 도착했을 때, 그녀는 이미 23킬로그램을 감량한 상태였다. 제프가 실험실에 있는 그녀에게 와서 약 20분 동안 서로 이야기를 나누었다. 제프가 벌떡 일어나더니 바로 그 진료실에서 그녀의 당화 혈색소를 검사해 보고 싶어 했다. 그들은 결과가 어떻게 나올지 의견을 나누기 시작했다. 그녀는 수치가 6.5 아래로 내려간 적이 없었고, 1월에 12였던 것을 고려해 8.5 정도 될 거로 생각하고 있었다. 제프는 그때까지 그녀가 키토 식단으로 성공을 거두었으니 훨씬 더 낮을 수도 있다고 제안했다. 결과는 5였다! 리앤은 감격했다. 3개월 동안 그녀는 인슐린 주사 없이 23킬로그램을 감량했고 당화 혈색소를 거의 60퍼센트 줄였다! 370쪽에서 언급한 노픽 암 연구 자료에 근거해, 그녀의 관상 동맥 심장병 위험이 엄청나게 낮아졌을 것이다.

그 후 6개월 동안 리앤은 23킬로그램을 더 감량하여 총 체중 감량을 45킬로그램 이상으로 늘렸고 지금도 계속 감량 중이다. 또한 어느 때보다도 활력이 넘친다. 그녀는 지방, 단백질, 탄수화물의 비율을 각각 70퍼센트, 20퍼센트, 10퍼센트의 목표 범위 내로 유지하기 위해 계속해서 식습관을 조금씩 수정하고 있다. 그녀는 제프의 후속 진료 예약을 이어 가고 있으며, 이제 온갖 질병에 시달린 가족의 운명을 피할 수 있다고 확신한다.

11
심장 질환 고치기: 콜레스테롤은 대량 혼란 무기

지난 장에서 우리는 다른 많은 만성 질환뿐 아니라 심장병의 주요 원인으로 인슐린에 관해 설명했다. 그러나 의사들 대부분은 계속 콜레스테롤에 집중하고 있다. 콜레스테롤 운운하는 바람에 우리는 심장병의 진정한 원인을 찾지 못했다. 콜레스테롤 때문에 우리는 가장 건강한 식단도 먹지 못했다. 콜레스테롤의 책임이 크다. 콜레스테롤의 진실을 모른다면, 이미 수백만 명에게 일어났듯이 장수를 위한 당신의 노력이 허사로 돌아갈 것이다.

콜레스테롤은 지난 40년 동안 예방 의학 분야를 지배해 왔다. 다른 것은 근처에도 오지 못했다. 그 이유는 콜레스테롤이 질병 발생률과 관련이 있어 보이는 최초의 간단한 혈액 측정 중 하나였기 때문이다. 아무리 불충분할지라도 말이다. 또 다른 주요 이유는 그것이 사용 가능한 약물에 직접 반응을 보일 수 있는 몇 안 되는 측정 중 하나였기 때문이다.

콜레스테롤은 지단백질이라고 불리는 입자에 결합하여 혈

액을 통해 운반된다. 현재의 혈액 검사에서는 콜레스테롤에 도달하기 위해 이 지단백질 입자들을 부순다. 그런 다음 각 지단백질 안에서 운반되는 콜레스테롤의 양을 측정한다. LDL(저밀도 지단백)은 지단백질 입자의 한 종류다. HDL(고밀도 지단백)은 〈좋은 콜레스테롤〉이라고 불리는 또 다른 유형이다. 하지만 LDL과 HDL은 모두 안에 똑같은 콜레스테롤 분자를 갖고 있다. 우리는 LDL은 〈나쁜 지단백질〉이고 HDL은 〈좋은 지단백질〉이라고 말해야 한다. 하지만 이런 식으로 표현하면 오해를 부를 수 있다. 이 둘은 그저 입자의 종류가 다를 뿐이며, 다르지만 똑같이 중요한 기능을 지닌다.

사실 LDL이 높으면 때때로 나쁜 일과 관련이 있지만, 이는 약하고 일관성 없는 위험 요인이다. HDL이 높다면 거의 항상 좋은 일과 관련이 있다. HDL은 일관되고 흥미로운 지표이다. HDL은 〈콜레스테롤은 나쁘다〉는 계략에서 우리를 끌어내 심장병의 진정한 근본 원인을 지목하기 때문에 콜레스테롤 이야기에서 항상 골칫거리였다. 또한, 많은 약이 LDL을 낮추는 데 성공했지만, 어떤 약도 HDL을 성공적으로 증가시키지 못했다. 따라서 HDL은 담론가들에게 곱절로 문제를 일으킨다. HDL은 심장병의 진정한 원인에 대해 어색한 의문을 제기하고, 시판 가능한 약과는 협력하지 않을 것이다. 따라서 HDL은 홀대받고 틈만 나면 토론에서 밀려난다.

아주 오래된 콜레스테롤 우화

우리에게 주입된 콜레스테롤 이야기는 지난 50년 동안 크게 바뀌었다. 시간이 지나면서 원래의 콜레스테롤 이론에 결함이 있다는 것이 분명해져서, 이 이야기는 원하는 메시지에 걸맞게 새로운 형태로 왜곡되어야 했다. 기존의 콜레스테롤 측정이 쓸모없다고 밝혀질 때마다 그 자리를 대신할 새로운 측정이 발견되어, 모든 사람이 이 우화에 대한 신뢰를 유지할 수 있었다.

이야기가 바뀌는 과정은 대략 다음과 같다.

첫째, 수십 년 전 우리는 모두 콜레스테롤 수치가 높은 것을 두려워했다. 이 숫자는 혈액 속의 지단백질 입자에 의해 운반되는 모든 콜레스테롤을 반영했다. 수십 년 동안 이 숫자에 기반해 약을 투여한 후, 총콜레스테롤에 집중하는 일은 인기가 시들해졌다. 우리는 이제 총콜레스테롤 수치가 높을수록 일반적으로 더 건강하고 오래 사는 삶이 예측된다는 것을 안다. 이런.

둘째, 그러고 나서 총콜레스테롤 대신에 LDL, 즉 〈나쁜 콜레스테롤〉이 등장했다. LDL 수치는 LDL 입자로 운반되는 콜레스테롤의 양을 나타낸다. 이것은 아마도 사용하기에 적절한 콜레스테롤 위험 요소였으리라. 하지만 수년간 LDL에 약을 투여한 후, 이 숫자 역시 위험을 제대로 예측하지 못하기 때문에 인기가 떨어졌다. 높은 LDL은 나쁜 일과 관련이 있을 수 있지만 낮은 LDL도 마찬가지다. LDL은 실제 원인이 무엇인지 힌트만 주기 때문이다. 이런, 이야기가 점점 복잡해진다.

셋째, 점점 더 많은 연구자가 LDL에 오해가 있다는 것을 깨닫자, 고급 지단백질 검사가 구조에 나섰다. 명심하건대, 표준 LDL 검사는 LDL 입자 내부의 콜레스테롤 수치만 측정한다. 그러나, 고급 지단백질 검사는 LDL 입자의 수와 크기를 계산한다. 어떤 의미에서, 이 검사는 LDL 입자의 내부 콜레스테롤이 아닌 LDL 입자의 품질을 측정한다. 그 결과, 어느 정도 잠재적인 문제를 더 잘 예측한다. 그러나 이 수치는 여전히 실제의 근본 원인 대신 LDL을 살피므로, 이 검사는 오해의 소지가 있을 것이다.

도대체 무슨 일이 일어나고 있는지 궁금할 만도 하다. 우리는 어떻게 수십 년간 잘못된 측정에 근거하여 약을 처방했을까? 많은 의사가 여전히 완전히 틀렸다고 밝혀진 〈총콜레스테롤〉 공포증에 기초해 방향을 결정한다. 그들은 의미 없는 숫자를 걱정하며 콜레스테롤 타임 워프(시간 왜곡)에 갇혀 있다. 더 많은 의사가 LDL에 기초한 약을 처방하며 첫째와 둘째 단계에서 발이 묶여 있다. 하지만 직접 치료 대상이었던 LDL은 미국 심장 학회와 이 학회가 작성한 2013년 약물 치료 지침에서 제외되었다.[1] LDL을 걱정하는 사람들은 여전히 시대에 뒤진 〈나쁜 콜레스테롤〉을 헛되이 뒤쫓고 있다. 소수의 의사는 적어도 최신 과학을 연구하며 첨단 지단백질 검사를 이용하고 있다. 하지만 그들 대부분은 그 숫자가 다른 무언가를 알려 준다는 점을 여전히 깨닫지 못한다.

콜레스테롤 이야기는 놀라우면서도 끔찍하다. 놀라운 이유는 콜레스테롤을 밀거래하는 체계가 더할 나위 없이 세련되기 때문이고, 끔찍한 이유는 우리가 오랫동안 콜레스테롤을 오해했기 때문이다. 우리는 심장병의 진짜 원인에 초점을 맞추지 않고 비극적이게도 콜레스테롤을 비난했다. 우리는 연관성에 눈이 멀어 진짜 원인을 완전히 잊어버렸다. 그리고 우리는 오늘날까지도 그러고 있다.

심장학 및 데이터 분석 전문가인 윌리엄 P. 카스텔리 박사는 역사상 가장 크고 가장 오래 진행된 관상 동맥 심장 질환CHD 연구인 〈프레이밍햄 심장 연구〉를 이끌었다. 그의 말에 위험 요소인 LDL에 관해 알아야 할 모든 것이 담겨 있다.

1948년 이래로 프레이밍햄 심장 연구는 매사추세츠주 프레이밍햄에서 5,000여 명의 건강과 생활 습관을 추적하여 심혈관 질환의 원인을 찾고 있다. 카스텔리는 1992년에 이 자료를 분석하는 상세한 논문을 발표했다. 다음은 논문에서 직접 인용한 문구이다. 〈LDL 수치가 매우 높지 않은 한(300mg/dL) 이 수치 하나로는 개인의 CHD 위험을 예측하는 데 전혀 가치가 없다.〉[2]

그의 이 말은 백번 옳았지만, 세상 사람들은 이 중요한 메시지를 들을 수 없었다. 대신 프레이밍햄 심장 연구 결과는 필요한 메시지에 맞춰 왜곡되었다. 간단히 말해서, 그 메시지는 LDL이 나쁜 콜레스테롤이라는 것이었다. 모든 사람에게 이 메시지가 필요했던 이유는, 수십 년 동안 공식적으로 이미 널리 공표되었기 때문이다. 그래서 이런 일이 벌어진 것이다. 카스텔리는 매우 중요한 또 다른 사실도 확립했다. 〈총콜레스테롤/HDL 비율은 총콜레스테롤, LDL, HDL, 중성 지방보다 관상 동맥 심장 질환의 더 나은 예측 인자로 밝혀졌으며, 프레이밍햄 심장 연구뿐만 아니라 의사의 건강 연구 및 기타 많은 연구에서도 그러했다.〉[3]

우리는 곧 비율의 중요성을 설명할 것이다. 하지만 먼저, 모든 소란을 일으킨 기본 분자들부터 소개한다.

콜레스테롤과 중성 지방

콜레스테롤은 이 행성의 생명체에게 필요하다. 그것은 스테롤 계열 분자로 사실상 지방과 같다. 콜레스테롤 분자는 세포벽을 형성하게 한다. 이 분자는 우리 몸의 통제 체계에서 중대한 역할을 하는 많은 호르몬의 필수적인 구성 요소다. 콜레스테롤은 면역 체계의 핵심 부분이며 신체 조직의 수선 장치에 중심적인 역할을 한다. 경이로운 인간의 뇌는 체중의 4퍼센트 정도에 불과하지만, 체내 콜레스테롤의 약 30퍼센트를 차지한다. 그 밖에도 훨씬 더 많은 일에 필요하다. 콜레스테롤이 없다면 생명도 없다. 우리 몸에는 약 40조 개의 세포가 있으므로 콜레스테롤을 반겨야 할 40조 가지의 이유가 있다. 일부 예외를 제외하고는, 이 모든 세포는 콜레스테롤을 만드는 능력을 타고났다.

콜레스테롤은 그만큼 중요하다. 콜레스테롤은 틀림없이 진화가 인체 건강을 위해 고안한 가장 중요한 물질이다. 건강에 근본적으로 필요한 이 물질을 두고 과학자들이 어떻게 우리를 죽인다고 주장하게 되었는지 궁금할 것이다.

진화는 어리석지 않다. 문제는 콜레스테롤이 아니라 체내에서 콜레스테롤을 관리하는 체계인데, 이 기능이 저하될 수 있다. 콜레스테롤 수치와 질병이 엉성하게 연관될 수 있는 이유도 이 때문이다. 1970년대부터 과장된 이 연관성은 줄기차게 우리에게 강력한 영향을 미쳤다.

콜레스테롤은 혼자서 혈류를 돌 수 없으므로 자연은 콜레스테롤 분자를 안전하게 운반하는 매우 특별한 〈배boats〉를 진화시켰다. 이것이 지단백질 입자들이다. 이 입자들은 콜레스테롤이 안전하게 들어앉아 혈류를 돌 수 있도록 만들어진 속이 빈 구체이다. 또한 이러한 지단백질 입자 내부에 콜레스테롤과 함께 이동하는 또 다른 중요한 분자인 중성 지방이 있다.

중성 지방 분자는 단순히 하나의 글리세롤(또는 설탕과 같은) 분자로 분류되는 3개의 지방 분자일 뿐이다. 이 중성 지방 분자는 지방을 함유한 식품을 통해 섭취될 수 있다. 또한 간에서도 만들어질 수 있다. 인체는 몸에 연료를 공급하기 위해 중성 지방을 모아 분해하고 운반한다.

그러나 혈중 농도가 정상 수준보다 높다면 중성 지방에 나쁜 측면이 있을 수 있다. 과다한 혈중 지방은 중대한 문제다.

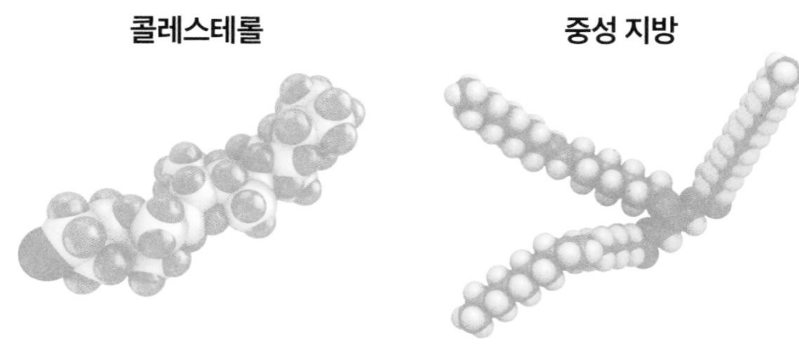

불행하게도 오늘날 대부분이 이 문제를 갖고 있다. 그리고 고지방 혈증의 가장 흔한 원인은 과도한 탄수화물 섭취다.

지단백질

1928년 프랑스의 생화학자인 미셸 마셰뵈프는 현재 우리에게 HDL로 알려진 수용성 지단백질을 분리했다. 이 복잡한 고분자는 콜레스테롤과 중성 지방을 포함한 물에 녹지 않는 물질을 수분이 많은 혈액에 운반할 수 있다. 제2차 세계 대전 이후, 지방 연구 분야가 새롭게 부상해 발전했다. 1949년 분자 생물학자인 존 고프만은 VLDL, LDL, IDL 등을 포함한 지단백질의 전체 계열을 밝혀냈다. 그 결과 그의 뒤를 이어 프레드릭슨, 고든, 올슨, 베스터가 차례로 죽상 경화증과 관련한 특정 지단백질 패턴을 알아냈다.

이러한 발견이 잇따르자 사람들은 혈관 질환의 인과 관계 물질인 〈콜레스테롤(진짜 지단백질)〉에 흥분을 감추지 못했다. 측

지단백질 입자

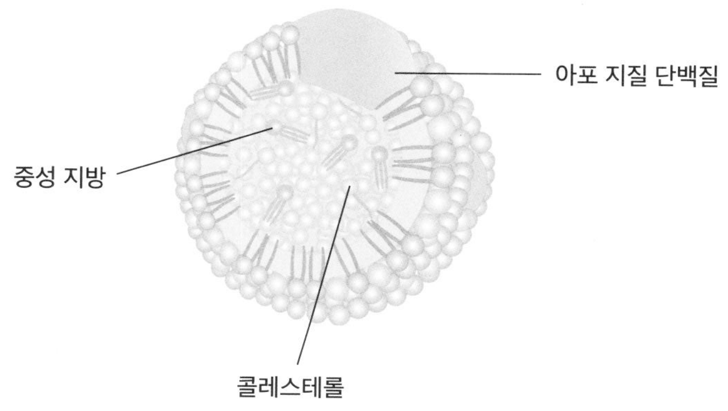

정법이 계속 발전했고, 지질 대사는 새로운 과학으로써 높은 관심을 받았다. 이는 이 분야의 최첨단 이론이었다. 1970년대에 의사들은 표준 지질 검사를 널리 이용할 수 있게 되었다. 모든 사람이 흥미로운 이 새로운 도구를 사용했다.

위에 지단백질을 간단하게 묘사한 그림이 있다. 기본적으로 콜레스테롤과 중성 지방 분자는 지단백질 껍질 안에 안전하게 들어 있다. 뇌와 신체 조직으로 전달하기 위해 이곳에 무사히 저장된다. 지단백질을 화물이 안전하게 보관된 배라고 생각해 보라. 이 지단백질 배는 물에 녹지 않는 화물을 안에 넣고 혈류를 자유롭게 돌아다닐 수 있다. 수백만 배들이 배달과 수집 임무를 위해 여행한다. 이 배들은 다른 많은 항구에 제대로 정박하기 위해 자신의 정체를 명확하게 밝힐 필요가 있다. 배들은 외피를 감싸고 있는 독특한 단백질 분자로 신호를 보내 정체를 밝힌다.

웰컴 투 지단백질 랜드

우리가 알아야 할 지단백질 입자는 두 종류밖에 없다. 이 입자들이 작용하는 방식을 이해하는 일은 매우 중요하다. LDL과 HDL은 단순히 종류가 다른 지단백질이다. HDL 지단백질은 하나밖에 없지만, LDL은 LDL 등급 지단백질 계열에 속한다.

VLDL: LDL의 기원이 되는 매우 낮은 밀도의 지단백질로 LDL의 어머니다. VLDL은 LDL 등급 지단백질 중 가장 크다. VLDL은 간과 연락선인 중성 지방, 체내 콜레스테롤에 의해 만들어진다. VLDL의 주요 기능은 골격근, 심장 근육, 그리고 다른 많은 조직에서 건강한 연료로 사용될 중성 지방을 전달하는 일이다(특히 몸이 지방 연소 모드라면!). 잘못된 음식을 먹으면 VLDL을 완전히 망칠 수 있다. VLDL은 B100 아포 지질 단백질로 자신의 정체를 밝힌다.

LDL: 이제 세상에서 가장 두려운 지단백질을 소개하려 한다. 이 저밀도 지단백질은 VLDL 입자가 화물을 포기하고 크기가 줄어들면서 형성된다. LDL은 여전히 안에 콜레스테롤과 중성 지방을 갖고 있다(비교적 중성 지방이 적다). LDL은 콜레스테롤 수송 사슬 안에서 운반과 귀환 여행을 모두 맡으며 많은 기능을 한다. 엄마인 VLDL에 비해 작다. 다른 LDL 등급 배와 마찬가지로 B100 아포 지질 단백질을 이용해 자신을 드

지단백질의 종류

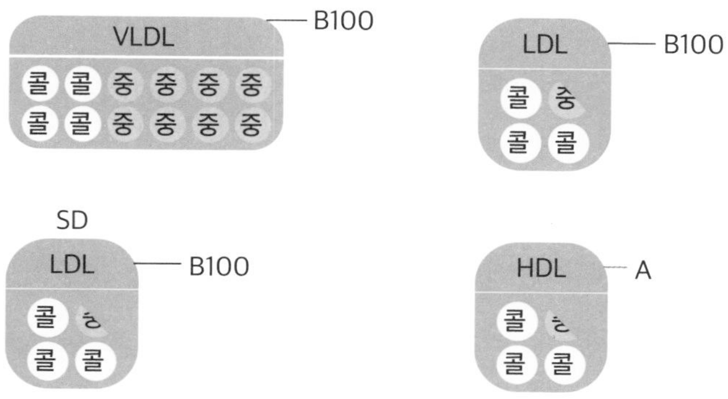

러낸다. 잘못된 음식을 먹으면 정말로 LDL을 망가뜨릴 수 있다.

sdLDL: 이제 왜 작은 LDL이 오명을 얻었는지 이야기하려 한다. LDL은 진화가 설계했지만, 진화는 사람들이 그 구조를 망치거나 기능을 파괴한다는 계획을 세우지 않았다. 하지만 현대인이 파괴를 자행했다. 작은 밀도의 LDL은 염증성 환경에서 LDL이 왜곡될 때 만들어진다. 면역 체계는 손상되거나 산화된 sdLDL 입자를 달갑지 않은 손님으로 인식하고 걸레로 훔치듯 싹 제거하려고 하지만, 종종 이것을 제대로 관리하지 못한다. sdLDL 입자는 간으로 돌아갈 가능성이 작아 혈액에 더 오래 머물며 손상될 가능성이 더 크다. LDL이 많은 문제와 관련되는 주된 이유는 정신 나간 이복형제 때문에 비난받기 때문이다. LDL을 나쁘게 만드는 방법으로 오랜 세월에 걸쳐 완전히 인정받은 것이 있다. 놀랄 만큼 쉬운 방법이다. 인슐린 저항성만 생기면 된다(그러나 LDL 입자가 작은 데는 더 친절한 이유가 있을 수 있으니, 많은 사람에게 잘못된 지표가 될 수 있다는 점에 유의하라).[4]

HDL: 가장 사랑받는 지단백질은 내장에서 주로 만들어지는 유명한 고밀도 지단백질이다. HDL은 콜레스테롤과 중성 지방 수송 시스템의 마스터 매니저이므로 중요한 기능이 많다. LDL과 마찬가지로, 잘못된 음식을 먹으면 정말로 HDL을 망가뜨릴 수 있다. 낮은 HDL이 인슐린 저항성을 직접 유발하니, 건강을 위한다면 어떤 대가를 치르더라도 낮은 HDL 수준을 피해야 한다. HDL은 구조상 크기가 작다. 이 작은 녀석이 필요한 장소라면 어디든 도착한다. 입에 넣는 음식으로 일을 그르치지 않는 한, HDL은 놀라운 일을 한다. HDL은 유일무이해서 A1 단백질 꼬리표를 사용하여 정체를 드러낸다.

에너지 및 콜레스테롤 운반을 위한 LDL

이제 우리는 이 지단백질들이 몸이라는 오케스트라에서 어떻게 연주되는지 밝혀낼 것이다. 가장 중요하게, 우리는 지단백질의 진화적 기능을 파괴하지 않는 방법을 설명하겠다.

VLDL 입자는 간에서 생성된다. 이 화물칸에는 몸의 요구를 충족시키기 위한 기름진 물건들이 가득하다. VLDL은 제품을 출시하기 전에 근육 및/또는 지방 조직을 〈부두에 내려놓아야〉 한다. 중성 지방 화물을 내려놓은 후에 VLDL 입자는 줄어들어 LDL 입자로 변한다. LDL의 무시무시한 명성에도 불구하고, 여기서 나쁜 일은 전혀 일어나지 않는다. 진화 과정에서 LDL이 생긴 건 목적이 있어서다. 인간이 진화시킨 저탄고지 식단을 먹는다면, LDL은 탈 없이 작동할 것이다.

그러나 사람들 대다수에게, 특히 나이가 들수록 고탄수화물 식단을 먹으면 VLDL 입자가 커지고 중성 지방이 많아지는 경향이 있다. 이는 보편적으로 나쁜 소식이다. 크고 중성 지방이 풍부한 VLDL은 콜레스테롤을 덜 운반하는 더 작은 고밀도 LDL로 변한다. 입자당 운반되는 콜레스테롤의 양이 적어지므로, 혈액 순환에 LDL 입자가 더 많이 필요하다. 혈중 LDL 입자가 더 많아지면 더 많은 입자가 산화 손상에 노출된다. 또한 이러한 기능 장애 체계는 (동맥의) 내피를 손상한다. 그리고 이로 인해 확실히 LDL도 문제가 될 수 있다. 아이러니하게도, 건강한 식단 규칙을 어기면 더 많은 입자가 손상에 노출될 뿐만 아니라, LDL 입자가 손상된다. 손상된 LDL은 간에서 제대로 섭취되지 않는다. 대신 면역 체계는 LDL 입자를 싹 제거하려는 배은망덕한 임무를 띤다. 이는 손상된 LDL 입자가 혈중에 더 오래 머문다는 뜻이다(바람직한 2일이 아니라 대략 4일). 몸은 그때 정말로 불장난을 한다.

이 손상된 입자들은 간으로 돌아가기를 좋아하지 않을 수 있는 다른 LDL이다. 하지만 이 문제가 있는 입자들이 결국 도

VLDL의 이동과 순환

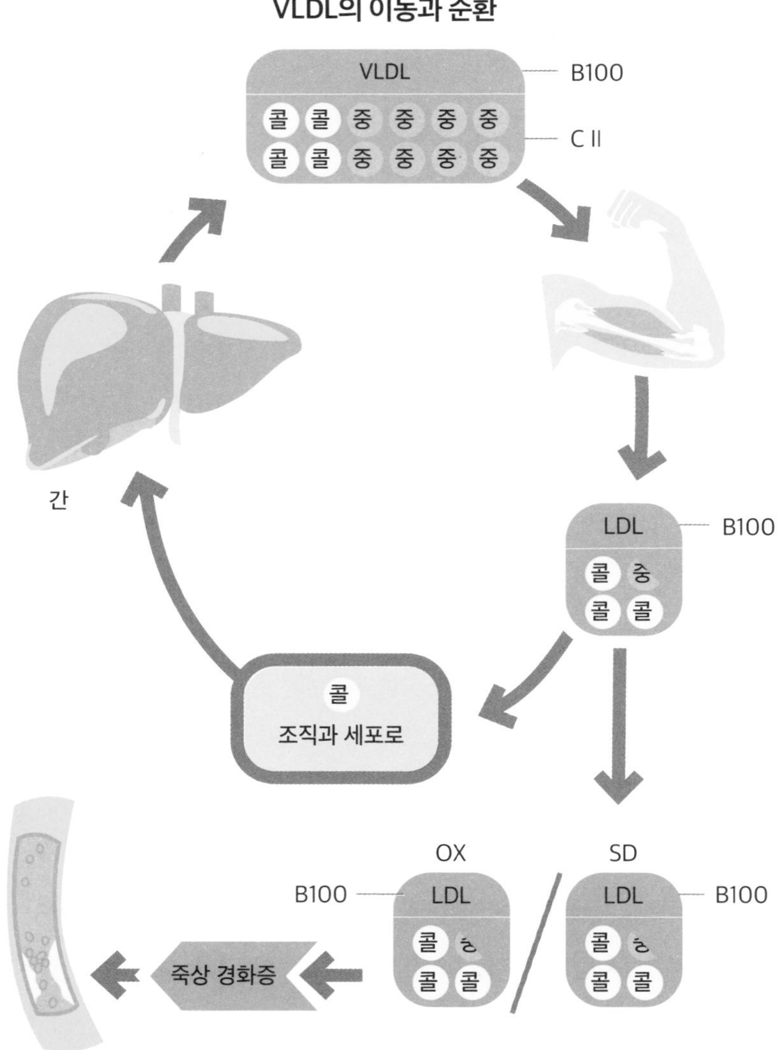

VLDL은 주로 에너지를 위해 중성 지방을 근육으로 운반한다. 이 분자들을 옮겨 놓은 후, VLDL은 LDL이 되고, LDL은 계속해서 중성 지방을 운반하고 조직에 콜레스테롤도 분배한다. 건강한 LDL은 콜레스테롤을 재활용하고 재사용하는 간으로 돌아온다. LDL은 손상되어 sdLDL과 산화된 LDL로 변하여 죽상 경화증에 일조할 수도 있다.

HDL의 이동과 순환

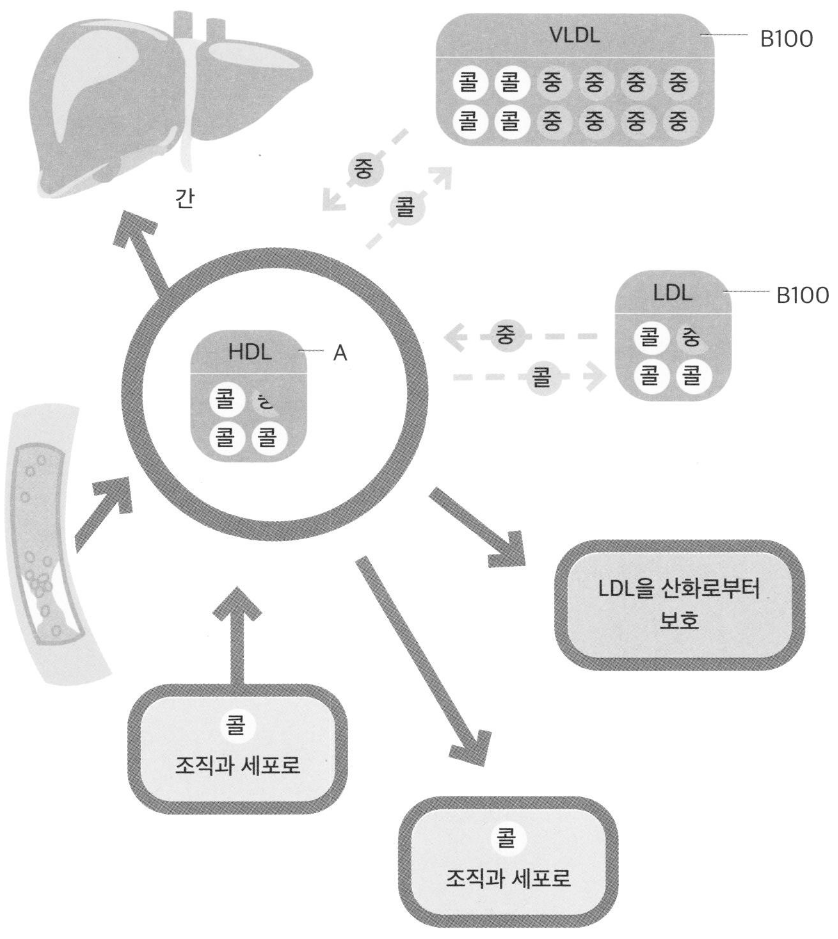

HDL은 LDL 등급 지단백질의 중성 지방과 콜레스테롤 함량을 관리함으로써 항상 건강한 순서로 작업하게 하는 놀라운 일꾼이다. HDL은 또한 LDL을 산화 손상으로부터 보호하고 콜레스테롤을 스스로 만들 수 없는 몇 안 되는 조직에 중요한 콜레스테롤을 전달한다. HDL은 조직에서 과도한 콜레스테롤을 수집하고 죽상 경화반의 문제 있는 침전물을 추출하기도 한다.

착하는 곳이 있다. 염증이 있는 동맥벽 안이다. 이는 궁극적으로 동맥 플라크와 막힘, 결국 심장 마비로 이어진다.

인슐린 저항성은 sdLDL과 산화된 LDL의 주요 원인이다. 또한 높은 LDL 수와 더 높은 질병 발생률의 연관성에 일조한다. 손상되지 않은 LDL 수치는 신체에 염증 환경을 유발하지 않는 한 사람들 대다수의 경우 질병과 거의 관련이 없다. 인슐린 저항성은 또한 고혈압과 고혈당 및 기타 많은 메커니즘을 통해 동맥의 손상과 약화를 촉진한다.[5] 요컨대, 이러한 영향 때문에 우리가 심장병의 주요 요인으로 인슐린 저항성을 이야기하는 것이다. 그리고 콜레스테롤 수치에 초점을 맞추면 진짜 문제를 놓쳐 버리는 이유도 이 때문이다.

전신 수송, 수리 및 유지 보수를 위한 HDL

HDL은 단순히 〈좋은 콜레스테롤〉을 넘어선다. 그것은 기적의 일꾼이다. HDL은 지단백질 오케스트라에서 여러 악기를 연주한다. 이 모든 과정이 어떻게 흘러가는지 살펴보자. 아주 짧게 설명하겠다. HDL은 단순한 단백질로 시작한다. 그런 다음 콜레스테롤과 중성 지방이 더해지면서 부풀어 오른다. 무장을 마친 HDL은 다음과 같은 많은 중요한 기능을 수행한다.

- 콜레스테롤과 중성 지방 분자를 VLDL과 LDL 입자의 안팎으로 교환하여 인체의 균형을 맞춘다.
- VLDL 및 LDL 입자에서 과도한 중성 지방을 추출하여

기능 장애를 방지한다.

- 콜레스테롤이 넘치는 세포에서 콜레스테롤 분자를 수집한다.
- 콜레스테롤을 스스로 만들 수 없는 희귀한 세포에 콜레스테롤을 전달한다.
- 중요한 호르몬을 합성하는 데 필요한 콜레스테롤을 생식선과 부신에 공급한다.
- LDL 지단백질의 손상을 방지하기 위해 항산화 포병을 운반한다.
- 있어서는 안 될 곳(동맥벽처럼)에 있는 콜레스테롤을 제거한다.

이 밖에도 아주 많은 일을 한다. HDL은 지칠 줄 모르고 이 모든 일을 한다. 제대로 작동하는 HDL은 진화 공학이다. 그런데 HDL의 한 가지 중추적인 기능은 정말로 경이롭다. HDL은 LDL 입자의 안팎으로 콜레스테롤과 중성 지방 분자를 전달하면서 지단백질의 LDL 등급의 전체 내용물을 지속해서 관리한다. HDL은 복잡한 작용을 수행해 LDL 입자가 문제가 되지 않도록 막는다. 하지만, HDL은 딱 거기까지만 할 수 있다. 먹는 음식으로 몸을 혹사하면 HDL도 고장 날 것이다.

그리고 HDL 기능을 상실하면 비싼 대가를 치르게 된다. 하지만 이런 일은 항상 일어난다. 전 세계 수억 명의 사람들에게 말이다. 그들은 먹는 음식으로 HDL을 파괴하고 있는데, 낮은 HDL 수치는 심각한 문제이다. HDL 수치를 높고 건강하게 유지하는 최고의 방법은 무엇일까?

인슐린과 인슐린 저항성을 모두 낮게 유지해야 한다.

콜레스테롤 대혼란에서 빠져나오기

앞서 인용한 프레이밍햄 심장 연구 책임자 카스텔리는 응당 LDL 수치 하나만으로는 쓸모가 없다고 선언했다(1퍼센트의 사람만 해당하는 터무니없이 높은 LDL 수치가 아니라면). 그 후 많은 연구에서 총콜레스테롤과 LDL 수치 모두가 유의미한 예측력이 전혀 없다고 밝혀져, 카스텔리가 절대적으로 옳았다는 것이 입증되었다.

예를 들어 2007년 한 연구는 남성과 여성의 프레이밍햄 데이터를 자세히 조사했다.[6] 콜레스테롤과 LDL은 관상 동맥 심장 질환CHD을 전혀 예측하지 못했지만, 콜레스테롤 비율은 CHD를 매우 잘 예측한다고 밝혀졌다. 그 이유는 콜레스테롤 비율이 인슐린 저항 수준을 잘 반영하기 때문이다! 우리는 앞서 이 비율이 중요하다는 카스텔리의 말을 인용했다. 다시 한번 그의 말을 옮긴다(그만큼 중요하다)! 〈총콜레스테롤/HDL 비율은 총콜레스테롤, LDL, HDL, 중성 지방보다 관상 동맥 심장 질환의 더 나은 예측 인자로 밝혀졌으며, 프레이밍햄 심장 연구뿐만 아니라 의사의 건강 연구 및 기타 많은 연구에서

도 그러했다.〉

카스텔리가 그 당시에 알지 못했던 건 콜레스테롤 비율이 〈콜레스테롤〉 문제보다는 인슐린 저항 상태를 반영한다는 점이었다.

표준 콜레스테롤 수치는 종종 일반적인 혈액 검사에서 알 수 있다. 이 검사 방법은 지단백질 입자를 모두 분해한다. 말하자면, 입자를 부숴 연 다음 남은 것을 분석한다. 이런 식으로 지단백질 내에서 운반된 콜레스테롤과 중성 지방의 총량을 얻을 수 있다. 그러므로, 이런 모든 전통적인 검사는 혈중 중성 지방과 콜레스테롤의 양을 정량화한다. 우리는 특정한 종류와 크기의 지방 단백질만 걱정하면 되지만, 이 검사는 각 종류의 지단백질의 양을 전혀 보지 않는다. 이는 표준 콜레스테롤 검사가 오해의 소지가 아주 많은 여러 이유 중 하나다.

오해를 부르는 위험스러운 LDL 수치

LDL 수치는 모든 LDL 등급 입자에 의해 운반되는 콜레스테롤을 모두 합친 양이다. 이는 진정 〈LDL 농도concentration〉라고 불려야 하며, 사실 과학 문헌에서는 더 적절하게 〈LDLc〉 또는 더 적절하게 〈LDL-C〉로 표현된다.

LDL 수치가 200mg/dL를 훨씬 초과하면 유의미할 가능성이 더 크다. 이는 꽤 높은 수치이며, 혈액이 동맥 염증에 일조하는 손상된 LDL 입자로 가득 차 있음을 나타낼 수 있다. 하지만 전혀 의미가 없을 수도 있다. 확실히 알려면 지금까지 이야기한 다른 모든 수치(HDL, 중성 지방, 인슐린, 혈당 등)를 살펴야 한다. 카스텔리는 더 나아가서 LDL 하나만으로 예측력을 지니려면 300mg/dL를 초과해야 한다고 말했다. 그러나 의사 대부분은 LDL 수치가 얼마나 높든 낮든 여전히 LDL 수치에서만 의미를 찾는다. 이는 그야말로 비극 중의 비극이다.

아이러니하게도, 문제가 가장 심각한 사람들의 LDL이 종종 건강한 사람들보다 낮을 수 있는데, 특히 심장 마비에 가까워질수록 더욱 그렇다. 건강하지 않은 이 사람들은 인슐린 저항성 문제를 지니며, 이는 지단백질에 중성 지방이 과도해 콜레스테롤을 밀어낸다는 의미다. 그래서 이 불운한 사람들은 비록 안에서는 불이 났는데도 검사에서는 LDL 수치가 더 낮게 나온다. 또한, HDL이 필사적으로 과도한 중성 지방을 제거하려고 시도하다 이 지방에 오염되어 HDL 수치가 떨어진다. 혈액 검사 결과에서 이 문제가 정확히 드러나지만, 의사 대부분은 HDL이 아니라 LDL에 초점을 맞추라고 배우기 때문에 지금 무슨 일이 일어나고 있는지 그 단서를 대부분 놓치고 있다.

최근에 LDL을 건강의 척도로 사용하는 이러한 어리석음이 주목을 받았다. 2009년에 병원을 방문한 혈관 질환 환자 약 13만 7,000명을 조사한 대규모 연구가 있었다.[7] 동맥 경화증 환자의 75퍼센트 이상이 평균보다 훨씬 낮은 LDL 수치를 보였다. 그 이유는 그들이 지질을 낮추는 약을 먹어서가 아니었다.

이들 중 20퍼센트만이 약을 먹고 있었다. 외상 후에 LDL이 낮아질 수도 있지만, 반복하지만, LDL로 이 결과를 설명할 수 없었다. 이유는 심장병의 진정한 요인인 인슐린 저항성 때문이었다. 이러한 결과는 환자의 HDL 수치가 평균보다 현저하게 낮을 때에도 나타났다. 이 같은 현실은 다른 많은 연구에서도 밝혀지고 있다.

표준 콜레스테롤 검사에서는 LDL 수치를 직접 측정하지도 않는다. LDL 수치는 오래되고 신뢰할 수 없는 공식을 사용하여 추정되므로, 훨씬 더 의존할 수 없고 오해의 소지가 있다.[8]

이제 훨씬 더 유용한 지표인 HDL 수치로 넘어가 보자.

더 쓸모 있는 HDL과 중성 지방

HDL 수치는 HDL 입자에 의해 운반되는 콜레스테롤의 양을 모두 합친 것이다. HDL 수치는 실제로 위험을 평가하는 데 유용하다. HDL 수치가 남성의 경우 40mg/dL 미만이거나 여성의 경우 50mg/dL 미만이라면 정말로 위험하다(HDL 수치가 이보다 상당히 높아야 이상적이다). 낮은 HDL 수치는 몸에서 진정으로 문제가 되는 메커니즘을 지속해서 드러낸다. 이는 질병의 진정한 근본 원인을 직접적으로 나타내는 정말로 귀중한 표시다.

HDL의 한 가지 핵심 문제는 HDL 입자가 과도한 중성 지방을 억지로 수용할 때 발생한다. 이때 적절하게 기능하는 HDL

입자의 능력이 손상된다. 또 하나는 과도한 인슐린이 동맥 경화에 걸린 동맥에서 문제 있는 물질을 제거하는 HDL의 능력을 손상할 수 있다는 점이다. 인슐린 작용과 밀접하게 상호작용하는 HDL의 다른 중요한 기능들은 너무 많아서 여기서 상세히 설명할 수도 없다.

2009년 13만 7,000명에 가까운 사람들을 조사한 연구에서, 평균 HDL 수치는 40 미만이었다. 그에 비해 일반적인 사람들의 평균은 약 50이었다. 하지만 HDL은 절대적인 지표가 아니다. HDL 수치가 높아도 여전히 질병 위험이 있을 수 있다. HDL 수치가 좋아 보일 때에도 HDL 기능에 문제가 생길 수 있기 때문이다. 잠시 후에 설명하겠지만, 비율을 보는 것이 매우 중요한 이유도 이 때문이다.

중성 지방 수치는 위험도를 평가하는 데도 유용하다. 중성 지방은 인슐린 신호 상태의 지표로서 가장 유용하다. 높은 중성 지방은 높은 인슐린과 인슐린 저항성이 신체를 교란하고 있다는 표시다. 많은 지침에서 중성 지방이 150mg/dL 미만이어야 한다고 제안하는데, 이는 적정하다. 그러나 광범위한 연구에 기반해 우리는 100mg/dL 미만이 이상적인 수치라고 말하겠다. 중성 지방 수치가 높다는 것은 LDL 등급 입자가 능력에 부치는 무거운 짐을 옮긴다는 의미다. HDL이 이 과부하를 처리하려고 시도할 때 HDL 수치는 더 낮아진다.

중성 지방은 통계상 잡음이 많은 위험 요인이다. 이 수치가 특별히 높지 않은 한, 중성 지방과 질병 위험의 연관성은 많은 기계론적인 이유로 상당히 불규칙하고 가변적이다. 동맥 경화 진행이라는 비슷한 위험에 처한 사람들 간에도 이 수치가 크게 다를 수 있다. 그러나 100mg/dL 미만이라면 인슐린 신호가 상당히 좋은 상태일 가능성이 크다. 200mg/dL 이상이라면, 인슐린 신호가 손상된 것이 거의 확실하다.

공복이 아닌 상태에서 중성 지방 수치를 측정하는 것이 가장 좋다. 많은 연구에서 식후 중성 지방이 심장 마비와 조기 사망률 위험과 매우 밀접한 연관성이 있다고 밝혀졌다.[9] 이것이 확실히 이치에 맞는 이유는, 짐작할 수 있듯이 식후 중성 지방이 급증한 사람들에게 인슐린 저항성이 있기 때문이다.

비율에 초점을 맞춰라

콜레스테롤 비율은 진짜 위험을 평가하는 최고의 방법이다. 표준 콜레스테롤 검사 수치로 중요한 콜레스테롤 비율을 쉽게 계산할 수 있다. 이러한 비율은 대사 건강의 진정한 지표다. 이 비율은 콜레스테롤 수송 체계가 얼마나 잘 작동하고 있는지 정확히 보여 주고 혈관 질환의 근본적인 원인을 가감 없이 알려 준다.

중성 지방/HDL

이 비율의 속기는 〈중성trig/HDL〉이며 실제 위험을 평가하는 콜레스테롤 검사 중 최고다. 1997년에 한 연구는 이 비율이

LDL 값보다 예측을 훨씬 잘한다는 결론에 도달했다.[10] 심장병과 사망 위험 모두에서, 중성/HDL 비율이 최고의 자리에 오른 이후 변한 것이 없다. 최근 권고안들은 이 비율이 2.0 이하면 가장 좋다고 말한다. 과학과 명확한 작동 메커니즘, 발표된 모든 위험 자료를 바탕으로, 우리는 1.2 이하, 또는 1.0 이하를 목표로 하겠다.

방금 언급한 1997년 연구에 따르면, 중성/HDL 비율이 가장 높은 사람 중 25퍼센트가 이 비율이 낮은 사람들보다 심장마비의 위험이 거의 16배나 높았다. 이러한 위험도는 다양한 변수를 통계적으로 수정해도 거의 변하지 않았다. 중성/HDL은 심지어 진보된 최첨단 지단백질 비율도 대체로 앞지른다. 다른 연구들은 어떤 원인으로 사망하든 중성/HDL이 비상한 예측력을 지닌다고 지적한다.[11] 그리고 더 많은 연구에서 중성/HDL이 환자의 동맥 경화 정도를 예측한다고 나타났지만, LDL은 전혀 그러지 못한다.[12] 그렇다면 왜 중성/HDL은 지질 검사에서 주요 수치로 사용되지 않았을까? 그 이유를 몇 가지 생각해 볼 수 있다.

첫째, 고콜레스테롤이 심장 질환을 일으킨다는 이론을 크게 훼손한다.

둘째, 특히 단순한 〈LDL=나쁜 콜레스테롤〉 메시지에 피해를 준다.

셋째, 높은 중성 지방과 낮은 HDL 수치는 인슐린 문제와 밀접하게 연관되고 이 문제를 직접 유발하므로, 이는 심장 질환의 주요 문제로써 인슐린 신호 전달의 중요성에 초점을 맞춘다.

넷째, 어떤 특허 의약품도 이 비율을 줄이는 데 제대로 효과를 발휘하지 못한다. HDL 약물 실험은 깜짝 놀랄 만큼 증가했다. 그 이유는 낮은 HDL이 근본적인 원인을 나타내기 때문이다. 하지만 HDL을 화학 약품으로 끌어올리는 방식으로는 그 원인을 해결하지 못한다.

중성/HDL의 예측력은 예상할 수 있다. 지단백질 체계가 인슐린 신호와 어떻게 상호 작용하는지 이해한다면 자명한 일이기 때문이다. 이 메커니즘은 실제로 진화와 기술적인 측면에서 이치에 들어맞는다(LDL의 경우는 그렇지 않다). 중성/HDL은 10장에서 설명한 인슐린 기능 장애를 확대한 측정치다.

인슐린 신호가 나쁜 범위로 진입하면, 중성 지방 수치가 증가하는 경향이 있고 동시에 HDL은 떨어진다. 이러한 일이 발생하면, 개별적인 측정치가 변화하는 것보다 중성/HDL 비율이 훨씬 더 빠르게 변화한다. 따라서 이 수치는 인체가 지옥에 떨어졌다는 엄청난 징후다.

그렇다면 당신의 의사는 당신의 중성/HDL 비율을 안전한 수준으로 낮추기 위해 노력해 왔는가? 그 의사는 물론 탄수화물 섭취를 줄이고 건강한 지방을 늘리라고 조언할 수 있다. 의사가 그렇게 조언하고 있다면, 당신은 운이 좋은 사람이다.

간단한 중성/HDL 비율 외에도 중성/HDL 비율의 훌륭한 버전인 AIP를 계산하는 것이 가치 있다고 생각할 수 있다. 중성 지방과 HDL 수치를 알고 나면 온라인 계산기로 AIP를 구할 수 있다(www.biomed.cas.cz/fgu/aip/calculator.php에서 좋은 계산기를 찾을 수 있다).

총콜레스테롤/HDL

총콜레스테롤/HDL(총/HDL) 비율은 말 그대로 계산하기 쉽고, 양을 알려 준다. 인슐린 저항성이 현저한 사람들도 종종 LDL 수치가 〈정상〉이다. 하지만 그들은 또한 HDL이 낮고 중성 지방이 높다. 중성 지방 수치는 총콜레스테롤 수치를 증가시키는데, 이는 총/HDL 비율도 증가한다는 것을 의미한다. 이러한 식으로 총/HDL 비율은 중성/HDL 비율과 밀접한 연관성이 있으며, 쓸모가 유사하다. 총/HDL 비율은 모든 소음을 일소해 버린다. 색다른 실험실 검사조차 전혀 필요 없다. 그러니 이 비율을 계산해 보라. 현재 지침에 따르면 5, 또는 4.5보다 낮아야 한다. 4 미만이 이상적인 목표가 될 것이다. 우리는 수년 전에 인슐린 수치를 줄여서 약 5에서 약 3으로 바꿔 놓았다.

총/HDL 비율의 힘은 많은 연구에서 반복적으로 입증되었다. 8년 동안 3,000여 명을 세심하게 측정하고 추적한 최근의 사례를 간략히 살펴보자.[13] 이 연구에서 이 비율이 중요하다는 점이 잘 나타난다.

다음 표 아래 줄에 있는 숫자는 심장병의 상대적 위험을 보

관상 동맥 심장병 위험율

LDL〈130(평균 LDL=107)		LDL〉130(평균 LDL=175)	
총/HDL〈5	총/HDL〉5	총/HDL〈5	총/HDL〉5
1.00	2.49	0.97	2.15

카스텔리가 지적한 대로, 총/HDL만이 위험을 제대로 예측한다. 출처: T. D. 왕 외, 「〈중국인의 미래 관상 동맥 심장병 예측〉에서 밝힌 콜레스테롤 수준 및 비율의 효율성」, 『미국 심장 학회 저널 88』 7호(2001): 737~743.

여 주는 위험률이다. 위험률이 2를 넘으면 실제로 매우 의미 있다고 여겨진다. 심장병 위험은 이 비율과 밀접한 연관이 있다. 그렇다면 이런 연구들을 제대로 그리고 세심하게 분석하면 어떤 패턴이 나타날까?

총/HDL 비율은 위험 증가의 거의 모든 부분을 설명한다. LDL은 이에 비해 관련이 없다. 바꿔 말해, LDL이 높은 연구 참여자들은 총/HDL이 낮은 한 여전히 위험률이 낮았다. 그리고 LDL이 낮지만 총/HDL이 높다면 위험율도 높았다. 관상 동맥 심장 질환CHD 버스를 운전하는 것은 바로 이 비율이다.

LDL/HDL

지금까지 실시된 인구 실험 중 가장 크고 가장 오래 진행된 실험 중 하나인 프레이밍햄 심장 연구는 LDL과 HDL을 자세히 조사했고 사람들의 심장 마비 가능성을 알아내기 위해 오늘날

LDL & HDL이 알려 주는 관상 동맥 질환CAD 위험

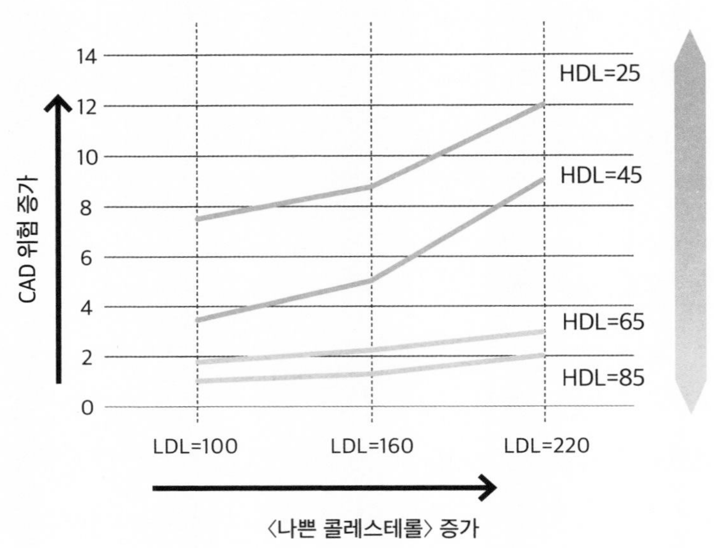

높은 LDL은 HDL을 보지 않고는 아무것도 알려 주지 않는다. 출처: W. P. 카스텔리, 「관상 동맥 질환의 위험에서 콜레스테롤과 지질-프레이밍햄 심장 연구」, 『캐나다 심장학 저널 4』, 부록 A(1988): 5A~10A.

사용되는 많은 위험 요인을 찾아냈다. 다음 그림은 50~70세 남성의 관상 동맥 질환CAD의 위험을 보여 준다. 이 연령대는 심장 마비가 가장 심한 집단이므로 꽤 중요하다(이 자료는 높은 인슐린 저항성의 폐해가 확산하기 전인 1977년에 나온 것이다. 당시에는 흡연이 심장병의 큰 원인이었다).

이 자료에서 HDL(맨 위의 선)이 낮은 사람들은 LDL 수치가 양호하고 낮을 때에도 보편적으로 CAD 위험이 매우 크다는 점이 밝혀졌다. 그러나 최악은 LDL이 높고 HDL이 낮은 사람들이었다. 그들의 위험이 큰 이유는 높은 LDL과 낮은 HDL이 합쳐지면 인슐린 저항성으로 비명을 지르기 때문이다. LDL/HDL 비율은 3.5 정도 아래가 가장 좋다.

콜레스테롤 마스터 클래스: 고급 지단백질 검사

고급 지단백질 검사는 표준 검사와 비교해 거의 사용되지 않지만, 현재 이용하는 사람들이 점점 늘고 있다. 이 검사는 실제로 지단백질을 계산하고 그 크기를 측정한다. 이러한 측정은 모든 입자 유형에 중요하지만, 우리는 크기와 수가 특히 중요한 LDL 등급 입자에 초점을 맞출 것이다.

LDL 입자의 크기

고급 검사 방법은 LDL 입자의 크기를 측정해 어느 범주에 속하는지 알려 준다. LDL 입자의 상당 부분이 〈작고, 조밀한〉 범주(sdLDL)에 속한다면 좋은 징조가 아니다. 이러한 sdLDL 입자가 많은 사람을 〈B 패턴〉 형이라고도 한다. 더 작은 LDL 입자는 산화 손상에 취약하다. 그리고 인슐린 저항성이 있으면 LDL 입자 크기가 감소할 수 있다. sdLDL이 나쁜 건 주로 이 때문이다. sdLDL 측정으로 혈관 질환을 합리적으로 잘 추적할 수 있다.

LDL 입자의 수

고급 검사 방법으로 LDL 입자의 수도 계산할 수 있다. LDL 입자의 수를 일반적으로 〈ApoB(아포 지질 단백질 B)〉 또는 〈LDL-P〉라고 한다. 이 책에서 우리의 목적상 ApoB는 기본적으로 LDL-P의 또 다른 용어다. ApoB 검사는 단순히 사용하는 방법이 다를 뿐이다. ApoB 수치는 표준 LDL 측정보다 혈관 질환과 더 강력한 연관성을 갖지만 403~412쪽에서 설명한 비율보다 더 강하게 추적하지는 않는다. 높은 ApoB가 문제가 될 수 있는 이유는 주로 심장 마비 대부분이 인슐린 신호 문제와 관련한 문제 탓이며, 이런 문제로 인해 ApoB가 높아지기 때문이다. 그래서 높은 ApoB는 인슐린 저항성의 위험을 나타낸다. 인슐린 저항성이나 염증 문제가 없다면, 높은 ApoB는 문제가 되지 않을 가능성이 매우 크다.

모든 지표에 오류가 있다는 점을 기억하라. 높은 ApoB는 신체에 근본적인 문제가 있는지 주의 깊게 조사하라는 신호로 받아들여야 한다. 이 조사에는 이 책에서 설명하는 기능 장애의 다른 중요한 지표인 인슐린, HDL, 중성 지방, 혈당이 포함되어야 한다(이러한 검사는 모두 151쪽에 수록했다). 가장 중요하게, 아래에 설명한 지단백질 측정은 ApoB보다 훨씬 강력한 척도다. ApoB가 높다면, 다음 비율을 확인해서 문제가 있는지 살펴야 한다.

ApoB/ApoA1: 가장 중요한 비율

우리는 지금까지 가장 강력한 위험 지표였던 ApoB/ApoA1 비율로 마무리할 것이다. 지단백질 분자가 아포 지단백질이라고 불리는 독특한 단백질에 싸여 있다는 것을 기억하라. LDL 입자에는 〈B100 아포 지질 단백질ApoB〉이 있고, HDL 입자에는 〈A1 아포 지단백질ApoA1〉이 있다. 따라서 ApoB/ApoA1 비율은 LDL 대 HDL의 비율을 말해 준다.

LDL/HDL 비율과 유사해 보이지만, 이 비율은 입자의 실제 수를 살핀다. LDL/HDL 비율은 입자 내에 포함된 콜레스테롤의 양을 나타낸다.

인슐린 저항성이 있는 사람들은 HDL 입자가 적고 LDL 입자가 더 많은 경향이 있으며, ApoB/ApoA1 비율이 이를 보여 준다. 인슐린 저항성이 없는 사람들은 반대로 HDL이 더 많고 LDL이 더 적은 경향이 있다. 따라서 이 비율은 매우 의미가 깊고 개별적인 ApoB 수치보다 많은 것을 알려 준다.

ApoB/ApoA1 비율은 LDL/HDL과 다른 전통적인 콜레스테롤 비율이 LDL 측정치를 지워 버리듯이 위험 요인으로서의 ApoB 수치를 무효로 만든다.

이에 관한 좋은 예는 콜레스테롤 위험 지표에 관한 훌륭한 연구에서 나온다.[14] 이 연구는 48~59세 여성 1만 5,632명으로부터 수집한 자료를 포함한다. 이 연구에서 지표 간에 큰 차이가 나타났고, 어떤 지표가 위험을 더 강력하게 예측하는지 나

위험 예측 변수의 비교

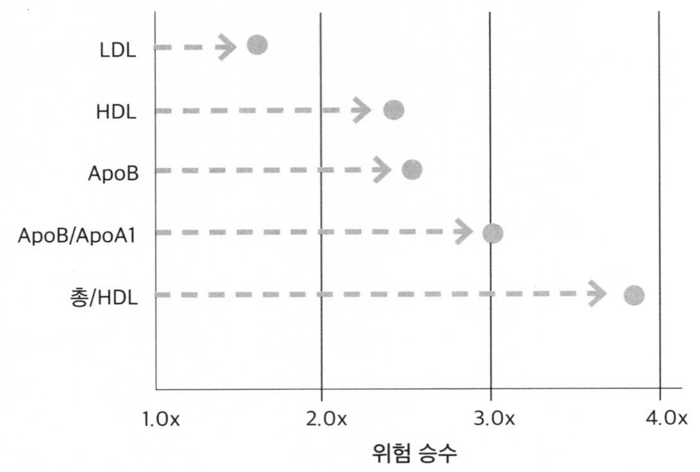

LDL은 항상 비율에 진다. 출처: P. M. 리드커 외, 「여성의 심혈관 질환 위험 요인으로서의 비HDL 콜레스테롤, 아포 지질 단백질 A-1과 B100, 표준 지질 측정, 지질비, CRP」, 『*JAMA*(미국 의사 협회 저널) 294』 3호(2005): 326~333.

타났다. 이러한 연관성 연구에서 관상 동맥 심장 질환CHD 위험을 2배 미만으로 증가시킨다고 예측한다면 약한 지표이므로, CHD의 원인이 될 가능성이 작다. 그래프에서 LDL은 매우 약한 지표임을 알 수 있다(예상대로). 그러나 지표가 CHD 위험을 2배 또는 이상적으로 3배 증가를 예측한다면, 이는 신뢰할 수 있는 지표이며 CHD의 원인 메커니즘과 관련이 있을 수 있다. 이 연구에서는 다른 모든 연구와 마찬가지로 ApoB/ApoA1 비율이 ApoB를 제치고 큰 성과를 거두었다. 흥미롭게도, 때로 그러하듯이 연구에 따라 총/HDL 비율은 예측력이 훨씬 뛰어났다. 원리를 이해한다면 이 모든 결과는 정상이며 예상할 수 있다. LDL보다는 비율이 중요하다는 점은 가족성 고콜레스테롤 혈증 연구, 즉 LDL 수치가 높은 유전 장애가 있는 집단에서도 입증되었다.[15] LDL이 높은 집단에서도 비율이 항상 더 중요하다.

갑작스러운 심장 마비 따위는 없다

우리는 모두 심장 마비를 두려워한다. 심장 마비가 갑자기 일어날까 봐 걱정한다. 하지만 이건 거짓말이다. 염증성 질환의 순서에서 〈갑작스럽게〉 닥치는 심장 마비는 없다. 심장 마비 대부분은 동맥벽의 염증인 죽상 경화증에 의해 발생한다. 죽상 경화증은 여러 가지 원인으로 유발되는 진행성 질환이다. 당뇨병(인슐린 신호 기능 장애)은 심장병 진행의 주요 요인이며, 슬프게도 수백만 명이 당뇨병 진단을 받기도 전에 심장병에 무차별 공격당한다.

실제 심장병 상태를 확인하는 가장 좋은 방법은 최고의 기술을 사용하는 것이다. 이는 실제로 몸에 발생한 병을 볼 수 있는 기술이다. 이는 1980년대부터 가능했다. 심장병과 그 중증도를 간단하게 확인할 수 있는 5분 스캔이 있다. 관상 동맥 석회화CAC 스캔이다.

관상 동맥 석회화CAC 스캔 지표

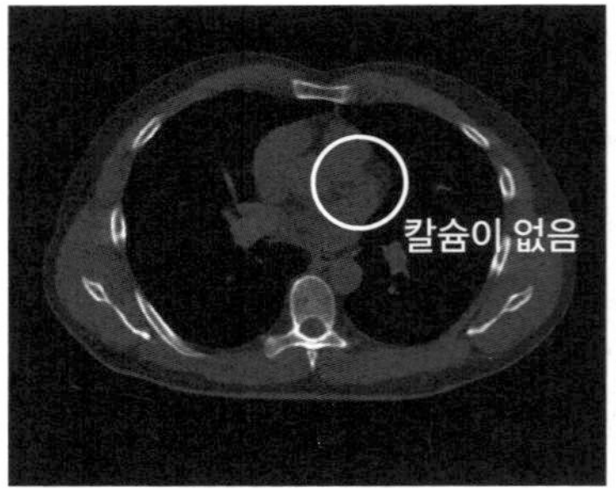

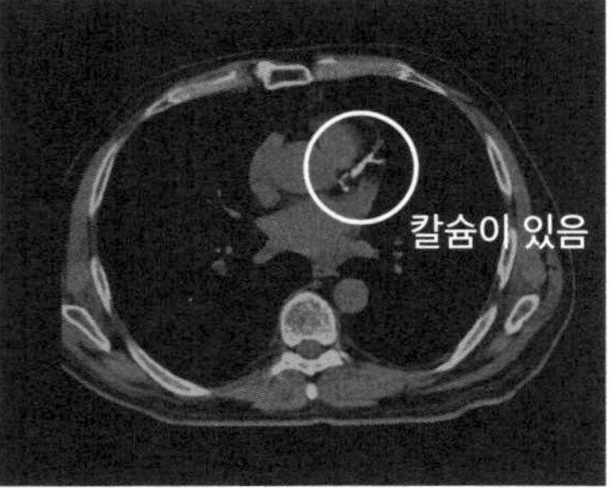

CAC 제로는 보증서와 같다. 높은 CAC는 가장 강력한 위험 지표다. 오른쪽 CAC 스캔에서, 좌측의 전방 하행 동맥을 따라 관상 동맥 칼슘이 보이는데, 이것이 바로 〈미망인 제조기〉다.

수십 년 전부터 꾸준히 진행되는 석회화

CAC 스캔이 무엇이고 어떻게 작동하는지 알기 전에 심장병의 배경부터 살펴보자. 심장병 사망의 주요 원인은 지속적인 염증의 결과로 심장 근육에 영양을 공급하는 혈관인 관상 동맥이 손상되기 때문이다. 이 손상은 심장 마비로 이어질 수 있으며, 약 50퍼센트의 경우 사망을 초래한다.

손상된 관상 동맥에서 심장 마비가 발생하려면 몇 가지 일이 일어나야 한다(동맥벽의 플라크가 갈라져 혈액의 흐름을 차단하는 혈전을 형성할 수 있다. 동맥벽은 파열하거나 경련을 일으켜 혈액의 흐름을 방해할 수 있다). 그러나 무엇이 심장 마비를 유발하든 간에 손상된 관상 동맥에 대한 신체 반응은 항상 같다. CAC 스캔이 그 반응을 직접 관찰하고 양을 측정한다.

몸은 동맥벽의 손상된 부위에 칼슘을 쌓아 자가 수리를 꾀한다. 손상이 계속되면 이러한 수리 과정이 빨라지는데, 수리 과정에서 파열하기 전에 동맥벽을 필사적으로 지탱하려고 한다. 증가하는 칼슘은 곧 위험에 처할 것이라는 명백한 징후가 된다. 이는 탄광에 남은 마지막 카나리아나 뾰족이 보이는 빙산의 일각처럼 갑작스러운 죽음이라는 진짜 위험을 알리는 중요한 증거다. 그리고 CAC 스캔으로 이를 명확하고 쉽게 측정할 수 있다.

숨기지 못하는 심장: 관상 동맥의 칼슘이 알려 준다

CAC 스캔은 관상 동맥의 손상량을 직접 측정할 수 있으며 치명적인 심장 마비가 다가오고 있는지 알려 준다. 이 스캔을 보고 병을 피하거나, 그 후에도 스캔을 보고 안전하게 피했는지 확인할 수 있다. 수십 년간의 오해 끝에, 2013년 CAC 스캔 덕분에 드디어 유럽 심장 학회 예방 지침이 만들어졌다.[16] 주로 심장 발작이 가장 많이 일어나는 중위험 사람들에게 권장된다. 안 하는 것보다 늦은 게 낫다. 그러나 의사 대부분은 CAC 스캔을 사용하라는 최신 권고안을 알지 못한다. 지침을 따라갈 시간이 없는 탓에 그들 대다수는 상황이 바뀌었다는 것을 깨닫지 못한다.

모든 우주 비행사와 미국 대통령은 이 스캔을 찍어야 한다. 그들은 이 문제에 있어 선택의 여지가 없다. 약 150달러와* 몇

* 국내에서 CAC 지수 검사료는 11만 원 정도, 관상 동맥 CT 조영술은 19만 원

분만 투자하면 CAC 점수를 받을 수 있다. 결정적으로, 이 점수는 너무 늦기 전에 동맥을 치유할 수 있도록 미리 경고한다.

앞의 사진은 기술의 경이로움을 보여 주는, 칼슘이 쌓인 심장의 CAC 스캔이다. 왼쪽은 건강한 관상 동맥을 지닌 심장이고, 이 심장은 평생 손상을 입지 않았다. 그것은 질병으로 불타지 않는다. 사진에 칼슘이 보이지 않는다는 것은 손상된 동맥벽을 수리하려고 시도하지 않았다는 뜻이다. CAC 점수는 0으로 기록된다.

오른쪽 심장은 매우 다른 상태에 있다. 하얀 원 안에 무시무시한 빙산이 보인다. 주요 관상 동맥의 길이를 따라 관상 동맥 칼슘이 형성되었다. 밝은 흰색이라 눈에 쉽게 띄지 않는가? 이는 손상된 동맥에 수년간 긴급 수리 작업이 가해졌다는 직접적인 증거다. 이 사람은 아마 문제가 있다는 것을 꿈에도 몰랐을지 모르지만, CAC 점수는 거의 1,000점이다. 이것은 다른 위험 요소와 상관없이 0에서 10점의 점수를 가진 사람보다 주요 심장 마비의 위험이 약 10배라는 의미다(공교롭게도 여기서 영향을 받은 동맥은 좌측의 전방 하행 동맥으로, 심장 마비로 인한 사망의 가장 큰 원인이다. 심장병 전문의들은 적절하게도 이 동맥에 〈미망인 제조기〉라는 이름을 붙였다).

정도다. 임웅재, 「흉통 없는데 심혈관 질환 CT 촬영? 득보다 실」, 『서울경제』, 2018년 5월 11일 자.

CAC 대 심장 마비의 다른 위험 요인

CAC 스캔은 150달러밖에 들지 않고 몇 분밖에 걸리지 않지만, 그 중요성은 대단하다. 현재 심장 마비와 조기 사망률을 예측하는 CAC의 능력을 조사하는 연구가 많이 있다. 대표적인 연구 하나를 살펴보자.

먼저 단순히 비교하자. 거의 모든 사람이 흡연이 건강에 매우 나쁘다는 것을 알고 있고, 폐암은 다분히 염려되는 흡연의 결과물이다. 하지만 흡연과 관련한 암 사망은 심장병과 뇌졸중으로 인한 사망에 영향을 미치지 않는다. 일부 연구에서 흡연은 심장 돌연사의 최대 위험 요소로 나타났다.[17] 따라서 CAC 점수의 예측치를 흡연의 예측치와 비교해 보자.

2006년 한 대규모 연구는 5년 동안 1만 377명을 조사했는데, 그중 40퍼센트가 흡연자였다.[18] 이 중 관상 동맥 심장병에 걸린 사람은 없었다. 그들은 모두 처음에 CAC 스캔을 받았고, CAC 점수가 기록되었다. 그러고 나서 연구자들은 무슨 일이 일어나는지 지켜봤다.

놀랄 것도 없이, 흡연자들은 비흡연자들보다 더 빠른 속도로 사망했다. 평균적으로 흡연자들은 비흡연자보다 5년 일찍 사망할 가능성이 2배 컸다. 〈위험이 2배인〉 이런 패턴은 흡연자들의 큰 특징이다. 하지만 매우 높은 CAC 점수가 사망 확률에 어떤 영향을 주는지 살펴보자. 높은 점수는 골초 습관보다 더 나쁜 징조일까?

프레이밍햄 측정치와 CAC 점수

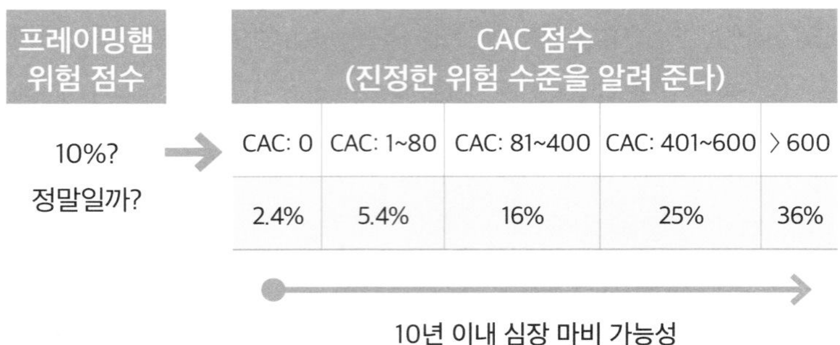

프레이밍햄 측정치는 약하다. CAC는 진정한 위험을 알려 준다. 출처: 매튜 J. 버도프, 제롤드 S. 신번, 『심장 CT 사진: 심혈관 질환 진단*CT Imaging: Diagnosis of Cardiovascular Disease*』(뉴욕: 스프링어, 2010).

훨씬 더 나쁘다. CAC 점수가 1,000점을 초과한 비흡연자의 경우, CAC 점수가 낮은 흡연자보다 사망 가능성이 거의 7배 높았다. 따라서, 높은 CAC 점수는 골초의 말도 안 되는 사망 위험률조차도 가뿐하게 앞질러 버렸다. 이로써 CAC의 엄청난 예측력을 알 수 있다.

위험을 평가하는 또 다른 일반적인 방법을 살펴보자. 의사들은 환자의 심장 마비 위험을 평가할 때, 수십 년 전의 심장병 데이터를 바탕으로 통계적 잡음과 억측이 많은 오래된 시스템을 사용한다. 콜레스테롤 수치, 가족력, 혈압 등이 여기에 포함된다. 이 정보를 바탕으로 프레이밍햄 위험 점수가 나온다. 이는 10년 안에 주요 심장 마비가 올 확률을 나타내는데, 10퍼센트로 나오면 이 확률이 10퍼센트라는 뜻이다. 이 모호한 복권

제도와 CAC 점수를 비교할 수 있을까? 정말로 크게 잘못되었다. CAC 연구 결과들에서는 모두 같은 이야기를 한다. 위의 표는 이 연구 중 몇몇을 요약한 내용이다.[19]

왼쪽 사각형은 프레이밍햄 위험 점수가 10퍼센트인 사람들을 나타낸다. 공동묘지에는 프레이밍햄 위험 점수가 양호한 사람들이 셀 수 없이 누워 있다. 프레이밍햄에서 10퍼센트를 받은 사람 모두의 CAC 점수를 보면 모든 것이 바뀐다. 이제 우리는 질병이 있는지 없는지 직접 볼 수 있다. 위험을 평가하는 훨씬 현실적인 방법. 표준 프레이밍햄 체계로 계산할 때 우리는 모호한 범위에 속했다. 추정컨대 10퍼센트의 위험이 모두에게 적용될 것이다. 하지만 CAC를 확인하면 현실을 알 수 있다. 실제로 건강한 사람이 있는가 하면, 향후 10년 동안 심장마비를 일으킬 가능성이 10퍼센트가 아니라 36퍼센트인 사람도 있다. 다음으로 어느 정도 위험한 상황인지 알 수 있다.

- CAC 점수 0은 좋다. 안심해도 된다.
- 1~80은 우려되므로, 생활 습관을 재고해야 한다.
- 81~400은 근본 원인을 해결하기 위해 진지한 조처를 하라는 의미다.
- 400 이상이라면 유언장을 쓰거나, 안전을 위해 근본 원인을 모두 즉시 해결하라는 의미다.

CAC 점수가 매우 높은 사람들은 빨리 손을 써야 한다. 그들의 동맥은 앞으로 몇 년 안에 파열할 가능성이 크다. 기분 좋은 은퇴는 없다. 괜찮은 사람도 있지만, 프레이밍햄 위험도가 10퍼센트인 사람도 충분히 질병에 걸릴 수 있다. 우리는 그저 적절한 척도, 즉 CAC 점수만 살피면 된다. 그러면 필요한 사람들이 빨리 행동을 취할 수 있다.

심장학계에서 이 프레이밍햄 10퍼센트는 〈중위험〉군에 속한다. 미국 성인 대부분은 이 그룹에 속해 있다. 그러나 심장 마비 대부분은 고위험군이 아니라 이 중위험군에서 발생한다. 게다가 중위험군을 자세히 관찰하고 실제 심장 마비 발생률을 추적한 많은 CAC 연구에서, 실제 동맥 경화증의 정도(CAC 스캔에서 보이는)에 기초해, 그들 대부분(약 60퍼센트)이 중위험군이 전혀 아니라고 밝혀졌다.[20] 그들 중 40퍼센트는 정말로 고위험군이었지만, 중위험군의 20퍼센트가 실제로 저위험군으로 밝혀졌으므로 프레이밍햄 체계는 맞지 않았다. 따라서 특히 대다수인 이 중위험군의 경우, CAC 점수를 아는 것이 중요하다. 위험이 생각보다 훨씬 클 수 있다.

하지만 가장 중요한 것은 CAC 점수의 증가율이다. 칼슘이 빠르게 증가하고 있다면 즉시 손을 써서 인슐린을 낮추고 염증을 줄여야 한다.

이해를 돕기 위해 2004년의 다음 연구를 살펴보자. 이 연구가 시작되었을 때 참가자들은 〈돌연〉 심장 마비로 사망한 다른 수백만 명과 마찬가지로 아무런 증상도 없었다. 하지만 그들은

초기 CAC 점수

	30~100	101~400	401~1,000	〉1,000
6년간 연 CAC 증가율이 15% 미만	3%	3%	3%	3%
6년간 연 CAC 증가율이 15% 초과	20%	50%	〉50%	

CAC가 1년에 15퍼센트 이상 증가하면 정말로 치명적이다. 출처: P. 라기, T. Q. 콜리스터, L. J. 쇼, 「콜레스테롤 감소 요법을 받은 환자의 관상 동맥 칼슘의 증가와 첫 심근 경색의 위험」, 『동맥 경화와 혈전, 그리고 혈관 생물학 24』 7호(2004): 1272~1277.

모두 동맥 스캔에 칼슘이 보였다.

모두 CAC 점수로 드러난 혈관 질환을 고치기 위해 치료를 받았다. 그러나 CAC 진행을 늦출 수 있는 사람들만이 좋은 결과를 기대할 수 있었다. 사실, 이 사람들은 훌륭한 결과를 예상할 수 있다. 관상 동맥에 쌓인 칼슘의 증가율이 연간 15퍼센트 미만이라는 것은 이 연구 6년 동안 심장 질환의 확률이 3퍼센트에 불과하다는 의미였다. 초기 점수가 높은(1,000점) 사람들조차 심장 마비의 위험이 똑같이 낮았다! 이 사람들은 간신히 내부의 불을 진압해서 동맥을 식혔다. 목숨을 구한 것이다.

이와는 대조적으로, 칼슘이 연간 15퍼센트 이상으로 계속 쌓이는 사람들은 심장 마비의 위험이 훨씬 더 컸다. 초기 CAC 점수가 낮은 사람들조차도 6년 이내 심장 질환 위험이 20퍼센트에 달했다. 초기 점수가 높고 연간 15퍼센트 이상 증가한 사람들은 훨씬 더 나빴다. 그들의 위험 수준은 약 50퍼센트였다. 달리 말해, 심장 대학살이었다.

이것이 CAC 점수의 힘이다. 안에서 질병이 타오르고 있는지 정확하게 알 수 있다. 결정적으로, 시간이 지나면서 여전히 탈이 없는지 알려 줄 수 있다.

참가자들의 콜레스테롤 수치는 구제받은 사람과 불운한 사람 간에 차이가 있었을까? 그렇지 않았다. 심장 질환을 피할 가능성이 큰 환자와 재앙을 맞이할 환자의 콜레스테롤 수치는 유의한 차이가 없었다. 이 장에서 다룬 바와 같이 콜레스테롤은 오해의 소지가 매우 많은 지표다. 그 비율(403~412쪽 참조)은 상당히 일관성이 있고 신뢰할 수 있어 가장 가치 있는 지표다.

총원인 사망률도 예측하는 CAC

심장병을 유발하는 근본 원인은 암과 다른 많은 치명적인 병들도 불러온다. 따라서 CAC 점수는 앞에서 밝힌 것보다 훨씬 더 많은 힘을 지닌다. 많은 연구에서 CAC 점수가 관상 동맥 질환 사망보다 총원인 사망을 훨씬 더 잘 예측한다고 밝혀졌다.[21]

다음 표는 낮은 CAC 점수와 높은 CAC 점수의 질병 발생의 차이가 크다는 점을 한눈에 보여 준다. 이 연구에 포함된 1만 4,000여 명의 평균 연령은 50대 중반이었다. 막대의 높이는 사망률 데이터를 표시하는 일반적인 방법인 1,000명당 실제 사

사망률과 CAC 점수

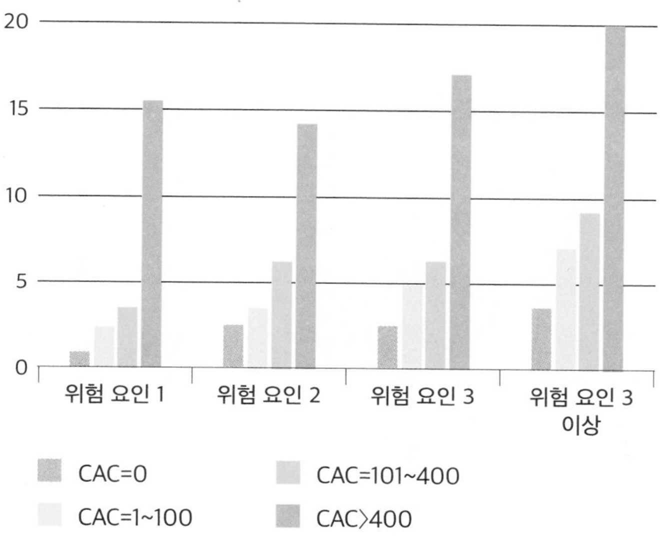

CAC는 사망률 예측에서 일반적인 위험 요소를 이긴다. 출처: K. 나시르 외, 「증상 없는 사람의 총원인 사망률 예측에 관한 관상 동맥 석회화 및 전통적 위험 요소의 상호 작용」, 『심혈관 이미징 5』, 4호(2012): 467~473.

망률을 나타낸다. 따라서 Y축의 20은 이들 중년층 중 20퍼센트가 10년 동안 사망했다는 뜻이다. 즉 5명 중 1명이다. 보다시피, CAC 점수가 높은 사람의 사망률은 CAC 점수가 낮은 사람의 사망률보다 약 15배 높다. 이는 무려 1,400퍼센트 높은 위험율이다(이 통계는 〈위험 요인〉의 수도 고려하지만, CAC 예측력이 이를 이겨 버린다)!

요컨대, CAC 스캔은 만성 질환 대부분의 사망 위험을 평가하는 궁극의 테스트다. 이 점수를 살핀다면 장수를 확보하기 위해 행동할 수 있고, 그 노력이 성공하고 있는지 알 수 있다. 다음은 주요한 CAC 연구에서 인용한 문장이다. 〈CAC가 상승한 참가자는 암, 만성 신장 질환, 만성 폐색성 폐 질환, 엉덩 관절 골절의 위험이 증가했다. CAC가 0인 사람들은 흔한 노화성 동반 질환이 발생할 가능성이 작으며, 건강하게 나이 먹는 독특한 사람들에 해당한다.〉[22]

CAC가 상승한다고? 손을 써라!

관상 동맥 손상은 몸에서 이 손상이 증가할 때만 조기 사망을 초래한다. 이는 단순히 노화의 결과가 아니다. 이는 유전과 위험 요인에 기초해 어쩔 수 없이 맞이하는 사건이 아니다. 실제로 이 손상을 막기 위해 할 수 있는 일이 많다. 이 손상은 특정한 질병 과정인 죽상 경화증에 의해 유발된다. 이런 진행성 질환이 있거나 없거나 둘 중 하나다. 이 질환이 있더라도, 매우 효과적으로 대처할 수 있다. 그리고 CAC 스캔을 찍는 것이 가장 좋은 방법이다.

수십 년 전에 발명된 이 간단한 기술이 2013년에 왜 수백만 명의 중위험군에게만 권고되었는지 궁금할 것이다. 이는 길고 매혹적인 이야기로, 2015년 개봉한 영화 「미망인 제조기」에서 가장 잘 설명하고 있다. 데이비드 보빗은 수백만 달러의 자비를 들여 이 영화를 지원했다. 자신의 생명을 구한 후, 그는 다른 사람들이 생명을 구하는 데 도움을 주려고 열심히 노력했다. 그는 이 메시지를 전달하기 위해 아일랜드 심장병 인식IHDA이라는 자선 단체를 설립했다.

이 스캔을 늦게 권고한 이유는 무엇일까? 미국의 대표적인 예방 심장병 전문의인 스티브 니센 박사의 말에 그 이유가 가장 간결하게 담겨 있다. 그는 2014년에 다음과 같이 말했다. 〈나는 CAC 점수를 그리 좋아하지 않는다. 지금까지 동맥에 칼슘이 얼마나 있는지 알면 환자의 결과를 바꿀 수 있다는 사실을 아무도 밝히지 못했다. 그래서 누가 위험에 처했는지는 알 수 있지만, 그들을 위해 무엇을 해야 하는지는 알 수 없다.〉

천만의 말씀이다! 이 책에서 당신은 어떤 행동을 취해야 할지를 배우고 있다. 앞으로 10년 안에 진행성 질병인 죽상 경화증이 안전할 정도로 늦게 진행되고 심지어 되돌릴 수 있다는 것이 명백해진다.

CAC 퇴행, 즉 관상 동맥의 칼슘 축적이 느려질 뿐 아니라 실제로 감소한다고 밝히는 과학 문헌에는 주목할 만한 자료가 부족하다. 이는 정통파가 CAC를 되돌릴 수 없다고 믿기 때문이기도 하다. 그러나 우리는 지금 되돌림이 실제로 가능하다고 밝히는 몇몇 연구를 보고 있다.[23] 유일한 걸림돌은 저지방 식단과 약물이라는 정통적인 접근법으로는 CAC 점수를 낮출 수는 없다는 점이다. 특히 저탄고지 식단으로 인슐린을 줄이는 〈기름지게 먹고 오래 살기〉 계획을 따라야 한다.

CAC 점수의 의미에 관해 마지막으로 상기할 사항은 다음과 같다. 이 점수는 스캔한 시점까지 동맥에서 무슨 일이 있었는지 그 과거사를 알려 준다. 이는 염증성 손상의 역사를 요약해 보여 준다. 점수가 높더라도 겁에 질리지 마라. 핵심은 행동을 취해서 점수가 빨리 높아지는 일을 막는 것이다. 진행이 멈추면 위험은 빠르게 사라진다. 앞으로 손상을 막을 수 있을지는 당신의 선택이다. 생명을 구할지는 당신의 선택이다.

중요한 핵심 사항

다음은 소중한 표준 콜레스테롤 검사 수치에 관해 간략히 정리한 것이다.

- 중성 지방은 80~100mg/dL 이하여야 안전하다.
- HDL은 40mg/dL(남성), 또는 50mg/dL(여성)보다 높아야 안전하다.
- 매우 중요한 총콜레스테롤/HDL의 비율은 4.5 미만이어야 하며, 4 미만이 가장 좋다.
- 중성 지방/HDL 비율도 중요한데, 2보다 훨씬 낮아야 하며, 1 정도면 바람직하다.
- CAC 스캔을 찍으면 위험 요인이 발견할 수 없는 숨겨진 심장 질환을 발견할 수 있다. 결정적으로, 행동을 취하고 나서 죽상 경화의 진행이 멈췄는지 다시 확인할 수 있다.

사례 제프 P.의 이야기

제프의 환자 중 한 명은 CAC 점수가 올라가는 것을 막을 수 있었을 뿐만 아니라 실제로 점수를 줄였다. 제프 P.는 〈기름지게 먹고 오래 살기〉 계획을 실천해 성과를 얻을 수 있었다.

항공 우주 엔지니어인 제프 P.는 항상 데이터를 중시했다. 그의 아버지가 53세에 가벼운 심장 마비를 맞이한 까닭에 제프의 오랜 목표는 그 운명을 피하는 것이었다. 그래서 의사들이 그의 심장병 위험이 매우 낮다고 계속 안심을 시켰지만, 그는 매년 자신의 혈액 검사 수치를 추적했다. 32세에서 54세까지 제프의 총콜레스테롤은 평균 160mg/dL이었고, LDL은 약 100이었다. 그래서 의사들은 그의 탁월한 건강에 박수를 보냈다. 그들은 그에게 식습관을 그대로 유지하라고 충고했다. 그들은 그에게 운동해서 HDL을 40대 중반 이상으로 높이라고만 제안했다. 그들은 중성 지방/HDL 비율이 잠재적인 문제를 알린다는 것을 모르는 것 같았다. 제프가 40대 후반과 50대 초반일 때, 이 비율은 평균 3에 가까웠고 심지어 5에 도달했던 때도 있었다(403쪽에서 설명했듯이, 대부분 2보다 낮아야 한다고 권고하며, 우리는 1.2 이하로 낮춰야 한다고 말하고 싶다).

제프는 대학 1학년 때 발표된 1977년 「미국의 식단 목표」가 권장하는 저지방 식단을 먹었다. 그는 대학 시절 2년간 채식주의 실험을 한 뒤 44세에 다시 채식주의자가 되었다. 이번에는 생명, 즉, 자신의 생명, 동물의 생명, 이 행성의 생명을 위해 채식을 실천하리라 맹세했다. 그의 식단은 곡물의 비중이 컸고, 그는 아몬드나 두유를 곁들여 〈심장 건강에 좋은〉 레이진 브란 브랜드의 시리얼을 즐겨 먹었다. 그는 아침 오트밀에 지방이 없는 흑설탕과 꿀을 얹어 먹었다. 당연히 제프의 몸무게는 살금살금 늘어 고등학교를 졸업할 때 체중보다 9킬로그램이 많은 87킬로그램에서 정점을 찍었다. 제프는 비만이 유행하기도 전에 배불뚝이 몸매가 되어 있었다.

50세에 제프는 콜로라도주 볼더로 이사해, 강력한 채식주의를 실천하며 채식주의 공동체와 인연을 맺었다. 53세에 그는 비건(완전 채식주의자)이 되었다. 제프는 유당 불내증으로 추가적인 식품 민감도 검사를 받게 되었다. 그는 자신에게 글루텐 알레르기가 있다는 사실에 충격을 받았으며, 식단에서 글루텐을 제거하라는 말을 듣자 화가 났다. 제프는 몇 달 동안 글루텐이 없는 채식주의자가 되려고 했지만 고기를 갈망하기 시작했다. 볼더에서 구할 수 있는 고품질 목초 고기와 지방의 진가를 인정하게 되면서, 초기에 느꼈던 팔레오 식단과 저탄고지 식단에 가졌던 깊은 회의가 희미해졌다. 식욕이 안정되고, 수면이 개선되었으며, 피부가 맑아졌고, 젊은 시절의 몸무게를 회복해 유지했다. 제프는 에너지 수준이 높아서 매일 아침 수영을 하거나 자전거를 타거나 걸어서 출근한다.

팔레오 식단을 먹는 한 친구가 그에게 CAC 스캔을 받아 보라며 그의 현재 식단보다는 과거 생활 방식의 결과가 드러날 것이라고 경고했다. 55세에 받은 스캔에서 해당 연령군에서 최악의 3분의 1에 속하는 61점을 받자 제프는 충격에 빠졌다. 이로 인해 그는 과거의 혈액 검사와 식이-심장 가설에 강렬한 의문을 품게 되었다. 그는 또한 자신의 칼슘 점수를 독립적으로 확인하기 위해 자신의 칼슘 점수를 기록하는 프로그램을 만들었다. 그는 CAC의 예측력에 관한 의학 문헌을 탐독한 후에 거버 박사의 환자가 되었다. 그들은 함께 제프의 CAC 점수를 안정시키기 위해 노력하기로 했지만, 제프는 내심 0점을 최종 목표로 삼았다.

제프가 첫 CAC 스캔을 받은 지 1년 만에 점수가 38점으로 내려갔는데, 이는 36퍼센트나 감소한 수치였다. 저탄고지 식단을 먹은 이후 제프의 총콜레스테롤이 많이 증가했지만, 중요한 중성 지방/HDL 비율은 현재 1 미만이다. 또한 중요한 HDL 수치는 88mg/dL까지 높아졌다.

다행히도 제프의 심장병 전문의는 CAC 점수의 힘을 높이

평가한다. 최근 진료에서 의사는 총콜레스테롤 367mg/dL와 더불어 확실히 낮아진 제프의 CAC 점수를 보고 놀라서 할 말을 잃을 정도였다. 그 결과 제프는 스타틴 처방을 받지 않고 진료실을 떠났다. 제프는 자신의 데이터를 계속 주시할 것이다. 59세인 제프의 다음 스캔은 두어 달 후가 되겠지만, 그는 이미 자신의 외모와 건강 상태가 아주 괜찮다는 것을 알고 있다!

12
암: 대사 제어 시스템의 고장

사람들을 겁주는 가장 좋은 방법은 어떤 것이 암을 일으킨다고 말하는 것이다. 암 위험이 커진다는 이야기에 마음이 편할 사람은 아무도 없다. 사람들은 아마 심장병보다 이 병을 훨씬 더 두려워할 것이다. 탄수화물 섭취량과 고인슐린 혈증, 암의 연관성을 많은 사람이 점점 알게 되면서 앞으로 저탄수화물 생활 방식을 따르는 사람이 크게 늘 거라고 우리는 믿는다.

하지만 우선, 분명히 하자. 우리는 어떤 식으로든 저탄고지 식단이 암을 치유하거나 치료할 수 있다고 말하지 않을 것이다. 이는 단순히 사실이 아니다. 새로운 증거가 이 식단이 전통적인 치료법을 도울 수 있다고 암시하지만 말이다. 하지만 특정 식단이 암을 예방하는 데 도움이 될 가능성은 매우 크다.

〈암세포는 포도당을 먹고 산다〉라는 말을 들어 보았을 것이다. 이 말에는 확실히 진실이 있으며, 그 기전은 오래전에 밝혀졌다. 그렇긴 하지만, 아무리 포도당을 적게 먹어도 인체는 포도당 농도를 일정 수준으로 유지하는데, 필요할 때 간이 포도당을 만들기 때문이다. 그래서 암세포를 먹여 살릴 포도당은 항상 있을 것이다. 하지만, 몸이 감당해야 할 포도당 부하를 최소화하기 위해 조처를 할 수 있다. 포도당 섭취를 최소화하는 것이 암의 성장을 예방하는 매우 합리적인 전략이라고 우리는 생각한다. 저혈당과 저인슐린, 높은 케톤을 함께 달성하는 것을 목표로 삼으면 이상적이다. 이를 기초로 키토제닉 식단이 기존 암 환자를 치료하는 데 도움이 될 수 있다고 암시하는 흥미롭고 새로운 연구가 진행된다.[1]

하지만 더 큰 요인은 우리가 항상 되돌아가는 것, 바로 인슐린이다.

다시 인슐린에게 인사하라

고인슐린 혈증과 인슐린 저항성은 오랫동안 암 위험의 증가와 관련이 있었다. 인슐린 축axis은 특히 유방, 자궁 내막, 전립선, 대장 및 폐암과 관련이 있다. 사망률이 가장 높은 정말 심각한 암 대부분이 바로 이 목록에 포함된다.

인슐린의 기능 중에 동화 작용이 있는데, 이는 새로운 조직의 성장을 촉진한다는 의미다. 안타깝게도, 인슐린 수치가 범위의 나쁜 끝단 쪽으로 움직인다면, 상승하는 인슐린 수치로 미친 듯이 성장이 유도된다! 그래서 인슐린의 작용이 암 위험에 매우 중요하다는 것은 놀랄 일이 아니다.

유방암을 예로 들어 보자. 유방암은 가장 흔한 암 중 하나다. 먼저, 놀라운 사실을 말하자면, 유방암 발병률은 역사적으로 미국이 동아시아 국가보다 4~7배나 높았다.[2] 동아시아 여성들이 미국으로 이주해 몇 세대가 흐르면 유방암 발병률이 점점 증가해 결국 미국의 백인과 비슷해진다. 이는 분명히 유전의 문제가 아니라 영양과 환경의 문제다. 암 발생률을 종종 〈유전〉 탓으로 돌리는 경우가 많지만, 유전은 암 발생의 극히 일부를 설명한다.

어떤 영양과 환경적 원인이 유방암 위험을 이렇게 끔찍하게 증가시켰을까? 최근 남아시아의 한 연구는 이 문제를 밝혀냈다.[3] 남아시아 국가들은 암 발병률이 급격히 증가하고 있으며 그중 유방암이 앞장을 서고 있다.

연구진은 암 환자 45명과 건강한 사람 55명을 상세하게 분석했고, 두 그룹의 HOMA 인슐린 저항성 지표를 비교했다. 그 결과 인슐린 저항성이 높을수록 암 발병 위험이 12배 높다고 밝혀졌다. 즉, 인슐린 저항성이 높은 사람은 암 발병 위험이 12배 높았다. 이는 다른 모든 요인을 가뿐히 제쳤다. 비만, 고혈압, 중성 지방도 위험 요인으로 나타났으나, 위험 승수는 훨씬 낮았다. 중요한 점은 비만, 고혈압, 중성 지방이 주로 인슐린 저항성 문제라는 것이며, 따라서 인슐린 저항성 자체가 암 발병률과 연관성이 더 강력하다는 사실은 놀랄 일이 아니다.

유방암을 연구하는 사람은 누구나 비만이 유방암의 위험 요소로 연관성이 크다는 것을 알고 있다. 하지만 위험을 유발하는 것은 비만 그 자체가 아니다. 그보다는 인슐린 관련 요인이 위험을 유발한다. 인슐린 관련 요인은 비만도 유발하는데, 비만이 유방암과 관련이 있을 뿐이다. 2015년의 훌륭한 연구를 보면 이를 알 수 있다.[4]

이 연구팀은 유방암에 걸린 여성 497명과 어떤 종류의 암도 없는 여성 2,830명을 비교했다. 그들은 여성들을 정상 체중과 과체중 두 그룹으로 나누었다. 그들은 공복 인슐린뿐만 아니라 HOMA 인슐린 저항 측정을 사용했다. 두 지표 모두 정확히 같은 이야기를 했다. 인슐린 수치가 높은 사람들이 유방암 위험이 약 2배 높았다. 여성이 정상 체중이든 과체중이든 모든 유방암 환자가 같았다. 마찬가지로 인슐린이 낮은 여성은 유방암 위험이 낮았는데, 정상 체중이든 과체중이든 역시 상관이 없었다.

다시 말해서, 과체중이라고 해서 더 위험하지 않았다. 위험은, 유방암에서 훨씬 더 중요한 인과 관계 요인, 즉 과체중 여성에게 흔한 위험 요인이면서 동시에 정상 체중 여성에게도 위험 요인인 그것에 달려 있었다. 모든 위험은 여성의 인슐린 수치에 따라 달라졌다.

이는 우리가 HOMA 측정치를 계산하고(72쪽 참조) 이 수치를 끌어내리기 위해 노력하자고 제안한 이유 중 하나다. 현대 만성 질환의 대부분을 피하는 일은 인슐린 저항성을 피하는 일에 달려 있다!

붉은 고기와 단백질, 그리고 암

WHO는 수백 개의 현대 화합물과 가장 명백한 두 종류, 담배 연기와 석면을 발암 물질로 규정했다. 최근, WHO는 결함이 있는 연구의 약한 연관성 증거에 근거해 육류를 잠재적인 발암 물질로 낙인찍었다. 결정적으로, 어떤 인체 실험도 육류 섭취와 질병의 상관관계를 탐구하지 않았다. 다시 한번 말하지만, 약한 연관성 〈데이터〉는 2장에서 설명한 지방에서처럼 잘못된 이론을 만드는 데 사용되고 있다. 희생양만 다를 뿐 여론 조작용 공개 재판인 것은 같다.

단백질과 암에 대한 우려와 관련해 가장 선동적인 머리기사 중 하나는 다음과 같다. 〈육류, 달걀, 유제품이 많은 식단은 흡연만큼 건강에 해로울 수 있다.〉[5] 이는 터무니없다. 담배 연기에는 알려진 발암 물질이 수백 가지 포함된다. 흡연 습관이 있다면 매일 엄청난 양의 발암 물질을 몸에 흡입하는 셈이다. 우리의 먹거리로 진화한 바로 그 음식들이 어떻게 그리 해로울 수 있을까? 이 기사는 관심을 끌기 위해 고안된 것이었고, 꽤 효과가 있었다.

사실을 말하자면 물론 육류와 달걀, 유제품은 흡연만큼 해롭지 않다. 영양분이 풍부한 건강한 식단에 포함된다면 말이다.

이 머리기사가 언급한 연구에 따르면, 단백질을 적게 먹은 50세~65세 사람들은 암 발병률이 낮고, 단백질을 적게 먹은 65세 이상의 사람들은 암 발병률이 더 높다고 한다. 평균적으로, 암과 단백질의 연관성은 대체로 무의미했고, 평균적으로 단백질 섭취는 전체 암이나 다른 사망 원인에 영향을 미치지 않았다. 따라서, 이 머리기사는 오해의 소지가 아주 많았다.

당뇨성 장애, 즉 인슐린 범위에서 나쁜 영역에 있다는 것은 암 발생과 사망의 심각한 원인으로 여겨진다. 이 내용은 과학 문헌에 광범위하게 기록되어 있다.[6] 이 기전에는 고인슐린 혈증, IGF-1(인슐린과 유사한 호르몬) 신호 전달의 방해, 혈당 상승, 인슐린 저항성의 다른 많은 측면이 포함된다. 저단백질 섭취와 암 감소를 연관시킨 연구 논문에서 저자들은 당뇨병 발병률이 고단백군에서 훨씬 높다고 언급했지만, 이 이상 징후를 재빨리 얼버무리고 대신 단백질에 초점을 맞추었다. 그러나 이로 인해 전체 연구가 훼손되었다. 연구자들은 IGF-1 수치를 암 위험과 연관시켰지만, IGF-1이 고인슐린 혈증과 당뇨병 기전과 밀접하게 연관된다고는 한 번도 언급하지 않았다. 그리고 이 연구의 고단백군은 이러한 문제를 가진 사람들로 가득 차 있었다.[7]

또한, 이 연구에서 단백질 섭취는 전반적으로 사망률이나 암 사망률에 영향을 미치지 않았다는 점을 기억하라. 사실 이 연구에서 유용한 결론을 도출하는 것은 불가능하다. 그런 점에서 이 연구는 동물 단백질 섭취와 암을 연관시키려는 다른 협회 연구와 매우 유사하다.

IGF-1의 역할

인슐린 유사 성장 인자 1, 즉 IGF-1은 인슐린과 매우 유사한 세포 성장 신호 분자다. 이 둘은 인간의 진화적 발달이라는 뿌리를 공유한다. 인슐린은 원래 성장 신호였고, IGF-1은 나중에 인슐린의 일부 기능을 넘겨받도록 진화했다. 인슐린과 IGF-1은 모두 인체 전체에 센서와 수용체를 가지고 있다. 인슐린과 IGF-1은 종종 〈인슐린/IGF-1 축〉이라는 체계에서 함께 작용한다. 사실 인슐린과 IGF-1은 서로의 수용체를 활성화할 수 있을 정도로 밀접하게 연관되고, 여러 수준에서 긴밀히 연결된다. 이러한 상호 연결성으로 인해 인슐린과 IGF-1은 비만, 당뇨병, 암과 같은 문제에까지 영향을 미친다.

인슐린은 조직 성장을 자극하는 것 외에도 세포가 IGF-1을 포함한 다른 모든 성장 인자에 반응하는 방식에 직접적인 영향을 미친다. 중요하게, 인슐린은 혈류를 도는 자유 IGF-1의 양을 지시할 수 있다. 자유 IGF-1은 다른 분자와 결합하지 않는 IGF-1으로, 그런 까닭에 덜 활동적이고 덜 효과적인 특성을 지닌다. 따라서 우리는 성장 인자의 영향을 살필 때마다 항상 인슐린의 영향을 고려해야 한다.

연구 대부분이 표준 혈중 IGF-1 측정에 초점을 맞추다 보니

자유 IGF-1은 일반적으로 조사가 미흡한 것 같다. 예를 들어, 암을 촉진하는 비만과 인슐린 저항 문제를 가진 사람들은 훨씬 더 높은 자유 IGF-1 수치를 보인다고 나타났지만, 표준 혈중 IGF-1 수치에는 차이가 거의 없다. 상황은 더 복잡해서, 부적절한 성장이라는 전체 교향곡은 인슐린과 같은 성장 인자 결합 단백질과 인간 성장 호르몬 같은 다른 요인들을 통해서도 진행된다.[8]

핵심은 IGF-1과 암과의 연관성을 둘러싼 논란과 과학 논쟁이 존재한다는 것이다. 성장 인자인 IGF-1은 세포 성장을 촉진하며, 암세포에서는 이것이 종양의 발달로 이어질 수 있다. 앞서 언급한 이 연구는 암 위험을 유발하는 높은 IGF-1의 원인으로 단백질만 비난하기로 결정했다. 우리는 좀 더 완전한 관점을 취한다. 우리는 정제된 탄수화물, 설탕, 식물성 기름이 암 위험 문제에서 훨씬 더 중요한 요인이라고 말할 것이다. 그 이유는 부분적으로 이러한 음식들이 만성적인 고인슐린 혈증과 기타 문제 있는 경로를 유발하는 데 주로 관련되기 때문이다. 또한, 단백질은 인슐린을 증가시켜 IGF-1에 영향을 미치므로, IGF-1에 미치는 단백질의 직접적인 영향만 이야기한다면 그림의 작은 부분만 보는 것이다.

우리는 매우 심각한 질병 위험을 탐구할 때 전체 그림을 보는 것을 더 좋아한다. 우리는 인슐린/IGF-1 축의 일부로 인슐린 작용이 엄청나게 중요하다는 점을 살펴봐야 한다. 우리는 큰 문제에 집중해야 한다. 또한 IGF-1 수준은 질병 발생률과 관련이 있지만, 그 연관성이 일관적이지 않다는 점을 명심해야 한다. 최근 메타 분석에서 IGF-1와 암 위험의 연관성 연구 21개의 데이터를 종합했는데, 결론은 그리 놀랍지 않았다. 〈일반 암의 위험은 증가했지만, 사이트들 간의 연관성은 미미하고 다양했다.〉[9] (사이트는 다양한 암 유형을 의미한다.)

또 다른 메타 분석에서는 높은 수준의 IGF-1은 폐경 전 유방암의 위험 증가와 관련이 있지만, 폐경 후 유방암은 그렇지 않았다. 폐경 전 유방암의 상대적 위험은 약 1.5배로 계산되었다. IGF-1이 높은 참가자는 그렇지 않은 사람들보다 유방암 위험이 1.5배 더 컸다. 이와는 대조적으로 인슐린과 유방암 위험 연구들에서는 종종 위험 승수가 더 높다고 밝혀졌다, 한 연구에서는 인슐린 지표가 높을수록 유방암 위험이 2.9배 더 높다고 나타났다.[10] 그리고 IGF-1 연구의 예와 달리, 인슐린 위험 승수는 폐경 전과 폐경 후 유방암이 똑같았다. 이 결과는 IGF-1 수치가 약한 지표이며 오해의 소지가 있을 수 있음을 뚜렷이 보여 준다. 인슐린 측정에 초점을 맞추면 훨씬 더 많은 통찰을 얻을 수 있다. 지난 10년간 진행된 최고의 과학 연구는 IGF-1에만 초점을 맞추기보다는 올바르게 인슐린, 인슐린 저항성, IGF-1을 모두 연결해 분석한다.[11]

하지만 최근 암 분야에서 인기 있는 토론 주제로 부상한 요인이 또 하나 있다. 정말 복잡한 이야기이긴 하지만, 여기서 우리가 그 내막을 알려 주겠다. 암 블록의 뉴 키드는 mTOR라고 불린다.

mTOR 요인

우리는 앞서 10장에서 mTOR(〈라파마이신의 포유류 표적 Mammalian target of rapamycin〉의 줄임말)를 처음 언급했다. mTOR는 생물의 에너지 이용률과 성장 신호를 관리하는 영양소 센서 중 하나다. 많은 연구에서 mTOR 경로가 암의 발병 및 진행과 밀접하게 관련된다고 시사한다. 따라서 암에 관해 이야기할 때는 체내에서 mTOR를 부적절하게 유도하는 것이 무엇인지 간략히 설명할 가치가 있다.

인슐린은 주로 탄수화물과, 렙틴은 주로 지방과 작용하지만, mTOR는 주로 단백질과 작용한다. mTOR의 주요 복합체는 두 가지가 있지만, 미친 듯이 복잡한 이 영역을 단순화하기 위해 우리는 두 종류를 구분하지 않고 mTOR 기능을 개괄적으로 설명할 것이다.

영양소를 감지하는 mTOR 경로는 어린 동물의 성장을 위해 필수적이다. 그러나 나중에 이 경로는 세포 및 일반적인 노화 효과를 촉진할 수 있다. 그래서 mTOR는 건강과 장수라는 측면에서 일종의 양날의 검이다. 불행하게도, 이는 당신이 마주칠 가장 복잡한 양날의 검이다! 하지만 mTOR를 최적화한다면, 건강하게 오래 살 가능성이 클 것이다. 그렇다면 어떻게 하면 mTOR를 최적화할 수 있을까?

mTOR는 단백질 외에도 어지러울 만큼 쏘아 대는 영양소 및 환경 신호로부터 정보를 입력받는다. mTOR는 성장 인자, 스트레스, 에너지 상태, 산소, 아미노산과 같은 입력을 통합한다. 또한 신체의 다른 많은 센서로부터 신호를 수신하고 통합한다. 포도당과 인슐린은 다양한 방식으로 mTOR 경로를 활성화할 수 있다. 고혈당과 고인슐린 혈증은 부정적인 방식으로 mTOR를 활성화한다. 인슐린 저항은 mTOR의 부정적인 영향을 유도할 수도 있고, 이 영향에 의해 인슐린 저항이 유발될 수도 있다. 그리고 과도한 단백질도 부정적인 방식으로 인슐린 저항을 자극해 유발할 수 있다.

단백질 섭취를 통해 직접 유발하든, 탄수화물 섭취 등에 의존하는 수많은 다른 경로를 통해서든, mTOR 활성화는 긍정적인 효과를 가져올 수 있지만, 인슐린 저항성이 있거나 비만할 때, 이러한 긍정적인 효과가 부정적으로 바뀌어 실제로 문제를 악화시킬 수 있다. 다음의 짧은 목록에서 이러한 상황들을 정리했다.

- 시상 하부에서 mTOR 활성화는 식욕을 줄이는 데 도움이 된다. 그러나 인슐린 저항은 이 유익한 행동을 차단해 비만을 촉진할 수 있다.
- mTOR는 지방 조직을 확장할 수 있으며, 이는 과도한 에너지를 인체 과부하를 피하는 안전한 장소로 전환하는 데

도움이 될 수 있다. 그러나 과체중이고 대사 건강이 좋지 않은 사람에게는 과도한 칼로리와 염증 반응이 mTOR를 유도하여 인슐린 저항성 및 기타 문제를 유발할 수 있다.

- mTOR 활성화는 섭취한 포도당을 지방 세포로 옮기는 유익한 결과를 촉진하지만, 인슐린 저항성이 증가함에 따라 이 기능이 제 역할을 하지 못한다.
- 근육에서 mTOR는 단백질 합성과 에너지를 생산하는 세포의 부분인 미토콘드리아를 새롭게 생성하여 에너지를 효율적으로 연소시키는 데 중요한 역할을 한다. 운동을 통한 근육 사용은 응당 mTOR 활동을 증가시키므로 이 경우 mTOR가 더 높으면 좋다.
- 간에서는, 비만하거나 과식하면 인슐린 작용과 기타 메커니즘을 통해 mTOR가 과도하게 활성화한다. 이때 mTOR는 케톤 생산을 차단하고 간의 지방 축적을 촉진한다. 이는 결국 간 인슐린 저항성, 무제한 포도당 생산, 고혈당을 촉진한다.
- 췌장에서 mTOR는 인슐린을 생산하는 베타 세포의 건강을 증진한다. 그러나 mTOR 과활성화가 지속되면 베타 세포 사망을 초래하여 당뇨병을 촉진할 수 있다.

따라서 문제는, mTOR가 수많은 요인에 따라 긍정적이고 부정적인 영향을 모두 미칠 수 있다는 것이다. 우리는 당신이

mTOR와 인슐린 신호의 긴밀한 연관성을 알았으면 한다. mTOR 기능을 건강하게 유지하는 주요 전략 중 하나는 단백질 섭취량에 상관없이 인슐린을 낮추고 인슐린 민감성을 유지하는 것이다.

암은 어디서 오는 걸까? 인슐린처럼 mTOR는 다양한 자극을 조절해 신체 조직의 성장을 촉진할 수 있다. mTOR가 지나치게 자극된다면, 암 성장의 위험이 더 커질 수 있다. 그러나 mTOR를 평가하려면 오로지 다른 모든 성장 경로의 상황과 영양, 그리고 생활 방식 개선을 통해 이것이 어떻게 변하는지 살펴야만 한다.

우리가 암에 대해 마지막으로 할 말은 간단하다. 과학에 기반한 암 위험 감소 전략은 탄수화물 섭취를 억제하고, 따라서 낮은 인슐린을 유지하는 일이다. 다른 행동 단계들로 가공식품 제거에서 운동에 이르는 암 위험을 낮추는 가장 중요한 건강한 생활 방식 전략도 포함된다.

13
건강한 지방: 장수의 연료

11장에서 우리는 콜레스테롤 수치가 정말로 무엇을 의미하는지 분명히 밝혔다. 오해의 소지가 있는 이 지표 하나가 지방 전쟁의 불씨를 댕겼다. 안타깝게도, 콜레스테롤은 여전히 이 전쟁을 유지하는 역할을 한다. 우리는 지금 나쁜 과학에서 벗어나고 있지만, 그 과정은 지지부진했다. 수많은 당국과 세계의 거대 기업들은 잘못된 이론에 깊이 투자하고 있다. 그들은 상반된 증거가 나왔음에도 굴복하기를 거부한다. 최근 몇 년 동안 그들은 식이 지방에 대한 오래된 연관성 연구의 자료를 부활시키고 있다. 마지막 저항을 하던 그들은 이 지경까지 왔다.

반지방 진영의 절망

연관성 연구의 일반적인 지침에서는, 강한 관심을 끌려면 위험 승수가 2배는 되어야 한다. 즉, 특정 요인이 작용할 때 위험이 2배로 증가해야 한다. 이는 가능한 위험 요인 모두에 해당한다.

포화 지방과 심장 질환 발생

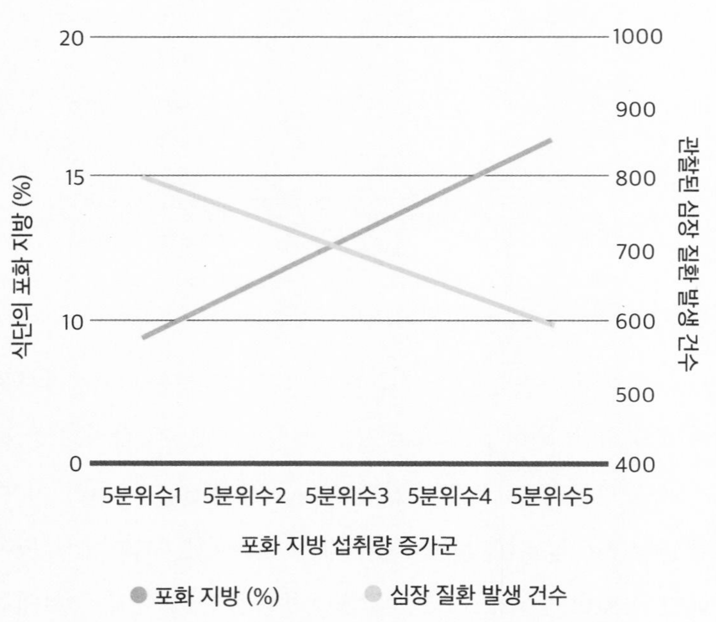

포화 지방은 유익한 듯했지만(왼쪽) 주요한 조정으로 주요한 변화가 발생했다. 출처: D. D. 왕 외, 「특정 식이 지방과 총/총원인 사망의 관련성」, 『자마 인터네셔널 메디신 176』 8호(2016): 1134~1145; G. 종 외, 「미국 남성과 여성의 포화 지방산 섭취 및 관상 동맥 질환 위험: 2개의 장기 코호트 연구」, 『영국 의학 저널 355』 (2016): i5796.

흡연은 심장병 발생률에 중요한 인과 원인이다. 흡연은 예상할 수 있듯이 관상 동맥 심장병 위험을 적어도 2배 증가시킨다. 흡연은 정말로 심각한 폐암의 원인이기도 하다. 폐암에서는 위험 승수가 10배를 초과한다. 반면에 포화 지방과 심장병을 조사한 연구에서는 승수가 2배 근처에도 오지 않는다. 사실, 많

포화 지방과 나이 수정 위험률

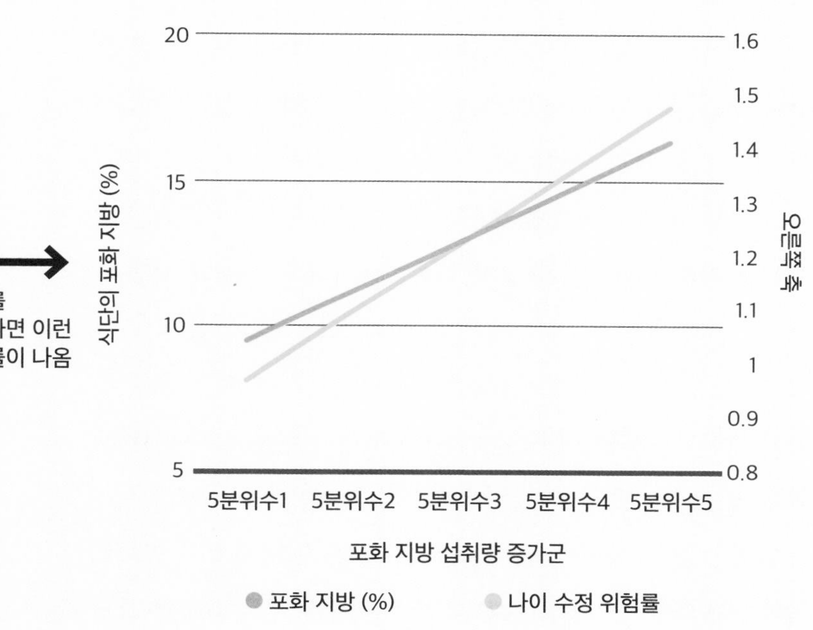

은 연구에서 고지방 식단을 섭취하면 심장병 위험이 낮아진다고 밝혀졌다. 여전히 사소한 연관성 증거에 목맨 반지방 연구 결과를 살펴보자.

이 연구에서 그들이 포화 지방을 두고 짜낸 평균 위험 승수는 1.2배로 사소했다.[1] 달리 말해, 포화 지방을 가장 많이 먹는 사람은 가장 적게 먹는 사람보다 위험이 20퍼센트 더 높았다. 하지만 건강한 사용자 편향 효과는 이를 깃털처럼 날려 버린다. 건강한 사용자 편향 현상이 발생하는 이유는, 공식적인 영양 조언을 가장 엄격하게 따르는 사람들은 건강을 가장 중시하는 사람들이며, 따라서 모든 특정 연구에서 거의 설명되지 않는 온갖 종류의 건강한 행동을 활용하기 때문이다. 연구의 초점과 상관없이, 그들은 전반적으로 더 건강한 행동을 하므로 더 나은 건강 결과를 얻는다.

수십 년 동안 공식적인 조언은 포화 지방을 덜 먹고 대신 다불포화 지방을 먹으라는 것이었다. 지구상에서 가장 건강을 중시하는 사람들은 이 충고를 가장 잘 따르는 사람들이다. 그래서 이런 참가자들은 저지방 식단에 과분한 신뢰를 보낸다. 따라서 많은 면에서 이 연구는 오해의 소지가 아주 많아 나쁜 과학을 지원하는 데 한몫하는 위험한 데이터를 만들어 낸다.

앞의 도표는 연구 방법이 색다를 때 통계적 조정이 얼마나 커질 수 있는지를 보여 준다. 왼쪽에는 자연 포화 지방과 심장병의 기존 연관성이다(이전 논문에서 얻은 원래의 기준 데이터에 기초함. 이 연구에서는 그룹 간 나이 차가 적었음). 이 연구에서는 포화 지방이 높은 식단이 심장 질환을 덜 초래한다고 나타났다. 그러나 이후에 저술한 논문의 저자들은 시간이 지나면서 변화하는 식이 패턴들을 조정했고, 이로 인해 그룹 간 나이 차가 커졌다(나이 든 사람들은 건강을 더 중시해 〈공식적인〉 조언을 적극적으로 실천했다). 오른쪽에 보이는 포화 지방의 결과는 나쁘게 나타났다(〈위험율〉은 〈위험 승수〉를 표현하는 한 방법일 뿐이라는 점에 유의하라). 이 연구의 메시지는

〈천연 지방 대신 산업용 기름을 꿀꺽꿀꺽 마셔라〉가 되었다.

이후의 연구에서 연구진은 색다른 기법을 충분히 사용했다. 그들은 후반 설문지 정보를 사용하여 수년간 피험자 식단이 변화한 내용을 통합했고, 이로 인해 가장 가장 낮은 연령군과 가장 높은 연령군의 차이가 15세로 벌어졌다. 이 연구는 일반적인 나이 수정과 다르게 그룹 간 나이 차이를 거의 연구 기간만큼 벌려 놓았다. 이런 상황에서 건강한 사용자 편향 왜곡이 과도할 수 있는 이유는, 연구 방식이 확립된 규범에서 벗어나기 때문이다. 이 연구 기간에 가장 건강한 사람들은 포화 지방을 줄이고 다불포화 기름으로 대체하라는 말을 번번이 들었고, 나이 든 사람들은 더 많이 들었다. 그들이 후반에 작성한 설문지는 이러한 식이 변화를 훌륭히 반영했다. 다른 건강한 습관 덕에 그들이 더 나은 건강 결과를 얻었다 해도, 포화 지방 감소는 그 공로를 인정받는다. 이 결과는 기대하던 메시지를 위해서는 훌륭하지만, 과학적 정확성을 위해서는 그렇지 않다.

우리는 이제 천연 지방이 해롭다고 암시하는 연관성 연구를 전혀 볼 필요가 없다. 그런 연구들은 모두 위험 승수가 1.2배(또는 훨씬 더 낮은) 정도이므로 실효성이 아주 미미하다. 하지만 반대 진영에서 나온 비슷한 연구들을 살펴보자. 이 연관성 연구들이 지방을 공격하는 사람들의 가면을 벗길 수 있을까? 그럴 수 있을 것 같다.

포화 지방을 방어하는 연구들

잘 수행된 최근의 대규모 연구 결과는 모두 〈포화 지방은 총원인 사망률이나 심혈관 질환, 관상 동맥 심장 질환, 허혈성 뇌졸중, 제2형 당뇨병과 관련이 없다〉라고 말한다.[2]

최근 몇 년 동안에는 이와 같은 연구가 훨씬 더 많다. 어떤 사람들은 포화 지방을 다불포화 기름으로 대체하면 실제로 심장병의 위험이 증가할 수 있다고 제안한다. 그중 하나는 다음과 같은 결론을 기록했다. 〈포화 지방산을 다불포화 지방산 또는 탄수화물로 대체할 경우 더 높은 관상 동맥 심장병 위험과 유의미한 관련이 있었다.〉[3]

이 연구에 참여한 3만 5,597명의 유럽인에게 포화 지방은 가장 안전한 지방 같았다. 위험 승수는 다른 성분으로 대체된 포화 지방의 5퍼센트당 1.3배였다. 유사한 많은 연구와 마찬가지로, 이 위험 승수는 너무 낮아서 별 의미가 없었다. 그러나 이 연구에서 포화 지방은 조사된 다른 음식들보다 더 안전하다고 나타났다.

2016년 9월에 시작한 또 다른 연구의 결론은 다음과 같다. 〈우리의 결과는 공식적인 식이 지침에 여전히 포함된 CVD(심혈관 질환)와 포화 지방의 연관성을 뒷받침하지 않는다. 대신, 이 결과는 CVD 위험과 고당 지수/고탄수화물 식단을 연관시키는 최근의 연구에서 축적된 데이터와 일치한다. 포화 지방과 CVD를 연결하는 과학적 증거가 없는 상황에서, 이러한 결과

는 CVD에 관한 현재의 식이 권고안을 심각하게 재고해야 한다는 것을 보여 준다.〉[4]

그리고 마지막으로, 이러한 연구 중에 가장 흥미로운 연구는 2017년 8월에 발표되었다. 「전향적 도시 농촌 역학PURE 연구」는 18개국에서 7년 4개월 동안 13만 5,335명의 남녀를 추적했다.[5] PURE 연구는 관상 동맥 심장 질환 사망률이나 일반 사망률이 일반적으로 지방 섭취, 또는 포화 지방 섭취와 관련이 없다는 것을 발견했다. 사실, 높은 포화 지방 섭취량은 더 낮은 뇌졸중 발병률을 초래했다. (우리에게는) 놀랄 것도 없이, 이 결과에서 탄수화물 섭취가 증가하면 사망률이 올라간다고 드러났다. 참가자들의 콜레스테롤 수치를 조사한 별도의 PURE 분석에서, 우리의 말과 일치하는 결과가 나타났다. 〈비율이 오해의 소지가 있는 LDL보다 문제를 훨씬 더 잘 예측하며, 높은 탄수화물 섭취량은 더 높은 ApoB/ApoA1 비율과 강한 연관성을 지닌다.〉[6]

사실, 이러한 연구들은 모두 연관성 연구이며, 우리가 앞서 말했듯이, 연관성 증거는 둘 사이의 연관성을 가리킬 뿐이다. 이는 하나가 또 하나를 일으킨다는 것을 증명하지 못한다. 그러나 연관성 증거는 이론을 〈반증〉하는 데 좋다. 두 가지가 연관성마저 없다면 인과 관계를 제안할 수조차 없다. 그리고 만약 〈반〉상관성이 있다면, 즉, 하나에 연관성이 더 많고 다른 하나에 더 적다면, 연관성이 더 많은 것이(이 연구에서 포화 지방) 더 적은 것(심장병과 전체 사망률)을 초래하지 않는다고 확신할 수 있다. 가장 잘 수행된 연관성 연구는 천연 식이 지방을 악마 취급해서는 안 되며 높은 탄수화물 섭취량을 훨씬 더 우려해야 한다고 분명히 알려 준다.

판결이 나다

우리는 온갖 저지방 시험과 연구를 주절주절 늘어놓으면서 시간을 축내고 싶지 않다. 그런 이야기들을 듣다 보면 혼란에 빠질 것이다. 사람들이 그런 실험들에 수십억 달러를 썼지만, 가치 있는 내용을 전혀 밝혀내지 못했다.

규모가 가장 큰 연구 중에 다중 위험 요인 중재 시험MRFIT과 여성 건강 연구는 특히 당혹스러웠다. 이들 연구를 마치는데 각각 수억 달러가 들었다. 참가자들은 총지방과 포화 지방의 섭취를 줄이고 다불포화 지방의 섭취를 늘렸다. 연구자들은 포화 지방이 심장병을 일으킨다는 것을 증명하기 위해 최선을 다했고, 그 노력은 보기 좋게 실패했다. 일부 언론은 이 재앙을 꽤 솔직하게 보도했다. 『월스트리트 저널』은 〈심장 마비 실험, 실패하다〉라는 제목으로 MRFIT 연구 기사를 실었다.

포화 지방을 식물성 기름으로 대체하자 훨씬 더 나쁜 결과가 나오는 실험도 많았다.[7] 부정적인 결과가 나온 이러한 실험들은 정직하게 발표되지 않았고, 많은 메타 분석(결론 없는 다른 많은 연구를 모아 놓은 연구들)에도 제대로 포함되지 않았다.

2015년에, 매우 큰 메타 분석에서 이러한 실험 결과 중 많은 수를 조사했다. 이는 포화 지방이 심장병의 원인이라고 설명하기 위한 마지막 필사적인 노력이었다. 전반적으로 중요한 발견은, 식단에서 포화 지방을 줄이거나 대체하면 다음과 같은 결과를 낳았다는 것이다.

- 총사망 원인에 유의미한 영향을 미치지 않음
- 심혈관 사망률에 유의미한 영향을 미치지 않음
- 심장 마비 사망률이나 심장 마비 발생률에 유의미한 영향을 미치지 않음
- 뇌졸중 발생률과 사망률에 유의미한 영향을 미치지 않음

심혈관 질환에서 약간의 감소가 나타났는데, 이 수치는 통계적으로 중요한 영역으로 막 진입하는 지점이었다. 그러나, 이 제한적인 영향(주로 협심증의 발생률을 줄임)은 포화 지방을 대체해 다불포화 지방을 사용한 연구에만 국한되었다. 게다가 선정 과정에서 결국 몇 가지 부정적인 심혈관 실험이 포함되지 않아, 이 실험마저도 논쟁의 여지가 있다.

재미있게도, 심혈관 사망률에 약간의 영향을 미친 유일한 실험은 콜레스테롤 수치를 낮추지 않은 실험이었다. 또한, 이후의 분석에서는 심혈관 사망률 감소가 암 사망률 증가로 인해 상쇄되었다고 밝혀졌다.[8] 이해가 안 된다. 메타 분석의 15개 연

구 중 나머지 14개에서는 심혈관 사망률의 감소가 전혀 나타나지 않았는데, 이 점은 의미심장하다.

이런 실험이 실패한 진짜 이유는 〈잘못된 가설〉을 시험했기 때문이다. 연구자들은 포화 지방 하나만으로도 심장 건강에 나쁘다고 생각했다. 이로 인해 결국 LDL 수준을 높인다는 생각에만 의존했다. LDL이 보편적으로 나쁘다는 가정이 이 속임수를 완성했다. 11장에서 설명했듯이, 수많은 연구가 밝혀낸 것처럼 애초에 이 생각을 뒷받침하는 확실한 과학이 아예 없었다.

포화 지방은 탄수화물을 너무 많이 먹거나 오메가-6가 너무 높거나 오메가-3가 너무 낮을 때만 의미 있게 부정적인 영향을 미칠 것이다. 실험자들은 이를 인정하지 않았고, 그것이 실험이 실패한 주된 이유다.

이러한 실험은 포화 지방의 변화를 만지작거리면서 상호 작용을 통제하지 않고 있었다. 식이 탄수화물 섭취가 너무 높다면 포화 지방을 다불포화 지방으로 대체하여 약간의 이점을 얻을 수 있다. 그러나 약간의 이점이라고 해야 심혈관 질환 발생을 약간 낮출 뿐이다. 일부 실험은 이 점을 거의 알아차리지 못했지만, 그들은 마치 내일이 없는 것처럼 이 궤변을 팔았다. 어떤 이득도 다불포화 지방의 다른 문제들로 인해 상쇄되는데도 말이다.

가장 가치 있는 실험은 오해의 소지가 있는 LDL 콜레스테롤이 아니라 인슐린과 인슐린 저항성을 줄이는 데 초점을 맞출 것이다. 그것은 중성/HDL, 또는 총/HDL 비율을 줄이는 데 중점을 둘 것이다. 이런 실험은 건강한 인슐린 신호와 낮은 염증을 매우 잘 반영한다. 또한 인슐린 측정치가 결과에 영향을 줄 것이다. 이런 실험의 결과는 통계를 들먹이며 소란을 떨기보다는 심장병의 실제 근본 원인을 다룬다.

고지방과 저탄수화물의 조합은 대규모 연구에서 실험을 진행했어야 했다. 과도한 오메가-6 기름의 해로운 잠재력을 설명했어야 했다. 오메가-6 vs 오메가-3의 비율을 뒷받침하는 많은 연구 결과가 있었으므로, 이 요인도 포함했어야 했다.[9] 다른 중요한 요인들도 통제했어야 했다. 슬프게도, 이 모든 요인을 살펴보는 대규모 인체 실험은 없다. 자금 집행자들은 그 대신 저지방 이론을 구제하기 위해 필사적으로 노력하는 데 돈을 탕진했다.

하지만 우리는 비율이 적절할 경우 지방이 우리에게 무엇을 해줄 수 있는지를 밝히는 실험을 많이 진행하고 있다.

건강한 천연 지방으로 건강 증진하기

4장에서 미국 성인의 대다수가 심장병과 다른 많은 현대 질병의 근원인 대사성 인슐린 저항 증후군MIRS을 앓고 있다고 이야기했다. 모든 사람의 수준이 다르다. 이 질병 과정에 관한 한, 우리는 모두 하나의 범위 안에 있다. 우리는 10장에서 이를 고

고인슐린 혈증/인슐린의 스펙트럼

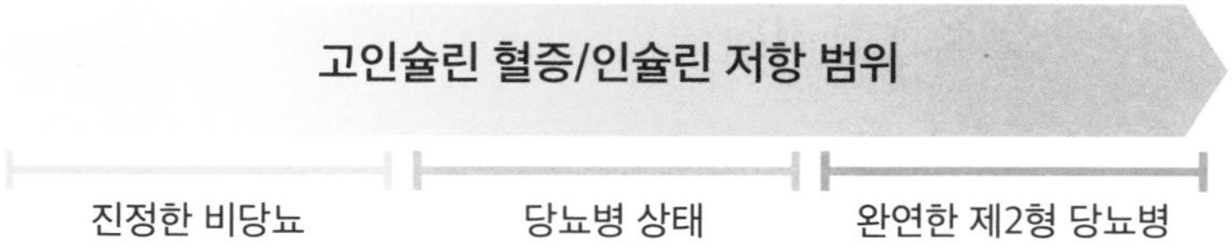

고인슐린 혈증/인슐린 저항 범위

진정한 비당뇨 | 당뇨병 상태 | 완연한 제2형 당뇨병

인슐린 혈증/인슐린 저항 범위(스펙트럼)라고 불렀지만, 본질상 이는 MIRS 범위이기도 하다. 이제 우리는 왜 식이 지방이 그렇게 중요한지 핵심을 파고들어야 한다. 이 질병의 진짜 근본 원인을 물리치는 일이 매우 중요하다. 그러면 우리는 세계에서 가장 큰 건강 문제를 해결할 수 있다. 원인을 해결하면 인슐린 범위의 안전한 끝단으로 옮겨가는 데 도움이 된다. 그렇게 되면 날씬한 몸매를 갖고 수명을 연장할 수 있다.

이런 일이 모두 가능한 이유는, 탄수화물을 줄이고 건강한 지방에서 칼로리의 대부분을 얻으면 인슐린 저항성과 고인슐린 혈증을 해결할 수 있기 때문이다. 이러한 문제들은 MIRS와 많은 만성 질환, 특히 심장병과 비만의 핵심 문제이며, 이를 해결한다면 건강과 장수에 엄청난 영향을 미칠 수 있다.

5장에서 설명했듯이, 적절히 구성된 건강한 저탄고지 식단은:

- 당뇨병 전 단계와 당뇨병을 치료하는 데 매우 효과적이다.
- 식욕 조절을 개선한다.
- 비타민 A, D, E 및 K의 흡수를 최적화한다.
- 면역 체계를 강화한다.

- 전신 염증을 최소화한다.
- 지속해서 강도 높은 운동을 한 후에 빠른 회복을 도모한다.
- 심장병의 중요한 위험 지표를 낮춘다.
- 노화를 늦추고 에너지를 향상한다.
- 건강한 피부와 머리카락, 손톱, 다른 많은 외적인 건강 징후들을 촉진한다.

2006년에 진행된 매혹적인 실험은 탄수화물을 줄이고 건강한 지방을 늘리는 것이 건강의 핵심인 이유를 정확히 밝혀냈다.[10] 연구진은 MIRS 전염병을 앓는 다양한 사람들을 구체적으로 조사했다. 이 집단은 집중해서 들여다보기에 완벽한 대상군이었다. 엔지니어들은 문제가 있는 부분을 보는 것을 좋아한다. 〈실패한 부분〉을 꼼꼼히 조사하면 많은 것을 알 수 있다.

연구자들은 무작위로 참가자들을 네 그룹으로 나누었다. 그들은 식단에서 탄수화물 vs 지방의 비율을 다양하게 시험하고자 했다. 그리고 다소 특별한 것을 시험해 보고도 싶었다.

첫째, 각 그룹은 칼로리를 줄일 필요 없이 3주 동안 다른 식이 요법을 실행했다. 이 실험으로 실제 상황에서 식이 요법으로 무슨 일이 일어날지 시뮬레이션할 수 있었다. 고탄수화물 식단에는 복합 탄수화물이 포함되었지만, 전형적인 고탄수화물 식단을 모방해 단당류도 들어 있었다. 지방이 가장 많은 식단은 우리가 권장하는 비율과 대체로 비슷했다. 요약하자면, 네 가지 식단은 저지방(탄수화물 54퍼센트), 중지방(탄수화물 39퍼센트), 고지방(탄수화물 26퍼센트), 고포화 지방(탄수화물 26퍼센트이지만, 지방은 대부분 포화 지방)이었다(일반적으로 우리는 탄수화물 20퍼센트 이하를 권장한다).

3주 식단이 끝나고 나서 다음 단계는 기발했다. 연구자들은 네 그룹에게 계속 해당 식단을 제공했지만, 그 후 9주 동안에는 피험자들의 음식을 줄였다. 모든 사람이 하루에 1,000칼로리를 빼앗겼다. 이런 일은 실제 생활에서 일어나지 않을 것이다. 하지만 이 실험에서 정말로 흥미로운 사실이 밝혀졌다.

결정적으로, 연구자들은 오해 많은 LDL 수치 이외에도 많은 것을 측정했다. 그들은 10장에서 언급한 강력한 지표들을 모두 기록했다. 중성/HDL 비율, 총/HDL 비율, 그리고 모든 고급 지단백질 측정치. 그렇다면 다양한 집단에 어떤 일이 벌어졌을까? 우선 칼로리를 줄이지 않았던 시기를 살펴보자.

초저탄수화물 초고지방 식단은 칼로리 감소 없이 단 3주 만에 최대의 개선을 보였다. 포화 지방을 강조한 초저탄수화물 식단은 그중에서도 최고의 결과를 냈다. 이 식단은 3주 만에 중성/HDL을 44퍼센트 감소시켰다. 그렇다, 고지방 식단은 콜레스테롤 건강 지표 중 가장 중요한 지표를 거의 절반으로 줄였다.

또한 이 식단은 HDL을 5mg/dL 증가시켰고, 중성 지방을

37퍼센트 낮추었으며 중요한 총/HDL을 13퍼센트 줄였다. 그리고 LDL 입자의 수와 크기에 관한 수치를 개선했다.

이와는 대조적으로, 고탄수화물 저지방 식단은 칼로리 제한 없이 거의 아무것도 성취하지 못했다. 중성 지방과 중성/HDL이 10퍼센트 감소했을 뿐 다른 지표는 전혀 변하지 않았다.

따라서 저탄고지 식단이 압승을 했고, 저지방 식단은 부진을 면치 못했다. 하지만 이 실험은 더욱 흥미로워졌다. 덜 먹는 동안 무슨 일이 있었을 것 같은가? 알아보자.

9주간 굶은 후에 지방이 가장 높은 식단은 주요 지표를 훨씬 더 개선했다. 우리에게는 그리 놀라운 일이 아니다. 탄수화물이 가장 높은 식단도 마침내 주요 지표의 개선을 보이기 시작했다. 하지만 가장 흥미로운 점은, 9주간 굶은 후에도 탄수화물이 가장 높은 식단은, 지방이 가장 높은 식단이 굶지 않고 달성한 결과의 절반밖에 얻지 못했다는 것이다.

당신은 전형적인 고탄수화물 저지방 식단을 고수하면서도 칼로리를 반으로 줄일 수 있다. 그러면 건강 지표가 어느 정도 개선되기 시작할 것이다. 또는 저탄고지 식단을 먹고, 칼로리에 집착하지 않으며, 맛있는 저탄수화물 음식을 먹으면 지표가 2배 개선될 것이다.

함께 먹는 것이 문제다

세상은 여전히 오해의 소지가 있고 시끄러운 지표인 LDL을 고집하고 있다. 그러나 확실한 과학을 믿는 많은 선구자가 앞으로 나아가고 있다. 그들은 적절한 건강 지표를 주의 깊게 관찰한다. 이로써 질병의 진짜 근본 원인에 초점을 맞출 수 있고, 물론 질병을 예방하는 최고의 식단을 짤 수 있다.

스티브 피니 교수와 제프 볼렉 교수는 그런 선구자들이다. 피니는 1970년대에 건강한 천연 지방을 비방하는 일이 엄청난 실수임을 깨달았다. 초기 실험에서 그는 대단히 중요한 사실을 입증했다. 즉, 천연 포화 지방 섭취로 인한 건강은 탄수화물 섭취량을 적게 유지하는 데 크게 의존한다는 것이다.

볼렉은 저탄수화물의 중요성을 밝히는 흥미로운 인체 실험을 계속해 왔다. 그의 실험 대상자들은 현대인의 현재 상태를 여실히 보여 주는 집단으로, 과체중에 〈콜레스테롤 문제〉를 지녔으며, 따라서 다양한 식단의 힘을 실험하기에 더할 나위 없는 사람들이었다. 이 실험 참가자의 절반은 〈건강한〉 저지방 식단(정크 푸드가 아닌 진짜 음식으로 구성된 음식 피라미드 식사)을 섭취했고, 나머지 절반은 초저탄수화물(키토) 식단을 먹었다. 다음 도표는 저탄수화물 식단이 저지방 식단을 어떻게 제압하는지를 보여 준다.

저탄수화물 식단의 경우, 12주간의 실험이 끝날 무렵에 HDL이 상승했고, 더 중요하게 중성 지방/HDL이 50퍼센트 이상 떨어졌다. 즉, 가장 중요한 〈콜레스테롤〉 지표의 절반이 감소한 것이다. 피험자의 식후 인슐린과 중성 지방 반응이 크

저탄수화물이 저지방을 참패시키다

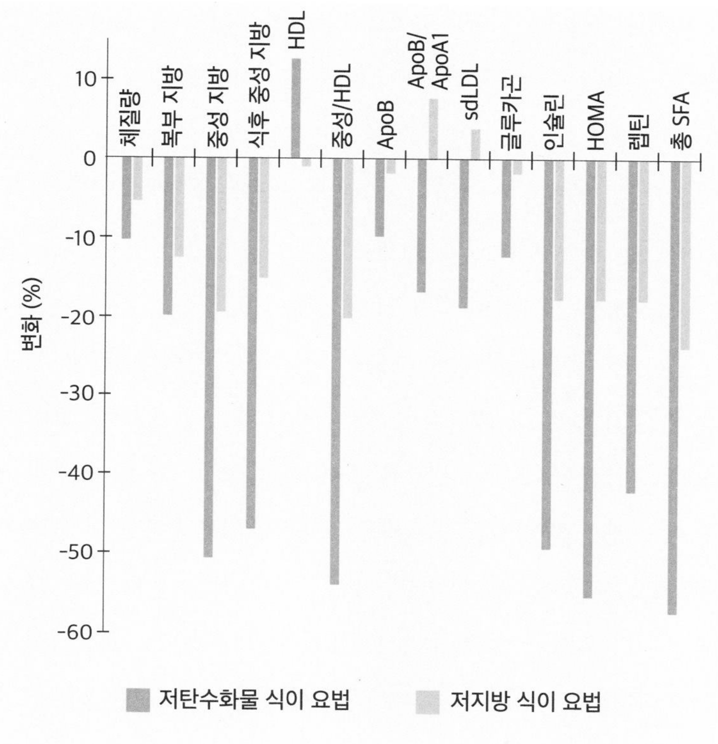

모든 콜레스테롤과 염증 지표는 탄수화물이 적을수록 훨씬 더 개선된다. 출처: J. S. 볼렉 외, 「식이 탄수화물 제한은 고혈압성 지질 혈증, 지방산 분리, 대사 증후군에 긍정적인 영향을 미치는 독특한 대사 상태를 유도한다」, 『지질 연구의 진전 47』, 5호(2008): 307~318.

게 개선되었다. 연구팀은 또한 가장 신뢰할 수 있는 염증 지표에 미치는 식단의 영향을 알아보는 인체 실험을 진행했다. 다시 말하지만, 저탄수화물 식단은 저지방 식단이 악화시키는 이 수치들을 극적으로 개선했다.

저지방 식단은 저탄수화물 식단에 참패했지만, 수치가 약간 개선되었다는 점에 주목하라. 과체중인 사람들은 대부분 정말 나쁜 고탄수화물 고지방 식단을 먹고 있었기 때문에 저지방 식단만으로도 좋아진 것이다. 그런데 맛없는 식단을 먹고 조금 나아지는 것에 만족할 이유가 있을까? 맛있는 식단을 먹고 엄청나게 개선하는 편이 백배 낫다.

체중은 실제로 문제의 원인이 아님을 기억하라. 지방 세포의 건강이 훨씬 더 중요하다. 지방 세포의 건강을 어떻게 극적으로 개선할까? 초저지방 식단과 칼로리 제한, 매우 세심한 관찰과 충분한 영양소를 보장하는 보충제를 조합하면 가능하다. 아니면 우리처럼 잘 구성된 저탄수화물 식단을 먹으면 된다. 저탄수화물 식단은 인류 조상이 자연스레 먹던 맛있고 영양분이 풍부한 음식을 목표로 한다. 이 식단은 탁월한 건강을 달성하는 더 쉽고, 더 효과적이며, 훨씬 더 즐거운 식습관이다.

대규모 실험에서 진실이 밝혀지다

최근 몇 년 동안, 저탄수화물 과학은 실제로 주류에 편입하고 있지만, 물론 언론은 이를 훼손하려는 목적으로 자주 보도를 한다. 어쨌거나, 거대한 사업과 엄청난 명성이 위협받기 때문이다. 저탄수화물이 표준이 되면 무수한 조직과 개인이 잃을 것이 많다.

2016년에 우리는 가장 인상적인 대규모 실험 중 하나를 보았다. 〈당뇨병(Diabetes.co.uk)〉 자선 단체의 리더들은 의료계의 주요 전문가가 아니다. 그들은 지금 세계 최대의 제2형 당뇨병 자원 그룹이 된 단체를 설립한 IT계의 기술 전문가들로, 전 세계 당뇨병 환자들과 연대해 가장 효과적인 당뇨병 개선 방법을 공유하는 것이 그들의 목표다. 그들은 처음에 당뇨병 환자를 위한 표준 고탄수화물 식단 조언을 지지하면서 이 단체를 설립했다.

그러나 그 후 연구팀이 이 식단을 연구했고, 저탄수화물이 당뇨병을 관리하는 기본 요건임을 깨달았다. 그들은 회원들이 간소화한 저탄수화물 식단을 먹는 라이브 실험을 시작했다.[11] 식사 지침과 추적 앱이 무료로 제공되었다. 12만 명 이상이 이 실험에 참여했다.

무작위 대조군 실험은 아니었지만, 결과는 놀라웠다. 10주 안에, 자가 실험자의 80퍼센트가 상당한 체중 감량을 보고했는데, 10퍼센트 이상이 적어도 9킬로그램의 체중을 감량했다. 70퍼센트 이상이 혈당이 개선되었다. 그리고 약 20퍼센트가 모든 혈당 약을 중단할 수 있었다. 이는 공식 식이 지침과 정반대의 식단을 이용해 10주 만에 이룩한 결과였다.

지방으로 살을 빼다

저탄고지 식단의 효과는 대체로 식욕 조절 요인 덕이지만, 이 요인은 대부분 식단 실험을 설계할 때 명백히 제외된다. 많은 실험이 칼로리 섭취를 정해진 값으로 고정해 식욕 요인을 완전히 덮어 버린다(실험 참여자들은 일상에서처럼 배가 고플 때 먹을 수 있는 선택권이 없다). 다른 실험들은 칼로리 제한 고탄수화물 식단을 〈원하는 대로 다 먹는〉 저탄수화물 식단과 비교한다(이런 실험 중 다수에서, 저탄수화물 식단은 여전히 칼로리 제한 고탄수화물 식단을 이긴다). 기타 허튼소리에는 탄수화물 에너지가 45퍼센트 미만이라면 저탄수화물 식단이라고 부르는 것이 포함된다. 이는 본질상 고탄수화물과 초고탄수화물을 비교하므로 저탄수화물과 고탄수화물 비교를 무의미하게 만든다. 이러한 행동은 결국 연구 결과를 통계적 잡음 statistical noise으로 몰아넣는다. 진정한 저탄수화물 식단은 탄수화물에서 얻는 에너지가 약 20퍼센트이거나 이보다 훨씬 더 낮다.

우리는 앞의 실험에서 저탄수화물 식단으로 바꿨을 때 12만 명 중 80퍼센트가 양호한 체중 감량 결과를 나타낸 것을 보았다. 하지만 그들은 그 전부터 체중 감량을 위해 〈좋은〉 식단을 따르려고 노력하고 있었다. 저탄수화물 접근법으로 그들은 훨씬 더 큰 성공을 맛보았다. 이 식단으로 그들은 체중과 함께 필요한 약물을 줄였다. 그렇다면 왜 기득권층은 인체 연구에서 저탄수화물 이점이 밝혀지지 않았다고 계속 주장하는 것일까?

영국 공중 보건 협력국의 샘 펠담은 2016년에 이 문제를 꽤

저탄수화물 vs 저지방 식단의 체중 감소

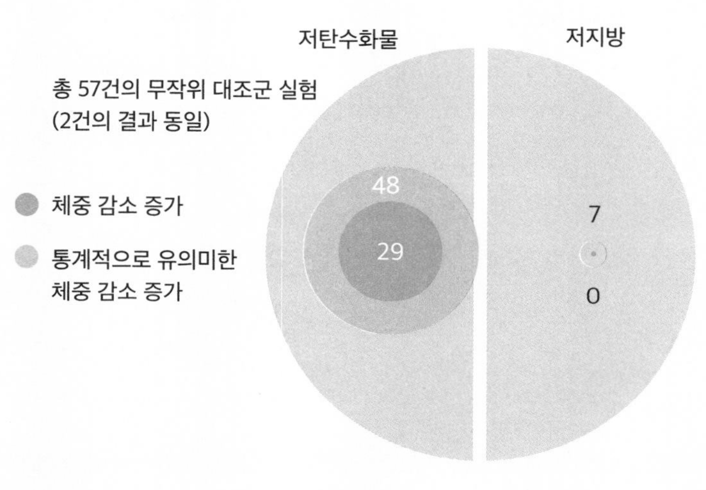

실험 결과, 저탄수화물 식단이 최고였다. 출처: 영국 공중 보건 협력국 공동 연구에서 편집한 총지방량 35퍼센트 미만 저지방 식단과 비교해, 「일일 총탄수화물 130그램 미만 및 총지방량 35퍼센트 이상, 저탄고지 식단의 무작위 대조군 시험 53개 요약표」, 2006년 4월.

철저히 조사했다.[12] 그는 57건의 체중 감량 인체 연구를 수집했다. 모든 연구가 저지방 식단과 저탄고지 식단을 비교 실험했다. 실험 기간은 짧게 6주부터 2년까지 다양했다.

결과는 분명했다. 저탄수화물 접근법은 57건 중 48건의 실험에서 저지방 식단을 앞질렀고, 통계적 유의성은 29건으로 뚜렷했다. 저지방 식단은 57건 중 7개에서 앞섰고, 이중 통계적으로 유의미한 결과는 없었다. 이는 저지방 식단이 57건의 실험에서 모두 작동하지 않았다는 의미다. 일부 실험이 미흡하게 설계되거나 저지방을 방어하는 쪽으로 편향되었어도 연구가 완결되었다. 또한, 이러한 실험 중 다수의 저탄수화물 대상군이 적절한 조언을 받지 못한 탓에 많은 함정에 노출되었다는 것을 명심하라. 그런데도 저탄수화물 접근법이 압승했다.

지방을 통해 필수 영양소 흡수하기

지난 수십 년 동안 저지방 유행은 비만 문제에 한몫했을 뿐만 아니라 심각한 건강 문제를 훨씬 더 많이 촉발했다. 부분적인 이유로, 잘못된 저지방 조언이 최적의 건강 상태 유지에 필요한 많은 비타민을 먹는 데 부정적인 영향을 미치기 때문이다. 여기서 가장 중요한 단점은 저지방 식단을 섭취했을 때 최적의 건강에 필요한 지용성 비타민이 부족할 수 있다는 것이다.

중요한 네 가지 지용성 비타민은 A, D, E, K다. 몸이 이 비타민들을 흡수하기 위해서는 지방을 많이 섭취해야 한다. 이 중 어느 하나라도 섭취량이 부족하면 다양한 건강 문제가 발생할 수 있다. 안타깝게도, 의사가 이러한 건강 문제의 원인이 부적절한 비타민 섭취 때문이라고 밝혀낼 가능성은 극히 낮다. 현재의 의료 시스템은 문제를 해결하기 위해 약을 사용하는 데 압도적으로 초점을 맞추고 있다. 따라서 가장 좋은 전략은 이 비타민들과 다른 중요한 영양소들을 충분히 섭취할 수 있는 식단을 먹는 것이다. 잘 구성된 저탄고지 식단은 이를 위한 훌륭한 방법이다.

또 다른 중요한 점은 비타민 A, D, K가 상호 작용하는 수준이 매우 높다는 것이다. 이 비타민들은 또한 마그네슘과 아연을 포함한 미네랄과 상승 효과를 주고받으며 작용한다. 현대인은 이런 영양소와 다른 많은 미네랄이 부족한 경향이 있다. 여기에는 단순히 파괴적인 저지방 지침이라는 바보짓 말고도 다른 이유들이 있다. 현대의 농업 관행으로 인한 토양의 미네랄 고갈은 우리가 모두 직면하고 있는 또 다른 문제 중 하나일 뿐이다.

첫 번째 전략은 음식을 잘 선택해 진짜 음식으로 구성된 고지방 식단을 먹는 것이다. 위에 언급한 비타민 등을 먹으려면 가장 영양가 있는 음식을 목표로 해야 한다. 다행히도 달걀, 야생 생선, 목초 육류 등 영양가가 가장 높은 지방 음식은 가장 맛있는 음식이다.

또한 지방의 힘을 이용하여 식품의 비타민 흡수를 증가시킬 수 있다. 식품과 함께 맛있는 지방을 먹으면 인체의 영양소 흡수가 향상된다. 이런 이유로 항상 올리브유나 목초 버터와 함께 채소와 샐러드를 먹어야 한다. 이 목적을 위해 코코넛유는 또 다른 훌륭한 선택이다. 코코넛유는 다른 지방보다 항산화물 및 기타 영양소의 흡수를 한층 향상한다고 밝혀졌다.

건강한 지방을 많이 함유한 식단으로 혜택을 얻는다면 머지않아 피부, 머리카락, 전반적인 건강이 개선될 것이다.

고지방과 단식

건강한 저탄고지 식단의 가장 중요한 이점 중 하나는 직접적이지 않다. 이 식단으로 식욕 조절을 훨씬 더 잘 할 수 있다. 이는 습관적으로 식사 간격을 벌릴 수 있다는 뜻이다. 다시 말해서, 단식을 일상화하는 데 도움이 된다(다른 용어로 간헐적 단식이라고 한다). 적절하게 실시하는 단식 습관은 체중 감량에 확실히 도움이 되겠지만, 단식 상태는 많은 수준에서 마법을 부리는 건강 증진 상태이기도 하다.

역사를 통틀어 거의 모든 종교와 영적 집단은 단식할 공간을 마련해 두고 있었다. 그들은 단지 금욕을 위해 단식한 것이 아니었다. 단식하면 머리가 맑아지고 사고 과정이 향상한다. 그들은 단식의 신체 정화 효과도 눈치챘을지 모른다. 현대 의학의 세 아버지로 불리는 히포크라테스, 파라셀수스, 갈렌은 모두 단식이 강력한 의학적 치료라고 믿었다. 사실 파라셀수스는 〈단식은 가장 훌륭한 치료법이다. 단식은 몸 안의 의사다〉라고 말했다. 오래전에 살던 이 사람들은 백번 옳았다. 현대 과학으로 증명되기 훨씬 전이었지만 말이다.

단식의 건강 혜택은 지난 수십 년 동안, 특히 의학 연구자들 사이에서 점점 더 인정받고 있다.

수많은 연구에 따르면 단식은:

- 모든 사람의 인슐린 민감성을 향상한다.
- 당뇨병 전 단계인 사람의 인슐린 저항성을 줄인다.

- 염증을 줄인다.
- 제2형 당뇨병을 되돌리는 데 도움이 된다.
- 혈압을 낮춘다.
- 지방 세포의 건강을 향상하고 지방 연소를 개선한다.
- 칼로리 제한보다 근육을 잘 유지하면서 체중 감량을 돕는다.
- 기분과 정신의 명료함을 향상한다.
- 자가 포식(세포 재생 및 수리)을 강화한다.
- 방사선 피해로부터 암 환자를 보호한다.
- 화학 요법 피해로부터 암 환자를 보호할 수 있다.
- 장수를 촉진한다.

이 모든 내용이 우리는 조금도 놀랍지 않다. 애석하게도, 이 분야에서는 인체 연구가 부족하다. 현실을 말하자면, 많은 산업에 부정적인 영향을 미칠 연구 자금은 조달받기가 매우 어렵다. 그러나 찾아볼 수 있는 모든 연구와 더 깊은 메커니즘을 종합하면, 단식이 유익하다는 확실한 과학적 결론에 도달할 수 있다.

우리는 여러 해 동안 체중 유지와 건강 최적화 계획의 하나로 식사를 거르고 있다. 우리는 칼로리를 제한하지 않는다. 칼로리를 계산하거나 식사량을 관찰하는 일은 〈덜 먹고, 더 많이 움직여라〉 조언이 제시하는 쓸모없는 방식이다. 우리는 저탄수화물 식단 덕분에 지방을 태우는 훌륭한 몸이 되었기 때문에 가끔 식사를 거르기만 한다. 몸에 아주 좋은 일을 쉽게 할 수 있다면, 하지 않을 이유가 있을까? 우리는 정해진 식사 시간에 먹는 습관으로 돌아가지 않을 것이다. 그때는 정말이지 구속이 너무 심했다. 식사 종소리에 무작정 반응하던 시절은 감사하게도 끝났다.

자유로움은 단식 생활 방식의 또 다른 주요 이점이다. 과도한 식욕으로부터의 자유, 식탁이나 식품 저장실로 다시 가게 만드는 배고픔으로부터의 자유, 자주 먹어야 한다는 생각으로부터의 자유, 몸 안의 거대한 에너지 저장고를 사용할 수 있는 자유, 정말로 기분이 좋을 자유.

키토제닉 식단

최근 몇 년 동안 키토제닉 식단은 화젯거리가 되었다. 5장에서 간략하게 논의했듯이 키토제닉 식단은 지방을 태우는 식단의 궁극적 버전이며 이 식단의 장점을 극대화한다. 〈키토제닉〉이라고 부르는 이유는 지방이 연소하면서 케톤이라는 분자가 생성해 에너지로 사용되기 때문이다. 키토제닉 식단을 먹는 사람들은 영양적 키토시스 상태에 있으며, 혈중에 일정량의 케톤이 존재한다.

일부 사람들은 건강한 상태인 영양적 키토시스와 당뇨병성 케톤산증이라고 불리는 매우 위험한 상태를 혼동한다. 당뇨병성 케톤산증에 걸리면 신체가 인슐린을 사용할 수 없어(불치의 제1형 당뇨병에서처럼) 혈당이 건잡을 수 없이 치솟는다. 동시에, 인슐린 부족으로 케톤 생산을 통제할 수 없게 된다. 엎친 데 덮친 격이다. 이때 인슐린을 빨리 사용할 수 없으면 혼수상태나 사망으로 끝날 가능성이 크다. 제1형 당뇨병이 없는 사람에게 당뇨병성 케톤산증이 발생하기는 사실상 불가능하다.

이와는 대조적으로 영양적 키토시스 상태는 훌륭하게 통제되는 인체의 자연적인 상태다. 일부 원주민들은 생애 대부분 동안 키토시스에서 벗어나는 때가 매우 드물다. 키토시스는 탄수화물이나 설탕이 든 음식을 적게 먹을 때 자연스럽게 발생한다. 지방과 케톤은 전에 포도당이 했던 신체에 연료를 공급하는 일을 순조롭게 떠맡는다.

깊은 키토시스는 신체의 포도당 사용이 미미하고 케톤 수치가 매우 높은 상태다. 뇌전증과 비만을 포함한 많은 질병의 치료에 큰 도움이 될 수 있다. 그러나 우리가 모두 깊은 키토시스 상태를 추구할 필요는 없다. 사람들 대부분은 무거운 당 연소 모드(매우 낮은 케톤 사용) 끝단에서 다른 쪽 끝단인 수퍼 지방 연소 모드(매우 높은 케톤 사용)에 이르는 키토 범위 어딘가에 속한다.

당신은 이 범위 안에서 원하는 위치를 선택할 수 있다. 우리는 가벼운 키토시스의 끝이 가장 좋다고 생각한다. 그러나 우리는 음식 선택과 단식 전략을 결합하여 정기적으로 깊은 키토시스를 드나든다. 이런 식으로 우리는 정신적인 예민함과 자가포식(건강하지 못한 오래된 세포가 분해되고 건강한 새로운 세포가 생성되는 작용)을 포함해 단식의 추가적인 이점을 간헐적으로 얻는다. 우리는 케톤 수치에 집착하지 않고 지방 연소와 케톤 사용의 우수한 혜택과 다른 많은 이점을 활용하는 것을 좋아한다. 이제 키토 범위를 어떻게 탐색할 수 있는지 살펴보자.

첫째, 고탄수화물 식단은 몸에 포도당을 쏟아붓는다는 것을 기억하라. 사용할 포도당이 많으므로, 지방 연소나 키토 작용은 기대할 수 없다. 이 식단을 먹으면 날씬하거나 건강할 가능성도 매우 작다.

그러나 탄수화물 섭취를 대폭 줄이면 몸은 키토 범위를 옮길 준비를 한다. 이 식습관은 글리코겐 저장고를 매우 빠르게 고갈시키고, 그 저장고가 무너지면서 몸은 에너지 요구량을 충족하기 위해 점점 더 많은 양의 케톤을 생산하기 시작한다. 몸은 또한 포도당이 필요한 소수의 조직을 위해 작고 꾸준한 포도당 흐름을 만들기 시작한다(조직 대부분은 지방과 케톤만으로 기능할 수 있다). 저장된 지방과 단백질로부터 포도당을 만드는 이 과정을 포도당 신생 합성이라고 한다.

몸은 필요한 이 포도당을 쉽게 만들 수 있다. 간은 필요한 수준보다 몇 배 더 만들어 낼 수 있다. 포도당은 지방과 단백질 저장고에서 쉽게 조달할 수 있다. 흔한 문제는 포도당이 너무 많은 것이다!

키토시스에 더 깊이 들어가면, 몸은 점점 더 비포도당 연료원에 의존하게 된다. 지방은 많은 조직에 의해 직접 연소하지만, 케톤은 그 나머지를 공급한다. 이 상태에서 뇌의 포도당 사용은 100퍼센트에서 30퍼센트까지 감소하며, 중요한 케톤이 나머지 70퍼센트를 제공한다.

영양적 키토시스는 완전히 정상적인 신체 상태다. 이는 다른 어떤 영양 상태보다도 틀림없이 건강에 유익하다.

키토시스에 들어가기

키토시스에 들어가고 싶다면, 그리고 실제로 어떤 종류든 저탄고지 식단을 먹고 있다면 다불포화 지방을 과식하지 않도록 주의하라. 과거에 포화 지방이 문제라고 믿었던 의사들은 키토 식단을 따르는 뇌전증 환자가 오메가-6가 풍부한 다불포화 지방을 지나치게 먹도록 했다. 그러나 다불포화 지방을 많이 먹으면 실제로 키토의 많은 이점에 반하는 작용이 발생한 다(자세한 사항은 부록 E 참조). 지방 칼로리 대부분을 포화 지방이나 단불포화 지방, 또는 실제로 자신의 체지방에서 공급받도록 하는 것이 중요하다.

많은 키토 지지자들이 정기적으로 혈중 케톤양을 측정한다. 이 수치가 실제로 키토시스 상태인지 알려 주므로 매우 유용할 수 있다. 또한 키토시스에서 벗어나게 하는 음식들을 아는 데

식단 종류에 따른 식이 단백질과 탄수화물

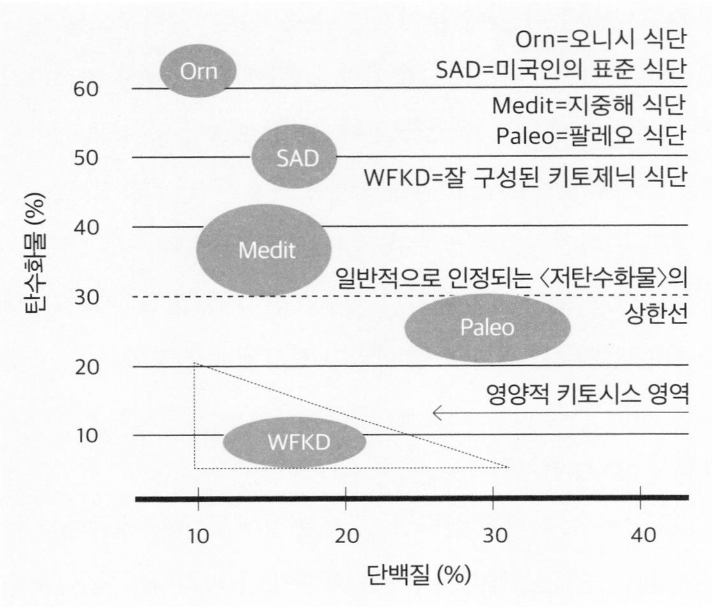

식단 전략에 따라 다른 다량 영양소 비율. 〈비만을 넘어서〉 주식회사의 제프 볼렉과 스티브 피니의 허락을 얻어 사용함.

에도 도움이 될 수 있다. 케톤 수치가 0.5mmol/L를 초과한다면 영양적 키토시스 상태이다. 2~4mmol/L은 깊은 키토시스라는 의미다. 혈액 케톤 측정기를 사용하여 혈중 케톤을 검사할 수 있다. 사실 148쪽에서 추천한 혈당 측정기로 혈중 케톤을 측정할 수 있을 것이다. 그러나 케톤만을 측정하기 위해서는 혈액 표본이 필요 없는 호흡에서 케톤을 측정하는 키토닉스Ketonix 시스템을 추천한다. 키토닉스 시스템은 성능이 매우 좋고 온라인으로 저렴하게 주문할 수 있다. 호흡 케톤이 더 정확한 이유는 아마 실제 생성되는 케톤을 반영하기 때문일 것이다. 반면에 혈중 케톤은 몸에 연료를 공급하기 위해 끊임없이 태우기 때문에 낮게 나타날 수 있다.

5장에서 언급했듯이 키토시스를 달성하기 위해 우리는 지방에서 하루 칼로리의 약 70퍼센트, 단백질에서 20퍼센트, 탄수화물에서 10퍼센트 미만을 얻는 것을 목표로 한다. 반면, 표준 저탄수화물 식단은 지방 약 60퍼센트, 단백질 20퍼센트, 탄수화물 20퍼센트이다. 비교하자면, 전통적인 팔레오 식단은 일반적으로 지방 50퍼센트, 단백질 20퍼센트, 탄수화물 30퍼센트이다. 볼렉과 피니는 그 차이를 설명하는 유용한 도표를 만들었다.

키토의 혜택

키토 범위로 깊이 진입하는 것은 사실상 단점이 없으며 잠재적인 이점이 엄청나다. 다음은 몇 가지 이점에 불과하다.

- 깊은 키토로 옮겨 간다면 초과체중과 인슐린 범위의 해로운 끝단에 있는 사람들이 큰 혜택을 볼 수 있다. 지방 연소를 촉진하고 식욕 조절을 강화하며 인슐린 저항성을 해소하는 데 도움이 된다.
- 새로운 과학 연구에서 키토 식단이 특정 암의 관리에 도움이 될 수 있다고 나타났다. 기적의 치료법은 없지만, 전통

적인 치료법에 잘 구성된 키토 식단을 추가한다면 결과가 상당히 향상할 수 있다.

- 많은 신경학 질환이 키토 식단에 매우 잘 반응한다. 키토는 뇌전증을 성공적으로 관리하기 위해 거의 1세기 동안 사용되었다. 약물로 효과를 전혀 보지 못하는 사람들조차도 의외로 키토 식단으로 이 병을 다스릴 수 있었다.

질병의 많은 위험 요인을 개선하는 키토시스의 능력을 이제 정통 의학계에서 깨닫기 시작하는 중이다. 앞으로 10년 안에 정점이 오리라 예상되며, 키토는 점점 식욕을 관리하고 최적의 건강을 달성하기 위한 접근법으로 인정받을 것이다.

암에 대한 두려움은 우리 대부분이 부지불식간에 느끼는 최대의 건강 걱정일 것이다. 점점 증가하는 엄청난 수의 암 환자들은 생존 가능성을 높이는 방법을 열렬히 알고자 한다.

키토의 항암 효과를 뒷받침하는 과학 자료는 지난 10년 동안 급증했다. 이 분야에서 일하는 연구자도 증가하는 중이다. 암 연구 전문가인 도미니크 다고스티노는 우리에게 이렇게 말했다. 〈5년 전 이 연구를 시작했을 때 임상 실험 등록소(www.clinicaltrials.gov)에 올라온 자료가 전혀 없었다. 즉, 키토/암 인체 실험이 없었다! 지금은, 키토가 매우 유망하고 설득력 있는 접근법이라는 증거로서 이 연구를 진행하는 기관에서 등록한 임상 실험이 10건 이상이다.〉

암 분야의 정통한 전문가들 역시 특히 사람들이 과식할 때(고탄수화물 식단을 먹는 사람들에게 매우 흔한 문제) 고탄수화물 문제가 발생한다는 것을 점점 깨닫고 있다. 유명한 암 연구 센터인 메모리얼 슬론 케터링의 책임자인 크레이그 B. 톰슨 박사는 2011년 의대생들에게 한 강연에서 다음과 같이 말했다. 〈우리는 지금 모델 생물체에 관한 타당한 증거를 가지고 있다. 만약 누군가에게 지방을 과하게 먹인다면, 그의 암 위험이 전혀 증가하지 않을 것이다. 좋은 일이다! 누군가에게 탄수화물을 과하게 먹이면 암 위험이 극적으로 증가할 것이다. 단백질은 그 중간쯤에 있다.〉

리처드 파인먼 생화학 교수는 최근에 다음과 같이 말했다. 〈1980년대에 앳킨스와 체중 감량 욕구가 1차 저탄수화물 혁명을 일으켰지만, 2차 혁명은 암 공포가 일으킬 것이다. 그리고 이번에는 성공할 것이다.〉

키토제닉 식단은 발암에 대항하는 궁극의 저탄수화물 무기이므로, 키토 유행은 전 세계적으로 계속 확대할 것이다.

사례 조의 이야기

조는 건강하고 행복하기 위해 〈기름 지게 먹고 오래 살기〉 처방전을 완전히 받아들여야 했던 전형적인 경우다. 삶의 대부분 동안 조는 몸무게와 씨름했다. 그는 자전거 타기, 하이킹, 암벽 등반 등을 즐기는 매우 활동적인 사람이었지만, 대개 5~10킬로그램 과체중이었다. 아무리 열심히 운동해도 조는 원하는 마른 몸이 되지 못했다.

어린 시절, 조의 가족은 가끔 생선을 좀 먹었지만 대부분 채식주의였다. 그의 가족들은 〈건강한 생활〉을 매우 중시해서 가공된 설탕이나 탄산음료를 많이 먹지 않았다. 조는 주로 콩, 쌀, 파스타, 치즈, 빵을 먹으며 자랐다. 고등학교 때 조는 식당에서 햄버거와 치킨을 먹기 시작했다. 부모님 집에서 나온 후에 그는 식단을 확장해 다양한 육류와 주로 아시아와 인도 요리를 포함한 요리 스타일을 시도했다. 그러나 이런 식단에서도 주로 국수, 쌀, 콩 또는 렌즈콩을 번갈아 가며 먹었다.

32세 때 조는 높은 콜레스테롤과 중성 지방 수치를 치료하기 위해 고지질 혈증 치료제 페노피브레이트를 복용하고 있었다. 35세가 되자 그는 자전거 타기, 등반 등 평소 즐기던 모든 스포츠가 점점 버거워지고 있다는 것을 깨달았다. 그때 그는 자신이 건강하지 않으며 더 심각한 건강 문제가 닥치리라는 것을 인정했다. 조는 체중을 재보고 나서야 생애 최고 몸무게라는 것을 깨달았다. 180센티미터의 그가 체중계에 올라서니 95킬로그램이 찍혔다.

그때 그는 새로운 것을 시도해 보기로 했다. 연구와 독서를 한 후, 그는 팔레오 식단과 키토에 기반한 진짜 음식 접근법을 시도하겠다고 생각했다. 그는 전직 달리기 선수이자 피트니스 작가인 마크 시슨의 웹 사이트(www.primalblueprint.com)에서 권장하는 음식을 바탕으로 〈홀30〉*을 시작했다. 그는 즉시 5킬로그램을 뺐고, 기분이 좋아졌으며, 배 속 가스와 짜증이 훨씬 줄었다. 그는 더 많이 배워서 건강을 훨씬 더 개선하고 체중을 더 감량해야겠다고 다짐했다.

제프와 상의한 후, 조는 가공된 탄수화물을 모두 제거하는 일이 중요하다는 것을 깨달았다. 그는 흰 감자처럼 녹말이 많은 채소도 급격히 줄였다. 그는 이제 아보카도, 잎채소, 케일, 근대, 브로콜리, 방울 양배추, 아스파라거스, 구운 뿌리채소를

* Whole30. 전체 식품과 설탕, 알코올, 곡물, 콩류, 콩 및 유제품을 30일간 먹지 않는 다이어트법.

포함한 영양분이 풍부한 음식을 많이 먹고 갈망한다. 그는 여전히 버거, 스테이크, 닭고기, 양고기, 베이컨과 소시지 등 육류를 상당량 먹는다. 그는 생견과류 믹스와 씨앗도 많이 먹는다.

1년이 조금 넘은 지금 조는 76킬로그램이다. 그의 심신 상태는 더할 나위 없이 좋다. 그는 스포츠와 활동에서 어느 때보다 좋은 수행력을 보이며, 잠도 훨씬 더 잘 잔다. 그는 예전 옷들이 모두 헐렁해져서 새 옷을 사러 나가야 했다. 판매 직원 몇 명은 그가 매우 〈말랐으니〉 더 꼭 맞게 입어 보라고 제안했다. 그의 허리둘레는 7.6센티미터나 줄었고, 오래간만에 조는 후드 티나 오버사이즈 셔츠로 몸을 가리려고 하지 않는다.

조는 이 식습관과 생활 방식을 입이 마르게 칭찬한다. 그는 평생 실천했어야 했고 실천해야 할 방법을 마침내 찾았다고 생각한다. 키토는 조에게 다이어트가 아니다. 새로운 삶의 방식이다.

14
단백질: 혜택과 함정

탄수화물 요구량은 사실상 0이다. 인간은 탄수화물을 섭취할 필요가 없다. 반면에 지방은 건강에 필수적이다. 또 다른 필수 다량 영양소는 단백질이다. 보통 사람은 하루에 60~100그램의 단백질을 섭취해야 한다. 단백질을 너무 적게 먹으면 건강과 활력에 심각한 결과가 온다.

최고 품질의 단백질은 동물성 식품, 즉 육류, 생선, 달걀에 들어 있다. 그렇다고 채소 공급원에서 적절한 단백질을 얻을 수 없다는 뜻은 아니다. 단지 먹는 음식에 훨씬 더 신경을 써야 한다는 의미다. 당신이 채식주의자이면서 몸이 강건할 수도 있지만, 이 책에서 우리는 그것에 초점을 맞추지 않는다.

최고의 단백질 공급원은 천연 지방에도 많은 경향이 있다. 특히 동물 식품이 그렇다. 지용성 비타민도 풍부한 이런 식품을 먹으면 비타민과 미네랄을 적절히 흡수할 수 있다.

우리는 근육량과 활동 수준에 맞춰 단백질을 적당량 섭취해야 한다. 그러면 탄수화물과 지방을 여러모로 활용할 수 있다. 일반적으로 인정되는 단백질 요구량은 제지방 0.453그램당 0.4~0.6그램이다. 이는 평균 수치이며 비교적 비활동적인 사람에게 적용된다. 활동 수준이 증가하면 단백질이 더 많이 필요하다.

근육은 주로 단백질로 구성되며 끊임없이 분해되고 재건된다. 운동을 많이 해서 근육을 단련하고 싶은 사람은 단백질을 더 많이 먹어야 한다. 정확한 양은 논쟁의 여지가 있지만 가장 일반적인 지침은 제지방 0.453그램당 약 0.8~1.0g을 섭취하는 것이다. 이는 비활동적인 사람의 요구량의 약 2배다.

〈단백질의 그램〉은 정확히 순수한 단백질의 양을 가리킨다는 점에 유의해야 한다. 예를 들어, 35그램짜리 달걀에 단백질은 약 4그램밖에 들어 있지 않다. 35그램짜리 빵 한 조각에 단백질은 2그램(그리고 탄수화물 16그램) 정도만 들어 있다.

그러나 모든 조언자가 이러한 단백질 요구량에 동의하는 것은 아니다. 훨씬 더 높아야 한다고 믿는 사람들도 있지만, 최근에는 요구량이 훨씬 더 낮아지는 추세다. 이로 인해 앞으로 10년 동안 많은 혼란이 올 것이다. 이 각양각색의 인플루언서들이 모두 옳을 수는 없다!

견과류의 단백질

단백질은 아미노산으로 이루어진 복합 분자이다. 아미노산은 생명의 기본 요소로, 인체의 DNA를 구성한다. 체내에서 만들어지는 아미노산이 있는가 하면, 음식에서 얻어야만 하는 아미노산도 있다. 음식에서 얻어야 하는 9개의 아미노산을 필수 아미노산이라고 한다.

아미노산은 서로 이어져 긴 단백질 사슬을 형성할 수 있다. 이 사슬은 복잡한 모양으로 접힐 수 있어 단백질에 새롭고 강력한 특성을 부여한다. 여기서 아미노산의 마법이 작용한다. 아미노산은 무수한 중요 기능을 위해 단백질을 끝없이 만들 수 있다.

단백질은 필요한 다른 과정을 촉진할 수 있는 영리한 단백질인 효소를 만들 수 있게 한다. 단백질은 몸에 필요한 수십억 가지의 과정을 수행한다. 또한 모든 중요한 체내 호르몬과 신호 분자를 만드는 데 사용된다. 마지막으로, 단백질은 신체 조직을 만드는 주요 구성 요소를 직접 공급한다.

건강 유지가 주된 목표라면, 올바른 식단을 유지해서 단백질 요구량을 자연스럽게 채울 수 있다. 단백질을 얼마나 많이 먹는지 계산하지 않아도 된다. 영양 밀도가 높은 동물 식품을 식단에 포함하면 요구량을 더 쉽게 얻을 수 있다. 동물 식품에는 최고 품질의 단백질이 들었기 때문이다.

질이냐 양이냐?

우리가 섭취한 음식의 단백질은 아미노산으로 분해된다. 인체

스테이크의 영양과 아미노산

필수 아미노산	성인(70kg) 일일 요구량(g)	스테이크(113g) 275Cal(g)	생브로콜리(9.25컵) 277Cal(g)
시스테인	0.28	0.394 (+0.114)	0.228 (-0.052)
히스티딘	0.70	0.975 (+0.275)	0.48 (-0.22)
이소류신	1.400	1.391 (-0.009)	0.643 (-0.757)
류신	2.730	2.431 (-0.299)	1.05 (-1.68)
라이신	2.100	2.583 (+0.483)	1.099 (-1.001)
메티오닌	0.70	0.796 (+0.09)	0.309 (-0.391)
트레오닌	1.050	1.221 (+0.171)	0.716 (-0.334)
트립토판	0.280	0.201 (-0.079)	0.269 (-0.011)
발린	1.82	1.516 (-0.304)	1.018 (-0.802)

스테이크의 영양은 브로콜리를 거뜬히 능가한다. 출처: 미국 농무부USDA 식품 조성 데이터베이스.

는 이 아미노산들을 모아서 재사용한다. 아홉 가지 필수 아미노산이 특히 그렇다. 완전 채식주의 책인 조엘 펄먼의 『밥상의 미래』에서는 브로콜리의 칼로리당 단백질이 스테이크보다 높다고 주장했다. 이는 사실이 아니다. 구운 윗등심 스테이크 100칼로리에는 단백질이 정확히 11.08그램 들었지만, 생브로콜리 100칼로리에는 정확히 8.29그램이 들었다.[1] 이는 동물 식품에 단백질이 가장 많을 뿐만 아니라 단백질의 질도 최고라는 사실도 알려 주는 좋은 예다. 옆의 도표에서 이 사실을 알 수 있다(여기서 아홉 가지 필수 아미노산도 볼 수 있다).

스테이크 113그램만 먹어도 성인에게 필요한 필수 아미노산을 거의 모두 얻는다. 같은 칼로리의 브로콜리 1인분(약 9컵)은 이러한 필수 아미노산을 충분히 공급하지 못한다. 오해는 마라, 우리는 브로콜리를 좋아한다. 브로콜리는 건강한 식단에 들어갈 수 있기에 자주 먹는다. 그러나 우리는 최고의 단백질 공급원에 관한 한 어떤 환상도 품지 않는다. 우리는 품질에 초점을 맞춘다. 당신도 그래야 한다!

실제로, 고기를 주로 먹고 탄수화물을 거의 먹지 않는 사람들이 많으며, 그렇게 먹어도 건강하고 활력이 넘친다고 증언하는 웹 사이트들도 있다.[2] 우리는 이 특정한 식단을 추천할 생각은 없지만, 많은 사람이 이 식단으로 건강하게 잘 사는 것 같다.

단백질 섭취에 관한 한 선택의 여지가 있다. 아티초크, 퀴노아, 다양한 고단백 콩과 채소와 같은 채식주의 공급원에 의존할 수 있지만, 최적의 단백질과 영양소 섭취를 달성하기 위해서는 다양한 음식 중에서 신중하게 선택할 수 있는 지식과 기술이 있어야 한다. 또한 장거리로 운송된 음식을 먹어야 할 가능성도 크다. 비타민 B_{12}와 같은 중요한 영양소가 든 보충제도 필요하다. 식품으로는 이 필수 영양소를 섭취하지 못한다.

이와 달리, 영양이 풍부한 동물 음식을 섭취하면 영양을 최적화하기가 쉽다. 고기, 생선, 달걀만으로도 필요한 영양소를 거의 다 얻을 것이다. 그러고 나서 영양 혜택을 더 얻기 위해 채소와 일부 과일을 추가할 수 있다.

단백질의 체중 감량 혜택

체중 감량에 관한 전문가 대부분의 의견은 하나로 수렴한다. 단백질 섭취량이 많을수록 체중 감량에 도움이 된다는 것이다. 간단히 구글 검색만 해도 이를 검증하는 연구 결과들로 화면이 꽉 찰 것이다. 좋은 예로 과체중 남성의 고단백(일일 칼로리의 25퍼센트)과 저단백(14퍼센트) 식단을 살펴본 연구가 있다.[3] 흥미롭게도, 이 연구 역시 우리가 매우 중요하다고 여기는 식사 빈도도 조사했다(140쪽 참조). 모든 참가자는 체중 감량을 돕기 위해 같은 칼로리 제한 식단을 먹었다.

연구자들은 다음과 같이 고단백 식단이 식욕의 세 가지 중요한 측면을 유의미하게 개선했다는 것을 발견했다.

- 온종일 더 〈든든했다〉.
- 야식 욕구가 줄었다.
- 식탐이 감소했다.

고단백 식단은 세 가지 척도 모두에서 저단백 식단을 훨씬 앞섰다. 수십 년의 연구에 기초해 이 결과는 예상된 것이었다. 하지만 이 연구에서 흥미로운 추가 발견이 있었다. 고단백군은 같은 칼로리를 먹어도 식사 횟수가 적으면(6회가 아닌 3회) 저녁과 늦은 밤에 포만감을 더 느꼈다. 연구진은 식사 횟수를 줄이는 전략을 통해 고단백 식단이 식욕을 억제했을 뿐만 아니라 포만감도 향상했다고 결론지었다(저단백군은 실제로 단백질을 거의 먹지 않아 실제로 일일 칼로리의 14퍼센트에 불과했고, 고단백군은 더 적당한 양인 25퍼센트를 먹었다). 이 연구는 꽤 짧은 기간에 진행되어 어떤 의미에서는 수박 겉핥기에 그쳤다는 점에 유의하라. 적절한 단백질과 영리한 식사 빈도와 결합한 올바른 식단 전략을 장기로 실시하면 훨씬 더 극적인 이점을 만들어 낼 것이라고 우리는 말하겠다.

과학 연구 결과, 단백질을 충분히 먹지 않으면 충분한 양을 얻을 때까지 계속 먹는다는 점이 밝혀졌다. 신체는 중요하게 일정량의 단백질이 필요하므로, 뇌의 식욕 조절 체계가 단백질을 충분히 먹도록 유도한다. 고단백질 식단은 펩타이드 YY, GLP-1 등 배고픔 억제 호르몬을 활성화한다.[4]

탄수화물과 지방을 소화할 때, 인체는 이 영양소의 칼로리를 대부분 흡수하지만, 단백질을 소화할 때는 칼로리 손실이 상당하다. 이 현상을 열 발생이라고 한다. 단백질이 더 많은 식단은 열 발생을 통해 손실이 더 크지만, 이 효과로 포만감과 에너지 소비도 증가한다. 결국, 같은 칼로리를 탄수화물이나 지방으로 섭취할 때보다 단백질로 섭취하면 포만감을 느끼는 효과를 얻는다.[5]

단백질이 더 많은 식단은 근육 성장을 촉진하는 데도 도움이 될 수 있다. 그러면 지방량이 빠지면서 바람직하게 제지방량이 유지될 수 있다. 무수한 연구에서 단백질 섭취량을 꽤 적게 늘려도 체중 감량에 상당한 이점을 얻는다고 밝혀졌다. 또한, 단백질 섭취량을 높게 유지하면 요요를 방지하는 데 도움이 될 수 있다.

최근에 한 실험에서 짧은 기간에 체중의 5~10퍼센트를 감량한 남녀를 연구했다.[6] 연구자들은 실험 참가자 절반의 단백질 칼로리를 15퍼센트에서 18퍼센트로 늘렸다. 그 후 연구자들은 두 집단을 6개월 동안 추적했다. 단백질량을 아주 조금 조정했는데도, 18퍼센트군은 15퍼센트군보다 요요가 훨씬 적었다. 이 효과는 인지 억제, 신체 활동, 휴식 또는 총에너지 소비 및 배고픔 점수의 변화와는 관련이 없었다.

체중 조절을 방해

체중 감량에 장점이 있음에도 고단백질 식단에는 약간의 단점이 있다. 탄수화물만큼 나쁘지는 않지만, 단백질은 여전히 인슐린 반응을 유발한다. 단백질을 많이 먹고 있다면, 인슐린 분비가 상당할 수 있다. 우리의 저탄고지 계획에서 단백질을 적당히 섭취하라고 권고하는 이유도 이 때문이다.

인슐린 저항성이 심하지 않은 사람의 경우, 단백질을 더 먹어도 해로운 인슐린 상승 효과가 나타나지 않는다. 단백질이 일으키는 인슐린 반응은 일반적으로 같은 양의 탄수화물이 일으키는 반응의 절반 정도이므로 혈당에 미치는 상대적 효과가 훨씬 더 작다. 그래서 혈당이 거의 상승하지 않고 꾸준히 감소한다.

인슐린 저항성이 상당한 사람들은 이리되기가 더 어렵다. 특히 제2형 당뇨병 환자는 인슐린 반응이 확대될 수 있다. 단백질은 소화하는 데 비교적 오랜 시간이 걸리므로 상승한 인슐린이 여러 시간 동안 유지되는데, 물론 이는 바람직하지 않다. 근육과 다른 조직들도 끊임없이 재활용된다. 이로 인해 아미노산이 혈액으로 흘러나와 사용 가능한 단백질의 풀이 증가한다. 살이 빠지는 중이라면, 여분의 피부와 다른 조직이 분해하여 먹는 음식에 더해 단백질을 공급할 수 있고, 이는 언제든지 단백질 과잉에 이바지할 수 있다.

단백질, 또는 탄수화물을 먹을 때 일어나는 일은 대부분 인슐린과 글루카곤 호르몬의 균형을 반영한다. 인슐린과 글루카곤은 반대되는 힘이다. 가장 간단하게 말해, 인슐린은 지방 저장을 유도하고 조직 성장(동화 작용, 즉 건설 기능)을 촉진한다. 반면에 글루카곤은 지방 조직에서 지방산, 글리코겐에서 포도당이 나오도록 촉진한다. 음식이 없을 때 이것들이 에너지로 사용된다. 포식 상태에서 인슐린은 일반적으로 높고 글루카곤을 적절히 억제된다. 단식 상태에서는 그 반대가 발생하여, 글루카곤이 상승해 지방이나 다른 공급원에서 에너지를 내보

낸다.

탄수화물이 많은 식사는 인슐린을 상승시켜 글루카곤을 낮게 유지한다. 단백질은 또한 인슐린을 자극해 단백질로 근육을 만드는 데 도움을 주게 한다. 그러나 단백질은 글루카곤 분비를 자극하기도 한다. 그런 경우 인슐린으로 인한 혈당 감소가 저장고에서 혈류로 들어오는 포도당(및 지방산)에 의해 상쇄되므로 전반적으로 혈당이 안정되게 유지된다. 하지만 인슐린 저항성이 심한 사람이 탄수화물을 많이 섭취하면 이 상쇄 작용이 실현되기 어려워서 불안정한 호르몬 상태와 예측 불가능한 혈당 수치로 이어진다. 물론 이런 상황은 피해야 한다. 우리는 항상 낮고 안정된 혈당과 인슐린 수치를 위해 노력해야 한다.

우리의 계획이 저탄수화물과 적당한 단백질에 초점을 맞춘 것도 이 때문이다. 당신이 탄수화물을 건강한 낮은 범위로 유지하고 있다면, 단백질을 더 섭취할 공간이 있다. 단백질과 탄수화물 모두 인슐린을 자극하니까 말이다. 건강한 지방을 더 많이 먹으면 인슐린이나 혈당 증가 없이 에너지를 얻으므로, 이는 대부분에게 최적의 조합이다. 체중을 줄이고 싶든 유지하고 싶든, 인슐린에 민감하든 인슐린 저항성이 있든, 이러한 저탄수화물, 적당한 단백질, 고지방 조합이 맞을 것이다. 목표는 항상 인슐린을 낮게 유지하는 것! 그리고 일반적으로 이는 글루카곤을 최대한 높게 유지하는 것을 의미한다.

단백질과 신장

고단백질에 관한 가장 흔한 오해 중 하나는 신장병을 일으킨다는 것이다. 어떤 과학 연구도 이 개념을 뒷받침하지 않는다. 이런 오해가 생겨난 이유는 아마도 이미 신장 질환을 앓던 사람들에게 실제로 높은 단백질로 인한 문제가 있을 수 있다는 사실 때문일 것이다. 그러나 고단백질이 다른 모든 사람에게 문제라고 제안하는 것은 잘못이다.

또 다른 가능성으로, 신장을 손상한다는 오해가 신장이 단백질에서 나온 질소를 몸에서 제거한다는 사실에서 비롯되었을 수 있다. 따라서 고단백 식단이 신장을 혹사할 수 있다는 가정이 만들어졌을 수도 있다. 하지만 이런 일은 현실에서 일어나지 않는다.

앞서 언급했듯이, 뇌는 식이 단백질 섭취를 관리하는 복잡한 제어 시스템을 가지고 있다. 신체의 단백질 관리 능력은 실제로 상한선이 있다. 하지만 뇌가 충분할 때까지 단백질을 먹게 하듯이, 단백질을 너무 많이 먹고 있다면 뇌가 개입해 식욕과 음식 선택을 조정할 것이다.

실험한 결과, 고단백 식단은 단순히 신장 활동률의 척도인 사구체 여과율을 포함해 신장 매개 변수를 변화시킨다고 관찰되었으며, 이는 혈액 흐름으로 추정할 수 있다. 이는 예상되는 일로, 모든 장기가 그렇듯이 신장이 변화하는 입력에 적응하는 과정이다. 단백질이 신장에 미치는 영향을 더 잘 요약한 내용이 2015년 과학 논문에 포함되었다. 〈단백질 제한이 이미 발생한 신장 질환의 치료에 적절할 수는 있지만, 우리는 건강한 사람의 신장 기능에 높은 단백질 섭취가 해로운 영향을 미친다는 유의미한 증거를 발견하지 못했다.〉[7]

단백질이 작용하는 단계

- 평균적인 사람의 경우, 목표 단백질 섭취는 제지방 0.453그램당 대략 0.4~0.6그램이어야 한다. 이는 적정량을 확보하며, 과하다고 암시할 만한 증거가 없다.
- 운동으로 근육을 단련하는 사람들은 단백질을 더 안전하게 섭취할 수 있다. 바람직한 목표 섭취량은 제지방 0.453그램당 0.8~1.0그램 정도다.
- 단백질을 줄이는 것은 암과 같은, 인슐린 및 mTOR 경로와 관련한 건강 문제를 가진 사람에게 좋은 전략이 될 수 있다(440쪽 참조). 단백질을 낮추면 과도한 인슐린 신호와 mTOR 과활성화를 예방할 수 있다.

결국 단백질은 건강한 식단의 중요한 부분이다. 우리는 양질의 단백질을 적정량으로 섭취해야 한다. 그러면 건강과 장수에 크게 이로울 것이다. 그리고 단백질의 포만감 유발 효과 덕분에 체중 조절에도 도움이 될 것이다.

〈기름지게 먹고 오래 살기〉 계획은 체중 감량과 장수를 위해 단백질을 최적화하고자 한다. 조상들이 먹었던 영양이 풍부한 음식의 장점은 지방과 단백질의 비율이 이미 우수하다는 것이다. 단백질을 먹을 때 중요한 사항은 과식하거나 강박적으로 제한하지 않는 것이다. 핵심은 균형을 이루는 것이다.

사례 하워드의 이야기

하워드는 웨스트코스트에서 덴버 지역으로 이주한 이후에 새로운 의사를 찾아야 했다. 그는 제프의 진료를 받기 시작했다. 하워드는 꽤 과체중이었지만 이전 의사들은 그에게 당뇨병이라는 단어를 한 번도 꺼내지 않았다. 그러나 제프는 이전의 혈액 검사와 체중으로 보아 하워드가 인슐린 범위에 속할 거로 의심했다. 제프는 하워드의 단식 혈당과 다른 측정치가 정상 범위로 보이지만, 이것으로는 그가 당뇨병이 아니라고 안심할 수 없다고 설명했다.

하워드의 LDL(저밀도 지단백) 콜레스테롤은 실제로 낮았지만, 제프가 계산한 콜레스테롤 비율로 판단하건대 인슐린 문제가 있었다. 하워드는 진정한 상태를 확인하기 위해 식사 후 당 수치를 측정해 본 적이 없었다. 마찬가지로, 그는 인슐린 검사를 받은 적이 없었다. 따라서, 그의 몸 안에서는 당뇨병이 심각할 수도 있었다. 그의 췌장이 아직 건강해서 인슐린을 충분히 내보낸다면 포도당이 괜찮은 수준으로 유지되기 때문이다. 명심하건대, 당뇨병은 높은 인슐린 수치와 인슐린 저항성 기준을 보고 적절히 확인할 수 있다. 혈당에 초점을 맞추면 오해를 불러올 수 있다. 혈당이 정상일지라도 인슐린이 높을 수 있고 따라서 당뇨병이 있을 수 있다.

제프는 하워드에게 경구 포도당 부하 검사OGTT를 실시했다. 이 검사에서는 75그램의 포도당을 마신 후에 2시간 동안 혈당 상승을 관찰한다. 이 검사는 단순한 공복 혈당 검사보다 건강 문제를 알아내는 데 훨씬 우수하다. 제프는 하워드의 혈중 인슐린 수치를 2시간 동안 관찰했다. 이 정보는 혈당 측정치보다 훨씬 더 가치가 있다. 결과는 다소 암울했다. 제프의 예상대로 하워드의 인슐린과 혈당 수치는 건강한 범위보다 훨씬 높아 형편없는 낙제점이었다.

하워드는 콜레스테롤 수치가 낮았는데도 항상 자신의 건강에 심각한 문제가 있다고 의심해 왔다고 말했다. 그는 이제야 진실을 알게 되어 만족했고 문제를 어떻게 해결해야 할지 알고 싶었다. 제프는 그를 앉히고 주먹을 날리지는 않았다. 하워드의 인슐린 저항성 정도라면 곧바로 초저탄수화물 식단을 먹어야 할 상황이었다. 그러면 수리 과정이 시작되어 수치가 인슐린 범위의 안전한 끝단으로 옮겨 갈 터였다. 시간이 흐르면서 건강을 최적화하기 위해 더 많은 조처를 해야 하겠지만, 그는 중요한 일을 먼저 해야 했다.

초저탄수화물 식단을 먹은 지 몇 주 만에 하워드의 배가 눈에 띄게 내려앉기 시작했고, 수년 내 기분이 가장 좋다고 느꼈다. 첫 검사에서 크게 떨어진 식후 포도당 수치로 개선되었다는 것을 확인할 수 있었다. 공복 인슐린도 급격히 감소하고 있어서 결과가 확실해졌다. 하워드는 지금 완전히 회복되었다. 이 책에서 소개한 많은 유익한 전략들과 함께 하워드는 저탄수화물 생활 방식을 받아들였다. 하워드는 과거의 의사들이 알지 못했던 가장 중요한 대책을 안 덕분에 만성 질환의 위험을 정말로 날려 버렸다.

15
어떤 비타민과 미네랄이 정말로 필요할까?

인체는 엄청나게 복잡한 기계다. 매일 매 순간 수십억 건의 생화학 반응이 일어난다. 이러한 반응이 발생하려면 다양하고 많은 비타민과 미네랄, 다른 영양소가 필요하다. 건강한 식단은 이러한 영양소 대부분을 공급할 것이며, 우리는 모든 영양소 요구량을 공급할 수 있는 음식을 목표로 삼으라고 강력히 권고한다. 그렇긴 하지만, 현대의 농업 관행으로 인해 음식들의 영양소 밀도가 낮아졌다. 게다가, 우리는 단지 적절함을 넘어 〈최적〉의 건강과 장수를 성취하기 위해 노력한다. 따라서 우리는 식단으로 얻기 어려울 수 있는 특정 주요 영양소를 보충할 필요가 있다. 이 목표는 합리적이었지만 영양 보충제에 관해서 혼란이 있었다. 전문가들은 수십 년 동안 비타민, 미네랄, 보충제를 두고 논쟁을 벌여 왔다. 모든 전문가에게는 자신만의 특정한 시각이 있다. 또한, 여러 이익 단체들은 자신의 목적을 위해 부적절하게 토론에 개입했다.

제약 회사들도 보충제를 생산하는데, 이는 보충제의 마케

팅과 판매 뒤에 큰 비즈니스(와 많은 광고 자금)가 존재한다는 의미다. 리피토, 비아그라, 셀레브렉스 등의 처방약을 제조하는 파이저도 센트룸과 칼트레이트를 제조해 유통한다. 아스피린과 클라리틴, 알레브, 알카셀처 등 수많은 비처방약으로 유명한 바이엘 역시 원어데이와 플린스톤 비타민을 생산한다. 이 문제를 더욱 복잡하게 만드는 것은 보충제는 FDA의 평가와 승인을 받을 필요가 없어 효과나 안전성 검사 없이 판매할 수 있다는 사실이다(제조 기준을 충족시켜야 하지만).

비타민을 홍보하고 판매하는 데 기득권을 가진 돈 많은 대기업들이 있고, 그들의 보충제가 실제로 그들의 주장대로 작용하는지 증명할 필요가 없는 상황에서, 정말로 필요한 비타민이 무엇인지 어떻게 알 수 있을까? 모든 세력을 밀어내고 합리적인 보충제 전략을 펼칠 방법은 무엇일까? 그 답은 대기업의 주장이 아니라 과학 연구의 결과를 살펴보는 것이다. 7장에서 우리는 몸이 〈기름지게 먹고 오래 살기〉 계획에 적응할 때 가장 중요한 보충제인 칼륨, 나트륨, 마그네슘, 오메가-3에 관해 이야기했다. 이 장에서는 이를 넘어 사람들에게 부족하기 쉬운 주요 비타민과 미네랄을 살펴볼 것이다(7장과 중복되는 내용이 있지만).

먼저 지난 수십 년 동안 끝없는 관심을 받아 왔고 의학과 연구 분야에서 수많은 논쟁을 일으킨 비타민 D부터 시작해 보자. 비타민 D의 중요성과 적절한 섭취량은 여전히 격렬한 논쟁의 대상이다.

비타민 D: 햇빛 비타민

인류는 태양 아래에서 진화했다. 우리는 계속해서 햇빛에 노출되었다. 태양광이 사람의 피부에 일으키는 작용은 엄청난 생화학적 효과가 있어 최적의 건강에 필요한 많은 주요 광화학 물질을 합성할 수 있다. 가장 중요한 물질 중 하나가 〈비타민 D〉로 알려졌지만, 이것은 비타민이 아니다. 이는 비타민 D의 활성 형태를 제조하는 데 중요하게 사용되는 프로호르몬이다. 칼슘 관리, 뼈 건강, 면역 기능, 인슐린 민감도, 혈관 건강, 세포 증식 조절 등 중요한 많은 신체 과정에서 비타민 D의 활성 형태가 중요하다.

당연히 비타민 D가 왜 신체의 많은 메커니즘과 불가분의 관계에 있는지 궁금할 것이다. 한 가지 이유는 진화 과정 초기에 비타민 D가 인체의 제어 시스템 일부가 되었기 때문이다. 수억 년 전, 수생 척추동물은 칼슘에 쉽게 접근할 수 있었다. 뼈 합성 및 기타 중요한 기능은 통제하기가 쉬웠으며 칼슘은 주변 바다에서 쉽게 얻을 수 있었다. 그러나 척추동물이 육지로 올라왔을 때, 그들은 큰 도전에 직면했다. 어떻게 칼슘을 얻을 것인가? 새로운 방법은 태양의 자외선UV 에너지를 이용해 비타민 D를 합성하는 것이었다. 비타민 D는 뼈 형성 외에 많은 과정과 연결되었다. 그림에서 비타민 D가 인체에서 어떻게 만들

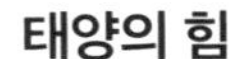

태양의 힘

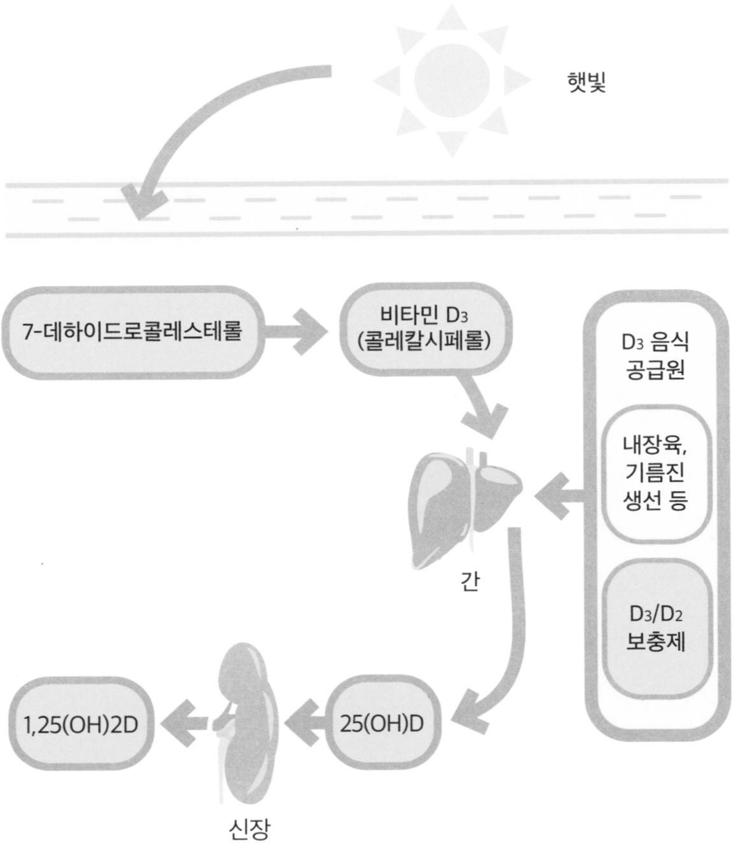

UVB 광선은 피부의 콜레스테롤류의 분자(7-데하이드로콜레스테롤)에 작용해 그것을 중요한 비타민 D_3로 전환한다. 내장육, 지방 많은 생선, 조상이 먹던 다른 기름진 공급원에서 D_3를 얻을 수도 있다. D_3는 혈류에 들어가 조직에 직접 사용되지만, 간에서도 25(OH)D로 전환되어 더 많은 기능과 장기 저장을 가능하게 한다. 최종 전환 단계는 신장에서 발생하는데, 여기서 고도의 활성 형태 1,25(OH)2D가 만들어진다.

어지는지 간략하게 볼 수 있다.

햇빛의 자외선 에너지는 콜레스테롤의 한 형태에 작용하여 비타민 D_3라는 것을 만든다. 이것이 인간이 비타민 D를 얻기 위해 진화한 주요 경로다. 음식 공급원도 있다. 하지만 조상의 음식에는 D_3가 풍부했지만, 현대 음식에는 심각하게 부족하다. 이런 이유로 많은 사람이 보충제를 복용하게 되었다.

모든 공급원의 비타민 D_3는 간에서 처리되어 25-하이디록시 D(또는 칼시페디올, 혈액 검사 결과에서는 〈25(OH)D〉로 표기됨)라는 호르몬의 약한 활성 버전으로 전환된다. 이것이 바로 신체가 비타민 D를 저장하는 방법이고, 혈액 검사에서 비타민 D 수치를 결정한다. 이 25-하이드록시 D는 최종 단계 호르몬은 아니지만 많은 중요한 과정에서 적극적인 역할을 한다. 칼시트리올(혈액 검사 결과에서는 〈1,25(OH)2D〉이다)이라는 더 활동적인 호르몬을 생산하는 데 또 다른 전환 단계가 필요하다. 신장이 이 단계를 수행한다. 혈류에서 항상 정확한 농도가 유지되는 일이 정밀하게 조절된다.

비타민 D가 특히 다른 지용성 비타민 A 및 K_2와 주요 상호 작용을 많이 한다는 점에 유의해야 한다. 그러므로 다른 것들을 무시하면서 D 상태를 끌어올리는 것은 반드시 좋은 생각이 아니다. 또한 이러한 지용성 비타민군은 마그네슘 및 아연과 같은 미네랄과 상호 작용해 서로 도움을 준다. 이상적인 전략은 주요 비타민과 미네랄을 모두 충분히 섭취하고 있는지 확인하는 것이다. 그렇게 하면 그런 상호 작용이 광범위하게 이루어질 것이다.

D가 낮으면 병이 생긴다

낮은 비타민 D는 질병이나 사망률과 어떤 관련이 있을까? 낮은 25-하이드록시 D는 현대인의 많은 질병 발생률과 밀접하게 연관되며, 이로 인해 사망률도 증가한다. 심장과 동맥 질환, 대장암, 기타 암, 당뇨병, 기타 여러 질병에 관한 수많은 연구가 이를 일관되게 뒷받침한다.[1] 이런 연구들은 주의 깊게 수행되어 많은 혼란 요인이 최대한 수정되었지만 여전히 인과 관계를 증명하지 못한다. 그러나 비타민 D와 그 수용체가 질병 결과에 영향을 미칠 수 있는 메커니즘을 뒷받침하는 과학 연구가 엄청나게 많다. 실험에서 나온 증거도 있지만, 이와 관련한 문헌에는 상반된 자료가 많이 존재한다. 그렇다면 왜 이런 실험들 다수가 모호한 것일까?

- 일반적으로 D가 높은 사람들은 태양 노출을 많이 할 확률이 더 높다. 태양은 D의 생산을 넘어 생화학적으로 인체에 많은 영향을 미친다. 이러한 유익한 효과는 어느 정도 더 나은 결과를 낳을 수 있다.
- 특정 질병을 앓으면 D 수치가 떨어질 수 있지만 이와 관련한 데이터는 많지 않다. 또한, 아픈 사람들은 밖에 덜 나가게 될 수 있어, 건강한 햇빛이 부족해 D 수치가 떨어질 수

도 있다.

- 어떤 사람들은 화창한 지역에서 더 많은 휴가를 보내고 피부를 그을리는 스포츠를 더 할 수 있다. 이들은 전반적인 건강을 더 잘 돌볼 수도 있다. 그래서 혼란이 가중된다.

현대인의 생활 방식 탓에 D 수치가 전반적으로 무너졌다. 음식에 든 비타민 D가 적어지고, 비타민 D를 함유한 조상의 음식(예: 내장육, 지방 많은 생선, 목초 달걀)을 먹는 사람이 적기 때문이다. 낮은 D 수치가 만연한 또 다른 이유는 비만과 염증성 질환이 혈중 D 수치를 떨어뜨릴 수 있기 때문이다. 확실히 현대인에게 이러한 병은 넘쳐 난다.

우리는 비타민 D가 먼저 25-하이드록시 D의 형태로 저장된다고 언급했다. 진화 과정에서 25-하이드록시 D 수치는 일반적으로 40~50ng/ml 범위에 있었다. 이 수치는 오늘날 자연 속에서 생활하는 아프리카 원주민과 태양에 많이 노출하는 백인에게서 관찰된다. 도시로 이주해 현대인의 생활 방식을 채택하는 아프리카 원주민들의 비타민 D 수치는 결국 20ng/ml 정도로 낮아진다. 태양에 굶주린 현대의 백인들 역시 이처럼 낮은 수치에 가까운 경향이 있다.

현대인의 낮은 D 수치가 미치는 영향은 전문가 집단에서 많이 논의되고 있다. 또한, 건강한 수치를 유지하기 위한 올바른 보충제 요법에 관해서도 논란이 많다. D_3 보충제는 국제 단위,

즉 IU로 가장 흔히 측정된다. 이 단위를 선택한 시점은 비타민 D의 과학이 거의 알려지지 않았을 때라 유감스러운 단점이 있다. 이로 인해 정말로 필요한 D_3의 양이 불합리하게 높아졌다.

여기서 균형 있는 시각으로 상황을 바라보자. 최소한으로 옷을 입은 백인이 태양광 노출로 피부가 약간 분홍빛으로 변했다면 D_3.3이 1만~2만 5,000IU 생성할 것이다. 필요한 노출 시간은 위도, 하루 중 시간, 피부 유형 및 기타 여러 변수에 따라 크게 달라진다. 특히 피부가 검은 편이라면 같은 양의 D 합성에 태양 노출이 훨씬 더 많이 필요하다. 그렇긴 하지만, 대체로 오전 10시에서 오후 2시 사이에 수영복을 입고 20~30분 햇볕을 쬐면 좋다고 조언한다. 자연적인 신체 메커니즘 대부분과 마찬가지로, 이 반응은 저절로 조절된다. 태양광을 훨씬 더 많이 쬐어도 비타민 D 생성률이 그리 높지 못하다. 진화는 그런 식으로 유능하다. 진화하면서 인체는 필요한 것을 붙잡은 후에 만족하면 놓아 버리는 법을 배웠다. 마찬가지로 혈중 25-하이드록시 D 수치가 약 45ng/ml를 초과하면 몸은 많은 D 관련 반응을 점점 줄인다. 따라서 조상의 태양 노출 수치를 얻지 못한다면, 보충제로 일일 수천 IU 복용을 고려하는 게 타당하다. 설득력 있는 증거가 달리 제시되지 않는 한, 이는 합리적인 생각일 것이다. 이 지점에서 논쟁이 발생한다.

대체로 말해서, 이 영역에는 중요한 두 진영이 있다.

- 많은 D 전문가들(전문 내분비학자 조직인 내분비학회 포

함)은 완전한 건강을 위해서는 25-하이드록시 D 수치가 32ng/ml를 초과해야 한다고 말한다.[2] 이는 조상의 수치와 유사하다. 성인 대부분의 경우, 혈중 25-하이드록시 D 수치가 이 정도 되려면 하루에 4,000~5,000IU의 D_3를 보충해야 한다.

- 그러나 의학 연구소의 공식 지침은 25-하이드록시 D 20ng/ml 이상이 뼈 건강에 적합하다는 견지를 유지한다. 그들은 이 수치가 다른 유익한 효과에 충분하다고 가정해 일반적으로 하루에 D_3 800IU만 보충하라고 권고한다. 이 양은 혈중 수치를 올리는 데 매우 미약한 영향을 줄 것이다. 최근에 이 연구소는 하루에 4,000IU까지는 괜찮다고 인정했지만, 여전히 하루에 800IU만 먹으라고 권장한다. 2013년 이전에는 하루 권장량이 고작 400IU였다.

신뢰할 수 있는 모든 과학 증거는 하루에 최대 1만 IU의 D_3는 전혀 해롭지 않다고 말한다. 최고의 연구 결과에 따르면 비타민 D 독성을 경험하려면 하루에 3만 IU를 섭취해야 한다고 한다.[3] 우리가 건강한 태양에 노출하는 동안 자연스럽게 생성하는 양이 이를 증명한다.

수유모가 D_3 수수께끼를 풀다

미국 소아과 학회와 다른 전문가들은 현재 여성의 모유에 든

D_3가 적절하지 않다고 말한다. 따라서 그들은 젖을 먹는 모든 아기에게 보충제를 먹이라고 권고한다. 어떻게 이런 일이 일어날 수 있었을까? 인간이 진화하는 동안 아기의 이익을 위해 사용할 수 있는 보충제는 없었다. 지금은 왜 너나 할 거 없이 여성들의 모유가 부적절할까? 다른 모든 면에서 〈모유가 최선〉이라면, 오늘날 무슨 문제 때문에 모유의 D_3가 부적절해졌을까?

모유는 리터당 최소 400IU의 D_3를 함유해야 적절하다고 여겨지며 권장되는 유아 보충제의 D_3만큼 아기에게 D_3를 공급해야 한다. 우리는 왜 모유가 더는 이만큼의 D_3를 공급할 수 없는지 알 필요가 있다. 다행히도 한 인체 실험에서 이 수수께끼를 탐구해 2006년에 그 이유를 모두 설명했다.[4] 이 실험을 주도한 소아과 의사 브루스 홀리스는 그 해답이 얼마나 명백한지 입증하고 싶었다. 그는 여성(그리고 이 문제라면 남성도)이 2013년 이전에 권장된 빈약한 일일 400IU보다 훨씬 더 필요하다는 것을 알고 있었다.

홀리스는 수유 여성의 대규모 표본을 무작위로 2개의 주요 군으로 나누었다. 첫 번째 군은 공식 권고에 따라 하루에 400IU의 D_3 보충제를 받았다. 아기들도 하루에 400IU를 직접 보충받았다(체질량을 고려하면, 아기들은 엄마보다 약 15배 정도 공급받은 셈이다. 이로써 성인 권장량이 터무니없음이 뚜렷이 드러난다). 두 번째 군의 어머니들은 하루에 6,400IU의 D_3를 받았다.

그렇다면 홀리스는 여성을 위한 올바른 일일 보충제가 6,000IU 범위라는 것을 증명했을까? 확실히 그랬다. 홀리스가 예측한 대로, 하루 400IU를 먹은 엄마들의 모유는 D_3가 너무 낮았다. 모유는 필요한 리터당 400IU가 아닌 70IU만 전달했다. 따라서 아기들은 D_3 보충제를 직접 투여받아야 했다. 또한 홀리스가 정확히 예측한 대로, 하루 6,400IU를 복용한 어머니들의 모유에는 600IU 이상이라는 우수한 양의 D_3가 들어 있었지만, 그들은 일일 보충제 권장량의 16배를 섭취해야 했다.

그래서 부적절한 모유의 수수께끼가 풀렸고, 이와 함께 우리가 정말로 얼마나 많은 D_3가 필요한지에 대한 수수께끼도 풀렸다. 모유에 D_3가 적절히 들어 있으려면 여성이 하루에 수천 IU의 D_3를 얻어야 한다. 인간의 진화 과정에서 여성들은 태양광 노출과 식단을 통해 이 양을 얻었다. 일조량이 낮은 시기에는 물고기와 D가 풍부한 다른 음식들이 보충했을 것이다.

어머니의 혈액에 저장된 25-하이드록시 D 형태의 비타민 D는 모유로 이동하지 않는다. 매일 모유로 직접 흘러 들어가는 것은 비타민 D_3이다. D_3 형태는 몸에서 불과 며칠밖에 남아 있지 않다. 따라서 최적의 모유를 위해서는 햇빛이나 식단, 보충제를 통해 D_3를 매일 얻어야 한다.

인체 실험을 하기 위해서는 이 실험이 안전과 윤리 문제를 적절하게 다루는지를 승인 위원회가 판단해야 한다. 흥미롭게도, 위원회는 이 실험에서 홀리스가 다른 대상군을 포함해야 한다고 주장했다. 어머니에게 일일 2,400IU(일일 권장량의 6배)의 D_3를 투여하는 집단이었다. 홀리스는 아기들이 모유의 D_3를 충분히 섭취하지 못하므로 이것이 무의미하다고 말했다. 그러나 위원회는 끝까지 주장했다. 홀리스가 예측한 그대로, 성인 권장량의 6배를 먹은 이 여성군은 D_3가 충분한 모유를 생산하지 못했다. 연구팀은 이 집단의 실험을 중단해야 했고 즉시 아기들에게 D_3를 직접 보충하기 시작했다.

건강한 선탠 따위가 있을까?

건강한 햇빛 노출이 제공하는 건강 혜택은 어지러울 정도로 다양하지만, 피부암의 위험 때문에 햇빛 노출을 최소화하라는 말을 우리는 수십 년 동안 들어 왔다. 흑색종은 사망률이 심각한 피부암이지만, 피부를 태우지 않고 햇볕에 노출하면 흑색종 위험이 증가한다고 입증된 적은 없다. 사실, 일부 연구는 그 반대일 수도 있다는 사실을 보여 준다. 피부를 태우지 않고 햇볕에 노출하면 흑색종을 얻거나 이로 인해 사망할 위험이 줄어든다는 것이다.[5]

높은 햇빛 노출이 코스메틱 피부암(기저 및 편평 세포 유형)의 위험을 증가시킨다는 타당한 증거가 있다. 그러나 이 경우는 사망률이 매우 낮아 약 1퍼센트가 사망한다. 따라서 우리는 태양을 회피하면 건강 문제를 예방하기보다는 문제가 훨씬 더 많이 발생할 거로 믿는다.

햇빛 노출은 우리가 이 책에서 설명하는 것보다 이점이 더 많다. 햇볕을 쬐면 혈관 건강과 다른 많은 기능에 중요한 질소 산화물이 방출된다. 혈관 확장(혈류 개선을 위한 동맥 확장)과 혈압 조절에도 이바지한다. 또한 D_3 외에 피부에 있는 많은 광화학 물질을 생산한다. 이 물질의 잠재적 중요성을 사람들은 이제 막 탐구하기 시작했다.[6] 태양에 노출했을 때 우리 몸이 이러한 화학 물질을 생산한다는 사실은 우연이 아니다. 태양은 인류의 진화를 위해 우리와 함께 해왔으므로, 인체의 건강 증진과 불가분의 관계를 맺게 되었다.

우리는 비타민 D 수치와 관련한 이점 중 실제로 건강한 태양 노출의 다른 장점들 때문에 발생한 것이 얼마나 많은지 모른다. D 수치를 높이기 위한 매우 중요한 조처로서 보충제를 뒷받침할 증거가 충분히 있다. 그렇기는 하지만, 건강한 태양 노출이 비타민 D 수치를 높이는 데 훨씬 더 효과적인 방법일 가능성이 매우 크다. 왜냐하면 햇빛 노출이 불러오는 다른 이점들 때문이다. 확실한 결론은 아직 나오지 않았다. 우리가 이 분야를 완전히 해독하기 전까지는 건강하게 태양에 노출하거나 비타민 D 램프 같은 대체 자외선 공급원을 이용하면 아마도 가장 좋을 것이다.

핵심은 태양 노출과 사망률의 연관성을 연구한 흥미로운 연구 결과에서 밝혀졌다.[7] 연구진은 〈태양 노출 회피는 총원인 사망률의 위험 요소〉라는 제목의 답을 내놓았다. 〈태양 노출을 피하는 사람들의 사망률은 태양 노출이 가장 많은 집단보다 약 2배 높았다.〉 그래서, 이 분야의 많은 전문가처럼, 우리는 건강하게 태양에 최대한 노출하라고 권고한다. 물론 햇볕에 많이 타면 안 된다. 그러면 진짜 피해가 발생할 수 있다.

마그네슘

적절한 마그네슘은 적절한 인체 기능에 매우 중요하므로 아마도 건강과 장수를 위해 초점을 맞춰야 할 가장 중요한 영양소 중 하나일 것이다. 하지만 우리의 의료 체계에서는 대체로 마그네슘을 무시한다.

한 가지 중요한 문제는 혈중 마그네슘 검사가 진정한 마그네슘 상태를 보여 주는 데 매우 약한 지표라는 것이다. 마그네슘이 극도로 부족하더라도, 검사에서 〈정상 범위〉로 나타날 수 있다. 이유는 이렇다. 혈류를 도는 마그네슘은 신체 마그네슘의 1퍼센트 미만이다. 대부분은 뼈와 다른 조직에 들어 있다. 마그네슘이 부족하면, 몸은 뼈에서 마그네슘을 빼내 필요량을 공급한다. 이렇게 되면 혈중 농도가 괜찮은 것처럼 보일 것이다. 암암리에 절박한 상황이 진행 중일지라도 말이다. 자유 세포 마그네슘 수치가 가장 중요한 척도지만, 이는 표준 혈액 검사에 포함되지 않는다.

1957년, 동물 실험에서 저(低)마그네슘이 죽상 경화의 공통

원인으로 밝혀졌다.[8] 불행히도 이 시기는 포화 지방이 혈중 콜레스테롤을 상승시키고, 콜레스테롤이 높아지면 심장병 위험이 커진다는 다이어트하트dietheart 가설이 미국을 강타하기 시작한 때였다. 콜레스테롤과 지방에 점점 집착하는 데 반해 마그네슘은 희망이 없었다. 마그네슘과 심장병(및 기타 질병)의 연관성을 검토하는 연구는 조용히 계속 진행되고 있지만, 대부분 무시되고 있는 것 같다. 다시 말하지만, 어느 정도는 일반적인 혈액 검사가 근본적인 문제를 제대로 반영하지 못하는 것이 이유일 수 있다.

저마그네슘은 알려진 거의 모든 심혈관 위험 요인과 관련되며, 최근 관상 동맥 심장 질환 환자 300명을 조사한 한 연구에서 밝혀졌듯이 상관관계가 상당히 깊다.[9] 저마그네슘군은 거의 모든 위험 요인의 비율이 대폭 증가해, 전반적으로 매우 높은 통계적 유의성을 나타냈다. 다음 그림에서 한 연구를 볼 수 있다. 이 연구에서 마그네슘 수치는 기록된 식이 섭취량과 강력한 상관관계가 있었다.

성인의 70~80퍼센트가 권장하는 마그네슘 섭취량을 달성하지 못한다고 추산된다. 혈액 검사의 부적합성 때문에, 어떤 비율이 정말로 낮은 건지 추정하기가 어렵다. 당뇨병이 마그네슘 손실도 일으킨다는 점에 유의하라. 성인 대부분이 어느 정도 당뇨병을 경험하고 있으므로, 이 중요한 미네랄을 반드시 건강하게 섭취하는 일이 특히 중요하다.

모든 CHD 위험 요인과 강하게 연동하는 저마그네슘

	저마그네슘 (<1.6mg/dL)	중마그네슘 (91.6~2.6mg/dL)	고마그네슘 (>2.6mg/dL)
CHD 환자 300명 중	176	102	22
당뇨병 환자	53%	19%	6%
고혈압 환자	75%	50%	23%
평균 HDL	33	47	49
평균 중성 지방 저마그네슘	190	145	146

출처: N. 마할, M. V. 쿨라카니, S. S. 나이크, 「저마그네슘은 관상 동맥 질환 인도인들의 관상 동맥 위험 인자인가?」, 『심혈관 질환 연구 저널 3』, 4호(2012).

갑작스러운 심장사(心臟死)는 심장 관련 총사망률의 상당한 비율을 차지한다. 이러한 사망은 종종 동맥 경화증으로 인한 사건보다는 심장 부정맥, 즉 심장 박동의 불규칙성에 기인한다. 2010년에 심장사에 대한 흥미로운 연관성 연구가 진행되었다.[10] 연구진은 처음에 질병이 없는 여성 8만 8,375명의 혈중 마그네슘 수치를 조사했다. 마그네슘 섭취량이 가장 높은 여성은 심장사 위험이 34퍼센트 낮았다. 혈중 마그네슘이 가장 높은 여성들은 심장사 위험이 77퍼센트 낮았다. 따라서 낮은 마그네슘 섭취의 위험 승수는 약 2배였고, 혈중 저마그네슘의 위험 승수는 약 4배였다. 연관성 연구라는 사실에도 불구하고 이는 인상적인 승수이므로, 그들은 심장병 예방에 마그네슘이 중요하다고 지적한다.

또한 마그네슘 보충이 심장병 위험을 줄이는 데 효과가 있다는 연구도 있다. 신뢰할 수 있는 체내 염증 지표인 C-반응 단백질CRP은 항상 심장병과 강력한 상관관계가 있다. 많은 연구에서 더 높은 수치의 CRP와 관련해 3~4×위험 승수가 나타났다.[11] 관상 동맥 심장병은 주로 동맥벽의 염증에 의해 유발되기 때문에 이 결과가 놀랍지 않지만, 마그네슘 섭취와 CRP의 관련성은 거의 관심을 끌지 못했다. 지금까지 진행된 몇몇 연구는 주로 연관성 연구였다. 이 중 CRP는 보통 낮은 마그네슘 수치와 관련이 있다. 하지만 연관성 연구보다 더 많은 것을 밝힌 2007년 연구가 있다.[12]

이 연구에서 연구자들은 심장 마비 환자의 마그네슘과 CRP 수치와 무작위로 선택된 환자의 수치를 비교했다. 예상대로 심부전군은 무작위 환자군보다 마그네슘 수치가 낮고 CRP가 높았다(평균 마그네슘은 0.78대 0.86mmol/L, CRP는 39.8대 12.2mg/dL). 마그네슘 보충을 단 5주간 실시한 후 심부전 그룹에서 CRP가 크게 감소했다. CRP 수치가 대략 무작위 환자 그룹의 수준으로 떨어졌다. 특히, 그들은 구연산 마그네슘 보충제를 하루 단 300밀리그램을 사용해 CRP를 낮출 수 있었다. 이는 중요한 마그네슘을 약간 보충한 것이다. 또한 마그네슘이 낮은 사람들의 마그네슘 보충 실험에서 고혈압이 현저하게 개선된 것도 주목할 만하다.

우리는 마그네슘이 풍부한 음식을 목표로 삼으라고 권고한다. 아보카도, 전지 요구르트, 브라질너트, 아몬드 같은 저탄수화물 견과류 등이 그 예다. 다크초콜릿도 마그네슘을 늘릴 것이다. 그렇긴 하지만, 우리는 충분한 섭취를 위해 마그네슘 보충제를 추천한다. 온라인에서 대량으로 구매할 수 있고 맛에 영향을 주지 않고 풍미 있는 요리에 뿌릴 수 있는 싸고 기분 좋은 구연산 마그네슘 분말을 사용하라. 익숙해질 때까지 완화제 효과를 낼 수 있으므로 하루 섭취량을 분산하고 식사 중이나 식후에 먹어 한 번에 너무 많은 양을 섭취하지 않도록.

건강한 식품을 통해 적당량을 섭취한다고 가정한다면, 보충제 형태의 마그네슘 약 300밀리그램으로 충분할 것이다.

비타민 K_2

〈비타민 K〉의 〈K〉는 혈액 응고를 뜻하는 독일어인 koagulation을 의미한다. 비타민 K를 발견한 1930년대부터 1970년대 후반까지, 우리는 이 비타민의 다른 역할을 알지 못했다. 최근 수십 년 동안, K의 두 형태의 특성이 매우 다르다는 점이 더 많이 인정되었다. K_1은 대부분 응고 과정과 관련이 있지만, K_2는 고유한 범위의 중요한 기능들을 지닌다. K_1은 중요하므로, 우리는 확실히 잎이 많은 녹색 채소, 봄 양파, 브로콜리, K가 풍부한 다른 음식들을 많이 먹으라고 권고한다. 그러나 K_2는 오늘날의 식단에서 부족할 가능성이 더 크다.

심혈관 건강에 비타민 K_2가 중요하다는 생각이 인정받기 시작한 것은 20년밖에 되지 않았다. 특히 흥미로운 점은 혈관 및 기타 연조직의 석회화를 방지하는 데 일조한다는 것이다. K_2는 부적절한 연조직 석회화를 억제하는 GLA 단백질이라는 것을 활성화한다. 이는 K_2가 칼슘이 문제가 될 수 있는 조직, 예를 들어 동맥벽에 칼슘이 접근하는 것을 막는 데 중요한 역할을 한다는 의미다.

K_2는 혈관계보다 다른 많은 건강 이점에도 중요하다. K_2는 비타민 A, D와 상승 작용을 일으킨다. 본질상 K_2는 A와 D가 인체에 이점을 제공할 수 있는 많은 반응을 가능하게 한다. K_2는 특히 칼슘이 있어야 하는 신체 부위(주로 뼈와 치아)에 칼슘을 분배하는 과정에 관여한다.

로테르담 심장 연구는 K_2가 질병 예방에 중요하다고 지적한다. 10년 동안 4,807명의 피험자를 추적한 결과, 높은 비타민 K_2 섭취는 총원인 사망률을 26퍼센트 감소시킨다는 점을 발견했다.[13] 같은 연구에서 관상 동맥 질환 사망률은 57퍼센트 낮았고, 심각한 대동맥 석회화는 52퍼센트 감소했다. 애석하게도 이는 연관성 연구지만, 밝혀진 위험 승수는 매우 확실했다. 실험을 한 적은 거의 없다. 대규모 임상 실험을 장려할 만큼 K_2에 대한 관심이 높지는 않은 것 같다.

양질의 실험에서 격차가 있었지만, 우리는 K_2가 결핍을 피해야 할 매우 중요한 비타민이라고 믿는다. 연관성과 기계론, 제한된 실험 증거를 결합하면 다소 설득력 있는 사례가 나올 수 있다. 마지막 요점은 K_2 비타민 자체 내에도 변종이 있다는 것이다. 모든 것을 고려할 때, MK-7 변종에 가장 집중해야 할 것 같다.

매일 섭취하면 얼마나 많은 혜택을 볼 수 있을까? 일반적으로 200mcg의 비타민 K_2(MK-7)가 석회화를 억제하는 GLA 단백질을 제대로 활성화할 거로 추정된다.[14] 이 수치를 겨냥하면 좋을 것이다. K_2를 제공하는 음식을 목표 삼는 것이 최선이지만, K_2 보충제가 시중에 많이 나와 있다.

K_2는 주로 동물 지방과 발효 식품에서 발견된다. 우리는 목초 버터와 치즈, 거위 간 파이, 내장육, 그리고 물론 건강한 범위의 목초 육류에 초점을 맞춘다. 때때로, 우리는 사우어크라우트*와 다른 발효 채소들을 포함한 K_2가 풍부한 발효 식품도 먹는다. 정말로 K_2 대박을 터뜨리고 싶다면, MK-7 변종이 풍부한 낫토, 즉 일본 발효 콩을 먹어도 된다.

불행히도 오늘날 사람 대부분의 식단은 K_2가 매우 낮을 것이다. 저지방이 유행한 시대에는 K_2가 매우 부족했다. 건강한 고지방 식단으로 이 애석한 풍조를 극복할 수 있을 것이다.

* 주로 독일에서 많이 먹는, 소금에 절인 발효 양배추.

요오드

요오드는 태아 발달과 어린 시절에 중요한 필수 영양소다. 하지만 평생 적절한 요오드를 얻는 것도 매우 중요하다. 요오드는 적절한 갑상샘 기능과 그 외 많은 것에 필요하다. 낮은 요오드 섭취의 영향은 뚜렷하다. 증상으로는 체중 감량의 어려움, 근육 약화, 무기력, 기억력 문제, 높은 중성 지방 및 기타 콜레스테롤 불균형, 감염에 대한 내성 저하 등이 포함될 수 있다. 이쯤에서 멈추겠지만, 목록은 계속된다.

식단은 유일한 요오드 공급원이지만, 우리가 먹는 음식의 요오드 함량은 물과 토양의 성분에 달려 있다. 토양은 바다에서 요오드 대부분을 얻으므로(이 원소의 주요 원천) 먼 내륙 지역은 일반적으로 요오드 함량이 부족하다. 1998년에 사람들은 지구 토양의 3분의 1은 요오드가 부족하다고 추정했다.[15]

WHO는 10억 명 이상의 사람이 요오드가 부족한 식단을 먹는다고 추정했다.[16] 1990년대 후반에 다수의 미국 전문가들은 요오드 결핍 문제가 증가한다고 경고했다. 그들은 요오드가 부족한 사람의 수가 빠르게 늘고 있다는 점을 발견했다.[17] 1971~1974년에는 〈매우 낮은〉 범주에 속하는 남녀는 극히 일부에 불과했다. 1988~1994년까지 이 수치는 중년 남성의 경우 거의 15퍼센트, 여성의 경우 거의 25퍼센트로 급증했다. 그들이 사용한 기준은 절대 최소치에 기초했으며, 최적의 건강을 위한 요구량은 아마 훨씬 더 높을 것이다. 그리하여 1990년대에도 이 문제는 급속히 증가했다. 토양이 더 고갈되면서 지금은 더욱 나빠지고 있다. 세계 토양에 공급되는 유일하게 중요한 요오드는 바다에서 비롯된다. 해수가 증발하면 육지에 내리는 비가 되어 요오드를 토양으로 전달한다. 그러나 집중적인 수확, 알칼리성 비료, 홍수/침출/침식으로 인한 고갈로 인해 바다로부터 공급되는 요오드가 한계에 이르렀다. 흥미롭게도, 요오드가 부족한 토양에서 재배된 채소는 요오드가 풍부한 토양의 채소보다 파운드당 요오드가 100분의 1일 수 있다.

1970년대 초부터 1990년대 초까지 미국인의 요오드 농도는 50퍼센트 감소했고, 수치가 50mcg/L 미만인 사람의 수가 450퍼센트 증가했다. 최근 분석에서 미국, 특히 임산부들의 상황이 계속 악화하고 있다고 나타났다. WHO는 임신 기간 동안 150mcg/L 미만의 요오드 농도는 불충분하다고 생각한다. 그러나 2003~2004년에 181mcg/L이었던 임산부의 중간 농도가 2005~2008년에 125mcg/L로 낮아졌다고 분석하였다.[18] 이는 본질상 인체 건강이 길고 느린 자동차 사고를 당하는 꼴이다.

현재 추정치에 따르면 유럽 인구의 절반 이상이 역시 요오드 결핍 상태다. 지금까지 요오드화염과 다른 방법을 통해 요오드 수치를 높이려는 노력이 많이 있었다. 이러한 노력이 긍정적인 영향을 끼쳐, 유럽인의 수치가 이제 서서히 상승하고 있다. 그리고 〈결핍〉이 최소 요구량에 따라 측정된다는 사실을 기억해야 한다. 이러한 최소 요구량이 필요한 이유는 갑상샘 확대와 같은 가장 명백한 문제를 피하기 위해서다. 하지만 이러한 최소한의 요구량만을 충족시킨다면, 그 결과는 여전히 매우 부정적일 수 있다.

유방암은 요오드 결핍이 심각한 결과를 가져올 수 있는 한 영역일 뿐이다. 유방 조직은 특히 요오드에 의존해 건강하게 기능한다. 상당수의 요오드 치료가 섬유낭성 질환과 다른 문제로 인한 유방통의 흔한 문제에 매우 긍정적인 영향을 미쳤다. 이 점도 중요하겠지만, 또 다른 흥미로운 암시가 있다. 유방통을 일으키는 질환이 향후 유방암을 상당히 예측하는 것으로 보인다.

2005년 미네소타주 메이오 클리닉의 한 연구에서 꽤 확실한 위험 승수를 밝혔다.[19] 연구자들은 섬유낭성과 다른 증상과 관련한 양성, 비암성 유방 질환으로 진단받은 여성 9,087명을 총 15년 동안 추적했다. 목적은 이러한 양성 질환이 미래의 유방암 가능성을 높였는지를 알아내는 것이었다. 그들은 이 여성군이 실제로 대조군보다 유방암 위험이 1.56배 더 크다는 것을 발견했다.

이 연구는 또한 유방 조직 생체 검사에서 세포의 모양을 분류했다. 그들은 34퍼센트의 여성들이 〈증식〉형 세포를 가졌다는 점을 발견했는데, 이는 염려스러운 자기 복제 능력을 알려준다. 이들 특정 여성들의 향후 유방암 위험은 대조군의 약

2배(매우 주목할 만한 위험 증가)였다. 〈증식하지 않는〉 세포를 지닌 66퍼센트의 경우 위험 승수는 1.27배에 불과했다.

우리는 요오드 보충제가 유방암의 발생이나 중증도에 미치는 영향을 밝힌 보충제 실험을 전혀 알지 못한다. 하지만 요오드 보충이 유방암 위험을 증가시키는 더 많은 양성 질환을 해결할 수 있다는 점이 충분히 밝혀졌으므로, 요오드 보충이 유방암 예방에도 도움이 될 수 있다는 점은 타당하다. 그리고 일반 인구에서 요오드 결핍이 존재한다고 광범위하게 입증되었다. 과학 연구에서도 체내 요오드 메커니즘과 유방암 위험 관련 요인을 밀접하게 연관시켰다.[20]

과도하게 복용하면 부정적인 영향을 낳을 수 있어, 우리는 음식에서 요오드를 얻는 것을 선호한다. 조개류와 해초는 달걀, 감자, 치즈와 같이 요오드가 특히 풍부한 공급원이다. 보충제를 사용한다면 다시마 알약은 요오드 수치를 높이는 실용적이고 안전한 방법이다. 우리는 WHO의 수유 여성 요오드 권장량인 일일 약 290mcg을 대체로 따른다. 그러나 우리는 이 수치를 수유 여성뿐 아니라 여성 대부분과 남성의 최소량으로 본다.

특히 이미 요오드가 부족한 경우, 요오드를 증가시키는 것만으로도 강력한 건강 혜택을 많이 얻을 수 있다. 우리가 처방하는 다른 모든 조처와 결합하면, 믿지 못할 정도로 몸 상태가 좋아질 것이다.

기타 비타민 및 미네랄

중요한 비타민과 미네랄을 주제로 책 한 권은 쓸 수 있을 것이다. 우리는 지금까지 이 책에서 몇 가지 세부 영양소를 선택해 설명했다. 여러 면에서 우리가 다루어야 할 가장 중요한 영양소라고 생각했기 때문이다. 하지만 우리에게 필요한 영양소는 이뿐만이 아니다. 아래는 다른 중요한 비타민과 미네랄을 간략하게 정리한 목록이다. 각 영양소에 대해 〈기름지게 먹고 오래 살기〉 계획에 적합한 좋은 음식 공급원을 열거하겠다.

비타민 A: 특히 비타민 D와의 상호 작용이 필요한데, 이 두 비타민은 체내 작용상 연관성이 깊어 D와 A의 비율이 균형을 유지하는 것이 중요하다. 이는 많은 측면에서 최적의 건강에 이바지한다. 레티놀은 비타민 A의 이상적인 형태이며 주로 동물 공급원, 특히 달걀, 간, 목초 버터, 헤비 크림에서 발견된다. 대구 간유는 레티놀의 최고 공급원이다. 공급원은 비타민 A의 덜 효과적인 카로티노이드 형태를 제공한다. 많은 사람의 경우, 공급원은 비효율적으로 레티놀로 전환된다. 식물 공급원에는 브로콜리, 시금치, 짙은 색 잎채소 대부분이 포함된다.

비타민 E: 실제로 〈E〉라는 머리말 아래에는 다양한 비타민이 있다. E 비타민은 11장에서 논의한 지단백질에 의해 체내에서 운반되며, 항산화 효과에 중요하다. 동물 공급원은 일반적으로 E 비타민이 특별히 풍부하지는 않지만, 달걀, 간, 목초 버터, 헤비 크림이 가장 좋은 공급원이다. 식물 공급원, 특히 헤이즐넛,

아몬드, 호두와 같은 견과류는 상당량의 비타민 E를 공급한다. 시금치와 브로콜리를 포함한 녹색 채소도 유용한 공급원이다.

비타민 B: B 복합 비타민은 비타민 B_{12}, 비타민 B_6, 티아민, 리보플래빈, 니아신, 엽산, 판토텐산, 비오틴으로 구성된다. 이것들은 모두 중요한 생물학적 기능을 지니는데, 특히 몸이 음식을 에너지로 바꾸는 데 도움을 준다. 판토텐산과 바이오틴은 초저탄수화물 식단에서 얻기가 쉽지 않을 것이다. 그렇기는 하지만 달걀, 치즈, 돼지고기, 조개류, 신선한 채소, 간과 같은 내장육은 모두 좋은 공급원이다. 일반적으로 모든 주요 영양소를 커버하기 위해 B 복합 멀티 비타민을 복용하는 것은 나쁜 생각이 아니다. 비타민 B 섭취량이 매우 낮은 사람들은 심각하고 쇠약해지는 질병, 특히 신경 질환을 일으킬 수 있다는 점에 유의하라. 또한 높은 호모시스테인 수치(심혈관 질환의 매우 중요한 위험 요소)는 비타민 B, 특히 B_{12}의 낮은 섭취와 밀접한 관련이 있다.

비타민 C: 이 중요한 화합물은 20세기 중반 리누스 폴링의 연구를 통해 주목을 받았다. 비타민 C의 기능은 많다. 조직을 치료, 재생하고 심장병을 예방하며 괴혈병을 예방하고 지질 또는 콜레스테롤 대사를 돕는다. 폴링과 다른 사람들은 집중적인 비타민 C 치료가 다양한 암을 막는 데 도움이 될 수 있음을 밝히는 많은 연구를 완료했다. 또한 건강한 면역 기능을 지원할 수도 있다.

비타민 C를 매우 많이 섭취하면 심장병과 다른 만성 질환을 피하는 데 도움이 될 수 있는지에 대한 논쟁이 진행 중이지만, 평가하기에는 아직 이르다. 또한 잘 구성된 저탄수화물 식단을 먹을 때 비타민 C의 요구량이 훨씬 낮을 수 있다는 새로운 증거도 있다.[21]

식품에서 발견되는 완전한 비타민 C 분자는 대부분 보충제에서 발견되는 〈비타민 C〉와 매우 다르다는 점에 유의해야 한다. 자연식품의 비타민 C 분자는 루틴, 바이오플라보노이드, 팩터 K, 팩터 J, 팩터 P, 티로시나아제, 아스코르브노겐 및 기타 성분을 포함한다. 또한 아스코르브산이라는 항산화 물질을 함유한다. 이와는 대조적으로 보충제에 든 비타민 C는 압도적으로 아스코르브산 성분으로만 구성된다. 그래서 우리는 주로 소화 가능한 탄수화물이 비교적 적은 저탄수화물 자연식품에서 비타민 C를 섭취하는 것을 목표로 삼는다. 좋은 공급원은 아스파라거스, 베리류, 브로콜리, 양배추, 콜리플라워, 감귤류(레몬, 라임, 오렌지 등), 키위, 짙은 잎이 많은 채소(케일, 시금치 등), 피망, 감자, 토마토 등이다.

아연과 구리: 핵심은 적절한 아연 섭취다. 한 가지 이유는 아연이 마그네슘과 지용성 비타민과 상호 작용하여 이 비타민이 최적의 기능을 하도록 돕기 때문이다. 좋은 소식은 저탄수화물 식단을 섭취하면 아연이 충분할 가능성이 매우 크다는 것이다. 양고기, 쇠고기, 코코아, 요구르트, 시금치, 다른 많은 권장 식

품에 아연이 많이 들었기 때문이다. 하지만 구리 섭취가 매우 낮은 경우 아연을 많이 먹으면 좋지 않을 수 있고, 그 반대의 경우도 마찬가지다. 각 영양소의 섭취량보다는 〈비율〉이 중요하다. 구리가 가장 풍부한 음식은 쇠고기 간이나 골과 같은 내장육, 바닷가재, 게, 굴을 포함한 해산물이다. 다크초콜릿도 헤이즐넛과 브라질너트처럼 구리가 꽤 들어 있다.

셀레늄: 셀레늄은 갑상샘 및 기타 많은 기능이 적절하게 이루어지는 데 필요하다. 셀레늄을 과다 섭취하면 문제가 생길 수 있으므로 건강한 음식에서 얻는 것이 일반적으로 가장 좋다. 브라질너트는 셀레늄 함유량이 매우 높아 하루에 몇 개만 먹어도 효과가 클 것이다. 바닷가재, 굴, 새우, 그리고 다른 조개류들에도 많이 들었다. 쇠고기, 돼지고기, 양고기 같은 육류도 풍부한 공급원이다.

칼륨: 칼륨을 적절하게 섭취하는 일이 중요하다. 특히 저탄수화물 식단을 먹을 때 중요한 이유는 〈저탄수화물 금단〉 현상을 퇴치하는 데 도움이 될 수 있기 때문이다(186쪽에서 이 문제를 자세히 설명했다). 아보카도는 특히 칼륨이 풍부하고 건강한 지방도 많이 함유해 좋은 선택이 된다. 시금치와 야생 연어도 매우 좋다. 음식에 칼륨이 많이 들어 있지 않다면 칼륨염이 좋은 첨가물이 될 수 있다. 칼륨을 자세히 알고 싶다면 177쪽을 참조하라.

나트륨: 적절한 나트륨 섭취가 핵심이다. 과도한 나트륨 섭

취로 인한 잠재적 문제는 지난 수십 년 동안 엄청나게 과장되었다. 소금 섭취량이 너무 높기보다는 너무 낮을 가능성이 훨씬 크다. 저탄수화물 식단을 시작한다면 특히 그렇다. 곡물 위주의 정크 푸드 식단을 먹는다면 나트륨 섭취가 높을 것이다. 진짜 식품 위주의 저탄수화물 식단으로 바꾸면, 나트륨이 더 많이 필요할 가능성이 크다. 음식을 마음껏 소금에 절이고 육수를 즐기는 것은 좋은 행동이다. 나트륨에 대한 자세한 내용은 178쪽을 참조하라.

크롬: 크롬은 인체에 소량 필요한 금속 원소다. 혈당을 조절하는 대사 과정에 필수적이며 인슐린의 많은 작용을 돕는다. 다른 많은 원소와 마찬가지로, 현대의 농업 관행 탓에 토양의 크롬 함량이 고갈되었다. 따라서 많은 사람에게 크롬이 약간 부족한데, 아마도 서양식 식단을 먹는 대다수가 해당할 것이다. 쇠고기, 칠면조, 간, 다른 내장육들은 크롬의 좋은 동물 공급원이다. 바닷가재, 굴, 새우, 다른 조개류에도 많은 양이 들어 있다. 식물 공급원은 토마토, 시금치, 양파, 브로콜리, 마늘, 고추를 포함한다.

베르베린: 베르베린은 보충제로만 존재한다.* 특정 유형의(예: 바베리, 오리건 포도, 골든실)에서 추출한다. 이 영양소는 3,000년 동안 한의학에서 사용되었다. 발표된 많은 연구에서

* 베르베린은 황백과 황련에 들어 있는 알칼로이드로, 노란색이며 쓴맛이 나는 건위 정장제다. 항균 작용이 있어서 장내의 이상 발효, 세균성 설사의 치료에 쓴다.

베르베린이 제2형 당뇨병과 대사 증후군에 적당히 도움이 되는 치료법이라고 밝혀졌다. 베르베린의 유익한 효과에는 혈당과 중성 지방 감소와 LDL 입자의 질을 향상이 포함될 수 있다. 전반적인 포도당 내성도 개선할 수 있다. 최근 몇 년 동안 베르베린 작용의 상세한 메커니즘이 연구되고 있고, 여기에는 많은 호르몬 경로를 일으킨다는 점도 포함한다. 하지만 일반적으로 우리는 항상 이러한 질환을 개선하는 10단계를 적절히 사용하는 것을 선호한다.

사례 짐의 이야기

짐은 몸집이 아주 컸고 건강 문제가 많았다. 체지방이 45퍼센트에 159킬로그램이 넘었다. 허리둘레는 무려 152센티미터였다. 몇 년 전, 짐의 간 효소가 증가했고, 주치의는 그에게 술을 얼마나 마시는지 계속 물었다. 짐이 한 달에 한두 번밖에 술을 마시지 않는다고 아무리 말해도, 의사는 계속 알코올 섭취를 줄이라고 말했다. 간 효소가 증가한 이유는 과도한 탄수화물 섭취로 인한 지방간 때문이었다. 짐은 본질상 당뇨병 환자였지만, 의사는 그 사실을 깨닫지 못했다. 당시에 짐에게는 이 점이 가장 실망스러웠다. 하지만 그는 저탄고지 식단을 연구했고 우리 계획의 모든 단계를 따르기 시작했다. 그 덕분에 그는 몸무게와 건강이 송두리째 변화하는 경험을 할 수 있었다.

그는 모든 설탕, 가공식품, 식물성 기름을 제거했는데, 이것이 성공에 결정적인 역할을 했다고 그는 믿는다. 그러고 나서 그는 자연식품 위주의 저탄고지 식단을 시작했다. 1~2주 후에, 이 요법을 통해 그는 하루 한 끼, 간헐적 단식, 24시간을 초과하는 훨씬 더 긴 단식을 할 수 있었다. 그는 항상 잠을 잘 자는 일에도 집중하기 시작했다.

처음 6개월이 지나 살이 많이 빠지고 몸 상태가 좋아지자 그는 운동을 시작했다. 그는 열렬한 달리기 애호가가 되었고, 달리기는 이제 그의 주요 취미 중 하나다. 그럼 이제 그의 수치는 어떻게 되었을까? 음, 이 계획을 시작한 지 불과 1년 만에, 몸무게가 80킬로그램으로 줄어들었다. 그리고 체지방은 건강한 18퍼센트로 떨어졌다. 게다가 그는 지금 허리둘레 86센티미터 새 바지가 편안하게 맞는다!

16
〈기름지게 먹고 오래 살기〉 장기 계획

새로운 저탄고지 식단을 시작한 지 3주가 지나면 장기 계획에 들어가야 한다. 바로 이때 몸이 새롭게 바뀌어, 당신과 당신이 사랑하는 사람들에게 더 밝고 건강한 미래가 확실해진다. 전환이 제대로 이루어져 장기적으로 성공하는 것이 중요하다.

종종 단기적인 식단 수정으로 어느 정도 성공을 거둘 수 있다. 거의 모든 식단이 미국인의 표준 식단보다 낫다. 결함 많은 음식 피라미드 원리를 따르더라도 당과 단 음식을 피함으로써 이 식단을 관리할 수 있다. 빵과 파스타 같은 정제된 탄수화물을 그대로 유지하더라도 말이다. 단순히 정제된 탄수화물을 끊는 다른 식단들은 단기적으로 훨씬 더 좋은 결과를 얻는다. 그러나 전체 문제를 해결할 수 없는 방식들로는 날씬함과 최적의 장수를 모두 얻지는 못한다. 그런 방식들에서는 식물성 기름을 제거하고, 건강한 지방을 극대화하며, 단식을 활용한 저인슐린 지방 연소 능력을 사용하는 것과 같은 다양하고 중요한 요소들을 무시한다. 특히 이전의 생활 방식으로 인해 대사 문제를 겪는 사람들이 그렇다.

우리는 성공이 영구히 지속되기를 원한다. 우리는 〈기름지게 먹고 오래 살기〉 계획으로 바로 그런 성공을 달성했다. 어떻게 체중 조절과 최적의 건강을 영구히 지속할 수 있을까?

첫째, 이 책에서 소개하는 원칙을 내면화하고 이를 실천하며 계속 정진하라. 아는 것은 정말로 힘이다. 망각하면 길에서 벗어나 예전의 방식으로 돌아가게 된다.

둘째, 체중 유지와 최적의 건강에는 마법의 해결책이 없음을 기억하라. 특히 나이가 들수록 말이다. 열 가지 행동 단계(128쪽)를 평생 실천해야 한다. 이는 단기적인 해결책이 아니다. 무엇보다도 이 행동 단계를 실천하는 것을 습관화하라. 이 원칙이 몸에 배게 하라. 마법의 해결책은 없지만, 원칙을 이해한 후에 습관을 들이는 것이 최선이다.

습관 형성이 핵심이며, 행동을 습관으로 바꾸는 일은 행동이 보상으로 이어질 때 성공할 확률이 가장 높다. 이는 나쁜 습관과 좋은 습관 모두에 적용된다. 흡연자는 왜 그렇게 파괴적인 습관을 버리지 못할까? 보상이 따를 것이라고 강력하게 믿기 때문이다. 신체적 중독은 사실 심리적 중독보다 매우 약하다. 미래를 위해 저축하는 것과 같은 좋은 습관도 마찬가지다. 물론, 돈을 다 쓰면 좋겠지만, 저축하는 사람들은 저축하는 습관을 고수하면 더 큰 보상이 온다는 것을 안다. 그렇게 평생 습관을 유지하게 된다. 습관이 주는 보상을 인식하기 때문이다.

〈기름지게 먹고 오래 살기〉 접근법은 본래 많은 단계에서 보상이 따르므로 많은 사람에게 효과가 있다. 허용되는 음식은 조상들이 먹던 훌륭한 음식이다. 우리를 인간으로 만들고, 영양이 풍부하며, 포만감을 느끼게 하는 바로 그 음식이다. 가장 진실하게 말해, 당신은 맘껏 기름지게 먹으면서 매일 몸이 건강해질 수 있다. 이와 달리, 이 계획에 없는 음식들은 순간적인 즐거움을 제공할지 모르지만, 지속적인 배고픔이라는 끔찍한 대가를 치르게 한다. 공장에서 생산된 이런 제품을 쓰레기통에 버린다면 지속적인 즐거움과 함께 엄청난 보상을 얻을 것이다.

물론 결과가 대부분 환상적일 때에도 누구에게든 문제나 우려가 생길 수 있다. 이런 일이 일어나면 전반적인 계획에 의심이 생길 수 있는데, 의심은 좋은 습관을 훼손하고 무너뜨린다. 그러니 당신이 나쁜 과학을 선한 과학으로 바꾸는 여정에 있음을 상기하라. 우리는 오래된 저지방과 고탄수화물의 나쁜 과학을 지지하며 우리의 얼굴에 혼란과 두려움을 흔들어 대는 사람들에게 둘러싸여 있다. 안타깝게도 의료 전문가들조차 당신이 가는 길에 장벽을 칠 수 있다. 어떤 면에서는 결함이 있는 오래된 과학을 버리지 못하는 의료계가 가장 해로운 세력이다. 그 과학을 앵무새처럼 되뇌는 의료계가 저탄수화물 독감이나 미네랄 결핍의 영향보다 더 많은 혼란을 초래할 수 있다. 아이러니하게도, 당신은 지방을 태우는 다리를 건너서 큰 성공을 거두었지만, 정통파 의학 악플러 때문에 다리에서 떨어졌을지도 모른다. 명심하건대, 과학을 살펴보고 결론을 도출하라.

이 장에서 우리는 장기적으로 도움이 될 최종 제안을 하고 싶다. 그리고 우리는 몇 가지 일반적인 우려를 반박할 것이다.

그렐린을 사랑하라!

아이버는 (제프처럼) 한동안 집중적으로 연구해서 통찰을 얻은 후, 오래전에 열 가지 행동 단계를 적용했다. 그는 8주 동안 별다른 운동 없이 약 14킬로그램을 가뿐히 감량했다. 이처럼 쉽게 성공한 원인은 이 책에서 설명한 인체 생리와 음식을 확실히 이해했기 때문이다.

하지만 한 가지 심리 도구 덕에 아이버의 개인적인 여정이 특히 쉬워졌다. 그는 그렐린을 사랑하는 법을 배웠다. 그렐린은 뇌가 배고픔을 느끼도록 신호를 보내는 호르몬인데, 아이버는 그렐린의 가벼운 신호를 성공의 표시로 받아들였다. 그렐린의 소리는 건강과 다른 혜택을 약속하므로 아이버는 이 소리를 〈보상〉과 연관시켰다. 그래서 그 이후로 건강한 습관을 확실히 유지할 수 있었다.

그렐린은 위장이 비면 목소리를 높이는 호르몬이다. 이 호르몬 때문에 공복감이 뚜렷해진다. 그렐린은 속삭임에서 포효에 이르기까지 무엇이든 신호를 보낼 수 있다. 당신의 결정에 따라 그것은 친구 아니면 악마가 될 수 있다. 그렐린을 제대로 이해하지 못한 채 받아들이면 먹지 않아야 할 때 먹을 수 있다.

그렐린을 사랑하는 두 가지 단계가 있다.

첫째, 몸속 그렐린의 소리를 부드럽게 만들라. 그러기 위해서는 반드시 지방에 적응해야 한다. 당신이 노련한 지방 연소자라면, 위장이 비면 몸이 체지방을 태우도록 순조로이 바뀐다. 이 과정이 그렐린을 조용히 만들 것이다. 우리가 지금까지 광범위하게 이야기했듯이, 지방 연소 모드가 되기 위해서는 탄수화물, 특히 정제된 탄수화물 섭취를 낮게 유지해야 한다. 이 음식은 그렐린의 양을 불합리한 수준으로 증가시킨다.

둘째, 그렐린이 정말로 무슨 이야기를 하는지 알아채는 법을 배워라. 그렐린의 메시지는 〈지금 당장 뭔가를 먹어!〉가 아니다. 실제로는 훨씬 더 긍정적인 말을 많이 한다.

그렐린은:

- 〈축하합니다. 당신은 지금 체지방을 태우고 있어요. 조상들이 당신 앞에 있는 것처럼요〉라고 말한다.
- 〈당신은 우리가 말할 때 대단히 유익한 대사 운동을 하고 있어요〉라고 말한다.
- 〈당신은 지금 날씬함, 건강, 장수라는 단식의 커다란 이점을 얻고 있어요〉라고 말한다.
- 〈당신은 매분 심장 질환이나 암 같은 만성 질환의 위험을 낮추고 있어요〉라고 말한다.
- 〈당신은 우리를 인간으로 만든 경험을 다시 체험하고 있

으며, 우리 종족의 정당한 자급자족을 성취할 것입니다. 그러니 매우 자랑스럽게 여기세요〉라고 말한다.

- 〈끊임없이 먹어 질병에 시달리는 현대인의 식습관을 버린 것을 축하해요〉라고 말한다.
- 〈당신은 승리했고, 앞으로도 이길 것입니다〉라고 말한다.

CAC 스캔의 힘을 활용하라

우리는 11장에서 관상 동맥 석회화CAC를 측정하는 심장 CT 스캔인 CAC 스캔이 중요하다는 이야기를 광범위하게 했다. 이 스캔은 심장병의 정도를 알려 주고, 심장 관련 문제뿐만 아니라 다른 형태의 많은 만성 질환에 관해 미래의 건강 상태를 섬뜩하리만치 정확하게 예측한다.

믿을 수 없을 정도로 효과적인 이 스캔은 5분밖에 걸리지 않으며 비용은 보통 150달러 정도다. 이는 모든 혈액 검사를 능가할 것이며 현재 당신의 실제 위험 수준이 어느 정도인지 말해 준다. 또한 많은 혈액 검사에서 빠질 수 있는 문제를 드러내고, 계획을 충실히 실천하도록 동기를 부여하며, 진행 상황을 측정할 수 있는 훌륭한 기준선을 제공한다. 이 스캔은 동맥의 손상 정도를 직접적으로 나타내는 숫자인 CAC 점수를 알려 줄 것이다. 하지만 높은 CAC 점수라도 반드시 문제가 되는 건 아니다. 조처를 한다면 말이다.

점수가 낮다면 5~10년 동안 스캔으로 다시 확인할 필요가 없다. 하지만 높은 점수를 받으면, 우리의 계획을 이용해 원인을 해결할 수 있다. 그리고 질병의 진행이 느려지거나 중단되었는지 확인하기 위해 몇 년 후에 다시 검사해 볼 수 있다. 언제나 그렇듯이, 행동으로 옮기는 것이 핵심이다. 11장을 자세히 읽어 보는 일이 매우 중요하다. 당신의 생명이 그것에 달려 있을지 모른다!

문제 해결하기

3주 동안 〈기름지게 먹고 오래 살기〉 계획을 실천한 후에, 즉 2부에 설명한 단계와 팁을 따라가면 어느 때보다 몸 상태가 많이 좋아질 것이다. 허리띠가 분명히 훨씬 느슨해졌을 것이다. 몇 년 만에 머리가 아주 맑을 것이다. 기분도 더 안정될 것이다. 바라건대 당신은 장기적으로 건강한 생활 방식을 즐겁게 기대하고 있을 것이다.

하지만 여러분 중 몇몇은 혜택과 함께 여전히 어려움을 경험하고 있을 수도 있다. 그렇다면 잠재적인 장애물과 이를 해결하는 방식을 설명한 8장(185쪽)의 서두를 다시 살펴보라. 또한 〈기름지게 먹고 오래 살기〉 계획의 본질은 5장에서 설명한 열 가지 행동 단계임을 기억하라. 목록을 다시 보면서 처음 몇 주 동안 모두 실천했는지 확인해야 할 수도 있다.

〈기름지게 먹고 오래 살기〉 계획을 시작하기 전에 원래 인슐린 저항성이 있었다면, 지금쯤 훨씬 개선되었을 것이다. 이는 시간이 지날수록 체중 감량 속도가 줄어들 수 있지만, 몸 상태가 훨씬 더 좋을 것이라는 의미다(체중 정체로 좌절감을 느낀다면, 아래의 몇 가지 제안을 참조하라).

7단계부터 10단계(140~147쪽)까지 에너지를 집중하라. 가장 중요하게, 이 단계를 실천하는 일을 습관화해 몸에 배게 하라. 전반적인 생활 방식에 이 습관이 녹아들어야 한다. 이 행동 단계는 모두 과학에 기반하며 체중 조절, 활력 개선, 생산성 향상, 수명 연장 등 큰 보상을 가져다준다. 외모 또한 더 멋져 보이고 훨씬 더 많은 것을 할 수 있다는 자신감을 느낄 것이다. 제대로 실천한다면, 〈기름지게 먹고 오래 살기〉 프로그램은 진정으로 삶을 바꾸는 경험이다. 당신은 절대로 뒤돌아보지 않을 것이다.

그렇다고 해서 장기적으로 잠재적 함정이 없다는 뜻은 아니다. 다음 내용에서는 이러한 공통된 우려와 그 대처 방법을 살펴본다.

몸 상태는 아주 좋은데, 체중 감량 속도가 느려졌다

이것이 무서운 체중 감량 정체다. 특히 자주, 규칙적으로 식사하는 인슐린에 민감한 사람들에게 일어난다. 사실 몸은 꽤 영리하다. 인슐린에 민감한 건강한 상태라고 감지하면, 몸은 현재의 체지방 수치를 줄여도 건강상 이점이 없다고 여긴다. 그래서 기근이 곧 닥칠 수 있으니 미래를 대비해 안전하게 칼로리를 저장하는 것이 좋다고 판단한다. 따라서, 몸은 체지방을 보존하는 경향이 있다. 이는 일반적으로 체중을 다시 줄이기 위해 7단계인 식사 간격을 벌리는 일에 집중해야 한다는 의미이다. 그렇다. 이는 단식 일정을 강화해 체중을 줄여야 한다는 뜻이다.

이것이 판에 박힌 〈덜 먹고, 더 많이 움직여라〉 구호가 아님을 깨닫는 것이 중요하다. 몇 가지 주요 차이점은 다음과 같다.

- 단순히 각 식사 때 칼로리를 제한하지 않는다. 대신, 식사를 거를 텐데, 이는 칼로리 제한이 제공할 수 없는 대사적 이점을 제공한다. 특히 지방 연소를 촉진하고 인슐린 저항성을 개선한다.
- 식간의 배고픔을 관리하기 위해 새로운 저탄수화물 요법을 활용한다. 표준 식단을 먹으며 칼로리를 줄이는 것은 고통스럽고 지속하기 힘든 방식이다. 식사 간격을 벌리는 방식은 매우 다르다.
- 10단계를 모두 따르는 데서 오는 상승 작용은 전반적인 행복감과 통제감으로 이어진다. 따라서 7단계를 효과적으로 적용할 수 있게 된다. 우리는 8장에서 이 시나리오를 이야기했지만, 이제 체중 정체를 통과하는 전략을 다시 살펴보자. 탄수화물과 단백질의 일일 섭취량을 일정하게 유지하면서 식이 지방을 다시 줄여 전체 칼로리를 줄이자. 이 방법은 체중이 더는 줄지 않을 때 효과적이다. 지금은 지방 연소 모드이므로 섭취하는 칼로리의 감소를 보상하

기 위해 식이 지방과 함께 체지방을 순조롭게 태우기 시작할 것이다.

수치를 보면서 이렇게 작용하는 방식을 살펴보자. 탄수화물 15퍼센트, 단백질 20퍼센트, 지방 65퍼센트의 비율로 저탄수화물 식단을 먹는 동안 체중이 정체한다고 가정해 보자. 그러고 나서 탄수화물과 단백질을 꽤 일정하게 유지하지만, 식사를 더 많이 거르면서 지방 섭취를 반으로 줄이자. 그러면 몸이 저장된 지방(지방 조직)을 사용해 에너지를 공급하게 될 것이다. 다시 말해, 이 저장된 지방은 하루의 에너지 요구량을 제공하는 데 한몫한다. 따라서 지방 섭취량이 음식 섭취량의 65퍼센트 이하로 크게 떨어지지만, 에너지를 위한 총지방 사용량은 생존을 위한 에너지 공급량의 65퍼센트에 육박할 것이다. 이것이 체중 감량 정체에서 벗어나는 열쇠다. 지방을 지배적인 에너지원으로 유지해야 하지만, 식이 지방이 아닌 체지방을 사용해 이 에너지를 제공해야 한다.

다음 도표에서 식이 지방의 감소가 체지방 증가로 보상되는 것을 볼 수 있는데, 이는 현재 체지방이 에너지로 연소한다는 의미다. 실제로, 사용할 음식이 줄었다고 몸이 감지하면 에너지를 보존할 것이다. 이 때문에, 사용된 총 칼로리는 실제로 표에서처럼 변함없이 유지되지 않는다. 우리는 여기서 잡초에 걸리지 않기 위해 단순화하고 있을 뿐이다. 중요한 점은 몸이 여

식이 지방과 체지방의 관계

식이 지방 + 체지방 연료 공급							
식이 탄수화물 (g)	탄수화물	식이 단백질 (g)	단백질	식이 지방 (g)	사용된 체지방 (g)	사용된 총지방	총 칼로리 (Cal)
80	15%	110	20%	160	0	65%	2,200
80	15%	110	20%	140	20	65%	2,200
80	15%	110	20%	120	40	65%	2,200
80	15%	110	20%	100	60	65%	2,200
80	15%	110	20%	80	80	65%	2,200
80	15%	110	20%	60	100	65%	2,200

지방 연소 모드에서 식이 지방이 감소한다는 것은 체지방이 대신 연소한다는 의미다(탄수화물과 단백질이 일정하게 유지되는 한).

전히 대부분 에너지를 지방으로부터 얻고 있으며, 바뀌는 것은 지방 에너지의 공급원일 뿐이라는 것이다.

확실히 하자면, 우리가 칼로리를 줄이고 섭취량보다 칼로리를 더 많이 사용해야 한다고 이야기했지만, 우리는 체중 감량에 관한 〈칼로리 인 vs 칼로리 아웃〉 이론에 동의하지 않는다. 3장에서 설명했듯이 이 이론은 오해를 불러일으킬 소지가 매우 크다. 그렇다고 해서 칼로리가 중요하지 않다는 뜻은 아니다. 인슐린에 민감하면서 체중이 더는 빠지지 않는 사람에게는 칼로리가 중요하다. 이 경우, 체지방 손실을 유발하기 위해서 칼로리를 줄여야 한다. 하지만 칼로리를 줄이는 방법이 중요한 요소이다. 이는 체중 정체에 접근하는 방식이며, 정체를 성공적으로 극복하느냐 아니냐를 좌우한다.

중요한 단계는 우선 몸을 지방 연소 모드로 바꾸는 것이다. 행동 단계 1~6에서 설명했듯이 식단을 바꿔야 이 모드가 된다. 그러면 지방 섭취를 줄임으로써 체지방을 태우는 힘을 갖게 될 것이다. 주체할 수 없는 배고픔을 느끼지 않고 말이다. 배가 고프면 실패할 것이다. 이 마지막 요점은 매우 중요하다. 이 모든 것을 가능하게 하는 상승 작용을 결코 잊어서는 안 된다. 앞에서 얘기했듯이 그렐린을 사랑해야 한다는 점도 기억해라. 배고픔을 느낀다면, 그렐린의 목소리가 계획된 다음 식사 때까지 당신을 안심시키도록 하라. 이런 것들을 기억하는 일이 평생 습관이 되어야 한다.

아뿔싸, LDL이 올라갔다

11장에서 우리는 콜레스테롤과 건강 위험에 관련한 몇 가지 중요한 과학을 다루었다. 우리는 심장병 위험을 추정하는 데 HDL 대 중성 지방 비율과 HDL 대 총콜레스테롤 비율이 LDL 수치보다 압도적으로 더 중요하다고 강조했다. 〈기름지게 먹고 오래 살기〉 계획을 실천하면 이러한 중추적인 지표가 거의 확실히 개선된다. 그러나 어떤 사람들은 건강한 저탄수화물 고지방 식단으로 바꾼 후에 LDL 수치가 상승할 수 있다. 이는 콜레스테롤을 품은 지단백질을 이용해 에너지를 운반하는 몸의 방식 때문일 수도 있고, 개인의 유전자 구성과 관련한 다른 메커니즘 때문일 수도 있다.

11장에서 언급했듯이 LDL은 비교적 약하고 오해의 소지가 있는 지표로 심장병을 잘 예측하지 못한다. 대신 우리는 중성지방/HDL과 총콜레스테롤/HDL을 살펴보라고 강력히 주장한다. 이 수치가 개선되는 한, 당신은 잘하고 있다. 하지만 LDL 증가를 걱정하는 사람들을 우리는 이해하며, LDL의 모든 중요한 이점을 위해 건강한 저탄수화물 식단을 유지하면서 LDL을 낮출 방법이 있다. 건강한 저탄고지 식단을 해치지 않고 LDL을 줄일 수 있는 몇 가지 방법은 다음과 같다.

- 아보카도, 올리브유, 견과류의 식물 지방을 더 많이 섭취하라.
- 전체 지방 섭취량을 변화시키지 않고 포화 지방 섭취량의 일부를 단일 불포화 지방으로 대체하라.
- 식단에서 동물 단백질을 줄여라(하지만 단백질이 중요하다는 점을 명심하라. 14장 참조).
- 특히 치즈를 많이 먹는다면 치즈 섭취를 줄여라.
- 탄수화물을 약간 더 많이 먹어라. 하지만 섬유질이 많고, 영양이 풍부하며, 소화가 느린 종류만 먹어라(135쪽 참조).
- 어유, 대구 간유 또는 오메가-3의 다른 건강한 공급원 섭

취를 늘려라(자세한 내용은 180쪽 참조).

- 가능하다면 건강한 햇빛 노출을 늘려라.
- 저항 운동을 더 많이 하라(146쪽 참조).

하지만 명심하건대, 콜레스테롤 검사 한 번에 자동 반응을 보이지 않는 것이 중요하다. 그 수치들은 생활 방식이 상당히 변화하는 동안 오르락내리락할 수 있다. 또한, LDL은 식단 변화 외에 다른 많은 이유로 상승할 수 있다. 체중이 줄면 LDL이 증가할 수 있다. 안정적인 체중에 도달한 다음에 기준선이 되는 LDL 수치를 새롭게 확립하는 것이 가장 좋다. 따라서 LDL을 평가하기에 좋은 시기는 몸무게가 몇 주 동안 안정된 상태를 유지한 후다. 후속 검사에서 지속적인 높은 수치를 확인한 후에 위에 나열한 식단 수정을 행동에 옮기면 된다.

고급 지단백질 수치가 바뀌었다

11장에서 소개한 고급 지단백질 검사를 받으면, 식단을 바꾼 후에 ApoB(LDL의 입자 수)가 증가했을 것이다. 첫째, 이러한 지표 중 어느 것도 정확할 수 없다는 점을 기억하라. 그 위험 승수는 연관성 연구에서 나온다. 둘째, ApoB/ApoA1 비율은 ApoB보다 잠재적 위험을 알리는 훨씬 강력한 지표임을 명심하라. 많은 사람의 경우 ApoB/ApoA1 비율은 괜찮아도 아마 ApoB 수치는 〈중간 또는 높은 위험〉 수준일 수 있다. 모든 위험 예측은 ApoB/ApoA1 비율로 판단해야 한다. 이 비율을 비교하는 수많은 연구에서 이 비율은 ApoB의 중요성을 능가한다. 사실 우리 둘 다 ApoB는 높고 ApoB/ApoA1 비율은 괜찮다. CAC 점수는 둘 다 완전히 0으로 심혈관 질환이 없는 것이 분명해 보인다.

ApoB가 걱정되어 그 수치를 낮추기를 원한다면, 위에서 설명한 LDL을 낮추는 전략을 그대로 사용하고 3~6개월 후에 다시 검사하라.

잘못된 방향으로 갈 수 있는 다른 고급 지단백질 지표는 작고 밀도가 높은 LDL(sdLDL) 수치다. 특히, ApoE4 유전자 유형을 가진 사람들이 이에 해당할 수 있다. 특히 대사 손상이 지속했을 때 그렇다(ApoE4에 대한 자세한 내용은 547쪽 참조). 일반적으로, sdLDL 수치는 현재 지침에 따라 낮은 수준에 머물러야 좋다. 수치가 높을수록 높은 관상 동맥 심장 질환 비율과 관련이 있다. 그러나 이 수치가 다른 모든 면에서 건강하고 인슐린이 낮은 사람에게 예측력을 갖는가에 관해서는 매우 큰 의문이 남아 있다. 하지만 우리는 이 문제를 잠시 제쳐둘 것이다. sdLDL 측정치가 반복적으로 높은 범위에 머문다면 잠재적인 문제를 알리는 것일 수 있다. 다행히도, ApoB와 마찬가지로, 540~541쪽의 LDL 낮추는 전략을 사용하여 sdLDL을 낮출 수 있다. 진행 상황을 확인하기 위해 3~6개월 후에 다시 검사하라.

다시 말하지만, 지단백질 검사 하나에 자동 반응하지 않는 것이 중요하다. 검사 수치는 생활 방식이 상당히 변화하는 동안 오르락내리락할 수 있다. 또한 ApoB, 또는 sdLDL은 체중 감소를 포함한 여러 가지 이유로 상승할 수 있다. 안정적인 체중에 도달한 후에 두 측정치의 새로운 기준 수치를 확립하는 것이 가장 좋다. 체중이 몇 주 동안 일정하게 유지된 후에 검사하는 것이 가장 좋으며, 주요 조처를 하기 전에 후속 확인 검사를 해야 한다.

공복 혈당이 슬금슬금 올라간다

〈기름지게 먹고 오래 살기〉 프로그램을 시작하기 전에 대사 문제가 있었다면, 공복 혈당이 약간 상승할 것이다. 과거에는 90~100mg/dL 정도였던 것이 아마도 지금은 100~110이 되어 있을 것이다. 150쪽에서 언급한 〈새벽 현상〉 때문에 특히 아침에 매우 높은 혈당 수치가 나타날 수 있다. 이는 흔하지 않아 일반적으로 걱정할 만한 원인이 아니다. 광범위한 검사 결과를 검토한 후에 더 큰 그림을 보고 결론을 내리는 것이 중요하다.

상황은 종종 다음과 같다. 당뇨 전 단계 상태인 많은 사람의 공복 혈당이 정상이다. 쉬운 용어로, 높은 인슐린 수치가 혈당을 잘 유지한다. 그들이 건강한 저탄수화물 식단으로 당뇨 전 단계를 고치면 몸이 근본적으로 변한다. 그러면 낮은 인슐린이 혈당이 약간 상승하는 것을 허용한다. 포도당을 덜 섭취하는데도 말이다. 이 메커니즘은 인슐린과 글루카곤 호르몬의 상호 작용을 수반하는데, 이 과정에서 두 호르몬은 말하자면 끊임없이 음과 양을 주고받는다. 새롭고 건강한 인슐린 수치와 함께 글루카곤은 체내 포도당 생산을 다소 증가시킬 수 있다. 이는 높은 인슐린 수치와 함께 높은 포도당 수치를 갖는 것과 매우 다르다. 사실, 두 시나리오는 완전히 다르다.

정확하게 검사하려면 공복 혈당과 인슐린을 모두 측정해야 한다. 콜레스테롤의 경우, 비율(중성 지방/HDL, 총콜레스테롤/HDL)이 개별 수치보다 훨씬 더 중요하다. 포도당과 인슐린의 경우, 두 수치를 곱한 값이 각각의 개별 수치보다 훨씬 더 중요하다. 인슐린 민감성의 표준화된 측정치를 제공하기 위해 이 수치들을 곱하는 매우 유용한 공식이 있다. 이를 HOMA (homeostatic model assessment of insulin resistance, 인슐린 저항성의 항상성 모델 평가)라고 한다. 간단한 공식은, 공복 인슐린(μIU/ml)×공복 혈당(mg/dL)/405이다. 이 공식은 포도당/인슐린 체계의 건강을 매우 잘 추정한다. 포도당이나 인슐린 수치 하나만 보는 것보다 이 값이 더 중요하다(참고: 곱한 값을 405로 나누는 이유는 국제 비교 결과를 표준화하기 위해서다. 이는 어떤 건강 지표와도 관련이 없다).

혈당이 약간 높아 건강한 식단을 먹기로 한 사람의 예를 살펴보자. 새로운 식단을 시작하기 전에 그의 공복 혈당은 95이고 공복 인슐린은 8.5이었다. 따라서, 그의 HOMA는 (8.5×95)/405=1.99이었다(참고: HOMA가 1.2 이상이면 인슐린 저항성을 나타낸다).

이제, 적어도 3주 동안 건강한 저탄고지 식단을 섭취한 후에는 아침에 공복 혈당 105와 공복 인슐린 4.5가 보일 것이다. 따라서, 그의 HOMA는 $(4.5 \times 105)/405 = 1.17$이다. 건강한 식단을 먹는 사람에게 매우 좋은 결과다. 그는 인슐린 저항성에서 장기적 건강에 가장 중요한 요인인 적절한 인슐린 민감성으로 가까스로 옮겨 갔다.

이 경우, 약간 높은 공복 혈당은 더 큰 그림의 일부로 본다면 중요하지 않다. 콜레스테롤과 마찬가지로 모든 사람이 한 가지 측정치에 마음이 휘둘린다. 비율이 훨씬 더 중요하다.

혈당 상승을 확인하는 또 다른 좋은 방법은 당화 혈색소의 혈액 검사를 받는 것이다. 이 수치는 지난 몇 달 동안 평균 혈당 수치를 평가한다. 제프의 환자 중에는 저탄고지 식단을 시작한 후에 공복 혈당 수치가 약간 올랐지만, 당화 혈색소가 실제로 떨어진 사람들이 많이 있다. 이로써 약간 상승한 공복 혈당 수치는 더 나은 건강 수치와 비교해 실제적인 관련성이 없다는 것을 알 수 있다.

혈당 수치가 여전히 걱정된다면 혈당을 낮추기 위한 몇 가지 전략이 있다.

- 일주일에 한두 번 긴 시간(24시간에서 36시간) 단식한다.
- 식단에 좀 더 건강한 탄수화물(영양이 풍부하고 천천히 소화되는 자연식품)을 첨가한다.

- 저항 운동을 더 많이 하라.

HOMA와 당화 혈색소 수치가 좋다면 우리는 위 전략 중 어떤 것도 필요하지 않다고 생각하지만, 어떤 사람들은 이런 수치를 가지고 노는 것을 좋아한다. 참고할 것, 단식 포도당 수치가 계속 120mg/dL 이상으로 상승하면 위의 내용에 해당하지 않는다. 이 경우, 살펴볼 기저 질환이 있을 수 있으니 의사와 상담하라.

특별히 고려할 사항1: ApoE4 유전자를 가진 사람들

인구의 약 20퍼센트가 ApoE4 유전자 유형이다. ApoE4 보유자는 자연적으로 콜레스테롤 수치가 더 높고 관상 동맥 심장 질환 발병률이 약간 높은 경향이 있다(한 연구에서 위험이 약 1.4배였지만, 다른 연구에서는 추가적인 위험이 거의 없었다).[1]

저탄수화물 지지자들 사이에서 ApoE4 보유자들이 저탄고지 식단에 반응하는 방식에 대해 많은 논의가 있었다. 일반적으로, 그들은 다른 모든 사람처럼 이 식단을 먹고 건강과 혈액 검사 지표가 월등히 개선되었다. 그러나 일부 사람은 ApoB와(또는) sdLDL이 증가한 것으로 보인다. 그들이 이런 반응을 보인다면, 문제를 나타내는 것일 수도 있고 아닐 수도 있다. 이러한 검사만으로는 확신할 수 없다. 대신 반드시 모든 위험 지표를 삼각 측량하여 우려해야 할지 추정해야 한다. 어쨌든, 만

약 당신이 ApoE4를 가지고 있고 ApoB나 sdLDL이 증가한다면, 의사와 함께 탐구해 보라. 그러나 모든 신체 징후와 검사 결과 대부분에서 전반적인 건강이 개선된 것이 분명하다면, ApoB 또는 SdLDL이 개별적으로 상승한 ApoE4 보유자들은 어떻게 해야 할까?

이러한 측정치를 낮출 방법이 있다. LDL을 줄이기 위해 누구나 실천할 방법과 같다.

- 아보카도, 올리브유, 견과류의 지방을 더 많이 섭취하라.
- 전체 지방 섭취량을 변경하지 않고 포화 지방 섭취량의 일부를 단불포화 지방으로 대체하라.
- 동물 단백질을 덜 먹고 지방이 많은 생선과 달걀을 더 먹어라.
- 치즈 섭취를 줄여라.
- 고섬유질, 고영양소, 진짜 식품에 기반한 탄수화물을 더 많이 먹어라.
- 오메가-3의 건강한 공급원을 늘려라.
- 가능하다면 건강한 햇빛 노출을 늘려라.
- 저항 운동을 더 많이 하라.

고지방 식단이 ApoE4 보유자에게 미치는 영향을 이해하기 위해 노력을 많이 쏟은 연구자로 스티븐 건드리 박사가 있다. 그가 남긴 많은 이야기와 다른 자료를 온라인에서 자유롭게 볼 수 있다.[2] 그의 조언은 위에서 제시한 우리의 제안과 대체로 비슷하다. 그는 ApoB에 훨씬 덜 집중하며 sdLDL과 다양한 염증 표지에 훨씬 더 초점을 맞춘다. 우리는 이러한 개별 〈콜레스테롤〉 지표에 과도하게 의존하면 ApoE4와의 진정한 관련성을 과장할 수 있다고 인식한다. 그보다 우리는 이러한 지표들에서 또 다른 근본적인 문제, 특히 인슐린 민감성의 감소가 나타날 때만 우려스럽다고 믿는다.

한 흥미로운 연구에서 ApoE4 보유자들이 유의해야 할 중요한 사실이 밝혀졌다.[3] 이 연구는 모든 유전자형(ApoE4 포함)을 포함한 384명의 고혈압 환자군을 조사했다. 연구자들의 분석에서 다음이 밝혀졌다.

- 인슐린 저항성이 있는 ApoE4 보유자들은 인슐린 저항성이 있는 ApoE4 비보유자들보다 심혈관 질환의 위험이 훨씬 컸다. 그들의 위험 승수는 2.42배였다.
- 인슐린 저항성이 없는 ApoE4 보유자들은 인슐린 저항성이 없는 ApoE4 비보유자들보다 심혈관 질환의 위험이 훨씬 낮았다. 그들의 위험 승수는 0.14배로 심혈관 질환에 걸릴 확률이 6배 낮았다.

이는 ApoE4 보유자들의 심장병 위험이 인슐린 저항성 유무에 압도적으로 달려 있음을 시사한다. 우리는 ApoE4 유형은 다른 모든 사람처럼, 혹은 더욱더 인슐린 민감성을 우선 달성하는 데 초점을 맞춰야 한다고 제안하고 싶다. 그러면 심장병, 그리고 확실히 알츠하이머병을 예방할 수 있을 것이다. 예상할 수 있듯이, 알츠하이머병은 〈제3형 당뇨병〉이라고도 알려진 뇌의 인슐린/포도당 조절 장애 문제이기 때문이다.

마지막으로, ApoE4 보유자들은 보통 사람들보다 인슐린을 낮추는 데 훨씬 더 노력을 기울여야 한다. 또한 만성 질환의 다른 근본 원인(탄수화물과 식물성 기름의 과다 섭취, 태양 노출 부족 등)을 해결하는 데 더 부지런해야 한다.

ApoE4 보유자들이 초점을 맞춰야 할 정말 좋은 지표는 ApoB/ApoA1 비율이다. 이 비율은 ApoB나 sdLDL보다 심장병 위험을 훨씬 잘 예측하므로, 이 두 수치보다 먼저 고려해야 한다. 이 비율을 사용하면 실험 중인 모든 식단을 수정하는 데 최고의 지침이 될 것이다. 여기서 인슐린, 혈당, 그리고 다른 중요한 지표들 역시 먼저 고려해야 한다는 점은 말할 필요도 없다. 개별적인 연관성 위험 요인 때문에 큰 그림을 보지 못하고 곁길로 빠지는 실수를 범하지 말아야 할 것이다.

특별히 고려할 사항 2: 운동선수

경쟁적인 운동선수라면, 다른 많은 독자처럼 체중 감량이나 인슐린 저항성, 그리고 그에 수반되는 문제들에 관해 도움을 얻고자 하지 않을 것이다. 그보다는 아마도 〈기름지게 먹고 오래 살기〉 프로그램이 성적에 어떤 영향을 미칠지 궁금할 것이다.

좋은 소식은 지구력 운동의 경우 지방을 태우는 동안(물론 지방에 적응한 상태여야 한다) 몸이 운동을 더 잘할 수 있어, 저탄고지 식단을 섭취하면 시간이 지나면서 성적이 향상된다는 점이다. 지방에 적응하면 체지방을 최적의 연료로 연소시키는 능력이 향상된다. 적응 과정을 거친 선수들은 분당 지방 연소 그램수를 2배로 늘릴 수 있다.

지방 적응에 수반되는 상대적으로 낮은 염증은 큰 경기 이후 더 빠른 회복을 가능하게 한다. 건강에 좋지 않은 탄수화물 간식을 지속해서 보충할 필요성도 크게 줄어든다. 우리는 저탄고지 식단을 먹는 운동선수가 장기적으로 건강과 장수를 훨씬 더 향상할 것이라고 믿는다.

하지만, 짧은 스프린트와 같은 격렬한 운동을 하려면, 몸은 여전히 반짝 연료인 포도당이 필요하다. 따라서 건강한 저탄수화물이나 키토 식단으로 옮겨갈 때 이런 종류의 스포츠 수행력이 떨어지는 것을 볼 수 있다. 해결 방법은 행사 전 〈탄수화물을 섭취〉가 될 수 있지만, 이는 식단의 유익한 효과에 부정적인 영향을 미친다. 어느 시점에서는 성적, 또는 건강과 장수 중에서 어느 것이 더 중요한지 결정해야 한다.

특정 유형의 활동에서 운동 수행력을 최적화하는 일은 이 책의 범위를 벗어난다. 그것이 당신의 목표라면, 제프 볼렉 박사와 스티븐 피니 박사가 쓴 『저탄수화물 성능의 예술과 과학 *The Art and Science of Low Carbohydrate Performance*』을 추천한다. 이 사람들은 저탄수화물과 키토제닉 식단 응용 분야의 선구자이며, 이 책은 수행력과 최적의 건강을 달성하기 위한 최선의 전략을 모두 알려 준다.

사례 스티븐의 이야기

40대 중반인 스티븐은 비활동적인 생활 방식과 함께 덴마크 페이스트리를 탐닉하기도 했다. 그의 당화 혈색소는 6.2였고 혈압은 계속 높았다. 그는 또한 수면 무호흡증을 앓았고 몸무게는 150킬로그램이었다. 그는 관절에 염증이 심해서 통증 없이 걸을 수 없었다. 그는 통증으로 며칠씩 일을 쉬는 일이 잦았다. 고탄수화물 식단을 열성으로 따르는 많은 사람이 그렇듯이, 그는 몇 년 동안 요요를 수반하는 다이어트를 했고, 온갖 유행과 셀 수 없이 많은 개인 트레이너들에게 엄청난 돈을 썼다. 하지만 그는 끊임없는 배고픔을 결코 극복할 수 없었다. 배고픔은 무자비하게도 그를 과식으로 몰아넣었을 뿐만 아니라 특히 탄수화물이 많은 단 음식을 갈망하게 했다.

주치의가 그에게 당뇨 전 단계라고 선언하자, 그는 마침내 최첨단 클리닉에 가서 비만 대사 수술 전문의와 이야기를 나누었다. 집에 돌아온 그는 〈더 나은 방법이 있을 거야, 건강한 신체 부위를 잘라 내는 게 최고의 방법이 될 수는 없어〉라고 생각했다. 그때 그는 아이버의 온라인 자료를 통해 저탄수화물과 키토 식단에 대한 정보를 발견했다. 바로 그 주에 그는 곧장 키토 전략을 채택했고 이 식단을 착실하게 실천했다!

그는 5개월도 안 되어 32킬로그램을 감량했다. 불과 몇 주 후, 관절의 모든 통증이 사라지고 혈압은 빠르게 건강한 수준으로 떨어지고 있었다. 11주 후에는 당화 혈색소가 5.3에 진입했고 혈압은 매일 정상이었다. 몸 상태가 그토록 좋았던 적은 없었다. 그는 이제 자신이 높은 인슐린 범위에 있었기 때문에 최선을 다해 자제했는데도 그를 탐식으로 이끈 불균형이 발생했다는 것을 이해한다.

그는 이제 하루에 두 끼를 먹고 매일 20그램 미만의 탄수화물을 먹는다. 그리고 가장 놀라운 것은 무엇일까? 그는 전혀 배고프지 않다! 사실 그는 이제 이 사실을 정말로 말할 수 있다는 것이 믿기지 않는다. 그가 마침내 식탐에서 해방되었다는 것은 경이로움 그 자체다.

스티븐은 저탄수화물과 키토의 올바른 과학을 이해하고 낮은 인슐린이 결정적임을 점점 깨닫고 있는 많은 사람에 합류했다.

부록 A: 참고 자료

책

Protein Power, by Michael R. Eades and Mary Dan Eades (1996)

Lights Out: Sleep, Sugar, and Survival, by T. S. Wiley (2001)

Carb Conscious Vegetarian, by Robin Robertson (2005)

Diabetes Epidemic and You, by Joseph Kraft (2008)

Vitamin D and Cholesterol: The Importance of the Sun, by Dr. David Grimes (2009)

The Paleo Diet, rev. ed., by Loren Cordain (2010)

The Art and Science of Low Carbohydrate Living, by Stephen D. Phinney and Jeff S. Volek (2011)

Dr. Bernstein's Diabetes Solution, by Richard K. Bernstein (2011)

The World Turned Upside Down: The Second Low-Carbohydrate Revolution, by Richard David Feinman (2014)

The Ketogenic Cookbook, by Jimmy Moore and Maria Emmerich (2015)

The Ketogenic Kitchen, by Domini Kemp and Patricia Daly (2015)

What the Fat?, by Grant Schofield, Caryn Zinn, and Craig Rodger (2015)

Eat Fat, Get Thin, by Mark Hyman, MD (2016)

Real Meal Revolution, by Tim Noakes, Jonno Proudfoot, and Sally-Ann Creed (2016)

Diabetes Unpacked, by Tim Noakes et al. (2017)

Wired to Eat, by Robb Wolf (2017)

Boundless: A Fresh Approach to Real Food Freedom, by Ryan Turner (2017)

데이비스, 윌리엄, 『밀가루 똥배』, 인윤희 옮김(서울: 에코리브르, 2012).

타우브스, 게리, 『굿 칼로리 배드 칼로리』, 김영미·김보은 옮김(서울: 도도, 2014).

섀너핸, 캐서린·섀너핸, 루크, 『왜 우리는 전통 음식을 먹어야 하는가』, 박리라 옮김(서울: 에코리브르, 2014).

펄머터, 데이비드, 『그레인 브레인』, 이문영·김선하 옮김(서울: 지식너머, 2015).

타이숄스, 니나, 『지방의 역설』, 양준상·유현진 옮김(서울: 시대의창, 2016).

무어, 지미·웨스트먼, 에릭 C., 『지방을 태우는 몸』, 이문영 옮김(서울: 라이팅하우스, 2017).

펑, 제이슨·무어, 지미, 『독소를 비우는 몸』, 이문영 옮김(서울: 라이팅하우스, 2018).

건드리, 스티븐 R., 『플랜트 패러독스』, 이영래 옮김(파주: 쌤앤파커스, 2018).

머콜라, 조셉, 『케톤하는 몸』, 김보은 옮김(서울: 판미동, 2019).
디니콜란토니오, 제임스, 『소금의 진실』, 박시우·김상경 옮김(함양: 하늘소금, 2019).

유익한 웹 사이트

Burn Fat Not Sugar (Ted Naiman, MD), burnfatnotsugar.com

Chris Masterjohn, PhD, chrismasterjohnphd.com

Denver's Diet Doctor (Jeffry Gerber, MD), denversdietdoctor.com

Diet Doctor (Andreas Eenfeldt, MD), dietdoctor.com

Dr. Malcolm Kendrick, drmalcolmkendrick.org

The Fat Emperor (Ivor Cummins), thefatemperor.com

FoodMed.Net (Marika Sboros), foodmed.net

Intensive Dietary Management (Jason Fung, MD), intensivedietarymanagement.com

Ketogains (blog), ketogains.com

Livin' la Vida Low-Carb (Jimmy Moore), livinlavidalowcarb.com

Low Carb Down Under (Rod Tayler, MD, and Jamie Hayes), lowcarbdownunder.com.au

Mark's Daily Apple (Mark Sisson), marksdailyapple.com

Nina Teicholz (blog), ninateicholz.com/blog

Optimising Nutrition (Marty Kendall), optimisingnutrition.com

Protein Power (Michael Eades, MD, and Mary Dan Eades, MD), proteinpower.com

Real Meal Revolution (Tim Noakes), realmealrevolution.com

Richard David Feinman, feinmantheother.com

Robb Wolf, robbwolf.com

The Science of Human Potential (Grant Schofield), profgrant.com

Tuit Nutrition (Amy Berger), tuitnutrition.com

2 Keto Dudes (Carl Franklin and Richard Morris), 2ketodudes.com

The Weston A. Price Foundation,westonaprice.org

Zoe Harcombe, PhD, zoeharcombe.com

더 전문적인 과학 웹 사이트

Break Nutrition (Raphi Sirt), breaknutrition.com

Cholesterol Code (Dave Feldman), cholesterolcode.com

The High-Fat Hep C Diet (George Henderson), hopefulgeranium.blogspot.com

Hyperlipid (Petro Dobromylskyj), high-fat-nutrition.blogspot.com

단체

Diabetes UK, diabetes.co.uk

Group of Concerned Canadian Physicians and Allied Health Care Providers,

changethefoodguide.ca

Irish Heart Disease Awareness, ihda.ie

The Noakes Foundation, thenoakesfoundation.org

Nutrition Coalition, nutrition-coalition.org

Physicians for Ancestral Health, ancestraldoctors.org

Public Health Collaboration, phcuk.org

영화

Fat Head, fathead-movie.com (2013)

Cereal Killers, cerealkillersmovie.com (2013)

Carb-Loaded: A Culture Dying to Eat, imdb.com/title/tt3558546/ (2014)

Cereal Killers 2: Run on Fat, runonfatmovie.com (2015)

The Widowmaker, vimeo.com/ondemand/thewidowmakermovie (2015)

The Magic Pill, imdb.com/title/tt6035294/ (2016)

The Big Fat Fix, thebigfatfix.com (2016)

부록 B: 〈기름지게 먹고 오래 살기〉 감미료 지침

우리는 단 음식을 거의 먹지 않는다. 〈기름지게 먹고 오래 살기〉 프로그램에 참가한 사람들에게도 가끔 예외적인 상황을 제외하고는 장기간 단 음식을 먹지 말라고 권고한다. 장기적인 건강을 위해서는, 단맛을 멀리하고 풍미 있는 음식을 먹는 것이 가장 좋다! 그렇긴 하지만, 우리 프로그램의 초기 몇 주 동안 많은 사람이 달콤한 음식을 그리워하기 때문에, 9장에 달콤한 저탄고지 요리를 몇 개 포함했다.

꿀, 아가베, 메이플 시럽, 당밀, 옥수수 시럽, 그리고 다른 모든 포도당과 과당이 가득한 감미료와 마찬가지로 식탁용 설탕은 우리 계획에서 항상 절대 금물이다. 이 달콤한 독은 우리가 극복해야 할 건강 문제가 발생하는 데 한몫했다.

이 부록에서는 드물게 달콤한 것이 먹고 싶을 때 우리의 계획에 부합하는 천연 무설탕 감미료를 사용하는 방법을 설명한다. 최근에 시중에 판매하는 천연 제품이 많아지면서, 사람들이 아스파탐과 수크랄로스 같은 인공 감미료에서 멀어지고 있다. 그래서 이 책에서는 자연 성분의 감미료를 권장한다.

참고로 이 책에 수록된 모든 달콤한 조리법의 영양 성분을 분석할 때 에리트리톨, 스테비아, 나한과를 혼합한 감미료인 솔라를 사용했고 설탕과 같은 양으로 측정했다.

스테비아와 나한과

스테비아와 나한과는 아이스티 한 잔이나 스무디에 단맛을 넣는 등 요리가 필요 없는 무칼로리 저탄수화물 감미료로 훌륭한 선택이다. 스테비아와 나한과의 순수 추출물은 설탕보다 약 200배 더 달콤하다. 즉, 조리법에서 설탕을 대체해 이 추출물을 사용할 때 설탕 요구량의 일부만 사용해야 한다. 실험을 통해 각자에게 적절한 스테비아나 나한과의 양을 빨리 알아낼 수는 있지만, 필요한 순수 추출물의 적절한 양을 계산하는 일은 어려울 수 있다.

에리트리톨과 자이리톨

스테비아와 나한과 외에도, 순수한 당 알코올로 만든 두 가지 감미료인 에리트리톨과 자이리톨을 확인하고 싶을 것이다(걱정하지 마라. 실제로 알코올은 들어 있지 않다). 둘 다 과립형이라 요리할 때 아주 편리하다. 에리트리톨은 과일과 채소에서 소량으로 발견되며 달콤함이 설탕의 70퍼센트이다. 에리트리톨은 그램당 0.2칼로리이며 임상에서 혈당 상승을 일으키지 않는다고 입증되었지만, 설탕보다 약간 덜 달콤하다. 소화 기관이 일반적으로 잘 견딘다. 유일한 단점은 에리트리톨 100퍼센트 감미료가 가끔 입에 냉각 효과를 준다는 것이다(따뜻하거나 냉장된 디저트의 경우 냉각 효과가 덜 드러나서 문제가 없지만, 상온의 케이크와 페이스트리의 경우 냉각이 상당히 뚜렷할 수 있다).

저탄수화물 식단을 먹는 많은 사람이 자일리톨 역시 좋아한다. 에리트리톨처럼 과일과 채소에서 발견되지만, 그램당 2.4칼로리로 열량이 약간 더 많아 혈당을 약간 상승시킨다. 자일리톨은 설탕만큼 달다.

과립형 혼합 감미료

과립형 혼합 저탄수화물 감미료는 스테비아, 나한과, 에리트리톨, 자일리톨 등 위에 나열한 2개 이상의 감미료를 섞은 것이다. 특히 에리트리톨은 종종 단맛을 높이기 위해 스테비아 또는 나한과 추출물과 혼합된다. 이 혼합 감미료를 제과류와 디저트에 첨가하면 질감과 점도, 갈색, 단단함이 더해진다. 과립형 설탕과 거의 같은 비율로 넣으면 된다. 하지만 각자의 요리법에 가장 잘 맞는지 실험해야 한다.

이 책의 조리법은 에리트리톨, 스테비아, 나한과를 함유한 솔라 브랜드의 감미료를 사용하여 개발했다. 설탕과 같은 양을 넣으므로, 다른 감미료를 사용할 계획이라면 그에 따라 감미료의 양을 조절해라.

다음은 권장하는 세 가지 과립형 혼합 저탄수화물 감미료이다.

- 솔라(solasweet.com)
- 라칸토(lakanto.com)
- 스워브(swervesweetener.com)

부록 C: 고콜레스테롤 우려

지단백질 검사, ApoE4, 가족성 고콜레스테롤 혈증에 대해 더 알고 싶은 사람들을 위해, 여기서 더 자세히 탐구할 것이다. 사실 마지막 두 질환에 관한 연구 결과로는 문제를 결코 확실히 해결할 수 없다. ApoE4 유전자나 가족성 고콜레스테롤 혈증과 관련한 위험은 콜레스테롤 이외의 다른 것들에 크게 좌우된다. 우리는 11장에서 다룬 LDL 입자 수치를 알아볼 것이다.

콜레스테롤 마스터 클래스: 고급 지질 단백질 메커니즘

우리는 11장에서 LDL 입자와 작고 밀도가 높은 LDL(sdLDL)에 대해 이야기했고, 두 입자의 높은 수치가 근본적인 문제를 나타낼 수 있다고 언급했다. 특히 인슐린 저항성 상태이니 이를 해결해야 한다고 쉽게 표시할 수 있다. 하지만 이 입자들이 서로 인과적으로 영향을 줄 가능성이 있다. 이 이론을 설명하자면, 염증 문제로 산화된 LDL 입자, 또는 sdLDL 입자가 다른 지단백질보다 동맥벽에 더 쉽게 들어갈 수 있어 이 입자들 수가 많으면 동맥에 피해를 더 줄 수 있다는 것이다. 그러나 증거에 따르면 동맥벽이 〈이미〉 손상된 경우에만 이런 일이 일어난다. LDL-P(LDL 입자의 수)는 특히 동맥 손상이나 염증이 없는 경우 관련성이 거의 없거나 전혀 없을 수 있다. 인체에 이미 방화 시설이 갖추어져 있다면, 연료를 운반하는 여분의 배는 아무런 영향을 미치지 않을 것이다.

입자의 손상이 동맥벽에 면역 반응을 일으켜 동맥 질환을 일으킨다는 증거도 많다. 심지어 입자에 가해진 산화 스트레스 손상이 고인슐린 혈증과 인슐린 저항성의 많은 원인 중 하나라는 과학 연구도 있다.[1] 손상된 입자는 인슐린 저항성 상태를 유발할 수 있고, 인슐린 저항성 상태에 의해 유발될 수도 있다.

염증 상태가 존재할 때(당뇨병 및/또는 인슐린 증가로 인해) LDL이 산화되고 손상되는 경향이 있다. 관련 과정은 총 입자 수(LDL-P)와 함께 sdLDL 입자의 양을 증가시키는 경향이 있다. 따라서 LDL-P는 질병과 연동하는 경향이 있지만, 이는 이 수치가 주변의 입자 증가가 아니라 손상된 입자의 증가를 나타내기 때문이다.

현재의 정통적인 견해는 LDL 입자 자체가 본래 독성이 있다는 거다. 본질상 이 말이 얼마나 터무니없는지 강조할 필요가 없을 것이다. LDL-P가 질병의 발병률과 전혀 관련이 없다는 연구가 많이 있다.[2] 이는 기껏해야 다른 문제들을 알리는 틀

급성 심근 경색 환자와 일반 대조군 비교

수치	심장 마비 환자	건강한 대조군
LDL-P	1.08	1.06
프로인슐린	6.2	2.5

반복해서, 인슐린 수치는 지표로서 콜레스테롤 수치를 능가한다. 출처: M. 바르트니크 외, 「비정상적인 당 내성, 급성 심근 경색-흔한 위험 요인, 급성 심근 경색 환자와 일반 대조군 비교」, 『내과 저널 256』, 4호(2004): 288~297.

리기 쉬운 지표다.

LDL-P가 심장 마비 환자와 관련이 없다고 밝힌 많은 연구 중 하나를 살펴보자. 연구팀은 다수의 최근 심장 마비 환자들과 관상 동맥 심장 질환의 병력이 없는, 심장이 건강해 보이는 동성의 동년배 집단을 비교했다.[3] 분석에서 어떠한 결과가 나왔을까? 혈당 대사와 인슐린 저항성과 관련한 모든 수치가 통계적 의미가 매우 높을 만큼 두 집단 간에 차이가 있었다. 그러나 LDL-P 수치는 전혀 다르지 않았다.

이 연구에서 그들은 인슐린 문제의 훌륭한 지표인 프로인슐린 수치도 측정했다. 이름에서 알 수 있듯이, 프로인슐린은 인슐린 분자를 만드는 데 사용된다. 따라서 프로인슐린이 높다면 인슐린 조절 장애가 있을 가능성이 크다. 프로인슐린을 측정한 결과, 인슐린 저항성이 심장병의 지표로서 완전히 두드러진다고 밝혀졌다. LDL-P는 전혀 관련이 없다고 나타났다(도표

참조).

그리고 더 있었다. 연구팀이 당뇨병이 없다는 심장 마비 환자를 선정했지만, 이 중 33퍼센트가 검사에서 제2형 당뇨병을 앓고 있다고 밝혀졌다. 추가 조사에서 심장 마비 환자의 67퍼센트가 주요 포도당과 인슐린 조절 장애(즉, 본질상 당뇨병이었다)를 앓고 있었다. 우리는 10장에서 2015년 유로 아스피레 연구에 관해 이야기했고, 그 연구에서 정확히 무엇이 입증되었는지 안다. 심장병 발작의 큰 요인은 고인슐린 혈증과 인슐린 저항성의 당뇨 현상이다. 인슐린 상태를 나타내는 크래프트의 인슐린 분석 방법과 함께 포도당 내성이 효율적으로 사용되었다면(363쪽 참조), 나머지 33퍼센트의 대부분은 포도당/인슐린 문제도 나타냈을 것이다. 여기서 LDL-P가 작용할 부분은 얼마가 남아 있을까?

인슐린 저항성 문제가 매우 흔하다는 더 많은 증거가 뜻밖의 곳에서 나타났다. 심장 마비 환자군과 비교한 〈건강한〉 집단은 이전에 건강 문제가 전혀 없었기 때문에 특별히 선택되었다. 그러나 실험 결과, 11퍼센트가 제2형 당뇨병을 앓고 있었고, 24퍼센트가 상당히 진행된 상태라고 밝혀졌다! 크래프트의 방법으로 실험을 했다면 〈건강한〉 대조군의 50퍼센트 이상이 전혀 건강하지 않다고 추측했을 것이다. 그들은 숨은 당뇨병, 즉 〈당뇨병 상태〉가 시작되는 중이었을 것이다. 우리는 지금 성인 대부분이 어느 정도는 당뇨성 기능 저하를 겪는 시점에 있다. 이때가 심장병 대부분과 다른 비극이 시작되는 때다.

그렇다면 LDL-P는 주로 인슐린 신호 문제만 잠재한다는 좋은 지표일까? 이는 매우 합리적인 설명처럼 보일 것이다.

전통적인 지질 검사에서 얻을 수 있는 중성 지방과 HDL에 대한 총콜레스테롤의 비율이 매우 설득력 있는 이유도 이 때문이다. 특히 고급 지단백질 검사를 받을 수 없다면 그렇다. 이 비율은 연구 대부분에서 심장병 위험 예측에 관한 한 LDL-P를 능가하므로, 모든 지표 중에서 최고의 콜레스테롤 지표다. 이 비율은 고인슐린 혈증/인슐린 내성의 수준을 나타내는데, 둘 다 LDL-P 수치를 높이고 관련 심장병을 유발한다. 적절히 사용한다면 이 콜레스테롤 비율은 콜레스테롤 추측 게임에서 승리한다.

하지만, 생명에 관한 한 추측해서는 안 된다. 동맥 손상을 직접 측정하는 CAC 스캔을 추천하는 이유도 그 때문이다.

콜레스테롤 혼란: 가족성 고콜레스테롤 혈증

〈가족성 고콜레스테롤 혈증FH〉은 지단백 수용체가 덜 활동적인 유전적 특성으로, 혈중 지단백질과 콜레스테롤이 더 많게 된다. 이 질환은 1970년대 이후 철저하게 조사된 것으로 보인다. 한 가지 이유는 그것이 〈콜레스테롤은 나쁘다〉는 이론을 중대하게 지원하기 때문이다. 앞서 언급했듯이, LDL 수치가 정말로 높을 때만 관상 동맥 심장병을 적절하게 예측한다. 공개되지는 않았지만, 1948년에 시작되어 여전히 진행 중인 프레이밍햄 심장 연구에서 이는 분명히 밝혀졌다. 그러나 이후 400명 중 1명 정도가 LDL 수치가 높은 유전적 성향을 지닌다고 드러났다. 이 사람들은 LDL은 나쁘다는 도그마를 강화하기 위해 동원되었다.

1,000명 중 3명 미만으로 영향을 미치는 요인은 보통 거의 관심을 끌지 못할 것이다. 그러나 1970년대에는 콜레스테롤이 심장병의 원인이라고 확신했다. 콜레스테롤은 지옥이 됐든 홍수가 됐든 나쁜 것이어야 했다. 그래서 약하고 부실한 가설에 매우 필요한 지원을 제공하기 위해 모집된 이 소수의 사람에게 스포트라이트가 집중되었다.

FH를 가진 희귀하고 특별한 이 사람들을 정의하기란 쉽지 않다. 이 질병의 유전자 지표를 밝히려는 노력이 끊임없이 있었다. 일부는 시간이 지나면서 밝혀졌고, 그중 일부는 정확하다고 입증되었다. 그러나 많은 의학자가 비정상적으로 높은 콜레스테롤 수치가 바탕이 되어야만 FH가 존재할 수 있다고 가정한다.

FH를 가진 사람들은 조기 심장병의 비율이 더 높다. 그들의 위험 정도는 매우 다르다. 일부 관계자들은 위험 승수 약 2.5배를 인용한다. 그러나 FH를 가진 사람들이 항상 위험이 큰 건 아니다. 일찍 심장 마비를 일으키는 사람도 있지만, 건강하게 오래 산 사람도 많다. 그리고 이제 폭탄선언을 하겠다! 심장 마비를 일으킨 사람들과 건강을 유지한 사람들의 LDL 수치는 같다.

여기에 엄청난 문제가 있다. LDL이 질병을 유발한다면 LDL이 높을수록 질병 발생이 증가해야 한다. 그러나 보편적으로 LDL 수치가 높은 FH 환자들의 경우 그렇지 않다. 따라서 LDL이 심장 질환을 직접 일으킨다는 일반적인 이론은 또 다시 단순하고 오해를 부른다고 드러났다.

그렇다면 무엇이 일부 FH 환자들에게 조기 관상 동맥 심장 질환을 일으킬까?

2001년에 진행한 FH 연구는 무엇이 관상 동맥 심장 질환 위험을 유발하는지 조금 더 자세히 살펴보았다.[4] 연구팀이 발견한 진짜 높은 위험 승수 중 일부는 다음과 같다.

- 낮은 HDL
- 높은 sdLDL (산화 손상의 대체물)
- 인슐린 및 포도당 조절 이상(즉, 인슐린 저항성 문제)
- 흡연

이 목록에서 무엇이 빠졌을까? 그렇다. 3LDL-P, 또는 ApoB이다. 즉 혈액에 LDL 입자가 얼마나 많은지 측정한 수치다. 2001년에 연구가 또 하나 있었다.[5] 연구자들은 남성 FH 집단을 자세히 조사했다. 심장 마비를 일으킨 사람(평균 41세 정도)들도 있었고, 건강하고 심장 마비가 없는 사람들도 있었다.

무엇이 차이를 만들었을까? 한번 보자.

심장 마비를 일으키지 않은 FH 남자들과 비교해, 심장 마비를 겪은 FH 남자들은 다음과 같은 특징이 있었다.

- 인슐린 수치가 상당히 높다.
- 인슐린 저항성이 상당히 높다.
- 중성 지방 수치가 상당히 높다.
- PAI-1 활성도(높은 인슐린 수치로 인한 혈전 요인)가 상당히 높다.
- HDL 수치가 상당히 낮다.

반복하지만, 목록에서 빠지고 조기 심장 마비 발생에 아무런 영향을 주지 않은 것은 무엇일까? 맞는다. LDL 수치다.

마지막으로 살펴볼 연구는 2014년에 발표되었다.[6] 이 연구는 1994년부터 2013년까지 비교적 많은 수의 FH 환자를 조사했다. 동맥 경화증, 그리고 심장 마비와 상관관계가 가장 높은 요인은 무엇일까? 짐작하듯이, 인슐린 관련 기능 장애를 일으키는 모든 요인은 다음과 같다.

- 고혈압(8×위험 승수)
- 제2형 당뇨병(6×위험 승수)
- 낮은 HDL(2×위험 승수)
- 높은 중성 지방(1.8×위험 승수)

LDL은 1.16배의 승수로 간신히 선을 넘었지만, 당뇨병으로 인한 위험에 비해 점점 줄어들고 있다.

이 현실을 계속해서 보여 주는 연구들이 많이 있다. 2000년에 한 연구는 총/HDL 비율이 2005년 FH를 가진 사람들의 심장병 위험을 측정하는 중요한 척도라고 밝혔다.[7] 2005년에 한 연구는 인슐린 신호를 FH와 가족성 복합 고지방 혈증의 중심에 놓았다.[8]

불행히도 의학계에서는 FH의 핵심은 〈고콜레스테롤〉이라는 인식이 여전히 일반적이다. 사실 FH를 가진 사람들은 관상동맥 심장 질환의 다양한 원인에 더 취약해 보인다. 따라서, 그들은 이 원인을 제거하는 데 특히 유의해야 한다. FH를 가지고 있다면 인슐린을 낮추는 데 특히 신경을 써야 한다. 또 흡연을 피하고 고혈압을 일으키지 않도록 노력하고 염증을 낮추도록 노력해야 한다(C-반응성 단백질로 측정). 또한 과도한 탄수화물, 식물성 기름, 햇빛 노출 부족, 비활동적인 생활 방식, 그리고 열 가지 행동 단계에서 다룬 다른 우려 등 만성 질환의 다른 근본 원인을 해결하는 데 매우 부지런해야 한다.

FH 환자로서 LDL 수준을 낮추고 싶다면, 이는 절대적으로 괜찮다. 특히 위에서 명명한 정말로 중요한 요소들을 해결하지 않는다면 말이다. 가령 탄수화물이 많은 음식 피라미드에 따라 먹고, 건강한 단식을 하지 않으며, 담배를 피우고, 소파를 떠나지 않는 것에 만족한다면, LDL을 낮추는 일이 매우 중요하다.

대조적으로, 모든 행동 단계를 실천해 콜레스테롤 지표(인슐린, 혈당, 혈압, 허리둘레, 중성/HDL, 총/HDL)를 제외한 모든 지표에서 우수한 결과를 얻는다면 FH 문제에 관한 선택지가 더 많아진다.

특히 CAC 스캔은 이런 상황에 부닥친 사람들에게 도움이 된다. CAC 점수가 낮거나 시간이 지나면서 진행되지 않는다면, CAC 스캔이 〈콜레스테롤〉과 같은 잘못된 대용물보다 심장병을 실제로 측정하기 때문에 크게 안심할 수 있다. 인슐린 조절과 염증의 모든 중요한 측정치와 결합하면 CAC 점수가 콜레스테롤 측정보다 더 결정적으로 문제를 해결할 수 있다.

진정한 FH는 드물고 구체적인 질환이므로 어떤 사람들은 적절하게 예방했음에도 위험에 노출될 수 있다. 이 때문에 FH로 확인된 사람은 이 분야의 전문가와 예방 치료 방법을 논의해야 한다. 의사와 환자가 함께 전체 그림을 논의할 때 이 내용의 요점을 상기하면 도움이 될 수 있다.

부록 D: 인슐린 범위

앞에서 우리는 한쪽 끝에는 건강에 해로운 인슐린 저항성(당뇨병, 심장병, 그리고 다른 많은 건강 문제로 이어진다)이 자리하고 다른 쪽 끝에는 건강한 인슐린 민감성이 자리하는 인슐린 범위에 관해 이야기했다. 이 범위의 어디에 속하느냐는 체중과 동맥의 손상 정도, 제2형 당뇨병의 유무 등 건강의 모든 요소를 결정할 수 있다. 그래서 여기서 우리는 인슐린 저항성이 어떻게 발전하는지 설명하고, 기본 포도당과 인슐린의 역할을 다시 살펴보면서 이야기를 시작할 것이다.

포도당: 인체의 고(高)옥탄 연료

포도당은 까다로운 연료다. 3장에서 설명했듯이, 포도당을 주의 깊게 관리하지 않으면 무수한 방식으로 몸이 손상될 것이다. 탄수화물은 기본적으로 당으로 구성된다. 채소와 같은 섬유질 탄수화물 음식에서 포도당 분자는 빽빽한 체인으로 연결되어 있다. 이 사슬은 개별 분자로 분해하기가 어려운데, 이는 음식의 포도당이 혈류에 도달하는 데 시간이 더 걸린다는 뜻이다. 대조적으로, 파스타, 빵, 꿀, 식탁 설탕, 제과류, 과일 주스 같은 섬유질이 없고, 녹말이 많으며, 당이 많은 탄수화물은 포도당 분자로 빠르게 분해될 수 있어 인체에 빠르게 흡수된다. 이런 일이 생기면 혈중 포도당 농도가 위험한 수준으로 상승할 수 있다. 다행히도, 사람 대부분의 몸은 이를 막는 메커니즘을 가지고 있다.

성인의 혈액 공급량 중에 표준 포도당은 1.5티스푼에 불과하다. 이보다 양이 훨씬 더 많으면 혈관에 심각한 손상을 줄 수 있으며 시간이 지나면서 내장, 특히 심장과 신장을 손상할 수 있다(고혈당으로 혈관이 손상되는 이유도 당뇨병이 신경 손상과 열악한 혈액 순환과 관련이 있기 때문이다). 하지만 인슐린 신호 시스템이 손상되지 않는 한 혈당은 이런 식으로 상승하지 않는다. 적어도 단기적으로, 건강한 사람들은 고탄수화물 식품을 감당할 수 있다. 다음에 그 과정을 설명한다.

포도당 분자는 먼저 상부 위에서 감지되어 가스트린 억제 폴리펩티드GIP라는 호르몬의 폭발적인 방출을 유발한다. 이는 인슐린 분비를 유발하는 우두머리 포도당 센서이기도 하다. GIP가 급증하면서 인슐린도 급증한다. GIP는 또한 지방 세포가 확장하도록 준비시킨다.

인슐린은 들어오는 포도당을 에너지로 사용할 세포로 옮김으로써 안전하게 제거하려고 한다. 인슐린은 지방을 태우지 말라고 근육에 지시하기도 한다. 포도당과 같은 위험한 연료가 넘쳐나면 지방을 태우는 것은 불가능하다. 인슐린은 포도당을 간과 지방에 저장되는 포도당 형태인 글리코겐으로 전환하는 일도 돕는다. 글리코겐과 지방 세포는 모두 포도당 에너지를 저장하는 안전한 방법이다. 혈당과 지방 세포 모두 간에서 저장할 수 있는 혈당의 한 형태다. 인슐린은 또한 간에 나중에 통보할 때까지 포도당 생산을 중단하라고 말하고, 뇌에 식욕 반응도 바꾸라고 신호한다(인슐린은 건강한 사람들의 식욕을 억제하는 역할을 할 수 있지만, 일반적으로 인슐린 저항성이 있는 사람들에게는 이러한 기능을 하지 못한다).

인슐린은 이 모든 일과 함께 훨씬, 훨씬 더 많은 일을 한다. 인슐린은 대사의 우두머리 호르몬이다.

위의 모든 과정은 건강한 사람들에게 꽤 잘 작동한다. 결국 우리 몸은 탄수화물 섭취를 관리하도록 진화했다. 그러나 당뇨병이 얼마간 있는 사람(인슐린 저항성이 있는 모든 사람)에게는 아무런 효과가 없다. 따라서 대다수 성인에게는 그리 잘 작동하지 않는다.

높은 수준의 인슐린이 지속하면 많은 메커니즘을 통해 인슐린 저항성이 증가하게 된다. 가장 쉽게 표현해 몸은 지속적인 약물에 반응하듯이 반응해, 시간이 지나면서 인슐린에 반응하는 세포 수용체가 과도한 자극에 대응해 하향 조절된다. 이는 포도당 에너지로 세포의 과부하를 막는 보호 반응이다. 하지만 포도당을 계속 섭취하면 역효과가 발생한다.

우리 대부분은 포도당을 몸에 많이 넣어서는 안 된다. 대신 건강한 지방으로부터 에너지 대부분을 얻어야 하는데, 이로 인해 인슐린이 낮아지고 인슐린 신호가 개선될 수 있다. 포도당과 인슐린 수치가 떨어지면서 우리는 인슐린 범위의 건강한 끝단을 향해 나아가서, 모든 이점을 얻게 된다.

정제된 탄수화물: 최악의 건강을 위한 최고의 음식

또다시 반복하지만, 건강과 장수를 위한 가장 좋은 전략은 인슐린 범위의 인슐린 저항성 구역에서 안전하게 멀리 떨어져 인슐린을 아주 낮게 유지하는 것이다. 물론 다른 요인들도 있지만, 이것이 중심축이다. 인슐린 저항성이 높다면, 이를 고치기 전까지는 뭐를 해도 건강에 큰 영향을 미치지 않을 것이다. 어떻게 해야 인슐린을 낮게 유지할까?

그 답을 위해 GIP를 좀 더 자세히 살펴보자. GIP는 인슐린 분비를 위한 마스터 스위치이며 우리가 먹는 음식의 포도당에 의해 유발된다. 이는 식이 지방에 뚜렷하게 반응하지 않는다. 그러나 강조해야 할 중요한 경고가 있다. 식이 지방은 포도당에 대한 GIP 반응을 강화한다. 탄수화물(포도당)과 함께 섭취하면 아무리 건강한 식이 지방이라도 GIP 분비를 확대하는 효과를 낸다. 따라서 식이 지방과 포도당의 조합은 피해야 한다.

정제된 먹이에 따른 쥐의 체중 변화

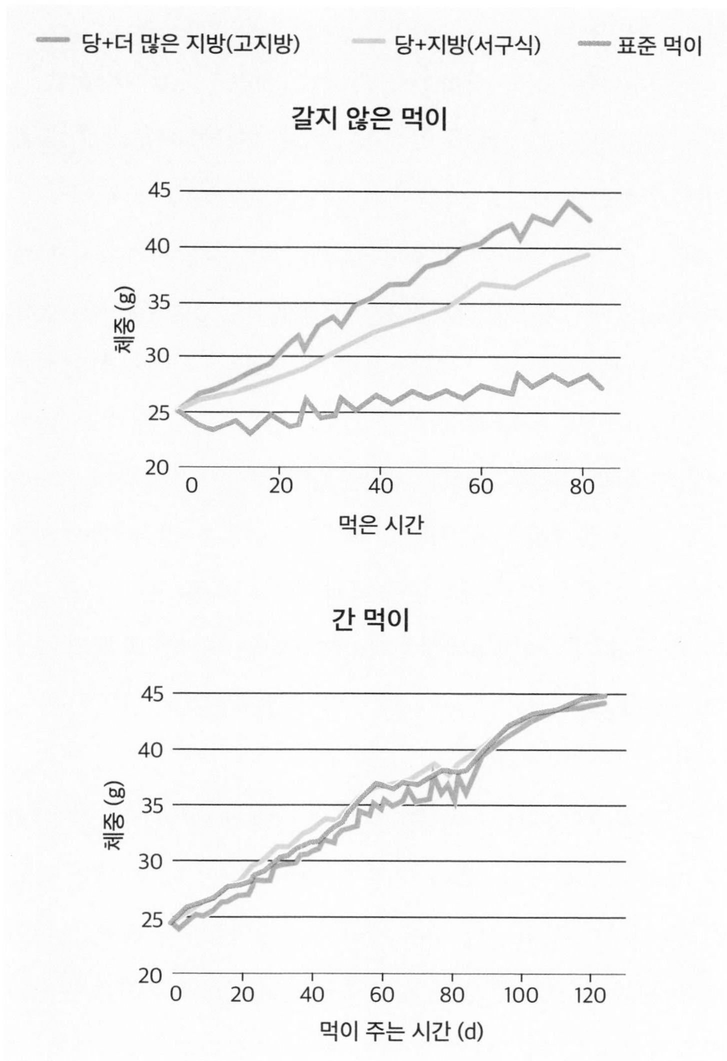

당-지방 콤보 식단은 가여운 쥐를 파괴하고 탄수화물을 정제하면 〈건강한〉 먹이가 당-지방 콤보처럼 작용한다. 출처: C. 드마르셀리에 외, 「자유롭게 먹은 쥐의 비만 유도: 식품의 질감은 다량 영양소 구성의 효과를 무시한다」, 『영국 영양학 저널 109』, 8호 (2013): 1518~1527.

사실, 인슐린 저항성 측면에서, 이는 틀림없이 가장 최악의 조합일 것이다.

그리고 물론 식이 지방을 첨가하지 않더라도 고탄수화물 식품은 포도당으로 가득 차 있어 GIP와 인슐린이 치솟는다. 정제된 탄수화물은 최고의 악당이며, 재앙을 부르는 음식이다.

이 요점을 설명하는 연구가 많지만, 이 문제를 우아하게 보여 주는 연구 하나를 살펴보자. 이 실험에서 쥐들은 세 종류의 다른 식단을 먹었다. 하나는 표준적인 고탄수화물 먹이(진화적으로 올바른 쥐를 위한 식단)였다. 그래프에서 볼 수 있듯이, 쥐들의 체중 증가는 안정적이고 적절했다.

다른 두 식단은 정말 끔찍했다. 이 식단들은 많은 양의 지방과 많은 양의 탄수화물로 이루어져 있었다. 아이코! 그림의 상위 두 줄에 있는 지방+탄수화물 식단에서 체중이 더 많이 증가한 것을 볼 수 있다. 이 쥐들은 정말 뚱뚱해졌으며 지방간이 생기기 시작했다.

그러나 연구자들은 이 세 가지 정제되지 않은 먹이를 가지고 매우 영리한 일을 했다. 그들은 단순히 먹이를 분말로 갈았다. 알갱이의 구조에서 달리 변한 것은 없었다. 기계로 갈기만 했을 뿐이다. 이 과정으로 알갱이의 〈자연식품〉 세포 구조가 분해되어 포도당을 훨씬 더 쉽게 먹을 수 있게 되었다.

건강한 먹이를 정제하면 아래쪽 그래프에서 볼 수 있듯이 최악의 정크 푸드 식단만큼 체중 증가에 해로웠다. 우리는 이

제 정제의 비극적인 의미를 안다. 이는 단지 기계로 간 것일 뿐이다. 화학 물질과 산업적으로 정제된 기름이 혼합물에 첨가될 때 정제된 음식이 얼마나 나쁜지 상상해 보라.

인체 실험에서도 같은 종류의 효과를 볼 수 있다.

빵과 다른 정제 탄수화물의 여러 가지 문제 중 하나를 보여주는 한 연구는 정제와 섬유질 함량이 GIP와 인슐린에 미치는 영향을 자세히 조사했다. GIP가 올라가면 인슐린도 상승해, GIP가 높을수록 인슐린이 증가한다는 것을 기억하라. 다음 그래프에서 보듯이, 가장 정제된 빵인 흰 빵이 GIP를 가장 많이 분비하므로 최고의 골칫거리다. 섬유질(글루칸)을 첨가한 호밀빵도 별로 나을 게 없었다. 가공되지 않은 통 호밀빵이 제일 나았다.

놀랄 것도 없이 인슐린 반응은 우리가 볼 수 있듯이 GIP 수치와 일치한다. 다시 말하지만 모든 성분을 가공하면 인슐린 자극이 훨씬 더 높아진다. 그러나 이번 연구에서 가장 흥미로운 결과는 세밀한 분석에서 나왔다. 저자들은 섬유질을 첨가해도 인슐린 반응이 개선되지 않는다는 점을 발견했다(한 가설은 위장에 있는 음식이 더 빨리 비워질수록 인슐린이 줄어든다고 암시했다).

무엇이 차이를 만들었을까? 단 한 가지였다. 빵에 든 곡물의 세포 구조였다. 곡물을 원래 형태로 유지하면 인슐린 반응을 줄이는 데 도움이 되었다(그래도 우리에게는 너무 높지만). 그

빵에 대한 GIP와 인슐린 반응

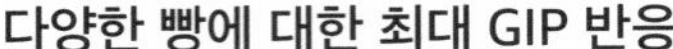

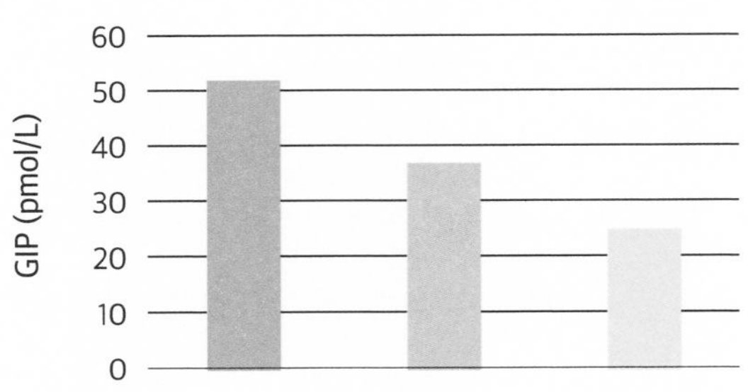

다양한 빵에 대한 최대 인슐린 반응

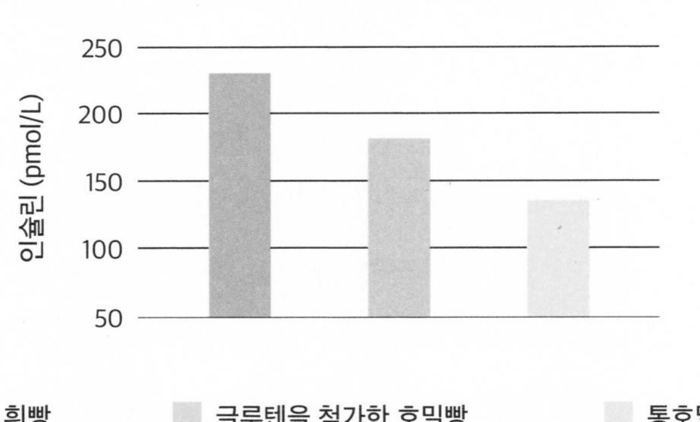

가공되지 않은 빵은 GIP와 인슐린을 자극한다. 출처: K. S. 융투넨 외, 「식후 포도당, 인슐린 및 인크레틴은 건강한 대상자의 곡물에 반응한다」, 『미국 임상 영양학 저널 75』, 2호(2002): 254~262.

러나 다시 말하지만, 곡물을 기계로 갈았더니 나쁜 것이 끔찍한 것으로 변했다.

파멸로 가는 길: 지방 기능 장애

인슐린 수치가 지속해서 높으면 먼저 지방 세포에 인슐린 저항성이 발생한다. 지방 세포의 기능은 아주 중요하다. 이 세포는 간과 다른 장기에 신호를 보내는 많은 핵심 호르몬을 생산한다. 이 신호의 목적은 에너지가 지방 세포 안팎으로 어떻게 이동하는지에 따라 전신 제어를 최적화하는 것이다. 그러나 이 통제 시스템은 현대 식품 환경에 맞게 고안된 것이 아니다. 이 영양 규칙을 어기면 모든 것이 손상된다. 지방 조직의 인슐린 저항성이 커지면 신호가 방해를 받아 몸에 체계적, 전반적인 인슐린 저항성과 그에 수반하는 모든 건강 문제가 발생한다.

이를 보여 주는 좋은 예는 지방 이상증으로, 신체가 충분한 지방 조직을 만들 수 없는 의학적 상태를 말한다. 지방 이상증 환자는 눈에 띄게 말라 보이지만, 그들은 지방이 부족해 태어날 때부터 인슐린 저항성이 강하고 당뇨병이 있다. 건강한 지방 조직을 이식하면 당뇨병이 해결된다. 건강한 지방 세포의 힘은 굉장하다.

인슐린 저항성 유발 외에도 나쁜 식단을 통해 과도한 인슐린을 유도하면 지방 세포가 커져 〈비대hypertrophy〉 상태가 된다. 이런 일이 일어나면 지방 세포는 더는 음식과 전체 시스템

사이의 완충 역할을 하지 못한다. 정상적인 상황에서 지방 세포는 음식을 먹을 때 에너지를 원활하게 섭취하고, 음식을 먹지 않을 때는 에너지를 원활하게 내보낼 수 있어, 인체를 지속해서 최적화하는 완벽한 완충장치 역할을 한다. 지방 세포의 이러한 중요한 기능은 이 세포가 손상되면 훼손된다. 건강에 해로운 지방 세포를 갖는 것은 인슐린 범위의 인슐린 저항성 쪽으로 가는 가장 좋은 방법이다.

지방 세포가 점점 커질수록 그 결과는 더 확대된다. 면역 체계는 이 해로운 지방 세포를 돕기 위해 호출된다. 대식 세포라는 면역 세포는 더 큰 지방 세포에 달려들어 분해하기 시작한다. 보통은 이 정도면 도움이 되겠지만 인슐린이 높게 유지되는 한 지방 세포가 더 커진다. 시간이 지나면서 악순환이 발생한다. 면역 체계의 공격은 실제로 많은 경로를 통해 인슐린 저항성을 강화하고 건강한 지방 세포의 생성을 늦춘다(이것이 나쁜 음식을 흡수하는 데 도움이 되었을 수도 있다).

지방 조직의 염증은 과체중인 사람에게만 생기지 않는다. 정상 체중이라도 손상된(그래서 손상을 주는) 지방을 가질 수 있다. 거꾸로, 비만이지만 건강한 지방을 가질 수 있다. 한 연구는 인슐린에 민감한 비만한 사람들과 인슐린 저항성이 높은 비만한 사람들을 비교했다.[9]

두 그룹 모두 평균 체질량 지수는 약 45였다(지수가 30이상이면 〈비만〉으로 여겨진다). 그들은 모두 확실히 거구였다. 하지만 어떤 사람들은 건강했고 어떤 사람들은 체내에 염증이 있었다. 인슐린 범위의 안전한 구역에 있는 사람이 있는가 하면 비참한 끝단에 속한 사람도 있었다.

그렇다면 두 그룹의 결정적인 차이점은 무엇일까? 밝혀진 바, 그들의 인슐린 민감성 또는 민감성의 결핍은 지방 조직의 대식 세포 양으로 알 수 있었다.

첫째, 인슐린에 민감한 그룹은 〈안전한 지방〉을 갖고 있었다. 그들의 지방 세포는 작았고 대식 세포 활동이 거의 없었다. 둘째, 극도의 인슐린 저항성 그룹은 〈아픈 지방〉을 갖고 있었다. 그들의 지방 세포는 확대되었고 대식 세포 활동이 있었다.

이 연구는 지방 조직의 대식 세포 양과 지방 조직에서 분비되는 호르몬인 아디포넥틴의 혈중 수치라는 두 가지 측정치만 사용해 인슐린 저항성을 거의 완벽하게 추정할 수 있음을 발견했다.[10] 건강한 지방은 이 중요한 호르몬을 더 많이 분비한다.

염증이 있고 확대된 지방 세포는 인슐린 저항성의 핵심 신호(와 가속 장치)이며, 이는 다양한 문제를 유발한다.

파멸로 가는 길: 끝없이 도는 VLDL 회전목마

작고 건강한 지방 세포를 가진 사람의 경우, 이 세포들은 칼로리를 흡수하고, 나중에 사용하기 위해 저장하며, 먹지 않을 때 꾸준히 방출하는 훌륭한 배터리 시스템처럼 작동한다.

지방 조직이 손상되면 이런 식으로 작동하지 않는다. 손상된 지방 조직은 11장에서 설명했듯이 더 많은 VLDL(매우 낮은 밀도의 지단백질) 입자로 이어지므로 콜레스테롤과 중성 지방이 몸에 생기기 시작한다. 중성 지방은 연료로 사용될 수 있는 지방이라 기본적으로 혈류를 떠다니는 에너지다.

음식으로부터 에너지를 흡수하는 일 외에도 지방 조직은 여분의 중성 지방을 흡수한다. 따라서 지방 조직이 혈류에 증가한 VLDL 입자에서 나오는 에너지(중성 지방)를 없애 버리느라 바쁠 때 간은 음식에서 나오는 일부 에너지를 처리한다. 이는 좋지 않다. 지방간 질환을 유발하기 때문이다. 또한 간이 지방이 흡수하고 싶지 않은 이 에너지를 내보내려고 하므로 더 많은 VLDL 입자가 생성된다. 여기에서 광기가 보이는가?

이는 인슐린 저항성 쪽으로 인슐린 범위를 옮겨 가는 VLDL 회전목마이다. 회전목마가 빙빙 돌 때 VLDL과 LDL 입자 수가 증가한다. 그리고 다시 높은 인슐린과 증가한 인슐린에 저항하는 지방 세포로 돌아간다.

파멸로 가는 길: 최종 결과

인슐린 범위의 안전한 끝을 넘어간 사람들은 본질상 당뇨병이다. 그러나 대부분은 제2형 당뇨병 진단을 받지 않고 병이 나거나 사망한다(크래프트가 만든 인슐린 반응 패턴 검사를 하면 당뇨병을 뚜렷이 알 수 있다. 그러나 의사들은 크래프트형 검사를 거의 사용하지 않아서 많은 사람이 숨은 당뇨병 환자로 남아 만성 건강 문제의 근원이 무엇인지 결코 알지 못한다).

사람 대부분의 경우, 마지막 단계에 이르러 인슐린 마차에서 바퀴가 완전히 떨어져 나갈 때까지 당뇨병 진단을 받지 못한다. 혈관과 장기에 당뇨병이 발생한 지 수년, 또는 수십 년이 지난 시점에, 그들은 마침내 혈당 수치가 걷잡을 수 없이 높아져 표준 검사에서 당뇨병이 드러난다.

이 마지막 당뇨병 단계는 어떤 모습일까? 인슐린 범위가 악화하면 과체중이든 아니든 많은 장기에 위험한 수준의 지방이 축적된다. 간, 췌장, 신장, 심지어 골격근에도 이소성(정상 위치가 아닌) 지방이라는 부적절한 지방이 가득할 것이다. 이 지방은 장기의 적절한 기능을 방해한다.

혈중 포도당 수치와 인슐린 수치가 높으면 인슐린 저항성이 증가하기 때문에, 몸은 체계를 작동시키기 위해 점점 더 많은 인슐린을 분비하고, 결국, 수년간 터무니없는 인슐린 요구와 장기 안과 주변에 이소성 지방이 축적되어 췌장이 포기하기 시작한다. 그러면 몸은 심각한 곤경에 처한다.

인슐린은 혈류에서 포도당을 빼내는 일 외에도 지방 조직에 제동을 걸어서 지방이 혈류로 부적절하게 배출되는 것을 막는다. 학대받는 췌장의 인슐린 공급이 점점 줄면서, 인슐린 파수꾼은 마침내 지방 조직에 대한 통제력을 잃고 지방은 탈출하기 시작한다. 이전에는 갇혀 있던 지방이 혈류로 꾸준히 빠져나오기 시작한다. 그러면 함께 할 일이 있는 불쌍한 늙은 간으로 지방이 빠르게 이동한다. 그래서 간은 포도당 신생 합성이라는 과정에서 지방으로 포도당을 만든다. 포도당이 간에서 흘러나오기 시작한다. 당뇨병에 걸린 몸에 가장 해로운 바로 그 시점에 말이다.

혈류에 인슐린과 지방이 넘쳐나면 간에서 포도당이 뿜어져 나온다. 이 세 가지가 함께 발생해서는 안 된다. 마지막 단계에 온 걸 환영한다. 이제 마침내 공식적인 당뇨병 진단을 받을 수 있다.

하지만 다음과 같이 더 좋은 방법이 있다. 128~147쪽에 설명한 열 가지 행동 단계를 채택하라. 현재 인슐린에 민감한 소수의 행운아 중 한 명이든, 심각한 인슐린 저항성으로 가는 길에 있든, 이런 변화로 더 건강해지고, 수명을 늘리고, 심장병, 당뇨병, 그리고 다른 만성 질환의 위험이 감소할 것이다. 그런 다음 공복 인슐린과 공복 혈당 수치를 검사하고 HOMA 계산기를 사용하여 인슐린 저항성을 계산하라(72쪽 참조). 인슐린 저항성 수치에 대한 새로운 지식을 확실히 안다면, 식단과 생활 방식을 자신의 상황에 맞게 수정해 인슐린에 미치는 영향을 최적화할 수 있다.

키타반에게 배우는 교훈

고탄수화물 식단을 옹호하는 사람들은 늘 키타반 부족을 거론한다. 파푸아 뉴기니의 이 원주민들은 많은 생선, 육류, 코코넛의 포화 지방과 함께 가공되지 않은 탄수화물의 비율이 상당히 높음에도 관상 동맥 심장병과 암의 비율이 매우 낮다. 그리고 그중 75퍼센트가 담배를 피운다!

어떻게 건강이 이렇게 탁월할 수 있을까? 그들에게는 엄청난 수의 다른 요인들이 있다. 그들은 가공식품과 밀가루, 정제된 당을 먹지 않는다. 철 수준이 매우 낮아 세포의 산화 손상을 감소시킨다. 햇빛 노출이 매우 많다(비타민 D와 다른 많은 이점). 영양가가 높은 진짜 음식 위주의 식단을 한다. 우수한 오메가-6 vs 오메가-3의 비율을 유지한다. 그 목록은 계속된다.

사실, 고탄수화물 식단으로도 건강할 수 있다. 이 놀라운 해결책에서는 지방 섭취가 기이하게 낮다. 인체 생리의 변덕스러움 덕에 초저지방 식단을 섭취하는 일부 사람들에게 인슐린 민감성이 가능하다. 그러나 적절한 유전자 조합이 필요하고, 키타반 부족처럼 다른 모든 이득이 최적화되어야 한다. 불행히도, 이는 실용적이지 못해 서구 세계의 대부분 사람에게 불가능하다. 대부분이 이 조합을 실행해 효과를 보게 하는 〈공학적〉 해결책은 없으니, 그렇게 노력하는 일은 같은 혜택을 주는 저탄고지 식단을 먹는 일보다 훨씬 더 어려울 것이다.

하지만 우리는 키타반 부족에게 귀중한 교훈을 배울 수 있다. 그들의 인슐린과 포도당 수치는 놀라울 정도로 낮다. 활동 수준과 다른 요인들이 같다는 전제하에, 1970년대에 키타반 부족의 인슐린 수치는 스웨덴의 절반이었다(당시는 인슐린 저항성이 유행하기 전이었다). 게다가 본질상 그들 중 누구도 기준 포도당 수치(건강한 범위)보다 높은 사람이 없었다. 식단과 상관없이 그들의 인슐린 수치는 꿈의 수치였다. 이것이 그들에게 관상 동맥 심장 질환이 매우 적은 주요 이유 중 하나이다.

부록 E: 다불포화 지방의 과학

우리는 이 책의 앞부분에서 다불포화 지방을 이야기하면서 식물성 기름을 피하는 것이 중요하다고 설명했다. 우리가 왜 이 문제를 매우 강조하는지 궁금하다면, 특히 보건 당국이 일반적으로 다불포화 지방을 권장한다는 점에서, 이 부록에서 꽤 많은 정보를 얻을 것이다.

우리 몸은 지방으로 만들어졌다

지방산에는 포화/단불포화/다불포화 세 가지가 있다. 세 가지에 모두 들어 있는 포화라는 단어는 지방산의 분자 구조를 가리킨다. 이 분자의 모든 탄소 원자 각각에 한 쌍의 수소 원자가 있으면 포화 지방이다. 수소 원자 쌍이 없다면 단불포화 지방이다. 수소 원자 쌍이 하나 이상 없다면 다불포화 지방이다.

다불포화 지방산PUFA 분자를 시각화하려면 탄소 원자로 연달아 엮인 지네를 떠올려 보라. 2개의 산소 원자가 머리로

다불포화 지방산

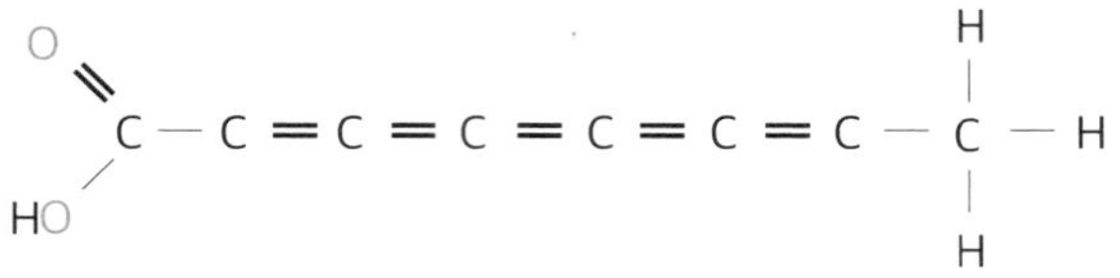

O
H
C — C = C = C = C = C = C — C — H
HO
H

통합된다. 수소는 양면의 다리를 구성한다. 탄소 원자가 수소 쌍에서 빠져 있다면 다른 수소 쌍과 이중 결합(도표의 작은 평행선으로 표시)한다. 이러한 이중 결합 탓에 PUFA가 산화 손상을 더 쉽게 입는다. PUFA는 섬세해서, 산화되면 매우 불안정해져 몸에 많은 손상을 줄 수 있다(대조적으로 이중 결합이 없는 포화 지방산은 안정적이고, 견고하며, 손상을 잘 입지 않는다).

PUFA는 세포막의 구축과 몸 전체의 신호 망에서 중요한 역할을 한다. 그런데 우리 몸은 대부분 단불포화 지방과 포화 지방으로 구성된다. 이 두 가지는 전신 지방의 90~95퍼센트를 차지한다. 나머지 5~10퍼센트가 PUFA다.

우리 몸은 PUFA를 만들 수 없으므로 음식에서 PUFA를 얻어야 한다. 20세기 초까지, 우리 음식에는 아주 적은 양의 PUFA가 들어 있었다. 20세기 중반을 전후해 단불포화 지방과 포화 지방이 뼈에 붙은 〈달콤한 지방〉의 90퍼센트 이상을 차지했다. 1900년대 초에 식물성 기름 혁명이 일어나기 전의 비율은 훨씬 더 높았을 것이다. 그래서 전통적으로 우리 체지방에서 다불포화 지방이 차지하는 양은 아주 적었다. 이는 안정성 면에서 이치에 맞는다. 포화 지방과 단불포화 지방이 다불포화 지방보다 훨씬 안정적이고 산화 손상이 적기 때문이다. 그러나 지난 반세기 동안 우리 몸의 다불포화 지방 비율이 급격히 증가했다. 우리는 이 결과가 얼마나 부정적인지 몇 쪽 뒤에 자세히 설명할 것이다.

PUFA는 산화되기 쉬워 더 안정된 지방과 균형을 이루어야 한다. 주요 PUFA 종류는 엄청나게 상호 작용을 하므로 서로 간 균형도 유지해야 한다. PUFA를 비타민과 미네랄이라고 생각해보라. 우리는 체내 기능 때문에 이것들이 필요하지만, 연료로 태우기 위해 먹어서는 안 된다. 간단히 말해서, PUFA를 너무 많이 먹을 필요는 없다.

그런데도 우리는 다불포화 지방이 심장 건강에 좋다고 들어왔다. 데이터가 이를 뒷받침해 줄까? 관상 동맥 심장 질환 비율은 20세기 전반기에 폭발적으로 증가했다. 이 기간에 사람들은 동물성 지방(즉 포화 지방)을 더 먹었을까? 아니면 PUFA를 더 먹었을까? 미국 농무부에 따르면 동물 지방 소비는 감소했지만 PUFA 소비는 증가했다(특히 1950년경 이후).

다음 쪽에서 왜 이런 일이 일어나는지 탐구할 것이다. 하지만 이는 확실히 포화 지방을 덜 먹고 PUFA를 더 먹으라는 일반적인 조언을 의심해야 한다는 것을 암시한다.

미국의 동물 지방과 PUFA 섭취량

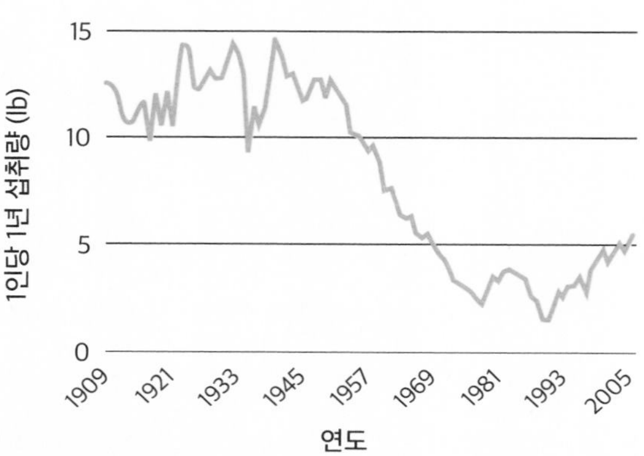

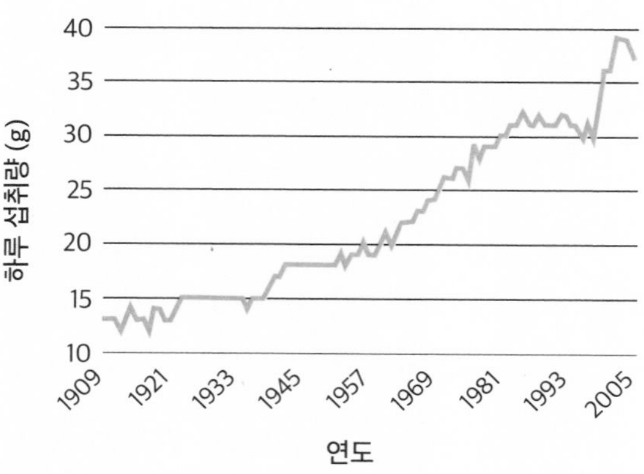

포화 지방 섭취가 대폭 감소하고 다불포화 지방 섭취가 증가하면서 만성 질환이 폭발적으로 증가했다. 출처: USDA.

오메가-6와 오메가-3의 이해

PUFA에는 오메가-6와 오메가-3의 두 가지 주요 유형이 있다. 둘 다 인체에서 만들어지지 않아 〈필수 지방산〉이라고 불린다. 그래서 음식으로 섭취해야 한다. 몸에 필요한 최소량도 매우 적다. 총 칼로리 섭취량의 1퍼센트 미만이라고 추정된다.

오메가-6

역사적으로, 인간은 오메가-6를 아주 적게 섭취했다. 자연에서는 달걀, 닭고기, 쇠고기, 버터, 기타 유제품, 견과류, 씨앗에 풍부하다. 오늘날에는 정제된 식물성 기름과 패스트푸드, 케이크, 쿠키, 크래커, 샐러드드레싱을 포함한 다양한 포장 및 가공 식품에도 들어 있다.

오메가-6를 많이 먹게 한 초기 인체 실험은 엄청난 역효과를 낳았다. 평소대로 지방을 섭취한 대조군보다 사망자 수가 더 많았다.[11] 나중에 과도한 양의 오메가-6가 염증을 촉진했다는 증거가 밝혀졌다. 오메가-6 지방산은 면역 체계 내에서 신호 전달에 관여하고 신체의 염증 반응에 직접적인 영향을 미치는 분자인 사이토카인과 케모카인의 국소 조직 생산을 조절한다고 밝혀졌다. 염증은 정말로 꼭 필요한 것이다. 부상이나 손상에 대한 신체 반응의 핵심부이기 때문이다. 그러나 염증이 과도하고, 전신에 발생하며, 만성적이면 질병이 발생한다. 우리가 가장 두려워하는 사망 원인인 심장병과 암을 포함한 광범위한 질병과 오메가-6를 연관시키는 메커니즘을 언급하는 과학 문헌이 넘쳐나고 있다. 특히 염증에서 오메가-6의 과도한 작용을 조절하는 약물 연구에 수십억 달러가 투자되었다. 아스피린, NSAID, 그리고 다른 많은 항염증제가 가능한 치료제로 검토되었다. 이런 약물 중 일부가 부작용을 일으킨다는 우려가 점점 커지고 있다. 긍정적인 영향을 미치는 영양소 조절로 이 염증 경로를 다루는 것이 실제로 훨씬 더 합리적일 수 있다.

옆의 그림은 오메가-6 지방산인 리놀레산을 나타낸다. 왼쪽 절반의 2개의 평행선 세트는 탄소 원자의 이중 결합을 보여 준다. 몸은 리놀레산을 아라키돈산AA으로 전환해 여기서 또 다른 지방산으로 전환한다. AA는 고도 불포화 지방산, 즉 HUFA다.

오메가-3

역사적으로 오메가-6처럼 오메가-3도 상대적으로 적은 양을 섭취했다. 어패류(대구 간유는 훌륭한 보충제), 견과류와 씨앗, 지상에서 자라는 잎이 많은 녹색 채소, 목초 달걀에 풍부하다.

오메가-6와 달리 오메가-3 지방산은 체내 항염증 효과가 있다고 밝혀졌으며 염증이 원인인 광범위한 만성 질환에 유익하다. 그림은 주요 오메가-3 지방산인 알파-리놀렌산을 나타낸다. 왼쪽 절반의 3세트의 평행선은 탄소 원자의 이중 결합을 보여 준다.

몸은 알파-리놀레산을 에이코사펜타에노산EPA으로 알려

리놀렌산과 알파-리놀렌산의 이중 결합

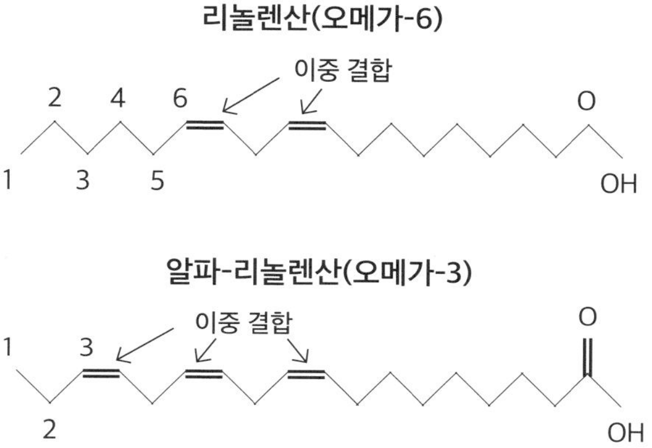

리놀렌산(오메가-6)

이중 결합

2 4 6 O

1 3 5 OH

알파-리놀렌산(오메가-3)

이중 결합 O

1 3

2 OH

주요 오메가-6 지방산인 리놀레산과 주요 오메가-3 지방산인 알파-리놀레산.

진 지방산으로 전환한다. 그 후 EPA는 도코사헥사에노산DHA으로 전환된다. EPA와 DHA는 모두 건강한 생리 기능에 중요한 구성 요소다. DHA는 뇌, 시력, 생식계의 건강한 기능에 중요하다. 오메가-6로 만들어진 아라키돈산처럼 EPA와 DHA는 고도 불포화 지방산, 즉 HUFA로 간주한다.

알파-리놀레산을 전환하기보다는 풀을 먹인 동물에서 직접 EPA를 얻을 수 있으며 EPA와 DHA는 지방 많은 생선과 대구 간유로 직접 섭취할 수 있다. 일반적으로 EPA와 DHA를 잘 만드는 동물에서 더 많이 얻으면 유리하다.

고도 불포화 지방

오메가-6와 오메가-3, 즉 AA, EPA, DHA로 만들어지는 HUFA는 세포막에 있으며 핵심 기능을 가능하게 한다. 주목할 점은 오메가-6와 오메가-3가 같은 효소에 의해 HUFA로 전환된다는 거다. 그들은 어떤 의미에서는 이 효소를 놓고 경쟁한다. 모든 것이 같다면, 몸은 전환을 위해 오메가-3를 조금 더 선호한다. 하지만 물론 오메가-6를 많이 먹고 있다면, 약간의 선호로 차이가 생기지 않을 것이다. 오메가-3를 더 많이 섭취하려고 할지라도, 더 많은 양의 오메가-6가 필요한 효소를 가져가기 때문에 신체에 필요한 HUFA로 전환되지 않을 수 있다.

오메가-3 증가와 관련한 실험 중 많은 수가 거의 가치가 없었다. 핵심은, 약간의 가치가 있겠지만 오메가-3를 반드시 늘리지 않고, 오메가-6 섭취를 조절하는 것이다. 일부 참가자들은 이미 평소 식단에 오메가-6가 과하게 포함되어 있었다. 다른 사람들은 이미 오메가-3 섭취량이 꽤 적절했다.[12]

비율이 관건

여러모로 오메가-6와 오메가-3는 반대의 에너지이다. 오메가-6는 염증 반응을 가능하게 하는 화합물로 전환된다. 반면에 오메가-3는 항염증 효과를 일으키는 경향이 있다. 이 둘은 균형을 유지해야 한다. 따라서 둘의 비율이 중요하다.

전통적으로 인간은 오메가-6와 오메가-3를 약 1대 1에서 3대 1.40의 비율로 섭취했다. 하지만 지난 세기 동안 오메가-3는 우리 식단에서 줄었지만, 우리는 지금 오메가-6에서 수영을 하고 있다. 지난 세기에 몰라볼 정도로 상황이 바뀌었다. 서양식 식단에서 오메가-6 vs 오메가-3의 비율은 현재 약 20대 1이다. 이는 건강에 중대한 영향을 끼친다.

오메가-6 vs 오메가-3 비율과 심장 질환을 연관시키는 자료가 많다(곧 오메가-6 자체를 하나의 요인으로 볼 것이다).[13] 따라서 심장병 사망률이 매우 다양한 인구 집단에 따라 이 측정치가 어떻게 다른지 살펴보자. 그림은 몇몇 지역의 체세포 내 오메가-6 HUFA의 비율과 관상 동맥 심장 질환CHD으로 인한 평균 사망률을 보여 준다. 보다시피 오메가-6 수치와 CHD로 인한 사망의 연관성은 매우 밀접하다. 하나가 상승하면 다른 하나도 상승한다.

다른 관점으로 특정 인구 내에서 이 지표를 살펴보자. 도표의 자료는 미국에서 진행된 대규모 MRFIT(다중 위험 요소 개입 시험) 연구에서 나온 것이다. 이 연구에서 여러 위험 요소(즉, 혈압 상승, 콜레스테롤 증가 및/또는 흡연 습관)를 지닌 36만 1,662명의 남성을 장기적으로 추적했다. 이 경우, 전체 인구가 오메가-6 vs 오메가-3의 나쁜 비율 쪽으로 심하게 기운다. 5분의 4가 오메가-6 HUFA의 비율이 매우 높다. 한데 여기에서도 오메가-6와 CHD의 관계는 안정적이다. 오메가-6

CHD 비율과 강하게 연동되는 오메가-6

	다중 인구 연구					
	그린란드	일본	퀘백 이누이트족	퀘백 크리족	퀘백 전체	미국 전체
오메가-6 (대략)	31%	38%	44%	55%	79%	78%
10만 명당 심장사율(대략)	20	40	70	90	140	170

조직의 오메가-6은 CHD 비율과 강하게 연동한다. 출처: W. E. M. 랜즈, 「식단으로 많은 질병을 예방할 수 있다」, 『지질 38』(2003): 317~321.

HUFA가 가장 적은 사람들은 CHD로 인한 사망률이 현저하게 낮았다. 이 사망률은 위에서 예상했던 수치와 일치한다. 오메가-6의 비율이 약 60일 때 사망률은 10만 명당 약 100명이다.

고인슐린 혈증과 인슐린 저항성이 콜레스테롤과 CHD의 관련성을 부추긴다는 사실을 명심하라. 그런데 이 나라에서는 그것을 고려조차 하지 않는다. 인슐린 저항성이 높고 오메가-6 vs 오메가-3의 비율이 높을 때의 상승 효과를 상상해 보라. 그런 사람들이 바로 두 수치가 높고 염증 관련 질병에 시달리는 이들이다.

오메가-6의 손상 효과

연구 후 연구에서 오메가-6는 심장 질환, 암, 비만 및 간 질환

CHD 비율과 강하게 연동되는 오메가-6 MRFIT 연구

	미국인 MRFIT 연구				
	최저 1/5	낮은 1/5	중간 1/5	높은 1/5	최고 1/5
오메가-6 (대략)	62%	76%	81%	83%	83%
10만 명당 심장사율(대략)	100	148	150	150	150

MRFIT 연구에서도 조직의 오메가-6은 CHD 비율과 강하게 연동한다. 출처: W. E. M. 랜즈, 「식단으로 많은 질병을 예방할 수 있다」, 『지질 38』(2003): 317~321.

을 포함한 심각한 건강 문제와 관련이 있었다.

오메가-6와 심장 건강

그동안 다불포화 지방이 포화 지방보다 심장 건강에 좋다고 선전됐다. 그 믿음은 오메가-6를 더 먹었더니 콜레스테롤 수치가 낮아졌다는 연구에서 비롯되었다. 슬프게도, 이 데이터는 오메가-6와 오메가-3 지방산을 완전히 혼합했다. 이러한 연구는 현재 재해석되고 있으며 증거는 오메가-3(여전히 다불포화 지방이지만 오메가-6와는 매우 다르다)가 포화 지방보다 유익할 수 있음을 시사한다.[14] 마찬가지로 연관성 연구와 역학 연구는 오메가-6 vs 오메가-3 세부 사항을 제대로 조사하지 않고 다불포화 섭취를 자주 살펴보았다. 이 문제를 조명하는 검토 논문도 발표되고 있다.

심장 건강을 위한 다불포화 지방을 지지하는 가장 영향력 있는 연구 중 하나인 오슬로 식이-심장 연구는 이미 심장 마비에 걸린 사람들을 살펴봤다. 다불포화 지방이 증가하면서 심장 질환이 감소한다고 드러났다.[15] 하지만, 이 연구에서는 오메가-6뿐만 아니라 오메가-3 섭취도 늘렸고, 트랜스 지방은 줄였다. 이 두 요인은 다른 연구들에서도 이득이 상당하다고 밝혀졌다.

그렇다면 오메가-6 지방산 증가에 초점을 맞춘 실험은 어떨까? 오메가-6가 심장병 발생, 더 중요하게, 총원인 사망률에 어떤 역할을 했을까? 몇 가지 예를 들어 보자. 가장 초기 연구 중 하나로 1966년경의 관상 동맥 예방 클럽 실험이 있었다.[16] 남성 814명에게 오메가-6가 높은 식단을 먹게 했고, 배경과 건강이 비슷한 남성 463명에게는 평소에 먹던 포화 지방 식단을 유지하도록 했다. 4년 후, 오메가-6군에서 새로운 심장병의 비율이 더 낮았다. 그러나 오메가-6군의 사망자가 대조군보다 2배나 많았는데, 그 이유는 오메가-6군에서 심장 마비로 사망한 사람이 더 많았으며, 다른 원인으로도 더 많은 사람이 사망했기 때문이다. 1966~1973년의 시드니 식이-심장 연구는 관상 동맥 심장 질환 환자 221명을 대상으로, 식단의 포화 지방 비율을 오메가-6가 높은 홍화유와 마가린으로 대체했다.[17] 대조군 237명은 평소 먹던 양의 포화 지방을 계속 섭취하게 했다. 7년 후, 오메가-6군은 총원인과 관상 동맥 사망률, 관상 동맥 심장 질환의 비율이 더 높았다.

리옹 식이-심장 연구는 채소/통곡물/올리브유/해산물이 많은 〈지중해식〉 식단을 섭취하게 해 결과를 획기적으로 개선했다.[18] 대조군은 붉은 고기/정제 곡물/유제품이 많은 신중한 〈서구식〉 식단을 유지했다. 심혈관과 다른 사망률의 관점에서 대상군 간의 차이가 뚜렷했다. 지중해식 식단을 먹은 그룹은 연구 기간에 심장병 발생이 약 70퍼센트 적었다.

포화 지방 함량은 지중해군(일일 11그램이 아닌 일일 8그램)에서 더 낮았지만, 관련이 거의 없었다. 관상 동맥 심장 질환의 발생을 줄이는 데 도움이 되는 오메가-3를 제외하면 어떤 지방도 아무런 연관성이 없었다. 오메가-3만이 통계상 사망률과 질병 발생률을 낮춘다고 밝혀졌다.

이는 포화 지방이 심장 질환의 원인이며 다불포화 지방이 심장에 더 좋다는 생각에 큰 문제를 제기한 중요한 연구들이었다. 이 실험들은 오메가-6 지방산의 섭취를 매우 조심하라고 경고했다. 그러나 오메가-6는 포화 지방과 전쟁을 벌이는 동안 대부분 무시당했다.

오메가-6와 암

발암(암세포 발달)과 종양 진행에서 오메가-6 지방산의 역할을 둘러싸고 서서히 타오르는 논란이 있었다. 여기서 유방암만 살펴보면서 단순화할 수는 있지만, 다른 암들에서도 비슷한 결과가 나온다.

암과 식이 지방에 대한 초기 실험에서 연구팀은 쥐에게 강력한 발암성 독소를 주입해 유방암을 유도한 뒤 한 그룹에 포화 지방을 20퍼센트 함유한 식단을 먹여 독소에 의한 종양의 기준 수치를 얻었다.[19] 그들이 다른 그룹에 오메가-6 3퍼센트, 포화 지방 17퍼센트를 먹였더니 종양의 수가 2배로 증가했다. 세 번째 그룹에는 포화 지방 없이 오메가-6를 20퍼센트 먹였더니 종양 수가 똑같이 2배로 증가했다. 이 연구의 저자들은 사람 대부분이 현재 오메가-6에서 총 칼로리의 최소 3퍼센트를 얻는다고 관찰했는데, 이는 종양이 2배로 증가한 비율이다. 따라서 그들은 암을 피하려면 누구나 전반적인 저지방 식단을 고수해야 한다고 제안했다. 그들이 고려하지 않은 것은 그 대신에 오메가-6의 양을 줄이는 것이었다.

우수한 1997년 검토 논문은 암과 오메가-6에 대한 많은 동물 실험을 대규모 메타 분석에 포함했다.[20] 이 연구팀의 통계 분석은 확고했다. 그들이 내린 높은 수준의 결론은 확실했다. 그들은 오메가-6 섭취가 모든 실험에서 유방암 종양의 가장 강력한 동인이라는 것을 알아냈다. 그러나 그들은 일종의 〈임계 효과〉가 있다는 것도 발견했다. 오메가-6가 전체 칼로리의 0.5퍼센트에서 약 4퍼센트로 증가했을 때 종양이 가장 빨리 증가했다. 4퍼센트에서 25퍼센트로 늘었을 때는 종양이 더 느리게 증가했다. 결론은 식단의 오메가-6가 4퍼센트를 넘으면 이미 피해 대부분이 일어났을 수 있다는 것이었다. 불행히도 오늘날 사람 대다수의 식단은 이 수치보다 높다.

최근 한 검토 논문에서 과도한 오메가-6가 유방암 위험을 높인다고 언급했다.[21] 논문 저자들은 삶의 다른 단계에서 오메가-6를 얼마나 섭취했는지 조사했다. 흥미롭게도 사춘기 이전에 오메가-6를 많이 섭취한 암컷 쥐는 사춘기 이후에 섭취한 쥐보다 종양 발병률이 현저히 높았다. 연구자들은 이 요인 때문에 오메가-6 위험이 과소평가될 수 있다고 결론지었다. 아무도 다른 연령대 여성의 오메가-6 섭취를 조사하지 않으니까 말이다.

암 위험을 낮추는 현명한 방법은 천연 지방만 먹는 것이다. 버터, 고기, 유제품을 포함한 동물 지방 식품은 오메가-6가 상대적으로 낮으며 특히 풀을 먹인 목초 육류가 그렇다. 오메가-6 vs 오메가-3의 비율 역시 목초 육류가 더 최적이다. 예를 들어, 지방이 많은 목초 스테이크 1인분은 지방의 약 2퍼센트만 오메가-6(오메가-3는 약 1퍼센트)다. 항암 및 항죽상 경화 효과와 관련한 유익한 복합 리놀레산과 박센산도 더 많이 들어 있다.

오메가-6와 비만

오메가-6 섭취가 만성 체중 증가를 촉진할 수 있는 메커니즘이 많이 있다. 한 가지는 시간이 지나면서 인슐린 민감성이 감소하는 것이다(항상 나쁘다).

우리의 첫 번째 통찰은 2015년에 한 연구팀으로부터 얻은 것으로, 그들은 다른 연구자들처럼 쥐에게 고당 고지방 식단을 먹이지 않고 상대적으로 당이 낮은 고지방 식단을 먹였다.[22] 논문 저자들이 지적했듯이, 그들의 실험은 비만 유행에서 과당과 오메가-6의 역할을 적절히 비교한 첫 번째 실험이었다. 그들은 한 그룹에 적당한 양의 과당, 또 다른 그룹에는 미국의 현재 소비량과 같은 양의 콩기름(높은 오메가-6)을, 세 번째 그룹에는 콩기름 대신에 코코넛유를 제공했다. 따라서 유해 효과 측면에서 코코넛유와 콩기름을 직접 비교할 수 있었다. 이 연구팀의 주요 발견은 정통 영양학자들 대부분에게 충격을 안겼다. 〈PUFA가 풍부한 콩기름은 코코넛유(주로 포화 지방으로 구성됨)보다 비만과 당뇨병을 더 유발한다.〉

전체 조사 결과는 다음과 같이 인상적이다. 콩기름은:

- 과당보다 체중 증가와 비만을 더 많이 유발했다.
- 제2형 당뇨병, 포도당 내성, 인슐린 저항성을 유발했다.
- 지방간 질환과 간세포 손상을 유발했다.
- 간 유전자 발현의 조절 장애를 일으켰다(즉, 간을 더 손상한다).
- 암 증식과 강하게 연관된 유전 변화를 자극했다(코코넛유는 반대 효과를 보였다.)

마지막 시점에 저자들은 코코넛유가 간암을 방어할 수 있다고 결론지었다(그리고 일반적인 포화 지방으로 확장됨). 걱정스럽게도, 이 방어 효과는 콩기름을 섭취함으로써 효력을 잃는 것 같았다.

또 다른 연구팀도 비슷한 결과를 얻었다.[23] 총지방 섭취 면에서, 그들은 적당한 당과 함께 중지방과 고지방 식단을 모두 사용했다. 그들은 각 식단에서 지방의 총칼로리는 일정하게 유지했지만, 오메가-6 지방의 함유율을 다양하게 했다. 그들은 오메가-6가 낮거나(총칼로리의 1퍼센트) 높은(총칼로리의 8퍼센트) 2개의 대상군을 실험했다. 이 실험 덕에 그들은 비만이 유행하기 전에 사람이 오메가-6을 적게 먹었을 때의 효과를 조사하여 오늘날의 섭취량 효과와 비교할 수 있게 되었다.

그래서 그들은 무엇을 발견했을까? 살펴보자.

- 오메가-6의 양이 많을수록 식품 섭취량과 체중, 체지방이 크게 늘었다.
- 오메가-6가 8퍼센트인 식단을 먹인 동물은 1퍼센트를 먹인 동물보다 체지방이 훨씬 많이 축적됐다.
- 고지방과 고당 식단으로 체중을 늘린 동물들이 오메가-6 대신에 포화 지방을 먹자 체중이 줄었다.
- 오메가-3 HUFA(EPA·DHA)를 첨가하자 오메가-6의 부정적 효과가 줄었다.

간단히 말해서, 이 연구는 오메가-6를 많이 섭취했을 때(현대인의 식단에서 섭취되는 양) 체중이 증가하는 불길한 효과를 밝혀냈다.

하지만 이 연구 팀이 밝힌 내용은 더 많았다. 다음 해 그들은 본질상 같은 실험을 했지만, 이번에는 저지방과 중지방 식단을 사용했다. 명심하건대, 우리는 지방이 적은 식단을 섭취하고 PUFA에서 지방 대부분을 얻어야 한다고 배웠다. 그렇다면 높은 오메가-6 비율이 저지방과 중지방 식단에서도 똑같이 막대한 해를 끼쳤을까?

분명히 그랬다. 이 사실이 중요한 이유는 과학 문헌에서 지방 조직의 염증이 비만, 당뇨병, 그리고 다른 많은 만성 질환의 발생에 중요한 단계라고 밝혀지는 중이기 때문이다. 두 연구는 모두 오메가-6가 높은 식단이 비만을 촉진하고 체지방을 증가시킨다는 점을 분명히 밝힌다.

연구자들이 밝힌 내용을 살펴보자.

- 이상적이라고 여겨지는 저지방 식단은 오메가-6를 8퍼센트 포함해 비만을 크게 유발할 수 있다.
- 다른 연구에서 높은 오메가-6 섭취는 체중 증가를 유도하는 간의 생화학적 경로를 자극했다.
- 오메가-6 섭취량이 많으면 렙틴이 증가하고, 지방 세포의 크기가 커지며, 면역계가 지방 조직으로 스며드는 현상이 증가했다(오메가-6를 1퍼센트 먹은 동물에서는 스며들지

않았다).

오메가-6와 간 건강

간은 광범위한 전신 대사 건강을 제공하는 오케스트라를 지휘한다. 간을 최고 상태로 유지하는 일은 굉장히 중요하다. 그러나 오메가-6로 인해 간이 손상에 크게 노출될 수 있다.

술을 너무 많이 마시면 간이 손상될 수 있다는 점은 잘 알려져 있다. 또 잘 알려지지 않았지만, 과도한 당(특히 과당)이 비슷한 효과를 낸다는 것도 확실히 인정된다. 간은 이러한 물질을 처리하도록 튼튼해질 수 있지만, 약해질 수도 있어 자기 회복력이 크게 약화할 수 있다, 이는 해로운 물질에 더 취약해진다는 의미이다. 밝혀진바, 독소를 처리하는 간의 능력을 망치기는 꽤 쉽다. 오메가-6를 많이 먹으면 되니까 말이다.

오메가-6가 간을 해치는 메커니즘은 1980년대와 1990년대에 일련의 매혹적인 실험에서 검증되었다. 1989년에 진행된, 최고 실험 중 하나에서 연구 저자들은 높은 간경변증 사망률과 높은 오메가-6 섭취량의 상관관계를 밝힌 대규모 연관성 인구 연구와 더불어 포화 지방을 더 많이 섭취하는 인구의 낮은 간경변 사망률을 조사했다. 그리고 그들은 오메가-6가 알코올로 인한 간 손상을 가능하게 한다고 가정했다.[24]

이 가설을 검증하기 위해 연구자들은 다양한 식단을 먹이면서 매우 높은 수준의 알코올을 주입한 쥐를 연구했다. 그 결과는 다음과 같다.

- 쇠기름 식단(오메가-6 함량 0.7퍼센트)을 먹은 쥐는 간 손상이 전혀 없었다. 포화 지방이 많은 이 식단은 알코올로 인한 간 질환을 분명히 방어했다.
- 라드가 많은 식단을 먹은 쥐는(라드의 오메가-6 함량은 2.5퍼센트이지만 주로 포화 지방이 높았다) 간 질환이 적거나 중간 정도였다. 따라서 이 식단은 알코올로 인한 간 질환을 부분적으로 방어했다.
- 옥수수유 식단(오메가-6 함량 56.6퍼센트)을 먹은 쥐는 심각한 간 질환에 걸렸다. 이 식단은 알코올로 인한 질병으로부터 간을 보호하지 못하고, 오히려 손상을 증가시켰다.

이 사실을 재확인하기 위해, 연구팀은 오메가-6가 분명히 해로운 요인인지를 확정하는 실험을 설계했다.

쥐들은 지방 열량이 각 25퍼센트인 건강한 식단 3종을 먹었다. 쥐들은 또한 상당한 간 손상을 줄 정도로 알코올을 공급받았다. 식단은 다음과 같았다.

- 쇠기름(오메가-6 함량 0.7퍼센트)
- 라드(오메가-6 함량 2.5퍼센트)
- 2.5퍼센트의 오메가-6가 유리 리놀레산 형태로 첨가된 쇠기름

이 실험은 오메가-6를 하나의 요인으로 분리했고, 따라서 그 결과에 의심의 여지가 없었다. 그래서 어떤 결과가 나왔을까?

- 0.7퍼센트 오메가-6 쇠기름 식단을 먹은 쥐는 알코올로 인한 간 손상을 보이지 않았다.
- 라드 식단을 먹은 쥐는 간 손상이 아주 적거나 중간 정도였다.
- 오메가-6를 첨가한 쇠기름 식단을 먹은 쥐는 지방간 질환, 염증, 심지어 괴사(세포 사망) 등 광범위한 간 손상을 보였다.

결론은 분명했다. 오메가-6의 양이 증가하면 알코올로 인한 간 손상이 발생했다.

마침내 이 문제를 제기하는 더 최근의 과학 논문들도 있다.[25] 우리는 앞으로 몇 년 안에 이러한 점들이 연결되기를 바랄 뿐이다. 전문가들이 포화 지방 섭취를 줄이는 동시에 옥수수유, 콩기름, 해바라기유를 더 많이 섭취해 PUFA 섭취를 늘리라고 권고하자 오메가-6 섭취가 급증했다. 그리고 지금 우리는 지방간 질환을 정말로 유행병처럼 앓고 있다.

오메가-6의 충분한 양은?

위에서 설명한 건강 문제를 피하고 여전히 우리 몸의 요구를 충족시킬 수 있는 오메가-6를 충분히 얻고 싶다면(어쨌든 〈필수 지방〉) 우리는 얼마를 목표해야 할까? 그 답에 놀랄지도 모른다. 식단에서 총칼로리의 0.6퍼센트 정도만 오메가-6가 필요한 것으로 보인다. 이는 수십 년 전 인간에게 권장된 충분한 양으로, 이 필수 지방 분야를 전담하는 한 학술지에 최근 발표된 논문은 예전의 이 추정치에 동의했다.[26] 논문에서는 높은 PUFA 권고를 뒷받침하는 증거를 〈사상누각〉이라고 불렀으며, 인체에 최적인 오메가-6의 양이 총칼로리의 0.6~1.5퍼센트 범위라는 점을 연구 자료가 뒷받침한다고 결론지었다.

오메가-6와 오메가-3의 암 예방 효과를 연구한 최근의 또 다른 논문은 사람들이 오메가-6에서 총 칼로리의 2.5퍼센트를 섭취하고 오메가-3와의 비율은 기껏해야 2대 1 정도를 유지해야 한다고 권고하면서 결론을 지었다.

이 숫자들은 조상들의 오메가-6 vs 오메가-3의 섭취량과 비율을 고려하면 이치에 맞는다. 우리는 왜 이 생체 활성 분자로부터 하루 칼로리 섭취량의 10퍼센트까지 얻는 것을 고려했을까? 특히 지금 이 기름 대부분을 공장에서 정제된 오일에서 얻는다면, 잠시 후에 알아보겠지만, 이는 독특하게 해를 끼친다.

이 권고안의 이면에는 2장에서 설명한 앤셀 키스의 연구에서 비롯된 반지방 도그마가 자리한다. 우리는 이제 그 연구가 전혀 의미가 없다는 걸 알며, 많은 실험에서 높은 오메가-6 섭취가 매우 우려스럽다고 나타났다.

식물성 기름의 문제

진화 과정에서 우리는 오메가-6와 오메가-3를 소량 먹을 수 있었고, 1대 1에서 3대 1의 비율이 표준이었을 것이다. 지난 세기 동안 상황은 몰라보게 변화했다. 요즘 우리는 20대 1이 넘는 비율을 섭취하고 있다.

오메가-6 소비의 전례 없는 증가는 1900년대 초에 공장에서 제조된 기름의 출현으로 시작되었다. 값싸고 역겨운 이 기름은 원래 기계의 윤활유로 사용되었다. 하지만 누군가가 기발하게도 사람에게 이것을 먹일 생각을 했고, 나머지는 역사가 되었다. 1970년대에는 천연 지방을 두려워하게 되면서 식물성 기름 소비가 더 늘었다. 이러한 산업용 기름은 가격이 굉장히 저렴해 식품 업계에 매우 매력적이다 보니, 식물성 기름 업계는 언제나 이 기름이 건강하다고 홍보했다. 특히 잘못된 식이-심장 가설을 지지하는 데 적극적이었고, 그 결과 이 기름을 적극적으로 홍보하는 조직에 자금을 지원했다. 우리는 지금 건강에 필요한 오메가-6의 20배 이상을 섭취한다. 그래서 대규모 인체 실험이 지금도 진행 중이다.

앞에서 논의한 오메가-6의 모든 건강 문제는 식물성 기름처럼 화학 처리와 정제를 거치지 않은 진짜, 자연식품과는 별로 관련이 없다. 자연식품에 든 오메가-6의 양은 상대적으로 적으며 가공과 함께 발생하는 산화 및 기타 화학적 손상이 없다. 문제는 오메가-6가 많은 정제된 기름을 섭취하는 것이다.

사람 대부분은 트랜스 지방의 문제에 관해 일반적으로 알고 있다. 자연에서 소량으로 발견되는 이 지방은 식물성 기름을 고체로 만드는 산업용 수소화 과정에서 주로 생성된다. 관상동맥 심장 질환의 원인으로 널리 인정되면서 트랜스 지방은 마침내 전 세계에서 금지되고 있다.

그러나 많은 형태의 트랜스 지방이 수소화되기 전의 기름에 여전히 존재한다. 트랜스 지방은 수소화된 기름에는 존재하지 않지만, 식물성 기름을 가공하는 과정에서 필연적으로 발생하는 결과이다. 이 부자연스러운 분자는 수치를 막론하고 해롭다. 따라서 가공된 식물성 기름은 절대 먹어서는 안 된다. 기계로 짠 유기농 카놀라유라도 트랜스 지방을 최대 5퍼센트, 그리고 다른 끔찍한 물질을 함유할 수 있다.

오메가-6와 트랜스 지방이 많다는 점 외에도 식물성 기름이 문제가 되는 이유는 다불포화 지방이 본래 불안정하기 때문이다. 이 부록의 서두에서 말했듯이 PUFA가 취약하고 산화되기 쉽다는 점을 기억하라. 진짜 자연식품은 PUFA 수치가 상대적으로 낮고 산화 손상을 방지하는 항산화제를 함유한다. PUFA가 많은 식물성 기름은 그렇지 않다. PUFA의 분자는 산업 처리 중이든 섭취 후든 산화에 완전히 노출된다. 요리할 때의 열도 PUFA를 산화시키는 데 중요한 역할을 한다.

이 산화로 인해 PUFA가 〈지질 하이드로퍼옥사이드 분자 LOOH〉를 만들 수 있다. 몸은 부상에 대한 반응으로 자연스럽고 적절하게 이 분자를 만들어, 원치 않는 물질을 파괴하는 데 도움을 얻을 것이다. 세포가 손상되면, 이 반응이 LOOH를 만드는 일보다 한걸음 더 나아갈 수 있다. 손상된 세포는 매우 활동적인 과산화 지질 라디칼을 생성할 수 있다. 이 라디칼은 주변 분자에 연달아서 빠른 손상을 일으키도록 설계되었다. 이것이 손상에 대한 유용한 생리적 반응이 될 수 있는 이유는, 문제가 있는 세포와 다른 문제를 파괴하는 역할을 할 수 있기 때문이다. 그러나 이 과정은 식물성 기름을 가열하거나 가공해도 부적절하게 촉발될 수 있다. 따라서 이러한 활성화된 라디칼을 먹으면 신체에 굉장한 피해를 줘 상당히 부정적인 결과를 초래할 수 있다.

산화된 PUFA를 섭취하면 콜레스테롤도 상승하기 쉽다. LDL 등 지단백질이 매우 손상될 수 있다. 그래서 PUFA를 먹으면 LDL을 낮출 수도 있겠지만, LDL을 손상하기도 해 전체 시스템에 끔찍한 상해를 입힌다.

10장에서 언급했듯이, 산화된 LDL은 진정한 〈나쁜 콜레스테롤〉이다. 수십 년 동안, 손상되지 않은 LDL은 실제로 문제가 되지 않는다고 입증한 연구 결과가 있었다.[27] 산화된 LDL은 동맥 경화, 관상 동맥 심장 질환 등을 유발한다.

식물성 기름을 섭취할 타당한 이유는 없고, 이를 피해야 할 타당한 이유는 많다.

오메가-3 지수: 지식의 힘

그래서 당신이 식물성 기름을 끊고, 오메가-6 섭취를 줄이고, 오메가-3를 증가시킨다고 하자. 자신이 올바르게 먹고 있다고 어떻게 확신하겠는가? 오메가-3 지수라는 간단한 혈액 검사는 적혈구 막의 오메가-6 vs 오메가-3의 비율을 바탕으로 세포 내 오메가-3의 양을 알려 준다.

일본 인구의 오메가-3 지수는 일반적으로 8~11퍼센트 정도다(현재 최적으로 인정받는다). 8퍼센트 이하는 점점 더 문제시되고 있다. 북유럽 사람들은 6퍼센트 정도 수준에서 상당히 다양하다. 놀랍게도, 미국 시민은 평균 4퍼센트 정도이다. 이는 정말 나쁜 수준으로 인정된다. 물론 미국은 식물성 기름에서 수영을 하고 있다. 그리고 놀랄 것도 없이, 오메가-3 지수는 세계 최악이다.

오메가-3 지수를 뒷받침하는 과학 데이터는 꽤 많고 점점 늘고 있다. 한 흥미로운 분석은 다수의 관상 동맥 심장 질환 연구의 식이 요법과 혈액 검사 데이터를 사용했으며, 참가자들의 오메가-3 지수를 주요 심장 질환의 위험과 비교했다.[28]

연구팀은, 관상 동맥 돌연사를 추정하는 데 오메가-3 지수가 전통적인 요인들보다 훨씬 앞선다는 것을 발견했다. 오메가-3 지수가 8퍼센트를 넘으면 사망 확률이 90퍼센트 가까이 낮아졌다. 중요하게, 다른 모든 위험 요인을 고려해 오메가-3 지수를 수정해도 같은 결과가 나왔다. 따라서 이 지수는 매우 독립적인 추정 변수였다.

이는 이치에 맞는다. 다른 모든 포도당 및 콜레스테롤 위험 변수는 인슐린 저항성과의 공통된 연결 고리를 통해 상호 연관되는 경향이 있지만, 오메가-3 지수는 인슐린 관련 경로를 넘어서는 염증 경로를 살펴봄으로써 관상 동맥 심장 질환 및 기타 만성 질환의 독립된 촉진 인자를 나타낸다.

식품 제조업체들은 이미 오메가-3가 높은 식물성 기름을 만들기 위해 고군분투하고 있다. 일본 연구진은 오메가-6가 낮고 오메가-3가 훨씬 높은 소의 품종을 개발하려고 노력 중이다. 대규모 연관성 연구의 메타 분석은 오메가-6 증가가 높은 사망률과 관련이 있으며, 오메가-3는 낮은 사망률과 관련이 있음을 밝히기 시작했다.[29]

식물성 기름의 해로운 건강 효과에 관해서 할 말이 훨씬 더 많다. 이 분야의 의사들이 상세하게 연구해서 같은 우려스러운 결론에 도달한 최근의 간행물도 많이 있다.[30] 사실, 우리 인구가 세대에 걸쳐 부적절한 산업용 기름을 과다 섭취한 탓에 만성 질환의 비율에 큰 부정적인 결과를 낳았다. 자연적이고 건강한 지방과 기름을 부적절하게 악마 취급하면서 우리는 이 유해 물질에 열광했다.

지방 전쟁의 책임이 확실히 크다.

후기

우리는 정말로 기쁘게 이 책을 같이 썼다. 이 책은 서구 세계를 비만과 당뇨병 재앙으로 이끈 나쁜 과학을 폭로한다. 그리고 수년간 의학과 영양학 분야의 최고 지성들과 연구하고 협력해서 나온 확실한 과학이 그 자리를 대신한다. 가장 중요하게, 이 책은 체중을 조절하고 만성 질환 위험을 최소화하는 최고의 전략을 정확히 포착한다.

우리와 셀 수 없이 많은 사람이 최적의 건강을 성취하는 〈기름지게 먹고 오래 살기〉 계획의 10단계를 적용하여 양호한 건강을 누리고 있다. 이 계획은 탁월한 활력과 생산성, 강건함을 제공하며, 매일 우리는 즐겁게 이 계획을 실천한다(음, 거의 매일…… 하지만 누구나 이따금 몸에 안 좋은 음식을 먹지 않는가!).

정크 탄수화물과 가짜 지방보다 진짜 음식을 선택하는 것은 너무나 기분 좋은 일이다. 당신과 당신 가족이 〈기름지게 먹고 오래 살기〉를!

감사의 말

무엇보다도, 수년간 대단한 품위와 인내심으로 우리의 헌신적인 연구를 가능하게 해준 우리의 아내 아일리스와 니콜에게 감사한다. 마찬가지로 어떻게 해야 집필을 마칠 수 있는지 아는 우리의 대가족에게도 감사한다. 중추적인 역할을 한 데이비드 보빗과 아일랜드 심장병 인식IHDA의 직접적인 도움이 없었다면 이 책이 나오지 못했을 것이다. 우리는 편집자 톰 밀러에게도 큰 감사를 표해야 한다. 이 책의 구성, 흐름, 가독성은 대체로 그의 뛰어난 편집 능력 때문이다. 그의 다른 역할인 캐럴 만 에이전시의 문학 에이전트로서도 톰은 에리히 크라우스, 랜스 프리무트, 팸 무루지스, 홀리 제닝스, 에린 그랜빌, 저스틴-아론 벨라스코를 포함한 빅토리 벨트 출판사의 멋진 팀이 이 책을 만들도록 했다.

주

1부 지긋지긋한 병치레와 저질 체력

1. 우리는 점점 살찌고 있다

1. K. Flegal, M. D. Carroll, B. K. Kit, and C. L. Ogden, "Prevalence of Obesity and Trends in the Distribution of Body Mass Index Among US Adults, 1999–2010," *JAMA* 307, no. 5 (2012): 491–97.

2. J. Xu, S. L. Murphy, K. D. Kochanek, and E. Arias. "Mortality in the United States, 2015," National Center for Health Statistics. Data Brief No. 267, December 2016. www.cdc.gov/nchs/data/databriefs/db267.pdf.

3. S. J. Olshansky et al., "A Potential Decline in Life Expectancy in the United States in the 21st Century," *New England Journal of Medicine* 352, no. 11 (2005): 1138–45.

4. American Heart Association, "Cardiovascular Disease: A Costly Burden for America—Projections Through 2035," 2017, www.heart.org/idc/groups/heart-public/@wcm/@adv/documents/downloadable/ucm_491543.pdf.

5. J. P. Boyle et al., "Projection of the Year 2050 Burden of Diabetes in the US Adult Population: Dynamic Modeling of Incidence, Mortality, and Prediabetes Prevalence," *Popular Health Metrics* 8 (2010): 29.

6. Impian Emas Medical Centre, "Heart Attacks, A Test Collapses," July 24, 2013, www.impianemasmedicalcentre.com/wall-street-journal-in-1982-

announced-thelong-awaited-results-heart-attacks-a-test-collapses.

7. Gary Taubes, *Good Calories, Bad Calories: Fats, Carbs, and the Controversial Science of Diet and Health* (New York: Anchor, 2002).

8. A. S. Go et al., "Heart Disease and Stroke Statistics—2014 Update: A Report from the American Heart Association," *Circulation* 129, no. 3 (2014): e28–e292.

2. 진실을 왜곡하는 일곱 가지 방법

1. This example comes from Tyler Vigen's excellent Spurious Correlations, www.tylervigen.com/spurious-correlations.

2. David S. Grimes, *Vitamin D and Cholesterol: The Importance of the Sun* (York, UK: Tennison Publishing, 2009).

3. J. Yerushalmy and H. E. Hilleboe, "Fat in the Diet and Mortality from Heart Disease: A Methodologic Note," *New York State Journal of Medicine* 57, no. 14 (1957): 2343–54.

4. Nina Teicholz, *The Big Fat Surprise* (New York: Simon & Schuster, 2015).

5. M. Dehghan et al., "Associations of Fats and Carbohydrate Intake with Cardiovascular Disease and Mortality in 18 Countries from Five Continents (PURE): A Prospective Cohort Study," *Lancet* 390, no. 10107 (2017): 2050–62.

6. I. D. Frantz Jr. et al., "Test of Effect of Lipid Lowering by Diet on Cardiovascular Risk: The Minnesota Coronary Survey," *Arteriosclerosis* 9, no. 1 (1989): 129–35.

7. Taubes, Good Calories, Bad Calories.

8. B. V. Howard et al., "Low-Fat Dietary Pattern and Risk of Cardiovascular Disease," *JAMA* 295, no. 6 (2006): 655–66.

9. US Food and Drug Administration, "Final Determination Regarding Partially Hydrogenated Oils (Removing Trans Fats)," *September* 29, 2017, www.fda.gov/food/ingredientspackaginglabeling/foodadditivesingredients/ucm449162.htm.

10. Danish Veterinary and Food Administration, "Trans Fatty Acid Content in Food: Danish Legislation on Industrially Produced Trans-Fatty Acids," December 21, 2015, www.foedevarestyrelsen.dk/english/Food/Trans%20fatty%20acids/Pages/default.aspx#1.

3. 인슐린에 주목하라: 체중 감량 계획이 대부분 실패하는 이유

1. Public Health Collaboration, "A Summary Table of 53 Randomised Controlled Trials of Low-Carb-High-Fat Diets of Less Than 130g Per Day of Total Carbohydrate and Greater Than 35% Total Fat, Compared to Low-Fat Diets of Less Than 35% Total Fat Compiled by the Public Health Collaboration," n.d., https://phcuk.org/wp-content/uploads/2016/04/Summary-Table-53-RCTs-Low-Carb-v-Low-Fat.pdf.

2. A. Luke and R. S. Cooper, "Physical Activity Does Not Influence Obesity Risk: Time to Clarify the Public Health Message," *International Journal of Epidemiology* 42, no. 6 (2013): 1831–36.

3. T. A. Mann et al., "Medicare's Search for Effective Obesity Treatments: Diets Are Not the Answer," *American Psychologist* 62, no. 3 (2007): 220–33.

4. A. Menke, S. Casagrande, L. Geiss, and C. C. Cowie, "Prevalence of and Trends in Diabetes Among Adults in the United States, 1988–2012," *JAMA* 314, no. 10 (2015): 1021–29.

5. J. M. Lee et al., "Prevalence and Determinants of Insulin Resistance Among U.S. Adolescents: A Population-Based Study," *Diabetes Care* 29, no. 11 (2006): 2427–32.

6. D. Eddy et al., "Relationship of Insulin Resistance and Related Metabolic Variables to Coronary Artery Disease: A Mathematical Analysis," *Diabetes Care* 32, no. 2 (2009): 361–66.

7. B. Arcidiacono et al., "Insulin Resistance and Cancer Risk: An Overview of the Pathogenetic Mechanisms," *Experimental Diabetes Research* 2012 (2012); T. Tsujimoto, H. Kajio, and T. Sugiyama, "Association Between Hyperinsulinemia and Increased Risk of Cancer Death in Nonobese and Obese People: A

Population-Based Observational Study," *International Journal of Cancer* 141, no. 1 (2017): 102–11.

8. C. Li et al., "Trends in Hyperinsulinemia Among Nondiabetic Adults in the U.S.," *Diabetes Care* 29, no. 11 (2006): 2396–402; A. B. Olokoba, O. A. Obateru, and L. B. Olokoba, "Type 2 Diabetes Mellitus: A Review of Current Trends," *Oman Medical Journal* 27, no. 4 (2012): 269–73.

9. C. Y. Smith et al., "Contributions of Increasing Obesity and Diabetes to Slowing Decline in Subclinical Coronary Artery Disease," *Journal of the American Heart Association* 4, no. 4 (2015): e001524.

10. American Heart Association. "Cardiovascular Disease."

11. A. Tchernof and J. P. Després, "Pathophysiology of Human Visceral Obesity: An Update," *Physiology Review* 93, no. 1 (2013): 359–404.

4. 치명적인 MIRS 식단을 끊어라

1. D. M. Torres and S. A. Harrison, "Diagnosis and Therapy of Nonalcoholic Steatohepatitis," *Gastroenterology* 134, no. 6 (2008): 1682–98.

2. American Heart Association. "Cardiovascular Disease."

3. Indiana University Office of Science Outreach, "Obesity, Type 2 Diabetes, and Fructose," n.d., www.indiana.edu/~oso/Fructose/Fructose.html.

4. T. Nishizawa et al., "Some Factors Related to Obesity in the Japanese Sumo Wrestler," *American Journal of Clinical Nutrition* 29, no. 10 (1976): 1167–74.

5. A. W. Oliver and E. L. Potter, "Fattening Pigs for Market," Agricultural Experiment Station, Oregon State Agricultural College, *Station Bulletin* 269, https://ir.library.oregonstate.edu/xmlui/bitstream/handle/1957/14694/StationBulletin269.pdf.

6. M. A. Cornier et al., "The Metabolic Syndrome," *Endocrine Reviews* 29, no. 7 (2008): 777–822.

7. P. Huang, "A Comprehensive Definition for Metabolic Syndrome," *Disease Model & Mechanisms* 2, no. 5–6 (2009): 231–37.

8. Y. M. Hong, "Atherosclerotic Cardiovascular Disease Beginning in Childhood," *Korean Circulation Journal* 40, no. 1 (2010): 1–9.

9. World Health Organization, Guideline: Sugars Intake for Adults and Children (2015), http://apps.who.int/iris/bitstream/10665/149782/1/9789241549028 _eng.pdf.

10. US Department of Agriculture, Economic Research Service, "Dietary Assessment of Major Trends in U.S. Food Consumption, 1970–2005," *Economic Information Bulletin* No. 33 (March 2008), www.ers.usda.gov/publications/pub-details/?pubid=44220.

11. J. M. Lee et al., "Prevalence and Determinants of Insulin Resistance Among U.S. Adolescents." *Diabetes Care* 29, no. 11 (2006): 2427–32.

12. M. Basaranoglu, G. Basaranoglu, and E. Bugianesi, "Carbohydrate Intake and Nonalcoholic Fatty Liver Disease: Fructose as a Weapon of Mass Destruction," *Hepatobiliary Surgery and Nutrition* 4, no. 2 (2015): 109–16.

13. K. L. Stanhope and P. J. Havel, "Fructose Consumption: Potential Mechanisms for Its Effects to Increase Visceral Adiposity and Induce Dyslipidemia and Insulin Resistance," *Current Opinion in Lipidology* 19, no. 1 (Feb. 2008): 16–24.

14. T. Nakagawa et al., "A Causal Role for Uric Acid in Fructose-Induced Metabolic Syndrome," *American Journal of Physiology: Renal Physiology* 290, no. 3 (March 2006): F625–F631.

15. M. Maersk et al., "Sucrose-Sweetened Beverages Increase Fat Storage in the Liver, Muscle, and Visceral Fat Depot: A 6-Month Randomized Intervention Study," *American Journal of Clinical Nutrition* 95, no. 2 (2012): 283–89.

16. A. Miller and K. Adeli, "Dietary Fructose and the Metabolic Syndrome," *Current Opinion in Gastroenterology* 24, no. 2 (2008): 204–9; Stanhope and Havel, "Fructose Consumption"; K. Nomura and T. Yamanouchi, "The Role of Fructose-Enriched Diets in Mechanisms of Nonalcoholic Fatty Liver NOTES 379 Disease," *Journal of Nutritional Biochemistry* 23, no. 3 (2012): 203–8; M. E. Bocarsly, E. S. Powell, N. M. Avena, and B. G. Hoebel, "High-Fructose Corn

Syrup Causes Characteristics of Obesity in Rats: Increased Body Weight, Body Fat and Triglyceride Levels," *Pharmacology Biochemistry and Behavior* 97, no. 1 (2010): 101–6; M. B. Vos and J. E. Lavine, "Dietary Fructose in Nonalcoholic Fatty Liver Disease," *Hepatology* 57, no. 6 (2013): 2525–31; Z. Khitan and D. H. Kim, "Fructose: A Key Factor in the Development of Metabolic Syndrome and Hypertension," *Journal of Nutrition and Metabolism* 2013 (2013).

17. F. Amin and A. H. Gilani, "Fiber-Free White Flour with Fructose Offers a Better Model of Metabolic Syndrome," *Lipids in Health and Disease* 12, no. 44 (March 2013).

18. A. A. Bremer et al., "Fructose-Fed Rhesus Monkeys: A Nonhuman Primate Model of Insulin Resistance, Metabolic Syndrome, and Type 2 Diabetes," *Clinical and Translation Science* 4, no. 4 (2011): 243–52.

19. T. L. Blasbalg et al., "Changes in Consumption of Omega-3 and Omega-6 Fatty Acids in the United States During the 20th Century," *American Journal of Clinical Nutrition* 93, no. 5 (2011): 950–62.

20. P. Deol et al., "Soybean Oil Is More Obesogenic and Diabetogenic Than Coconut Oil and Fructose in Mouse: Potential Role for the Liver," *PLoS One* 10, no. 7 (2015): e0132672.

21. A. R. Alvheim et al., "Dietary Linoleic Acid Elevates the Endocannabinoids 2-AG and Anandamide and Promotes Weight Gain in Mice Fed a Low Fat Diet," *Lipids* 49, no. 1 (2014): 59–69; A. R. Alvheim et al.,"Dietary Linoleic Acid Elevates Endogenous 2-AG and Anandamide and Induces Obesity," *Obesity* 20, no. 10 (2012): 1984–94; F. Massiera et al., "A Western-Like Fat Diet Is Sufficient to Induce a Gradual Enhancement in Fat Mass over Generations," *Journal of Lipid Research* 51, no. 8 (2010): 2352–61; L. Madsen et al., "cAMP-Dependent Signaling Regulates the Adipogenic Effect of n-6 Polyunsaturated Fatty Acids," *Journal of Biological Chemistry* 283, no. 11 (2008): 7196–205; C. Madigan et al., "Dietary Unsaturated Fatty Acids in Type 2 Diabetes: Higher Levels of Postprandial Lipoprotein on a Linoleic Acid–Rich Sunflower Oil Diet Compared with an Oleic Acid–Rich Olive Oil Diet," *Diabetes Care* 23, no. 10 (2000): 1472–77; S. P. Singh, M. Niemczyk, L. Zimniak, and P.

Zimniak, "Fat Accumulation in Caenorhabditis Elegans Triggered by the Electrophilic Lipid Peroxidation Product 4-hydroxynonenal (4-HNE)," *Aging* 1, no. 1 (2009): 68–80; C. M. Phillips et al., "Leptin Receptor Polymorphisms Interact with Polyunsaturated Fatty Acids to Augment Risk of Insulin Resistance and Metabolic Syndrome in Adults," *Journal of Nutrition* 140, no. 2 (2010): 238–44; A. R. Johnson et al., "Cafeteria Diet–Induced Obesity Causes Oxidative Damage in White Adipose," *Biochemical and Biophysical Research Communications* 473, no. 2 (2016): 545–50.

22. G. Spiteller and M. Afzal, "The Action of Peroxyl Radicals, Powerful Deleterious Reagents, Explains Why Neither Cholesterol nor Saturated Fatty Acids Cause Atherogenesis and Age-Related Diseases," *Chemistry: A European Journal* 20, no. 46 (2014): 14928–45.

5. 저탄수화물 고지방 식단은 이기는 전략

1. J. Wylie-Rosett et al., "Low Carbohydrate Diets Improve Atherogenic Dyslipidemia Even in the Absence of Weight Loss," *Nutrition & Metabolism* 3 (2006): 24.

2. S. J. Maw, V. R. Fowler, M. Hamilton, and A. M. Petchey, "Physical Characteristics of Pig Fat and Their Relation to Fatty Acid Composition," *Meat Science* 63, no. 2 (2003): 185-90.

2부 〈기름지게 먹고 오래 살기〉 처방전

6. 체중 감량 마스터 클래스

1. Alvheim et al., "Dietary Linoleic Acid Elevates Endogenous 2-AG and Anandamide and Induces Obesity"; Alvheim et al., "Dietary Linoleic Acid Elevates the Endocannabinoids 2-AG and Anandamide and Promotes Weight Gain in Mice Fed a Low Fat Diet."

2. M. Buhl et al., "Direct Effects of Locally Administered Lipopolysaccharide on Glucose, Lipid, and Protein Metabolism in the lacebo-Controlled, Bilaterally Infused Human Leg," *Journal of Clinical Endocrinology and Metabolism* 98, no. 5 (2013): 2090–99; P. D. Cani et al., "Metabolic Endotoxemia Initiates Obesity and

Insulin Resistance," *Diabetes* 56, no. 7 (2007): 1761–72.

3. M. P. Lejeune, E. M. Kovacs, and M. S. Westerterp-Plantega, "Additional Protein Intake Limits Weight Regain After Weight Loss in Humans," *British Journal of Nutrition* 93, no. 2 (2005): 281–89.

4. J. S. Volek et al., "Metabolic Characteristics of Keto-Adapted Ultra-Endurance Runners," *Metabolism* 65, no. 3 (2016): 100–10.

5. H. Kahleova et al., "Eating Two Larger Meals a Day(Breakfast and Lunch) Is More Effective Than Six Smaller Meals in a Reduced-Energy Regimen for Patients with Type 2 Diabetes," *Diabetologia* 57, no. 8 (2014): 1552–60.

6. P. Taggart and M. Carruthers, "Endogenous Hyperlipidaemia Induced by Emotional Stress of Racing Driving," *Lancet* 1, no. 7695 (1971): 363–66.

7. K. Spiegel et al., "Sleep Loss: A Novel Risk Factor for Insulin Resistance and Type 2 Diabetes," *Journal of Applied Physiology* 99, no. 5 (2005): 2008–19.

8. D. G. Hoel, M. Berwick, F. R. de Gruijl, and M. F. Holick, "The Risks and Benefits of Sun Exposure," *Dermato-Endocrinology* 8, no. 1 (2016): e1248325.

9. S. Lindeberg, M. Eliasson, B. Lindahl, and B. Ahrén, "Low Serum Insulin in Traditional Pacific Islanders—The Kitava Study," *Metabolism* 48, no. 10 (1999): 1216–19.

10. W. Davis, S. Rockway, and M. Kwasny, "Effect of a Combined Therapeutic Approach of Intensive Lipid Management, Omega-3 Fatty Acid Supplementation, and Increased Serum 25 (OH) Vitamin D on Coronary Calcium Scores in Asymptomatic Adults," *American Journal of Therapeutics* 16, no. 4 (July–August 2009): 326–32.

11. M. Budoff, "Screening for Ischemic Heart Disease with Cardiac CT: Current Recommendations," *Scientifica* 2012 (2012), doi: 10.6064/2012/812046.

8. 〈기름지게 먹고 오래 살기〉 계획: 8~21일

1. Spiegel et al. "Sleep Loss."

10. 우리 대부분이 당뇨병 환자: 인슐린은 만성 질환의 주요 척도

1. C. Franceschi et al., "Genes Involved in Immune Response/Inflammation, IGF1/Insulin Pathway and Response to Oxidative Stress Play a Major Role in the Genetics of Human Longevity: The Lesson of Centenarians," *Mechanisms of Ageing and Development* 126, no. 2 (2005): 351–61.

2. G. Reaven, "Insulin Resistance and Coronary Heart Disease in Nondiabetic Individuals," Arteriosclerosis, *Thrombosis, and Vascular Biology* 32, no. 8 (2012): 1754–59.

3. V. Gyberg et al., "Screening for Dysglycaemia in Patients with Coronary Artery Disease as Reflected by Fasting Glucose, Oral Glucose Tolerance Test, and HbA1c: A Report from EUROASPIRE IV—a Survey from the European Society of Cardiology," *European Heart Journal* 36, no. 19 (2015): 1171–77.

4. S. M. Haffner et al., "Mortality from Coronary Heart Disease in Subjects with Type 2 Diabetes and in Nondiabetic Subjects With and Without Prior Myocardial Infarction," *New England Journal of Medicine* 339, no. 4 (1998): 229–34.

5. Joseph R. Kraft, *Diabetes Epidemic and You* (Bloomington, IN: Trafford Publishing, 2008).

6. A. Menke, S. Casagrande, L. Geiss, and C. C. Cowie, "Prevalence of and Trends in Diabetes Among Adults in the United States, 1988–2012," *JAMA* 314, no. 10 (2015): 1021–29.

7. A. Ströhle and A. Hahn, "Diets of Modern Hunter-Gatherers Vary Substantially in Their Carbohydrate Content Depending on Ecoenvironments: Results from an Ethnographic Analysis," *Nutrition Research* 31, no. 6 (2011): 429–35.

8. P. D. Cani et al., "Metabolic Endotoxemia Initiates Obesity and Insulin Resistance," *Diabetes* 56, no. 7 (2007): 1761–72; Buhl et al., "Direct Effects of Locally Administered Lipopolysaccharide on Glucose, Lipid, and Protein Metabolism in the Placebo-Controlled, Bilaterally Infused Human Leg."

9. F. S. Faccini, N. Hua, F. Abbasi, and G. M. Reaven, "Insulin Resistance as a

Predictor of Age-Related Diseases," *Journal of Clinical Endocrinology & Metabolism* 86, no. 8 (2001): 3574–78.

10. Kraft, Diabetes Epidemic & You.

11. K. Khaw et al., "Association of Hemoglobin A1c with Cardiovascular Disease and Mortality in Adults: the European Prospective Investigation into Cancer in Norfolk," *Annals of Internal Medicine* 141, no. 6 (2004): 413–20.

3부 〈기름지게 먹고 오래 살기〉 더 깊이 파기

11. 심장 질환 고치기: 콜레스테롤은 대량 혼란 무기

1. Michael O'Riordan, "New Cholesterol Guidelines Abandon LDL Targets," *Medscape*, November 14, 2013, www.medscape.com/viewarticle/814152.

2. W. P. Castelli, "Lipids, Risk Factors and Ischaemic Heart Disease," *Atherosclerosis* 124 (1996): S1–S9.

3. Ibid.

4. Dave Feldman's website, exploring the lipoproteins as primarily an energy transport system, http://cholesterolcode.com.

5. K. Node and T. Inoue, "Postprandial Hyperglycemia as an Etiological Factor in Vascular Failure," *Cardiovascular Diabetology* 8 (2009): 23.

6. E. Ingelsson et al., "Clinical Utility of Different Lipid Measures for Prediction of Coronary Heart Disease in Men and Women," *JAMA* 298, no. 7 (2007): 776–85.

7. A. Sachdeva et al., "Lipid Levels in Patients Hospitalized with Coronary Artery Disease: An Analysis of 136,905 Hospitalizations in 'Get with the Guidelines,'" *American Heart Journal* 157, no. 1 (2009): 111–17.e2.

8. S. A. Ahmadi et al., "The Impact of Low Serum Triglyceride on LDL-Cholesterol Estimation," *Archives of Iranian Medicine* 11, no. 3 (2008): 318–21.

9. B. G. Nordestgaard, M. Benn, P. Schnohr, and A. Tybjaerg-Hansen, "Nonfasting Triglycerides and Risk of Myocardial Infarction, Ischemic Heart Disease, and Death in Men and Women," *JAMA* 298, no. 3 (2007): 299–308.

10. J. M. Gaziano et al., "Fasting Triglycerides, High-Density Lipoprotein, and Risk of Myocardial Infarction." *Circulation* 96, no. 8 (1997): 2520–25.

11. V. Bittner et al., "The TG/HDL Cholesterol Ratio Predicts All Cause Mortality in Women with Suspected Myocardial Ischemia: A Report from the Women's Ischemia Syndrome Evaluation (WISE)," *American Heart Journal* 157, no. 3 (2009): 548–55.

12. P. L. Da Luz et al., "High Ratio of Triglycerides to HDL Cholesterol Predicts Extensive Coronary Disease," *Clinics* 63, no. 4 (2008): 427–32.

13. T. D. Wang et al., "Efficacy of Cholesterol Levels and Ratios in Predicting Future Coronary Heart Disease in a Chinese Population," *American Journal of Cardiology* 88, no. 7 (2001): 737–43.

14. P. M. Ridker et al., "Non-HDL Cholesterol, Apolipoproteins A-I and B100, Standard Lipid Measures, Lipid Ratios, and CRP as Risk Factors for Cardiovascular Disease in Women," *JAMA* 294, no. 3 (2005): 326–33.

15. J. T. Real et al., "Importance of HDL Cholesterol Levels and the Total/HDL Cholesterol Ratio as a Risk Factor for Coronary Heart Disease in Molecularly Defined Heterozygous Familial Hypercholesterolaemia," *European Heart Journal* 22, no. 6 (2001): 465–71.

16. Task Force Members et al., "2013 ESC Guidelines on the Management of Stable Coronary Artery Disease," *European Heart Journal* 34, no. 38 (2013): 2949–3003.

17. S. E. Chiuve et al., "Adherence to a Low-Risk, Healthy Lifestyle and Risk of Sudden Cardiac Death Among Women," *JAMA* 306, no. 1 (2011): 62–69.

18. L. J. Shaw, P. Raggi, T. Q Callister, and D. S. Berman, "Prognostic Value of Coronary Artery Calcium Screening in Asymptomatic Smokers and Non-Smokers," *European Heart Journal* 27 (2006): 968–69.

19. Matthew J. Budoff and Jerold S. Shinbane, eds., *Cardiac CT Imaging: Diagnosis of Cardiovascular Disease* (New York: Springer, 2010).

20. M. J. Budoff, "Screening for Ischemic Heart Disease with Cardiac CT:

Current Recommendations," *Scientifica* 2012 (2012).

21. K. Nasir et al., "Interplay of Coronary Artery Calcification and Traditional Risk Factors for the Prediction of All-Cause Mortality in Asymptomatic Individuals," *Cardiovascular Imaging* 5, no. 4 (2012): 467–73.

22. C. E. Handy et al., "The Association of Coronary Artery Calcium with Noncardiovascular Disease: The Multi-Ethnic Study of Atherosclerosis," *JACC: Cardiovascular Imaging* 9, no. 5 (2016): 568–76.

23. W. Davis, S. Rockway, and M. Kwasny, "Effect of a Combined Therapeutic Approach of Intensive Lipid Management, Omega-3 Fatty Acid Supplementation, and Increased Serum 25 (OH) Vitamin D on Coronary Calcium Scores in Asymptomatic Adults," *American Journal of Therapeutics* 16, no. 4 (2009): 326–32.

12. 암: 대사 제어 시스템의 고장

1. C. Tóth, A. Dabóczi, M. Chanrai, and Z. Clemens, comment on "Systematic Review: Isocaloric Ketogenic Dietary Regimes for Cancer Patients" by Erickson et al., *Journal of Cancer Research and Treatment* 5, no. 3 (2017): 86–88.

2. R. G. Ziegler, R. N. Hoover, M. C. Pike, and M. B. Hyer, "Migration Patterns and Breast Cancer Risk in Asian-American Women," *Journal of the National Cancer Institute* 85, no. 22 (1993): 1819–27.

3. E. Igwe, A. Z. F. Azman, A. J. Nordin, and N. Mohtarrudin, "Association Between Homa-Ir and Cancer in a Medical Centre in Selangor, Malaysia," *International Journal of Public Health and Clinical Sciences* 2, no. 2 (2015): 21–34.

4. M. J. Gunter et al., "Breast Cancer Risk in Metabolically Healthy but Overweight Postmenopausal Women," *Cancer Research* 75, no. 2 (2015): 270–4.

5. Ian Sample, "Diets High in Meat, Eggs and Dairy Could Be as Harmful to Health as Smoking," *Guardian*, March 5, 2014, www.theguardian.com/science/2014/mar/04/animal-protein-diets-smoking-meat-eggs-dairy. 2014.

6. A. Belfiore and R. Malaguarnera, "Insulin Receptor and Cancer," *Endocrine-Related Cancer* 18, no. 4 (2011): R125–R147; R. Huxley et al., "Type-II Diabetes and Pancreatic Cancer: A Meta-Analysis of 36 Studies," *British Journal of Cancer* 92, no. 11 (2005): 2076–83; P. Wang et al., "Diabetes Mellitus and Risk of Hepatocellular Carcinoma: A Systematic Review and Meta-Analysis," *Diabetes/Metabolism Research and Reviews* 28, no. 2 (2012): 109–22; E. Friberg, N. Orsini, C. S. Mantzoros, and A. Wolk, "Diabetes Mellitus and Risk of Endometrial Cancer: A Meta-Analysis," *Diabetologia* 50, no. 7 (2007): 1365–74; S. C. Larsson and A. Wolk, "Diabetes Mellitus and Incidence of Kidney Cancer: A Meta-Analysis of Cohort Studies," *Diabetologia* 54, no. 5 (2011): 1013–18; A. Lukanova et al., "Prediagnostic Levels of C-Peptide, IGF-I, IGFBP -1, -2 and -3 and Risk of Endometrial Cancer," *International Journal of Cancer* 108, no. 2 (2004): 262–68; G. Perseghin et al., "Insulin Resistance/Hyperinsulinemia and Cancer Mortality: The Cremona Study at the 15th Year of Follow-Up," *Acta Diabetologica* 49, no. 6 (2012): 421–28.

7. A. Djiogue et al., "Insulin Resistance and Cancer: The Role of Insulin and IGFs," *Endocrine-Related Cancer* 20, no. 1 (2013): 20, R1–R17; Belfiore and Malaguarnera, "Insulin Receptor and Cancer."

8. V. N. Anisimov and A. Bartke, "The Key Role of Growth Hormone-Insulin-IGF-1 Signaling in Aging and Cancer," *Critical Reviews in Oncology/Hematology* 87, no. 3 (2013): 201–23.

9. A. G. Renehan et al., "Insulin-Like Growth Factor (IGF)-I, IGF Binding Protein-3, and Cancer Risk: Systematic Review and Meta-Regression Analysis," *Lancet* 363, no. 9418 (2004): 1346–53.

10. P. F. Bruning et al., "Insulin Resistance and Breast-Cancer Risk," *International Journal of Cancer* 52, no. 4 (1992): 511–16.

11. Anisimov and Bartke, "The Key Role of Growth Hormone-Insulin-IGF-1 Signaling in Aging and Cancer."

13. 건강한 지방: 장수의 연료

1. D. D. Wang et al., "Specific Dietary Fats in Relation to Total and All-Cause

Mortality," *JAMA Internal Medicine* 176, no. 8 (2016): 1134–45; G. Zong et al., "Intake of Individual Saturated Fatty Acids and Risk of Coronary Heart Disease in US Men and Women: Two Prospective Longitudinal Cohort Studies," *BMJ* 355 (2016): i5796.

2. R. J. de Souza et al., "Intake of Saturated and Trans Unsaturated Fatty Acids and Risk of All Cause Mortality, Cardiovascular Disease, and Type 2 Diabetes: Systematic Review and Meta-Analysis of Observational Studies," *BMJ* 351 (2015): h3978.

3. J. Praagman et al., "The Association Between Dietary Saturated Fatty Acids and Ischemic Heart Disease Depends on the Type and Source of Fatty Acid in the European Prospective Investigation into Cancer and Nutrition–Netherlands Cohort," *American Journal of Clinical Nutrition* 103, no. 2 (2016): 356–65.

4. P. Grasgruber et al., "Food Consumption and the Actual Statistics of Cardiovascular Diseases: An Epidemiological Comparison of 42 European Countries," *Food & Nutrition Research* 60 (2016): 31694.

5. M. Dehghan et al., "Associations of Fats and Carbohydrate Intake with Cardiovascular Disease and Mortality in 18 Countries from Five Continents (PURE): A Prospective Cohort Study," *Lancet* 390, no. 10107 (2017): 2050–62.

6. A. Mente et al., "Association of Dietary Nutrients with Blood Lipids and Blood Pressure in 18 Countries: A Cross-Sectional Analysis from the PURE Study," *Lancet Diabetes & Endocrinology* 5, no. 10 (2017): 774–87.

7. C. E. Ramsden et al., "Re-evaluation of the Traditional Diet-Heart Hypothesis: Analysis of Recovered Data from Minnesota Coronary Experiment (1968–73)," BMJ 353 (2016): i1246; C. E. Ramsden et al., "Use of Dietary Linoleic Acid for Secondary Prevention of Coronary Heart Disease and Death: Evaluation of Recovered Data from the Sydney Diet Heart Study and Updated Meta-Analysis," BMJ 346 (2013): e8707; G. A. Rose, W. B. Thomson, and R. T. Williams, "Corn Oil in Treatment of Ischaemic Heart Disease," *BMJ* 1, no. 5449 (1965): 1531–33.

8. M. L. Pearce and S. Dayton, "Incidence of Cancer in Men on a Diet High in Polyunsaturated Fat," *Lancet* 1, no. 7691 (1971): 464–67.

9. J. J. DiNicolantonio, "The Cardiometabolic Consequences of Replacing Saturated Fats with Carbohydrates or Ω-6 Polyunsaturated Fats: Do the Dietary Guidelines Have It Wrong?," *Open Heart* 1, no. 1 (2014): e000032.

10. R. D. Feinman and J. S. Volek, "Low Carbohydrate Diets Improve Atherogenic Dyslipidemia Even in the Absence of Weight Loss," *Nutrition & Metabolism* 3 (2006): 24.

11. H. Bodkin, "Low-Carb Diet Helps Control Diabetes, New Study Suggests," *Telegraph*, May 31, 2016, www.telegraph.co.uk/news/2016/05/31/low-carb-diet-helpscontrol-diabetes-new-study-suggests/.

12. Public Health Collaboration, "A Summary Table of 53 Randomised Controlled Trials of Low-Carb-High-Fat Diets of Less Than 130g Per Day of Total Carbohydrate and Greater Than 35% Total Fat, Compared to Low-Fat Diets of Less Than 35% Total Fat Compiled by the Public Health Collaboration," n.d., https://phcuk.org/wp-content/uploads/2016/04/Summary-Table-53-RCTs-Low-Carb-v-Low-Fat.pdf.

14. 단백질: 혜택과 함정

1. US Department of Agriculture, Agricultural Research Service, USDA Food Composition Databases, https://ndb.nal.usda.gov/ndb/search/list.

2. http://www.empiri.ca/ or https://zerocarbzen.com/.

3. H. J. Leidy et al., "The Effects of Consuming Frequent, Higher Protein Meals on Appetite and Satiety During Weight Loss in Overweight/Obese Men," *Obesity* 19, no. 4 (2011): 818–24.

4. A. A. van der Klaauw et al., "High Protein Intake Stimulates Postprandial GLP1 and PYY Release," *Obesity* 21, no. 8 (2013): 1602–7.

5. T. L. Halton and F. B. Hu, "The Effects of High Protein Diets on Thermogenesis, Satiety and Weight Loss: A Critical Review," *Journal of the American College of Nutrition* 23, no. 5 (2004): 373–85.

6. Lejeune, Kovacs, and Westerterp-Plantenga, "Additional Protein Intake

Limits Weight Regain After Weight Loss in Humans."

7. W. F. Martin, L. E. Armstrong, and N. R. Rodriguez, "Dietary Protein Intake and Renal Function," *Nutrition & Metabolism* 2 (2005): 25.

15. 어떤 비타민과 미네랄이 정말로 필요할까?

1. E. Giovannucci, Y. Liu, B. W. Hollis, and E. B. Rimm, "25-Hydroxyvitamin D and Risk of Myocardial Infarction in Men: A Prospective Study," *Archives of Internal Medicine* 168, no. 11 (2008): 1174–80; M. L. Melanmed et al., "Serum 25-Hydroxyvitamin D Levels and the Prevalence of Peripheral Arterial Disease: Results from NHANES 2001 to 2004," *Arteriosclerosis, Thrombosis, and Vascular Biology* 28, no. 6 (2008): 1179–85; E. D. Gorham et al., "Optimal Vitamin D Status for Colorectal Cancer Prevention: A Quantitative Meta Analysis," *American Journal of Preventive Medicine* 32, no. 3 (2007): 201–6; C. F. Garland et al., "Vitamin D and Prevention of Breast Cancer: Pooled Analysis," *Journal of Steroid Biochemistry & Molecular Biology* 103, no. 3–5 (2007): 708–711; H. K. Joh et al., "Predicted Plasma 25-Hydroxyvitamin D and Risk of Renal Cell Cancer," *Journal of the National Cancer Institute* 105, no. 10 (2013): 726–32; E. Liu et al., "Predicted 25-Hydroxyvitamin D Score and Incident Type 2 Diabetes in the Framingham Offspring Study," *American Journal of Clinical Nutrition* 91, no. 6 (2010): 1627–33; C. Gagnon et al., "Serum 25-Hydroxyvitamin D, Calcium Intake, and Risk of Type 2 Diabetes After 5 Years," *Diabetes Care* 34, no. 5 (2011): 1133–38.

2. M. F. Holick et al., "Evaluation, Treatment, and Prevention of Vitamin D Deficiency: An Endocrine Society Clinical Practice Guideline," *Journal of Clinical Endocrinology and Metabolism* 96, no. 7 (2011): 1911–30.

3. M. F. Holick et al., "Guidelines for Preventing and Treating Vitamin D Deficiency and Insufficiency Revisited," *Journal of Clinical Endocrinology and Metabolism* 97, no. 4 (2012): 1153–58.

4. B. W. Hollis et al., "Maternal Versus Infant Vitamin D Supplementation During Lactation: A Randomized Controlled Trial," *Pediatrics* 136, no. 4 (2015): 625–34.

5. P. G. Lindqvist et al., "Avoidance of Sun Exposure Is a Risk Factor for All-Cause Mortality: Results from the Melanoma in Southern Sweden Cohort," *Journal of Internal Medicine* 276, no. 1 (2014): 77–86; W. B. Grant and C. F. Garland, "The Association of Solar Ultraviolet B (UVB) with Reducing Risk of Cancer: Multifactorial Ecologic Analysis of Geographic Variation in Age-Adjusted Cancer Mortality Rates," *Anticancer Research* 26, no. 4A (2006): 2687–2700; J. Moan et al., "UVA, UVB and Incidence of Cutaneous Malignant Melanoma in Norway and Sweden," *Photochemical & Photobiological Sciences* 11, no. 1 (2012): 191–98; M. Berwick, "Could Sun Exposure Improve Melanoma Survival?," *Solar Radiation and Human Health* (2008): 95–101.

6. S. Seneff, A. Lauritzen, R. M. Davidson, and L. Lentz-Marino, "Is Endothelial Nitric Oxide Synthase a Moonlighting Protein Whose Day Job Is Cholesterol Sulfate Synthesis? Implications for Cholesterol Transport, Diabetes and Cardiovascular Disease," *Entropy* 14, no. 12 (2012): 2492–530.

7. Lindqvist et al., "Avoidance of Sun Exposure Is a Risk Factor for All-Cause Mortality."

8. E. E. Hellerstein et al., "Influence of Dietary Magnesium on Cardiac and Renal Lesions of Young Rats Fed an Atherogenic Diet," *Journal of Experimental Medicine* 106, no. 5 (1957): 767–76.

9. N. Mahalle, M. V. Kulkarni, and S. S. Naik, "Is Hypomagnesaemia a Coronary Risk Factor Among Indians with Coronary Artery Disease?," *Journal of Cardiovascular Disease Research* 3, no. 4 (2012).

10. S. E. Chiuve et al., "Plasma and Dietary Magnesium and Risk of Sudden Cardiac Death in Women," *American Journal of Clinical Nutrition* 9, no. 2 (2011): 253–60.

11. P. M. Ridker, "Inflammation, C-Reactive Protein, and Cardiovascular Disease: Moving Past the Marker Versus Mediator Debate," *Circulation Research* 114, no. 4 (2014): 594–95.

12. D. Almoznino-Sarafian et al., "Magnesium and C-reactive Protein in Heart Failure: An Anti-inflammatory Effect of Magnesium Administration?," *European Journal of Nutrition* 46, no. 4 (2007): 230–37.

13. J. M. Geleijnse et al., "Dietary Intake of Menaquinone Is Associated with a Reduced Risk of Coronary Heart Disease: The Rotterdam Study," *Journal of Nutrition* 134, no. 11 (2004): 3100–105.

14. C. Vermeer, "Vitamin K: The Effect on Health Beyond Coagulation—An Overview," *Food & Nutrition Research* 56, no. 1 (2012).

15. F. Ahad and S. A. Ganie, "Iodine, Iodine Metabolism and Iodine Deficiency Disorders Revisited," Indian Journal of Endocrinology and *Metabolism* 14, no. 1 (2010): 13–17.

16. M. B. Zimmermann, "Iodine Deficiency," *Endocrine Reviews* 30, no. 4 (2009): 376–408.

17. J. G. Hollowell et al., "Iodine Nutrition in the United States. Trends and Public Health Implications: Iodine Excretion Data from National Health and Nutrition Examination Surveys I and III (1971–1974 and 1988–1994)," *Journal of Clinical Endocrinology and Metabolism* 83, no. 10 (1998): 3401–408.

18. J. A. Pennington and S. A. Schoen, "Total Diet Study: Estimated Dietary Intakes of Nutritional Elements, 1982–1991," *International Journal for Vitamin and Nutrition Research* 66, no. 4 (1996): 350–62; C. G. Perrine, K. Herrick, M. K. Serdula, and K. M. Sullivan, "Some Subgroups of Reproductive Age Women in the United States May Be at Risk for Iodine Deficiency," *Journal of Nutrition* 140, no. 8 (2014): 1489–94; K. L. Caldwell et al., "Iodine Status of the U.S. Population, National Health and Nutrition Examination Survey, 2005–2006 and 2007–2008," *Thyroid* 21, no. 4 (2011): 419–27.

19. L. C. Hartmann et al., "Benign Breast Disease and the Risk of Breast Cancer," *New England Journal of Medicine* 353, no. 3 (2005): 229–37.

20. C. Aceves, B. Anguiano, and G. Delgado, "Is Iodine a Gatekeeper of the Integrity of the Mammary Gland?," *Journal of Mammary Gland Biology and Neoplasia* 10, no. 2 (2005): 189–96; F. R. Stoddard II, A. D. Brooks, B. A. Eskin, and G. J. Johannes, "Iodine Alters Gene Expression in the MCF7 Breast Cancer Cell Line: Evidence for an Anti-estrogen Effect of Iodine," *International Journal of Medical Sciences* 5, no. 4 (2008): 189–96.

21. L. A. O'Hearn, "C Is for Carnivore" (blog post), Empirica, www.empiri.ca/2017/02/c-is-for-carnivore.html.

16. 〈기름지게 먹고 오래 살기〉 장기 계획

1. Y. Song, M. J. Stampfer, and S. Liu, "Meta-Analysis: Apolipoprotein E Genotypes and Risk for Coronary Heart Disease," Annals of Internal Medicine 141, no. NOTES 3872 (2004): 137–47; A. M. Bennet et al., "Association of Apolipoprotein E Genotypes with Lipid Levels and Coronary Risk," *JAMA* 298, no. 11 (2007): 1300–11.

2. Steven Gundry, "AHS16—Steven Gundry—Dietary Management of the ApoE4," video, 38:47, August 17, 2016, www.youtube.com/watch?v=Bfr9RPq0HFg.

3. A. A. Teixeiraa et al., "Diversity of Apolipoprotein E Genetic Polymorphism Significance on Cardiovascular Risk Is Determined by the Presence of Metabolic Syndrome Among Hypertensive Patients," *Lipids in Health and Disease* 13 (2014): 174.

부록

1. A. S. Kelly et al., "Relation of Circulating Oxidized LDL to Obesity and Insulin Resistance in Children," *Pediatric Diabetes* 11, no. 8 (2010): 552–5.

2. M. Bartnik, et al., "Abnormal Glucose Tolerance—A Common Risk Factor in Patients with Acute Myocardial Infarction in Comparison with Population-Based Controls," *Journal of Internal Medicine* 256, no. 4 (2004): 288–97; R. W. Bergstrom et al., "Association of Plasma Triglyceride and C-Peptide with Coronary Heart Disease in Japanese-American Men with a High Prevalence of Glucose Intolerance," *Diabetologia* 33, no. 8 (August 1990): 489–96; R. Laaksonen et al., "Plasma Ceramides Predict Cardiovascular Death in Patients with Stable Coronary Artery Disease and Acute Coronary Syndromes Beyond LDL-Cholesterol," *European Heart Journal* 37, no. 25 (July 2016): 1967–76.

3. Bartnik et al., "Abnormal Glucose Tolerance."

4. Hopkins, "Evaluation of Coronary Risk Factors in Patients with Heterozygous Familial Hypercholesterolemia."

5. M. Sebestjen, B. Zegura, B. Guzic-Salobir, and I. Keber, "Fibrinolytic Parameters and Insulin Resistance in Young Survivors of Myocardial Infarction with Heterozygous Familial Hypercholesterolemia," *Wiener Klinische Wochenschrift* 113, nos. 3–4 (February 2001): 113–8.

6. J. Besseling, "Severe Heterozygous Familial Hypercholesterolemia and Risk for Cardiovascular Disease: A Study of a Cohort of 14,000 Mutation Carriers," *Atherosclerosis* 223, no. 1 (March 2014): 219–23.

7. J. T. Real et al., "Importance of HDL Cholesterol Levels and the Total/HDL Cholesterol Ratio as a Risk Factor for Coronary Heart Disease in Molecularly Defined Heterozygous Familial Hypercholesterolaemia," *European Heart Journal* 22, no. 6 (2001): 465–71.

8. M. J. Veerkamp, J. de Graaf, and A. F. H. Stalenhoef, "Role of Insulin Resistance in Familial Combined Hyperlipidemia," *Arteriosclerosis, Thrombosis, and Vascular Biology* 25 (2005): 1026–31.

9. N. Klöting et al., "Insulin-Sensitive Obesity," *American Journal of Physiology-Endocrinology and Metabolism* 299, no. 3 (September 2010): E506–15.

10. P. Jansson et al., "A Novel Cellular Marker of Insulin Resistance and Early Atherosclerosis in Humans Is Related to Impaired Fat Cell Differentiation and Low Adiponectin," *The FASEB Journal* 17, no. 11 (August 2003): 1434–40; N. Slutsky et al., "Decreased Adiponectin Links Elevated Adipose Tissue Autophagy with Adipocyte Endocrine Dysfunction in Obesity," *International Journal of Obesity*, January 20, 2016.

11. G. A. Rose, W. B. Thompson, and R. T. Williams, "Corn Oil in Treatment of Ischaemic Heart Disease," *British Medical Journal* 1 (1965): 1531–3.

12. A. P. Simopoulos, J. J. DiNicolantonio, "The Importance of a Balanced Ω-6 to Ω-3 Ratio in the Prevention and Management of Obesity," *Open Heart* 3 (2016): e000385.

13. W. S. Harris and C. Von Schacky, "The Omega-3 Index: A New Risk Factor for Death from Coronary Heart Disease?," *Preventive Medicine* 39, no. 1 (2004): 212–20.

14. C. E. Ramsden, J. R. Hibbeln, Sharon F. Majchrzak, and John M. Davis, "N-6 Fatty Acid-Specific and Mixed Polyunsaturate Dietary Interventions Have Different Effects on CHD Risk: A Meta-Analysis of Randomised Controlled Trials," *British Journal of Nutrition* 104, no. 11 (2010): 1586–1600.

15. P. Leren, "The Oslo Diet-Heart Study," *Circulation* 42 (1970): 935–42.

16. G. Christakis, S. H. Rinzler, M. Archer, and A. Kraus, "Effect of the Anti-Coronary Club Program on Coronary Heart Disease Risk-Factor Status," *JAMA* 198, no. 6 (1966): 129–36.

17. J. M. Woodhill et al., "Low Fat, Low Cholesterol Diet in Secondary Prevention of Coronary Heart Disease," *Advances in Experimental Medicine and Biology* 109 (1978): 317–30.

18. M. de Lorgeril et al., "Mediterranean Diet, Traditional Risk Factors, and the Rate of Cardiovascular Complications After Myocardial Infarction: Final Report of the Lyon Diet Heart Study," *Circulation* 99 (1999): 779–85.

19. K. K. Carroll and G. J. Hopkins, "Dietary Polyunsaturated Fat Versus Saturated Fat in Relation to Mammary Carcinogenesis," *Lipids* 14, no. 2 (February 1979): 155–8.

20. M. P. Fay, L. S. Freedman, C. K. Clifford, and D. N. Midthune, "Effect of Different Types and Amounts of Fat on the Development of Mammary Tumors in Rodents: A Review," *Cancer Research* 57, no. 18 (September 1997): 3979–88.

21. M. MacLennan and D. W. Ma, "Role of Dietary Fatty Acids in Mammary Gland Development and Breast Cancer," *Breast Cancer Research* 12, no. 5 (2010): 211.

22. Deol et al., "Soybean Oil Is More Obesogenic and Diabetogenic Than Coconut Oil and Fructose in Mouse: Potential Role for the Liver."

23. A. R. Alvheim et al., "Dietary Linoleic Acid Elevates Endogenous 2-AG

and Anandamide and Induces Obesity," *Obesity* 20, no. 10 (October 2012): 1984–94.

24. A. A. Nanji, C. L. Mendenhall, and S. W. French, "Beef Fat Prevents Alcoholic Liver Disease in the Rat," *Alcoholism Clinical and Experimental Research* 13, no. 1 (February 1989): 15–19.

25. I. A. Kirpich et al., "Alcoholic Liver Disease: Update on the Role of Dietary Fat," *Biomolecules* 6, no. 1 (March 2016): 1.

26. S. C. Cunnane and P. Guesnet, "Linoleic Acid Recommendations—A House of Cards," Prostaglandins, *Leukotrienes and Essential Fatty Acids* 85, no. 6 (2011): 399–402.

27. J. L. Witztum and D. Steinberg, "Role of Oxidized Low Density Lipoprotein in Atherogenesis," *Journal of Clinical Investigation* 88, no. 6 (December 1991): 1785–92; H. Itabe, T. Obama, and R. Kato, "The Dynamics of Oxidized LDL During Atherogenesis," *Journal of Lipids* 2011 (2011); X. Que et al., "Abstract 361: Oxidized Phospholipids Are Proinflammatory and Proatherogenic," Arteriosclerosis, *Thrombosis, and Vascular Biology* 36, suppl. 1 (2016): A361; D. Steinberg, "Low Density Lipoprotein Oxidation and Its Pathobiological Significance," *Journal of Biological Chemistry* 272, no. 34 (1997): 20963–6; S. Ehara et al., "Small Coronary Calcium Deposits and Elevated Plasma Levels of Oxidized Low Density Lipoprotein Are Characteristic of Acute Myocardial Infarction," *Journal of Atherosclerosis and Thrombosis* 15, no. 2 (2008): 75–81.

28. R. C. Block, W. S. Harris, and J. V. Pottala, "Determinants of Blood Cell Omega-3 Fatty Acid Content," *Open Biomarkers Journal* 1 (2008): 1–6.

29. Ramsden, Hibbeln, Majchrzak, and Davis, "N-6 Fatty Acid-Specific and Mixed Polyunsaturate Dietary Interventions Have Different Effects on CHD Risk."

30. Catherine Shanahan, *Deep Nutrition: Why Your Genes Need Traditional Food* (New York: Flatiron Books, 2016).

찾아보기

ㄴ

ㄷ

ㅇ

ㅊ

지은이 소개

아이버 커민스 Ivor Cummins

화학 공학자이자 공인 기사인 아이버 커민스는 의료 기기 분야와 다른 산업 분야에서 오랜 경력을 쌓은 최고 수준의 엔지니어다. 그는 1990년 더블린 대학교를 졸업한 후에 6년 동안 의료 기기를 개발하고 최적화했다. 또한 스탠퍼드 대학교에서 혁신 및 기업가 경영 자격증을 수료했으며, 2015년 아일랜드 올해의 공인 기사로 선정되었다. 그는 지난 세기의 수많은 과학 출판물을 분석하여 건강과 체중 감량, 장수를 성취하는 전략을 만들었다. 현재 커민스는 만성 질환을 예방하고 치유할 수 있는 실행 가능한 계획을 제공하기 위해 전 세계를 다니며 학회 강연을 하고 세미나를 열고 있다.

제프리 거버 Jeffry Gerber

의학 박사이자 미국 가정의학과 학회 펠로우인 제프리 거버는 공인 가정의이자 콜로라도주 리틀턴에 있는 사우스서버본 가정 의학 병원을 운영한다. 다이어트 닥터로도 널리 알려진 거버 박사는 장수와 웰빙에 주력해 1993년부터 개인 맞춤형 건강 관리를 제공하고 있으며, 수십 년 동안 탄수화물과 지방 대사, 인슐린 저항성, 염증 및 만성 대사 질환의 원리를 연구하고 있다. 비만, 당뇨병, 심장병 치료와 관련한 의료비 급증에 좌절감을 느낀 그는 이런 만성 질환을 치료하고 예방하기 위해 저탄고지와 팔레오 식단 등을 사용하는 데 초점을 맞춘다. 2010년 거버 박사는 가정의학에 대한 헌신과 지역 사회에 대한 공헌으로 미국 가정의학회로부터 명예 펠로우 학위를 받았다.

옮긴이

이문영 이화여자대학교 영문학과를 졸업한 후 한국 IBM에서 근무했다. 캐나다 밴쿠버 커뮤니티 칼리지VCC에서 국제 영어 교사 자격증TESOL Diploma을 취득한 후, 외국어 학원과 한국 무역 협회 등에서 영어 강사로 활동했으며 한국외국어대학교 실용영어과 겸임 교수를 역임했다. 옮긴 책으로는 『힐링 코드』, 『그레인 브레인』, 『지방을 태우는 몸』, 『독소를 비우는 몸』, 『당뇨코드』, 『어떤 몸으로 나이들 것인가』, 『자가 포식』 등이 있다.

감수자

이영훈 부산대학교 의과 대학을 졸업하고 안과 전문의로 부산에서 안과를 운영하며, 2016년부터 저탄고지 식이 요법을 환자 임상에 적용하기 시작하여 안과 질환을 비롯한 많은 대사 질환 환자들을 치료하고 있다. 또한 저탄고지 건강 식단을 더 많은 사람과 공유하기 위해 네이버 카페 〈저탄고지 라이프 스타일〉을 운영하면서 한국인의 생활 패턴에 맞는 저탄고지 다이어트 가이드 및 칼럼을 쓰고, 미국 〈다이어트 닥터Diet Doctor〉의 자문위원으로 저탄고지 강연도 활발히 진행하고 있다. 최근 『기적의 식단 — 저탄수화물 고지방 다이어트의 비밀』을 발표하고, 저탄고지 식단으로 20킬로그램을 감량한 비결을 공개하였다.

김해영 가정의학 전문의로 연세대학교 세브란스병원 가정의학과에서 활동했으며, 연세대학교 융합의학과 디지털헬스케어 대학원에서 공부 중이다. 현재는 닥터키친 & 프레시지, 맞춤형 건강 기능 식품 CJ웰케어 및 마이크로바이옴 전문 기업 이지놈 등에서 메디컬 어드바이저로 활동하면서 웰케어 클리닉의 기능 의학과 헬시 에이징 진료도 맡고 있다. 미국 기능 의학회IFM를 수료하고, 〈다이어트 닥터〉에 등록된 한국인 의사이기도 하다. 공저 『바이러스를 이기는 영양과 음식』에서 코로나19와 관련하여 검증된 영양제와 그 연구를 소개하고, 독자들에게 더욱 안전한 면역 강화 방법을 알려 주고 있다.

저탄고지 바이블 탄수화물1:단백질2:지방7

지은이 아이버 커민스·제프리 거버 **옮긴이** 이문영 **감수자** 이영훈·김해영

발행인 홍예빈·홍유진 **발행처** 사람의집(열린책들) **주소** 경기도 파주시 문발로 253 파주출판도시

대표전화 031-955-4000 **팩스** 031-955-4004

홈페이지 www.openbooks.co.kr **email** webmaster@openbooks.co.kr

ISBN 978-89-329-2248-5 03510 **발행일** 2022년 4월 20일 초판 1쇄 2022년 9월 5일 초판 3쇄